临床检验报告单解读

（第二版）

主　编　吴蠡荪

中国健康传媒集团
中国医药科技出版社

内 容 提 要

本书以解读临床检验报告单的形式，重点介绍目前国内临床上应用的检验项目 800 余项。全书共 8 章，分别为临床血液学检验、临床体液检验、临床生物化学检验、临床免疫学检验、临床微生物学检验、临床分子生物学检验、细胞遗传学检验、分子诊断学。每节分两部分，分别介绍临床检验报告单的名称、英文缩写和参考值；针对报告单中的项目进行解释，重点为临床意义的描述，以达切合临床实际、一目了然的目的。根据临床检验目的不同，有多项组成的，如常规、酶谱等，但大多数为独项的报告。本书书后附有 6 个附录，包括卫生部首批淘汰的临床检验项目与方法、常用法定计量单位换算法等，以便于读者查阅。

本书是各级医护人员的常用工具书，具有快捷、直观的特点，可供医学、预防学、药学、护理学院校师生阅读；亦可供患者及家属在查看检验结果时参考使用。

图书在版编目（CIP）数据

临床检验报告单解读/吴蠡荪主编. —2 版. —北京：中国医药科技出版社，2014. 1

ISBN 978 - 7 - 5067 - 6443 - 8

Ⅰ. ①临…　Ⅱ. ①吴…　Ⅲ. ①临床医学 - 医学检验 - 基本知识 Ⅳ. ① R446. 1

中国版本图书馆 CIP 数据核字（2013）第 245779 号

美术编辑　陈君杞
版式设计　郭小平

出版　中国医药科技出版社
地址　北京市海淀区文慧园北路甲 22 号
邮编　100082
电话　发行：010 - 62227427　邮购：010 - 62236938
网址　www. cmstp. com
规格　710 × 1020mm 1/16
印张　25
字数　478 千字
初版　2010 年 12 月第 1 版
版次　2014 年 1 月第 2 版
印次　2022 年 9 月第 6 次印刷
印刷　三河市万龙印装有限公司
经销　全国各地新华书店
书号　ISBN 978 - 7 - 5067 - 6443 - 8
定价　66. 00 元

编 委 会

主　编　吴鑫苏

副主编　王凤平　吴元健　邹静娟

编　者　（以姓氏笔画为序）

于文龙　王凤平　王　蕾

许秋芳　陈苏芳　吴元健

吴　江　吴鑫苏　邹静娟

周　莉　徐卫东　徐红星

前　言

《临床检验报告单解读》是临床医学辅助诊断类工具书。目前，尚未见到过此类书籍。

一张检验报告单上有诸多项目，对每个项目的参考值与临床意义医护人员有时记得不十分清楚，需要马上解读给患者及其家属时，往往不是十分确切；老医生带领年轻医生在教学查房中解释不可能十分全面；患者及其家属道听途说，在诸多医护人员的解释下，尚不了解确切的含义。我们在临床实践工作中痛感缺乏一本以临床检验报告单为出发点来解读每个检验项目的书籍，以便快捷、准确地解释每个项目的临床意义，这就是我们编写本书的初衷。

本书分为6章，包括临床检验的血液学、体液、生物化学、免疫学、微生物学、分子生物学等方面，共计760余项，为贴近临床，故在报告单的项目旁只写英文缩写（略语），有些项目在解读中不再附有英文全称，解读中突出临床意义，而在机制、原理上大多数不作解释，以便临床医生能一目了然地解读某个项目的检验结果。亦能使非医护人员针对所检验项目，在阅读时对其结果判断及所检验的项目能了解其临床意义，这样，本书的目的也就达到了。另外，提醒读者，本书所有的参考值只作为参考，有条件的单位，其实验室应建立自己的参考值。

组织编写本书，得到苏州市立医院洪志成院长、市公惠医院高志昕院长的大力支持，全体编者夜以继日地努力奋斗，才得以圆满完成编写工作。但是，由于学术水平有限，缺项漏条在所难免，解读内容亦可能有错，禀请读者批评指正，再版时定藏珠其中。

苏州市立医院资深专家、主任医师

吴鑫荪

2010年9月

第二版前言

《临床检验报告单解读》自2011年1月出版以来，因其具有实用性强、针对一张检验报告单的某个项目可以解答其参考值及确切的临床意义、查找快捷、使用方便的特点。因此，备受广大医护人员及读者的青睐，图书很快就售罄。

随着新技术、新方法的出现，有些检验项目有所变化，为满足广大读者的需求，笔者动手开始第二版的写作工作。本版对第一版中项目的疏漏、内容的欠缺、文字表达等存在的问题，逐字逐句地斟酌，拾遗补阙。同时，对原编委会进行了调整，补充了新的人员，在原有章节的基础上调整补充新的内容，现本书包括800余项检验项目。本书与第一版相比最大的变化是补充了两章新内容（第七章细胞遗传学检验及第八章分子诊断学），尽可能多地把现今临床上所应用的检验项目介绍给大家。

根据读者的意见，书后增加了附录及中英文索引；根据老年医务人员及读者的意见，中文索引又分为中文（笔画）索引和中文（拼音）索引，以便查找项目更为便捷。

科学发展日新月异，随着检验方法的发展，开展的检验项目会越来越多，希望读者提出宝贵意见，在下次再版时定再次改正。

苏州市立医院资深专家、主任医师

吴蠡荪

于姑苏五乐轩

2013年10月

目　录

第一章 临床血液学检验

第一节 临床血液一般检验

一、血液分析仪血细胞分析

血液检验就是对血液中的有形成分即红细胞、白细胞及血小板这三个系统的量和质进行检测与分析。这三个系统与血浆组成了血液，血液不停地流动于人体的循环系统中，参与机体的代谢及每一项功能活动。因此，血液对保证机体的新陈代谢、功能调节以及人体的内外环境的平衡起着重要的作用。血液中的任何有形成分发生病理变化，都会影响全身的组织器官；反之，组织或器官的病变可引起血液成分发生变化，因而血液学分析及其结果对了解疾病的严重程度有很大的帮助。

血液检验以前是指血常规检查，是手工操作、显微镜下计数的，它包括红细胞、血红蛋白、白细胞计数及其分类、血小板计数等，共有十多个项目。随着科学技术的飞速发展，医学检验仪器自动化，目前大部分医院都使用自动化血液分析仪做血常规检验（血液学分析）。每次检查只需适量抗凝血，用 30～60s 的时间，就可以检测并打印出二十多项结果。

20 世纪 50 年代，库尔特（Coulter W. H）根据血细胞是不良导体的特性，在电解质溶液中悬浮细胞颗粒在通过计数小孔时引起电阻的变化（形成脉冲），再经仪器放大、甄别、整形、计数，生产出第一台血细胞计数仪，开创了血细胞分析仪的新纪元，使人工计数实现了自动化。此种根据库尔特原理设计的仪器，至今仍是血细胞自动分析仪的主要类型。由于库尔特原理不但能进行血细胞计数（细胞颗粒产生脉冲的个数），而且可以同时根据脉冲高低测定每个细胞体积。血液经较高倍数的稀释后，白细胞所占比例较少，可以忽略不计，通过仪器的计数和细胞体积大小的处理，即可获得红细胞（RBC）、血小板（PLT）和平均红细胞体积（MCV）、平均血小板体积（MPV）以及 RBC、PLT 体积分布直方图。如仪器再引入测定血红蛋白（Hb）系统，通过 RBC、Hb、MCV 的实测数据，自动计算血细胞比容（HCT）、平均红细胞血红蛋白含量（MCH）、平均血红蛋白浓度（MCHC）、红细胞分布宽度（RDW）等参数。

白细胞（WBC）计数是利用溶血剂将一定倍数稀释的血液中的红细胞溶解，而白细胞的细胞质可经胞膜渗出，胞膜紧裹在细胞核和存在的颗粒周围，使白细胞成为“膜包核”状态保留下来。利用电阻抗原理经小孔做白细胞计数及体积测定，通过白细胞体积分布的直方图，将白细胞大小进行分群，即当今的二分群、三分群血细胞分析仪。这类分析仪的“分类计数”本质上是不分类的，因此，将逐渐被淘汰。要进行白细胞分类计数，必须对每个细胞做多参数测量，综合分析测得数据，才能做出五分类计数。目前，白细胞分类计数的分析仪，国内外各生产厂家采用的计数原理不同，产品型号也各不相同，如有容量、传导、光散射（VCS）分类法；阻抗、射频和特殊稀释液处理的联合分类法；多角度偏振光散射分类法（MAPSS）；光散射与细胞化学技术联合应用分类法；利用激光流式细胞分析系统加核酸荧光染色技术分类法等 5 种。其第五种的检测原理是：首先将血液稀释标本加入只作用于红细胞的溶血剂，利用流式细胞术测白细胞单个通过检测器的前向散射光、侧向荧光信号和侧向散射光，分别获得反映细胞体积大小、核糖核酸（RNA）和脱氧核糖核酸（DNA）含量多少、细胞内核的形状和有无颗粒存在等信息。不仅获得准确的白细胞五分类计数，而且根据核酸含量得到未成熟粒细胞的参数、网织红细胞计数及未成熟网织红细胞指数。由于加入了核酸荧光染色，使血小板计数更加可靠。

仪器中对 Hb 测定检测原理较简单而经典。一般来说，均由溶血剂使血红蛋白转化为高铁氰化血红蛋白，经比色而定量的。

现代血液分析仪的全血细胞计数（CBC）通常由下列参数组成（表 1－1，表 1－2）。

1. 白细胞计数

人体外周血中的白细胞包括中性粒细胞（NEUT）、嗜酸性粒细胞（EO）、嗜碱性粒细胞（BA）、淋巴细胞（LYM）、单核细胞（MO）。它们通过不同方式、不同机制消灭病原体，消除过敏原，参加免疫反应、产生抗体，从而保证机体健康。白细胞的检测项目有以下参数组成：白细胞（WBC）计数（总数）和白细胞分类计数。白细胞分类计数，由百分比和绝对数两种计数方法，各 5 个参数，共计 10 个项目。其中绝对数是机内自动计数的，如 WBC $8.0\times10^9/L$，中性粒细胞百分比（NEUT%）为 50% 或 0.50，则其绝对数（NEUT#）为 $(8.0\times10^9/L)\times0.5=4.0\times10^9/L$。

（1）白细胞计数的参考值成人与儿童有所不同，以下数据供分析结果时作参考：成人 $(3.97\sim9.15)\times10^9/L$；婴儿 $(11\sim12)\times10^9/L$；儿童 $(8\sim10)\times10^9/L$；新生儿 $20\times10^9/L$。

生理性增加见于新生儿、妊娠晚期、分娩期、经期；也见于饮酒、饭后、剧烈运动后、冷水浴后、情绪激动及极度恐惧与疼痛等。

病理性增加见于大部分化脓性细菌所引起的炎症、严重烧伤、肺炎、脓胸、痈、疖、百日咳等；急性和慢性白血病；传染性单核细胞增多症、传染性淋巴细胞增多症；急性出血、急性溶血、手术创伤后、心肌梗死；急性风湿热；尿毒症、酸中毒等。

病理性减少见于某些细菌、病毒或寄生虫感染而引起的疾病，如伤寒、副伤寒、黑热病、疟疾、流行性感冒、麻疹、风疹、病毒性肝炎等；再生障碍性贫血、粒细胞缺乏症、恶性网状细胞增多症、非白血病性白血病；脾功能亢进；极度严重感染；药物反应（如抗癌药）；X 线及镭等放射线照射；某些抗生素、化学制剂（如苯）对骨髓造血功能的抑制等。

表1－1　血常规检验报告单（五分类血细胞分析仪）

医院检验报告单　【血常规】

姓名	性别	年龄	样本号
住院号	科室	床号	
标签联号	样本类型　血液	标本状态	临床诊断

检验项目	结果	参考值	单位
白细胞（WBC）		4.00～10.00	$\times 10^9$/L
红细胞（RBC）		男：4.09～5.74	$\times 10^{12}$/L
		女：3.68～5.13	$\times 10^{12}$/L
血红蛋白（HGB）		男：131～172	g/L
		女：113～151	g/L
血细胞比容（HCT）		0.35～0.47	L/L
平均红细胞体积（MCV）		75.00～100.00	fl
平均血红蛋白含量（MCH）		25.00～35.00	pg
平均血红蛋白浓度（MCHC）		320.00～360.00	g/L
血小板计数（PLT）		100.00～300.00	$\times 10^9$/L
淋巴细胞百分比（LYM%）		0.20～0.40	
单核细胞百分比（MO%）		0.03～0.08	
中性粒细胞百分比（NEUT%）		0.43～0.75	
嗜酸性粒细胞百分比（EO%）		0.005～0.05	
嗜碱性粒细胞百分比（BA%）		0.00～0.01	
淋巴细胞绝对数（LYM#）		0.50～5.00	$\times 10^9$/L
单核细胞绝对数（MO#）		0.10～1.00	$\times 10^9$/L
中性粒细胞绝对数（NEUT#）		1.80～7.20	$\times 10^9$/L
嗜酸性粒细胞绝对数（EO#）		0.05～0.30	$\times 10^9$/L
嗜碱性粒细胞绝对数（BA#）		0.00～0.20	$\times 10^9$/L
红细胞体积分布宽度（RDW－CV）		10.00～16.00	%
红细胞分布宽度（RDW－SD）		39.00～46.00	fl
血小板体积分布宽度（PDW）		15.50～18.10	fl
大血小板比率（P－LCR）		13.00～43.00	%
平均血小板体积（MPV）		8.00～12.00	fl
血小板比容（PCT）		0.10～0.15	%

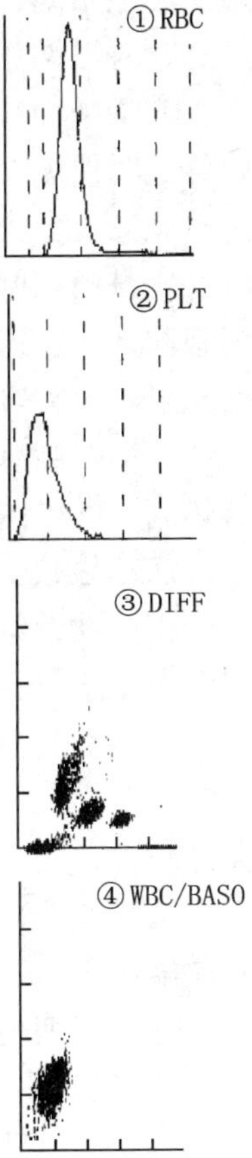

送检医生	检验者	审核者
接收时间	检验时间	报告时间

※本报告单仅对本标本负责※

鉴于白细胞计数的参考值幅度较大，因此，临床上在分析结果时应与白细胞分类计数结合起来进行，否则易延误诊断。

（2）五分类血细胞分析仪可将外周血中的5种白细胞归类分析，即分为中性粒细胞、嗜酸性粒细胞、嗜碱性粒细胞、淋巴细胞和单核细胞5类。正常参考值见表1－1。

病理性增多

①中性粒细胞（NEUT）增多往往与白细胞总数增多同时出现，常见于急性化脓性

感染；粒细胞白血病；急性出血、溶血、手术后；尿毒症、酸中毒；急性汞、铅中毒等。

②嗜酸性粒细胞（EO）增多见于变态反应性疾病，如支气管哮喘、荨麻疹、食物过敏、过敏性肺炎、血管神经性水肿等；寄生虫病，如肠寄生虫病、血吸虫病、丝虫病、旋毛虫病；某些皮肤病，如银屑病、湿疹、皮炎；某些血液病，如慢性粒细胞白血病、淋巴网状细胞肉瘤、嗜酸粒细胞白血病；肾移植后、手术后、烧伤等。

③嗜碱性粒细胞（BA）：嗜碱性粒细胞在正常血液中所占比率甚低，在一般白细胞分类时偶见。增多见于慢性粒细胞白血病、霍奇金病；癌转移；铅或铋中毒；慢性溶血性贫血、支气管哮喘；脾切除术后等。

④淋巴细胞（LYM）增多见于百日咳、传染性单核细胞增多症、急性传染性淋巴细胞增多症、流行性腮腺炎、结核病、麻疹、水痘、病毒性肝炎、再生障碍性贫血及巨球蛋白血症等。此外，凡中性粒细胞减少的患者，淋巴细胞可相对增多。

⑤单核细胞增多见于结核病、伤寒、斑疹伤寒、亚急性细菌性心内膜炎、疟疾、黑热病、淋巴网状细胞肉瘤、单核细胞白血病，急性传染病恢复期等。

病理性减少

①中性粒细胞减少见于细菌性感染，如伤寒、副伤寒、结核病等；病毒性感染，如病毒性肝炎、病毒性流行性感冒、麻疹等；原虫感染，如疟疾、黑热病等。还见于再生障碍性贫血、系统性红斑狼疮、粒细胞缺乏症；脾功能亢进、化学药物中毒、放射线照射、抗癌药物化疗、极度严重感染等。应注意，在严重感染时如果中性粒细胞突然减少，提示感染严重或患者抵抗力甚差。

②嗜酸性粒细胞减少见于大手术后、伤寒与副伤寒感染的早期以及应用肾上腺皮质激素后等。

③淋巴细胞减少见于传染病急性期、放射线照射后、应用肾上腺皮质激素；细胞免疫缺陷症等。在白细胞分类中，淋巴细胞减少大多是相对性的，凡中性粒细胞增多的疾病，淋巴细胞均相对减少。

④嗜碱性粒细胞、单核细胞减少无临床意义。

2. 红细胞计数

红细胞（RBC）计数是评估红细胞系统疾病的基本试验。进一步检查是测定平均血红蛋白浓度、红细胞平均体积和红细胞分布宽度（表1－1）。

（1）增多见于真性红细胞增多症、严重脱水、严重烧伤及休克；肺源性心脏病、先天性心脏病；慢性肺部疾患所致的肺功能不全；慢性一氧化碳中毒；原发性肝癌等。此外，久居高山者，因空气稀薄缺氧可引起生理性红细胞增多。

（2）减少者可诊断各种贫血。①红细胞大小正常者见于急性失血性贫血、出血性疾病（如紫癜、血友病、坏血病等）、急性溶血性贫血、溶血性输血反应、再生障碍性贫血、血吸虫病、妊娠性贫血、急性及慢性肾炎、急性及慢性白血病等。②根据红细胞大小和染色深浅可分为：小细胞低色素性贫血（缺铁性贫血、慢性失血性贫血、地中海贫血等）；正常色素性贫血（失血性贫血）；巨幼细胞正常色素性贫血（恶性贫血、营养性贫血、急性及慢性肝病所致贫血）。

3. 血红蛋白

血红蛋白（Hb）增减的临床意义，基本与红细胞相同。但在某些贫血，其 Hb 减少的程度与 RBC 减少的程度不一定呈平行关系。在小细胞性贫血时，Hb 减少的程度常较 RBC 严重；在大细胞性贫血时，RBC 减少的程度常较 Hb 严重。

生理性增多见于新生儿、高山地区的居民。

病理性增多见于真性红细胞增多症及代偿性红细胞增多症（如严重脱水、严重烧伤、先天性心脏病、慢性肺部疾病等）。

减少见于各种贫血、白血病，产后、手术后、大量失血等。

4. 血细胞比容

临床上习惯将血细胞比容（HCT）测定称为血细胞比容测定，亦即红细胞比积测定。

（1）增多见于各种原因所致的血液浓缩，如脱水、大面积烧伤、真性红细胞增多症及继发性红细胞增多症（如新生儿、高山地区居住者及慢性心肺疾患患者等）。

（2）减少见于各类贫血。

5. 三种红细胞参数平均值计数

根据 RBC、Hb 和 HCT 三个参数，可以得出下列三种红细胞参数：平均红细胞体积（MCV，反映的是单个红细胞平均体积，以 fl 表示）、平均红细胞血红蛋白量（MCH，反映的是单个红细胞中 Hb 的量，以 pg 表示）、平均红细胞血红蛋白浓度（MCHC，反映的是 1L 比容红细胞中 Hb 的量，以 g/L 表示），可用做贫血的形态学分类（表 1－2）。

表 1－2　正常成人静脉血红细胞参数的参考值及临床意义

贫血类型		MCV(fl)	MCH(pg)	MCHC(g/L)	常见原因及疾病
	男：	83.9～99.1	27.8～33.8	320.0～355.0	
	女：	82.6～99.1	26.9～33.3	322.0～362.0	
正常细胞性贫血		正常	正常	正常	急性失血、急性溶血、再生障碍性贫血、白血病等
大细胞性贫血		＞正常	＞正常	正常	叶酸、维生素 B_{12} 缺乏或吸收障碍
单纯小细胞性贫血		＜正常	＜正常	正常	慢性炎症、尿毒症
小细胞低色素性贫血		＜正常	＜正常	＜正常	铁缺乏、维生素 B_6 缺乏、珠蛋白肽链合成障碍、慢性失血等

6. 红细胞分布宽度

红细胞分布宽度（RDW）是由仪器测量并计算获得的反映红细胞体积异质性的参数，是反映红细胞大小不等的客观指标。多数仪器用红细胞体积分布宽度异质性参数 RDW－CV（CV 指红细胞体积大小不等的变异系数，以% 表示）来报告；也有的仪器采用 RDW－SD（SD 指红细胞体积大小不等的标准差，亦即变异范围，以 fl 表示）来表达。

RDW 增高见于增生性贫血时。RDW 可用于轻型 β－珠蛋白生成障碍性贫血（RDW 正常）与缺铁性贫血（RDW 异常）的鉴别；RDW 可用于缺铁性贫血的早期诊断和疗效观察；RDW/MCV 结合还用于贫血的形态学分类等。

7. 血小板计数

血小板是富含颗粒的无核细胞，由骨髓中成熟巨核细胞胞浆解离而成，具有保护毛细血管完整性和参与凝血过程的功能。因此，血小板在止血生理过程中有重要作用。本节仅叙述血小板计数（PLT）、血小板平均体积（MPV）、血小板比容（PCT）、血小板体积分布宽度（PDW）和大血小板比率（P－LCR）的临床应用。关于血小板功能和抗血小板抗体请参阅第一章第六节。

（1）血小板总数计数的参考值　由于血小板易破碎的特点，它的范围较宽（$100\times10^9/L\sim400\times10^9/L$）。

①增多（$>400\times10^9/L$）：生理性见于高山地区居住者及剧烈运动后。病理性见于急性大出血、急性溶血、真性红细胞增多症、原发性血小板增多症、慢性粒细胞性白血病、严重化脓性感染、急性风湿性关节炎、组织损伤后、脾脏切除术后、急性传染病之恢复期、注射肾上腺素和组胺后。

②减少（$<100\times10^9/L$）：①血小板破坏增加，如原发性或继发性血小板减少性紫癜、X 线照射后、脾功能亢进、系统性红斑狼疮等。②造血功能障碍，如再生障碍性贫血、急性白血病等。③血小板消耗增加，如弥散性血管内凝血（DIC）、血栓性血小板减少性紫癜等。④某些感染和传染病，如败血症、传染性单核细胞增多症、伤寒、黑热病等。⑤某些药物作用，如奎宁及抗肿瘤药物等。⑥体外循环手术后。

（2）大血小板比率　大血小板比率（P－LCR）指一定容量血液中大血小板（>12fl，统称大血小板）数量与总体血小板数的比率，以百分比表示。

P－LCR 增高表明大血小板数量多，反映新生血小板较多、活性亦较强；亦反映骨髓造血功能较强。

P－LCR 降低表明大血小板数量减少，血小板质量及功能亦有下降趋势。另外，P－LCR 下降用于判断抗凝血是否存在小凝血块的现象，以鉴别血小板减少是否存在抽血的人为因素。

（3）血小板体积分布宽度　血小板体积分布宽度（PDW）指血细胞分析仪测量一定数量的血小板体积后，获得反映外周血小板体积大小异质性参数，常用变异系数以 CV% 表示。PDW 主要反映外周血小板体积大小不等的程度，结合其他血小板测量的参数来判断血小板的质量及功能变异的情况。

（4）血小板平均体积　血小板平均体积（MPV）指血液中血小板体积的平均值（即单个血小板的平均体积，以 fl 表示）。MPV 与血小板数量往往呈非线性负相关。分析 MPV 时，必须结合血小板数量的变化。临床上常用于鉴别血小板减少的原因；当 MPV 增大时反映新生血小板较多、活性较强，亦可作为血小板减少时患者骨髓造血功能恢复较早期的指征，而且 MPV 增大常先于血小板升高。

（5）血小板比容　血小板比容（PCT）亦称为血小板压积，与血小板数量及大小呈正相关。

8. 血液分析仪直方图

血液分析仪直方图是血细胞通过计数通道时，由仪器微处理器处理后给出的曲线，其中包含了一些与仪器工作状态及标本情况有关的信息。近年来，血液分析仪直方图的意义逐步得到重视。中华医学会检验学会临床血液专题研讨会提出：血液分析仪直方图可以提供操作者关于仪器工作状态即所得结果可靠性方面的参考依据，也给临床诊断及疗效观察提供有价值的信息（表 1－1）。

（1）红细胞直方图（表 1－1 中右图①，RBC）正常情况下呈钟形正态分布，如果红细胞的体积大小发生改变，红细胞直方图可左移（MCV 变小）或右移（MCV 变大），或出现双峰（存在两种红细胞群）。峰底的宽度反映红细胞大小变化范围，此时 RDW 值也呈相应变化。

（2）血小板直方图（表 1－1 中右图②，PLT）呈正偏态图形。曲线峰右移，MPV 值将增高，曲线峰左移，MPV 将减低。如果标本中血小板有轻度凝集，曲线峰右侧抬高呈拖尾状。注意小红细胞会干扰血小板直方图，在曲线峰的右侧抬起并上扬，不与横坐标重合。

（3）白细胞直方图，根据仪器型号不同、使用稀释液、溶血剂不同，WBC 直方图的形态也不同。二分群或三分群的仪器一般呈 2～3 个峰态曲线，有的仪器以浮动界标来分群；有的以一定体积范围来分群。表1－1 中，白细胞分类的直方图是 5 种白细胞分类的散点图（表 1－1 中右图③、图④，DIFF 和 WBC/BASO），仪器根据收集到的白细胞的不同信息，分出中性粒细胞、嗜酸性粒细胞（在右图④的 BASO 位点上，贴近横坐标很少的部分；其余大片的散点为白细胞总数）、淋巴细胞、单核细胞、嗜碱性粒细胞，同时归类于相应位置的散点图，并打印出不同色彩的对应图。

二、红细胞形态学检查

各型贫血红细胞的形态和着色可有不同程度的改变，观察外周血红细胞的形态和着色，有助于贫血的诊断和鉴别诊断（表 1－3）。外周血无核红细胞变化有以下几种类型。

1. 大小异常

正常红细胞大小较为一致，直径为 6～9μm。凡直径＜6μm 者称小红细胞；＞10μm 者称大红细胞；＞15μm 者称巨红细胞。在缺铁性贫血时，小红细胞多见；在急性溶血性贫血时，大红细胞常见，同时也可出现巨红细胞。在缺乏维生素 B_{12} 及叶酸所致的巨幼细胞性贫血和肝脏疾病时，常见巨红细胞。

2. 形态异常

（1）球形红细胞　细胞中心区血红蛋白比正常细胞多，通常直径＜6μm，厚度＞2. 6μm。红细胞直径缩短呈小球形状。常见于遗传性球形红细胞增多症、自身免疫性溶血性贫血、异常血红蛋白病等。

（2）椭圆形红细胞　红细胞呈椭圆形，长径增大，横径缩短，甚至呈长柱状，两端钝圆，这是由于红细胞膜蛋白有某种缺陷所致。正常人血液中也可见到椭圆形红细胞，但最多不超过15%。椭圆形红细胞增多见于遗传性椭圆形红细胞增多症，一般要超过25%～50%才有诊断价值；大红细胞性贫血可达25%；其他各种贫血均可有不同程度的增多。

表1－3　红细胞形态学检验报告单

医院检验报告单　【血液】

姓名　性别　年龄　样本号
住院号　科室　床号
标签联号　样本类型　血液　标本状态　临床诊断

检验项目	结果	参考值	单位
红细胞大小（side）			
球形红细胞（spherocyte）			%
椭圆形红细胞（elliptocyte）		<15	%
靶形红细胞（target cell）		－	%
镰状红细胞（sickle cell）		－	%
口形红细胞（stomatocyte）		<4	%
刺状红细胞（acanthocyte）		－	%
锯齿细胞（crenated cell）		－	%
裂红细胞（schistocyte）		－	%
着色			
嗜多色性红细胞		－	%
嗜碱性点彩红细胞		<0.03	%
卡波环（Cabot ring）		－	%
染色质小体（Howell－Jolly bodies）		－	%
有核红细胞		－	%

送检医生　检验者　审核者
接收时间　检验时间　报告时间
※本报告单仅对本标本负责※

（3）靶形红细胞　大小正常或稍大，比正常红细胞扁薄，中心部着色较深，外周为乏色素性苍白区，在近细胞边缘处着色又较深，形如射击之靶。常见于地中海贫血、严重缺铁性贫血、某些血红蛋白病（血红蛋白C病、血红蛋白D病、血红蛋白E病、血红蛋白S病）、阻塞性黄疸、肝病、脾切除后等。

（4）镰状红细胞　细胞两端尖锐，狭长似镰刀，亦可呈麦粒状或冬青叶样，主要见于遗传性镰形红细胞增多症及HbS病（HbS病主要见于黑色人种）。

（5）口形红细胞　红细胞淡染区呈裂口状狭孔，犹如鱼口，正常人<4%，增多见于遗传性口形红细胞增多症、急性乙醇中毒、弥散性血管内凝血（DIC）等。

（6）刺状红细胞　是一种带刺状的红细胞，刺呈针刺状或尖刺状。见于刺状细胞增多症（家属性高脂血症Ⅲ型），可高达70%～80%。严重肝病及制片不当时，正常红细胞也会成为刺状红细胞。

（7）皱缩红细胞　红细胞表面有圆形棘刺样突起，可见于干燥太慢的血片，亦见于急性铅中毒、尿毒症等患者的血片。

（8）锯齿细胞　也称短棘形细胞，主要见于尿毒症、微血管病性溶血性贫血、丙酮酸激酶缺乏症、阵发性睡眠性血红蛋白尿（PNH）等。

（9）裂红细胞　指红细胞碎片，包括盔形红细胞等，多见于DIC、微血管病性溶血性贫血和心源性溶血性贫血等红细胞破碎综合征；亦见于化学中毒、肾功能不全、血栓性血小板减少性紫癜、癌转移等。

3. 染色异常

（1）着色过浅　红细胞中心淡染区扩大，多见于缺铁性贫血、地中海贫血及其他血红蛋白病。

（2）着色过深　中心淡染区不见，着色较深，多见于先天性溶血性贫血及大细胞性贫血。

（3）嗜多色性红细胞　这是一种尚未成熟的红细胞，故胞体较大，整个细胞或部分呈灰蓝色、灰红色、淡灰色。染成灰蓝色的嗜碱性物质为胞浆中的核糖体及核糖核酸，随着细胞的成熟而消失。目前认为，这种细胞是经煌焦油蓝染色后的网织样红细胞，常见于各种增生性贫血，尤其是急性溶血性贫血。

4. 结构异常

（1）嗜碱性点彩红细胞　用亚甲蓝染色后，成熟红细胞胞浆内有散在大小不等、多少不一的深蓝色嗜碱性颗粒，此种红细胞即为嗜碱性点彩红细胞。增高见于铅、汞、银、铋等金属中毒及硝基苯、苯胺等中毒；溶血性贫血、巨幼细胞性贫血、恶性贫血、白血病、恶性肿瘤等。

（2）卡波环（Cabot ring）　成熟红细胞胞浆内有染成紫红色的细线状环，呈圆形或8字形，常存在于嗜多色性红细胞或嗜碱性点彩红细胞胞浆中。现在认为可能是红细胞胞浆中脂蛋白变性、核膜被损害所致。见于溶血性贫血、巨幼细胞性贫血，铅中毒及恶性贫血等。

（3）染色质小体，又称豪－周小体（Howell－Jolly bodies）　成熟或幼红细胞的胞浆中，含有紫红色圆形小体，大小不等，数量不一，可能是残留的染色质微粒。见于溶血性贫血、巨幼细胞性贫血、恶性贫血；新生儿；脾切除后等。

（4）有核红细胞　正常人外周血中见不到有核红细胞，新生儿出生1周内可能有少量有核红细胞出现。如出现有核红细胞，提示红细胞系统增生活跃，常见于溶血性贫血、巨幼细胞性贫血、急性或慢性白血病、红白血病；大出血后等。

三、网织红细胞及其指数检验

网织红细胞是有核红细胞转向无核的、成熟的红细胞的过渡型细胞。网织红细胞是含有 RNA 的红细胞，其核酸能被煌焦油蓝或新亚甲蓝等活体染料染色。网织红细胞生成指数（RPI）是定量表达外周血中网织红细胞相对成熟度。现在有的仪器除了进行全血细胞计数外，还利用流式细胞术进行网织红细胞计数见表 1－4。

表 1－4　网织红细胞及其指数检验报告单

医院检验报告单　【血液】

姓名　性别　年龄　样本号

门诊号　病区　床号

标签联号　样本类型　血液　标本状态　临床诊断

检验项目	结果	参考值	单位
网织红细胞计数（Ret）		百分比	
		成人：0.5～1.5	%
		新生儿：3.0～6.0	%
		儿童：0.5～1.5	%
		绝对数	
		成人：24.0～84.0	$10^9/L$
网织红细胞生成指数（RPI）		2	－

送检医生　检验者　审核者

接收时间　检验时间　报告时间

※本报告单仅对本标本负责※

1. 网织红细胞计数

网织红细胞计数（Ret）可反映骨髓造血功能，用做抗贫血药物的疗效观察与某些疾病的鉴别诊断。增多表示骨髓红细胞系统的增生旺盛，多见于各种增生性贫血（特别是溶血性贫血）、急性失血、铅或汞中毒。恶性贫血和缺铁性贫血经治疗后，如网织红细胞显著增多则表示治疗有效。减少见于再生障碍性贫血，某些溶血性贫血有再生障碍危象时以及化学药物等引起造血功能减低等。

2. 网织红细胞生成指数

网织红细胞生成指数（RPI），若 RPI＞3，提示溶血性贫血或急性失血性贫血；若 RPI＜2，则提示骨髓增生低下或红细胞系成熟障碍所致的贫血。

四、红细胞沉降率测定

红细胞沉降率（ESR）是指红细胞在一定条件下沉降的速度而言，简称血沉。健康人血沉数值波动于一个较窄的范围内。ESR 测定见表 1－5。血沉增快的原因一般认为与血浆中纤维蛋白原、α_2－球蛋白和丙种球蛋白增高有关。

生理性增快见于小儿及经期、妊娠 3 个月至产后 1 个月的女性。

病理性增快见于急性或慢性炎症；恶性肿瘤、白血病、严重贫血、甲状腺功能亢进症、肾炎、重金属中毒、类风湿性关节炎、皮肌炎、硬皮病、系统性红斑狼疮、心内膜炎、结核病活动期、风湿性疾病、组织严重破坏等。

减慢见于红细胞增多症、低纤维蛋白原血症、球形红细胞增多症、心脏代偿功能障碍等。

表1－5　红细胞沉降率检验报告单

医院检验报告单　【血液】

姓名	性别	年龄	样本号
住院号	科室	床号	
标签联号	样本类型　血液	标本状态	临床诊断

检验项目	结果	参考值	单位
红细胞沉降率（ESR）		魏氏法	
		成人：男＜15	mm/h
		女＜20	mm/h
		仪器法	
		同魏氏法	

送检医生	检验者	审核者
接收时间	检验时间	报告时间

※本报告单仅对本标本负责※

五、红斑狼疮细胞检查

全身性（系统性）红斑狼疮（SLE）是一种自身免疫性疾病。患者血液内的红斑狼疮因子为一种抗核蛋白的IgG抗体，该抗体可作用于细胞膜并使之受损，导致细胞核胀大，染色质结构改变，形成一种均匀、无结构的圆形、烟雾状物质，称均匀体。成熟的嗜中性多核粒细胞吞噬均匀体后即成为红斑狼疮细胞（LEC）。形成LEC需要3个条件：一是患者特有的抗核抗体（属IgG），它能使细胞核的DNA解聚，变成可被中性粒细胞吞噬的均匀体；二是供抗核抗体作用的退化的细胞核；三是活的吞噬细胞，主要是中性粒细胞。红斑狼疮细胞检查见表1－6。

系统性红斑狼疮患者，LEC阳性率在活动期较缓解期高，一般为70%～90%，对本病的诊断具有一定意义。在缓解期或使用激素后即不易找到。病情严重者，血液、骨髓或胸腹水直接涂片均可找到LEC。另外，结缔组织疾病如风湿热、类风湿性关节炎、结节性动脉炎、硬皮病及皮肌炎等有时亦可找到此种细胞。由于形成LEC的影响因素较多，故对未找到LEC者，亦不能否定红斑狼疮的诊断，应进一步做其他有关的免疫学检查。

表1-6 红斑狼疮细胞检验报告单

		医院检验报告单		【血液】		
姓名	性别		年龄		样本号	
住院号	科室		床号			
标签联号	样本类型	血液	标本状态		临床诊断	
检验项目		结果	参考值		单位	
红斑狼疮细胞（LEC）			阴性			
送检医生		检验者		审核者		
接收时间		检验时间		报告时间		
※本报告单仅对本标本负责※						

六、嗜酸性粒细胞直接计数

用嗜酸性粒细胞（EO）稀释液，将血液稀释一定倍数，使红细胞和大部分其他白细胞破坏，并使嗜酸性粒细胞着色，滴入计数板计数。嗜酸性粒细胞直接计数检验见表1-7。

表1-7 嗜酸性粒细胞直接计数检验报告单

		医院检验报告单		【血液】		
姓名	性别		年龄		样本号	
住院号	病区		床号			
标签联号	样本类型	血液	标本状态		临床诊断	
检验项目		结果	参考值		单位	
嗜酸性粒细胞（EO）			50～300		10^6/L	
送检医生		检验者		审核者		
接收时间		检验时间		报告时间		
※本报告单仅对本标本负责※						

直接计数主要用于观察传染病预后，手术和烧伤患者的预后以及观察肾上腺皮质功能。其临床意义与白细胞分类计数中嗜酸性粒细胞的增减相同。目前此法已不太使用，5分类血细胞分析仪可以替代。

第二节　骨　髓　检　查

骨髓检查是许多疾病，特别是血液系统疾病诊断的重要方法之一。可用于了解骨髓细胞的生长情况、正常细胞成分的改变及其程度和异常细胞的出现，并间接地了解血细胞从骨髓中输出到血液中的情况，以协助疾病的诊断、疗效观察和预后估计。

一、骨髓细胞形态学检查

骨髓细胞形态学检查主要用于观察涂片中细胞形态、数量等方面的变化，借以了解骨髓造血功能的状况。骨髓象检查（表1－8）对多数血液疾病及其他一些疾病的诊断、鉴别诊断、疗效观察和预后判断具有重要意义。

表1－8　骨髓象检验报告单

医院检验报告单　【骨髓】

姓名	性别	年龄	样本号
住院号	科室	床号	取材部位
标签联号	样本类型　骨髓	上次标本编号	临床诊断

检验项目	骨髓象报告结果（用文字描述）
取材、涂片、染色情况	
有核细胞增生程度	
粒系细胞各阶段细胞形态描述及比例计算	
红系细胞各阶段细胞形态描述及比例计算；红细胞形态特点	
计算粒红比值	
巨核细胞数，各类巨核细胞形态描述及必要时比例计算；血小板形态特点及数量估计	
淋巴系细胞形态描述及比例计算	
单核细胞、浆细胞形态描述及比例计算	
有无异常细胞及寄生虫	
血象形态学特征描述	
必要时对细胞化学染色特征进行描述	
检查结论：	

送检医生	检验者	审核者
接收时间	检验时间	报告时间

※本报告单仅对本标本负责※

1. 骨髓涂片的显微镜检查

低倍视野检查

（1）观察取材、涂片、染色情况　取材良好的标本可见骨髓小粒。合格的涂片中细胞形态舒展、无变形。染色较好的涂片中，红细胞呈粉红色，白细胞的核染紫红色，胞质染色鲜艳，形态清晰可辨。

（2）判断骨髓增生程度　选择涂片膜厚薄适宜、细胞分布均匀的部位，根据红细胞和有核细胞的大致比例，确定骨髓有核细胞的增生程度，一般分为 5 级，判断标准见表 1－9。

表 1－9　骨髓增生程度分级判断标准

增生程度	红细胞与有核细胞之比	常见疾病
增生极度活跃	1:1	急、慢性白血病等
增生明显活跃	10:1	白血病、增生性贫血等
增生活跃	20:1	正常骨髓、某些贫血等
增生减低	50:1	慢性再生障碍性贫血
增生重度减低	300:1	急性再生障碍性贫血等

（3）计数巨核细胞总数　用低倍镜计数全片内巨核细胞数，部分体积较小的巨核细胞须在油镜下确认个数。参考值：7～35 个/(1.5cm×3.0cm)。不同血膜面积可换算后与参考值比较。若需巨核细胞分类计数时，应在油镜下进行。

（4）异常细胞筛查　在涂片的边缘、尾部或骨髓小粒周围，观察有无细胞体积较大或成堆分布的异常细胞。如巨大异常组织细胞、霍奇金细胞（Reed－Sternberg 细胞）、巨大多核骨髓瘤细胞、转移癌细胞、戈谢细胞、尼曼－匹克细胞等。发现可疑细胞时应在油镜下确认。

（5）选择油镜检查区域　选择细胞分布均匀、无重叠、形态清晰的区域作为油镜检查区域，一般以体尾交界处为宜。

油镜视野检查

（1）判断骨髓取材和涂片情况　取材良好的涂片中可见骨髓特有的细胞，如浆细胞、组织嗜碱细胞、吞噬细胞等；杆状核粒细胞比例常大于分叶核粒细胞。有时可见到由造血细胞和骨髓基质细胞组成的造血岛。若见镜下是条索状其间加有大量聚集血小板和有核细胞，表明骨髓涂片有凝固现象。

（2）细胞形态观察　在油镜检查区域内仔细观察各类骨髓有核细胞、红细胞和血小板的形态变化，在得出骨髓细胞学检查的初步印象后，进行有核细胞的分类计数。

（3）有核细胞分类计数　在油镜分类区域内，逐一视野分类计数 200 个或 500 个有核细胞，不包括有丝分裂细胞和破碎细胞。可按细胞的系列、分化发育阶段分别记录，并计算出各自的百分率，包括粒细胞系、红细胞系、淋巴细胞系、单核细胞系和其他细胞的百分率。疑为巨核细胞系统疾病时，可结合低倍镜检查分类计数各阶段巨核细胞的百分率。

(4) 粒红比值(M∶E)计算 分类计数后,将各阶段粒系细胞和幼红细胞百分率之和相除,即为 M∶E 值。M∶E 的参考值为 (2~4)∶1。

(5) 其他异常细胞及寄生虫检查 注意观察有无巨大异常细胞和转移的恶性肿瘤细胞及寄生虫,如疟原虫、黑热病原虫、组织胞浆菌等。

2. 骨髓象检查的临床意义

(1) 确定诊断造血系统疾病 骨髓是人体的造血器官,造血组织出现病变可导致骨髓细胞出现质和量的异常,骨髓象检查对有些血液病具有决定性诊断意义,如急性白血病、慢性白血病、巨幼细胞性贫血、再生障碍性贫血、恶性组织细胞病、多发性骨髓瘤等,而且还可以对其进行分类、分型,指导治疗方案选择、观察疗效、判断预后等。

(2) 诊断某些类脂质沉积病 这类疾病都具有特征性细胞形态学改变,骨髓象检查也具有决定性诊断意义,如戈谢病(Gaucher disease)、尼曼-匹克病(Niemann-Pick disease)、汉-许-克病(Hand-Schüller-Christian disease,又称慢性型弥散性组织细胞增生症,其特点是巨大组织细胞吞噬脑磷脂呈紫红色颗粒,俗称海蓝组织细胞增生症)等,骨髓涂片中可见到吞噬细胞中蓄积类脂质而形成特殊形态的戈谢细胞、尼曼-匹克细胞或海蓝组织细胞等。

(3) 诊断某些感染性疾病 骨髓中含有丰富的单核吞噬细胞系统,能够捕捉侵入机体内的病原微生物。如骨髓涂片查找疟原虫、黑热病原虫、弓形虫及真菌等,既可提高阳性率又可明确临床诊断。

(4) 诊断恶性肿瘤骨髓转移 骨髓是许多恶性肿瘤侵袭转移的好发部位,如肺癌、乳腺癌、胃癌、前列腺癌、恶性淋巴瘤、神经母细胞瘤、黑色素瘤等发生骨髓转移时,可在骨髓片中见到相应的肿瘤细胞。有时,某些肿瘤的发现可能是最早在骨髓中找到了转移的癌细胞。

(5) 协助诊断某些血液病及其相关疾病 这类疾病多数有骨髓细胞质和量的异常,但需要结合其他临床资料才能做出诊断,如缺铁性贫血、溶血性贫血、骨髓增生异常综合征、白细胞减少症、粒细胞缺乏症、骨髓增殖性疾病、血小板减少性紫癜、脾功能亢进等。

(6) 协助鉴别诊断某些血液病及其相关疾病 临床上遇有发热,淋巴结、肝、脾肿大或骨痛时,骨髓检查有助于鉴别是否由造血系统疾病引起。有些非血液系统疾病可有血液学改变,如白细胞显著增高的"类白血病反应",可通过骨髓象检查与慢性粒细胞白血病相鉴别等。

二、骨髓细胞化学染色检查

细胞化学染色是细胞学和化学相结合的一门科学。细胞化学染色是以细胞形态学为基础,运用化学反应的原理对细胞内的蛋白质、核酸、酶类、糖类、脂类及无机盐进行定性、定位、半定量分析的方法。主要用于辅助诊断急性白血病类型;协助血液系统等疾病的诊断和鉴别诊断；观察疾病的疗效和预后；探讨发病机制（表1-10）等。

1. 过氧化物酶（peroxidase，POX）染色

ICSH（国际血液学标准化委员会）推荐法，阳性反应为棕黄色颗粒。粒细胞系除早期原粒细胞阴性外，分化好的原粒细胞以下阶段细胞随细胞成熟而阳性反应增强，衰老中性粒细胞反应程度减弱。嗜酸性粒细胞呈强阳性反应。单核细胞系为弱阳性，淋巴细胞系为阴性。浆细胞及巨核细胞均为阴性。Auer小体染棕黄色。

氧化WG-KI法：阳性反应为棕红色至蓝黑色颗粒状定位于细胞质内，阴性反应时胞质为蓝色，细胞核为浅蓝色或浅紫红色。粒细胞系随着细胞的分化及MPO（抗髓过氧化物酶）含量的增多，阳性程度逐渐增强，至中幼粒细胞时阳性颗粒充满胞质，有的可覆盖细胞核。嗜酸性粒细胞及Auer小体呈强阳性。

2. 苏丹黑B（SBB）染色法（ICSH推荐法）

阳性结果为细胞质中出现棕黑或深黑色颗粒，各系细胞染色特点与POX染色所见的结果相似。①急性白血病类型鉴别。SBB染色与POX染色临床意义相似，由于较早的原粒细胞SBB有时也能显示阳性反应，其灵敏度高于POX。但SBB^+的急性淋巴细胞白血病已有报道，故其特异性不如POX。②神经磷脂和脑苷脂SBB均为阳性，有助于对类脂质沉积病的诊断。

表1-10 骨髓细胞化学染色检查检验报告单

医院检验报告单 【骨髓】

姓名	性别	年龄	样本号
门诊号	病区	床号	取材部位
标签联号	样本类型 骨髓	上次标本编号	临床诊断

检验项目	结果	参考值	单位
过氧化物酶（POX）染色		阳性或阴性（鉴别细胞用）	
苏丹黑B（SBB）染色		阳性或阴性（鉴别细胞用）	
过碘酸-Schiff(PAS)染色(糖原染色)		阳性或阴性（鉴别细胞用）	
中性粒细胞碱性磷酸酶（NAP）染色		积分30~130	分
酸性磷酸酶（ACP）染色		阳性或阴性（鉴别细胞用）	
氯乙酸AS-D萘酚酯酶（NCE）染色和加氟化钠抑制试验		阳性或阴性（鉴别细胞用）	
α-乙酸萘酚酯酶（α-NAE）染色和加氟化钠抑制试验		阳性或阴性（鉴别细胞用）	
酸性α-乙酸萘酚酯酶(A-NAE)染色		细胞外铁：1+~2+	
铁染色（iron stain）		细胞内铁：12~14	%

送检医生	检验者	审核者
接收时间	检验时间	报告时间

※本报告单仅对本标本负责※

3. 过碘酸－Schiff（PAS）染色（糖原染色）

细胞质出现红色颗粒、块状或弥散状红色为阳性。

阳性强度参考标准：

（－）细胞质无色，无颗粒；

（＋）细胞质淡红色，或少量红色颗粒；

（＋＋）细胞质红色，或10个以上红色颗粒；

（＋＋＋）细胞质染红色，或有粗大颗粒，可出现红色块状；

（＋＋＋＋）细胞质紫红色，或有粗大块状。

一般原粒细胞呈阴性反应，早幼粒细胞随着细胞成熟阳性增强，成熟中性粒细胞最强；嗜酸性粒细胞颗粒不着色，细胞质为阳性；嗜碱性粒细胞为阳性。原淋巴细胞阳性程度低，随着细胞成熟阳性程度稍增加。单核细胞仅有少量细小颗粒。幼红细胞为阴性。巨核细胞和血小板为阳性。①幼红细胞PAS染色强阳性除见于红血病及红白血病外，也可见于部分严重缺铁性贫血、重型地中海贫血及一些铁粒幼红细胞性贫血，若能排除3种贫血，有助于红血病、红白血病的诊断。溶血性贫血有的为弱阳性，巨幼细胞性贫血和再生障碍性贫血一般为阴性，有助于巨幼细胞性贫血与红白血病的鉴别。②急性粒细胞白血病的原粒细胞PAS染色阴性或弥散淡红色阳性；急性淋巴细胞白血病的原、幼淋巴细胞为红色颗粒状或块状阳性，少数为阴性反应；急性单核细胞白血病的原、幼单核细胞为红色细颗粒、胞质边缘及伪足处颗粒明显，分化差的原单核细胞为阴性；急性巨核细胞白血病的原巨核细胞为红色颗粒、块状阳性或强阳性。③戈谢细胞与尼曼－匹克细胞鉴别。前者强阳性，后者阴性或弱阳性。④淋巴肉瘤细胞与Reed－Sternberg（里德－斯泰伯格）细胞（见于恶性淋巴瘤，为一种15～45μm的多核巨型组织细胞，即前面提到的霍奇金细胞）鉴别。前者阳性，后者为阴性或弱阳性。

4. 中性粒细胞碱性磷酸酶（NAP）染色

阳性颗粒为鲜红色。一般以积分报告结果，根据100个中性粒细胞阳性颗粒进行0～(＋＋＋＋)计分（表1－11）。①类白血病反应积分明显增高，而未经治疗的慢性粒细胞白血病积分明显减低。②急性细菌性感染积分增高，病毒性感染积分多正常或减低。③再生障碍性贫血积分常增高，阵发性睡眠性血红蛋白尿和骨髓增生异常综合征（MDS）积分常减低。

表1－11 NAP染色积分计算

细胞分值	染色特点
0分（－）	无颗粒
1分（＋）	稍有颗粒
2分（＋＋）	中等程度颗粒
3分（＋＋＋）	多数颗粒
4分（＋＋＋＋）	充满颗粒
积分30～130分为正常	

5. 酸性磷酸酶（acid phosphatase，ACP）染色

阳性颗粒为紫红色。各阶段粒细胞ACP染色呈弱至中度阳性。单核细胞为弱至强阳性。淋巴细胞为阴性或弱阳性。浆细胞、巨核细胞为中度阳性。红细胞系为阴性。若细胞内酸性磷酸酶被酒石酸抑制，不加酒石酸者呈阳性，而加酒石酸者呈阴性。①毛细胞白血病的毛细胞 ACP 染色呈强阳性或中度阳性，且不被 L（+）-酒石酸抑制，其他细胞酒石酸抑制后均为阴性或极弱阳性。②急性白血病幼单核细胞 ACP 染色为阳性，原淋巴细胞常为弱阳性，原粒细胞对 ACP 反应不一。③有助于淋巴细胞类型鉴别 T 淋巴细胞 ACP 染色呈阳性反应，颗粒粗大、密集、局限性块状阳性；B 淋巴细胞阴性或颗粒细小的为弱阳性。④戈谢细胞和尼曼-匹克细胞的鉴别。戈谢细胞 ACP 染色呈强阳性；尼曼-匹克细胞呈阴性或弱阳性。

6. 氯乙酸 AS-D 萘酚酯酶（NCE）染色和加氟化钠抑制试验

阳性反应为鲜红色颗粒，定位于细胞质中。分化好的原粒细胞至成熟粒细胞均为阳性反应，嗜酸性粒细胞为阴性或弱阳性。淋巴细胞为阴性。巨核细胞、血小板、幼红细胞为阴性。单核细胞系阴性，偶见弱阳性反应。组织嗜碱细胞为阳性。Auer 小体也呈阳性。①急性白血病鉴别：急性粒细胞白血病时原粒细胞和幼稚粒细胞为阳性反应；急性淋巴细胞白血病为阴性反应；急性单核细胞白血病一般为阴性反应。对于某些 POX 反应阳性的单核细胞白血病鉴别意义更大。②鉴别嗜碱粒细胞（阴性或弱阳性）与组织嗜碱细胞（阳性）。

7. α-乙酸萘酚酯酶（α-naphthol acetate esterace，α-NAE）染色和加氟化钠抑制试验

细胞质内有灰黑色或棕黑色弥散性或颗粒状沉淀为阳性。原、幼单核细胞及单核细胞均呈阳性反应，巨核细胞、血小板为阳性，其他细胞呈阴性或弱阳性反应。单核细胞阳性反应可被氟化钠抑制。①急性白血病鉴别：急性单核细胞白血病的幼稚细胞呈强阳性。急性粒细胞白血病幼稚细胞为弱阳性，但 AML-M_3 早幼粒细胞呈强阳性。急性淋巴细胞白血病为阴性，偶见局灶性颗粒状阳性。②氟化钠抑制试验可使单核细胞明显抑制，有助于与急性白血病鉴别。

8. 酸性 α-乙酸萘酚酯酶（acid α-naphthol acetate esterace，ANAE）染色

细胞质内显示暗红色/棕色，单核细胞为中度至强阳性，对 NaF（氟化钠）敏感。正常粒细胞为阴性反应。①鉴别急性白血病类型同 α-NAE。②区分 T 淋巴细胞和 B 淋巴细胞 T 淋巴细胞 ANAE 染色为点状颗粒阳性，B 淋巴细胞为阴性。

9. 铁染色（iron stain）

幼红细胞核呈红色，铁粒呈蓝绿色。①细胞外铁分级：-无蓝色铁粒；+有少量铁粒或偶见铁小珠；2+有较多铁粒或小珠；3+有很多铁粒、小珠和少数小块状；4+有极多铁粒、小珠，并有许多小块。②细胞内铁：计数 100 个有核红细胞，记录细胞质中含有蓝色铁粒细胞（铁粒幼红细胞）的百分率。环形铁粒幼红细胞是指幼红细胞含铁粒 >6 绕核径 2/3 以上者。③临床意义：ⓐ缺铁性贫血细胞外铁明显减少，甚至消失，细胞内铁阳性率低或阴性。铁剂治疗后细胞内铁、外铁可迅速增多。非缺铁性贫血细胞外铁可增高，细胞内铁正常或稍多。ⓑ铁粒幼红细胞贫血的幼红细胞含铁粒粗而多，并可发现环形铁粒幼红细胞，占幼红细胞的 15% 以上。ⓒ难治性贫血伴环形铁粒幼细胞增多（RARS）时铁粒幼细胞增多，环形铁粒幼细胞>15%。

第三节　溶血性贫血的检查

一、红细胞酶缺乏的检查

红细胞酶在调节红细胞代谢中起重要的作用。酶缺乏导致能量供应减少，红细胞寿命缩短，引起溶血性疾病。临床上两种最重要的酶缺乏病是葡萄糖-6-磷酸脱氢酶（G-6-PD）缺乏和丙酮酸激酶（PK）缺乏（表1-12）。

表1-12　红细胞酶缺乏检验报告单

医院检验报告单　【血液】

姓名	性别	年龄	样本号
住院号	病区	床号	
标签联号	样本类型　血液	标本状态	临床诊断

检验项目	结果	参考值	单位
葡萄糖-6-磷酸脱氢酶（G-6-PD）		简易法：8.0～18.0	U/gHb
		矫正法：成人　6.8～12.0	U/gHb
		荧光法：强荧光	
丙酮酸激酶（PK）		成人　15.0±1.99	U/gHb
		荧光法：25min内消失	

送检医生	检验者	审核者
接收时间	检验时间	报告时间

※本报告单仅对本标本负责※

1. 葡萄糖-6-磷酸脱氢酶

葡萄糖-6-磷酸脱氢酶（G-6-PD）缺乏可致红细胞内还原型谷胱甘肽含量减少，随之出现高铁血红蛋白增高，最后形成变性珠蛋白小体，这是附在细胞膜上的一种变性血红蛋白颗粒，又称血红蛋白包涵体，能被某些碱性染料染成紫色或蓝黑色小点。增高见于G-6-PD缺乏所致的蚕豆病，伯氨喹啉类药物所致的溶血性贫血，不稳定血红蛋白病等，平均可达67.8%（45%～92%）。

2. 丙酮酸激酶

丙酮酸激酶（PK）在二磷酸腺苷（ADP）存在下，PK使磷酸烯醇丙酮酸（PEP）转变为丙酮酸，而丙酮酸通过乳酸脱氢酶（LDH）作用转变为乳酸，同时把双氢烟酰胺腺嘌呤二核苷酸（NADH）转变为辅酶Ⅰ（NAD^+）。NADH在340nm波长处有吸收峰，NAD^+无此吸收峰。故可根据此吸光度的改变来推算PK的活力。

先天性PK缺乏，PK活性降低或消失，纯合子的PK值在正常活性的25%以下，杂合子为正常25%～50%。继发性PK缺陷，如白血病、再生障碍性贫血、骨髓增生异常综合征等，PK活性也降低。

二、血红蛋白及其衍生物测定

正常血液循环中含有血红蛋白和所有血红蛋白衍生物。包括：①脱氧血红蛋白（HHb）。②氧合血红蛋白（O_2Hb）。③碳氧血红蛋白（COHb）。④高铁血红蛋白（Hi），也称为正铁血红蛋白（metHb）。红细胞内的血红蛋白释放到血浆中，称为游离血红蛋白。这里介绍常测定的两种，见表1－13。

表1－13　血红蛋白及其衍生物检验报告单

医院检验报告单　【血液】

姓名	性别	年龄	样本号
住院号	病区	床号	
标签联号	样本类型　血液	标本状态	临床诊断

检验项目	结果	参考值	单位
高铁血红蛋白（Hi）还原试验		＞75	%
血浆游离血红蛋白测定		＜40	mg/L

送检医生	检验者	审核者
接收时间	检验时间	报告时间

※本报告单仅对本标本负责※

1. 高铁血红蛋白还原试验

高铁血红蛋白（Hi）还原试验是常用的G－6－PD缺乏的过筛试验，利用亚硝酸盐能将红细胞内的亚铁血红蛋白氧化为高铁血红蛋白。当红细胞中G－6－PD含量正常时，由己糖旁路形成的还原型三磷酸吡啶核苷酸（TPNH）作为高铁血红蛋白还原酶的辅酶，在递氢体亚甲蓝（美蓝）参与下，可使高铁血红蛋白还原为亚铁血红蛋白。如果G－6－PD缺乏，则高铁血红蛋白不能还原。因此，以高铁血红蛋白还原率来反映TPNH生成状态，间接测定G－6－PD是否缺乏。降低见于蚕豆病和8－氨基喹啉类药物所致的溶血性贫血，患者由于G－6－PD缺陷（隐性遗传），高铁血红蛋白还原率明显下降，纯合子常在30%以下，杂合子则呈中间值，多在31%～74%之间。

2. 血浆游离血红蛋白测定

当血管内溶血时，血浆游离血红蛋白浓度增加。血红蛋白中亚铁血红素有类似过氧化物酶的作用，而使邻－甲联苯胺氧化显色，先为蓝色，pH 4.6，吸收峰在630nm处；后为黄色，pH 1.5，吸收峰在435nm处。血管内溶血性贫血为60～650mg/L；阵发性睡眠性血红蛋白尿（PNH）为200～2 500mg/L；异型输血后为150～5 000mg/L。

血浆游离血红蛋白升高是血管内溶血的指标，见于溶血反应、PNH、阵发性寒冷性血红蛋白尿症、微血管病性溶血性贫血；人工心肺机及人工肾的应用；地中海贫血等。

三、红细胞膜缺陷的检查

红细胞膜缺陷的检查见表 1 – 14。

1. 红细胞渗透脆性试验

红细胞渗透脆性试验测定红细胞对各种浓度低渗溶液的抵抗力。在低渗盐水中，水分透过细胞膜，使红细胞逐渐胀大破坏。红细胞的渗透性主要取决于红细胞的表面积与体积之比。表面积大而体积小者对低渗盐溶液的抵抗力较大，反之，则抵抗力较小（脆性增加）。球形红细胞表面积与体积比值减少，对低渗溶液特别敏感，脆性显著增加。

表 1 – 14 红细胞膜缺陷检验报告单

医院检验报告单 【血液】

姓名	性别	年龄	样本号
住院号	科室	床号	
标签联号	样本类型 血液	标本状态	临床诊断

检验项目	结果	参考值	单位
红细胞渗透脆性试验		50%溶血率，4.00 ~ 4.45	gNaCl/L
红细胞孵育渗透脆性试验		37℃孵育 24h，50%溶血率 4.65 ~ 5.90	gNaCl/L
红细胞自身溶血及纠正试验		孵育 48h <4.0	%
		加葡萄糖或 ATP <0.6	%
冷热溶血试验		阴性	
蔗糖水溶血试验		定性：阴性	
		定量：第一管 <5.0	%
酸溶血试验		阴性	

送检医生	检验者	审核者
接收时间	检验时间	报告时间

※本报告单仅对本标本负责※

增加见于遗传性球形红细胞增多症、自身免疫性溶血性贫血及药物性溶血性贫血等。降低见于各型地中海贫血、慢性阻塞性黄疸；Hb – C 病、Hb – D 病、Hb – E 病；脾切除术后等。

2. 红细胞孵育渗透脆性试验

将患者血液置于各种浓度的氯化钠低渗溶液中，于 37℃孵育 24h，使红细胞代谢继续进行，由于葡萄糖的消耗，渗透性明显增加，以此可提高诊断率。

脆性增加见于遗传性球形红细胞增多症、遗传性椭圆形红细胞增多症、遗传性非球形红细胞溶血性贫血。脆性降低见于地中海贫血、缺铁性贫血、镰状细胞性贫血；脾切除术后等。

温育 24h 后红细胞脆性试验，多用于轻型遗传性球形红细胞增多症及遗传性非球形红细胞溶血性贫血的诊断和鉴别诊断。不稳定血红蛋白病脆性增加。

3. 红细胞自身溶血及纠正试验

将正常人血液在无菌条件下孵育48h后，溶血率很低，一般<4.0%；加葡萄糖或ATP后，溶血率更低，可减至<0.6%。正常人血液经37℃孵育24～48h，会逐渐产生轻微溶血，但遗传性球形红细胞增多症和遗传性非球形红细胞溶血性贫血等自身溶血可有明显增强。加入葡萄糖或ATP后，可获得不同程度的纠正。因此，可用于某些溶血性贫血的鉴别诊断。

遗传性球形红细胞增多症自身溶血增加5～10倍，加入葡萄糖后能纠正。遗传性非球形红细胞溶血性贫血自身溶血增加，其中，Ⅰ型由于G-6-PD活性减低、溶血轻度至中度增加，加入葡萄糖和ATP能纠正；Ⅱ型因缺乏PK、溶血重度增加、加入葡萄糖不能纠正，但加入ATP能纠正。自身免疫性溶血性贫血、药物性溶血、PNH时溶血明显增加，加入葡萄糖均不能纠正，加入ATP可明显纠正。

4. 冷热溶血试验

利用患者的红细胞在其自身的血清（含补体）中，于37℃下孵育后，由于葡萄糖分解产酸使血清酸化，从而导致有内在缺陷的红细胞溶解。试管法观察上清液颜色，如出现溶血为阳性。

正常人无溶血发生，PNH患者本试验为阳性。其他溶血性贫血患者可有轻度溶血。

5. 蔗糖水溶血试验

蔗糖水溶血试验以补体敏感细胞为基础。由于PNH患者红细胞膜结构异常对补体3（C_3）活化而始动的产物敏感，而蔗糖水溶液的离子强度低，孵育后促进了C_3前活化素系统致活化补体后端成分与红细胞膜的结合，使红细胞膜受损而出现溶血。正常人为阴性，PNH患者为阳性。因此，本试验为PNH的简易过筛试验。巨幼细胞性贫血、再生障碍性贫血和免疫性溶血性贫血患者偶呈阳性。

6. 酸溶血试验（Ham试验）

针对PNH患者的红细胞由于本身有缺陷，对补体敏感性增高，在酸化的正常血清中（pH 6.6～6.8），经37℃孵育，补体溶血效应更为敏感，产生破坏性溶血，此法比较敏感，假阳性出现少。本试验阳性主要见于PNH；某些自身免疫性溶血性贫血严重发作时，也可出现阳性。

四、抗人球蛋白试验

抗人球蛋白试验（AGT）又称Coombs试验（表1-15），是检测抗红细胞不完全抗体的一种很有用的方法，也是免疫学中较经典的方法之一。所谓不完全抗体，多半是7S的IgG类抗体，能与相应的抗原牢固结合，但在一般条件下不出现肉眼可见的反应。Coombs利用抗人球蛋白抗体作为第二抗体，连接与红细胞表面抗原结合的特异抗体，使红细胞凝集。包括直接法和间接法。

表 1－15　抗人球蛋白试验检验报告单

医院检验报告单　【血液】

姓名	性别	年龄	样本号
住院号	科室	床号	
标签联号	样本类型　血液	标本状态	临床诊断

检验项目	结果	参考值	单位
抗人球蛋白试验（AGT）		直接法（DAGT）和间接（IAGT）法均为阴性	

送检医生	检验者	审核者
接收时间	检验时间	报告时间

※本报告单仅对本标本负责※

AGT 是免疫性溶血性贫血重要的诊断方法，最好同时做直接法和间接法。直接法具有半定量测定价值，可作为病情程度变化和随访的指标。临床上分为三型：①多数是抗 IgG 及抗 C_3 型，预后差。②抗 IgG 型。③少数是抗 C_3 型，预后好。抗 IgA 型偶见。约有 10% 的患者临床症状类似自身免疫性溶血性贫血（AIHA），但抗人球蛋白试验是阴性，遇可疑结果应重复检测。

抗人球蛋白试验用于：①诊断各种免疫性血液病，如新生儿溶血病（胎儿红细胞被母亲血型抗体致敏）、溶血性输血反应（输入不相合红细胞被受血者不完全抗体致敏）、自身免疫性溶血性贫血（患者红细胞被自身抗体致敏）以及药物诱导产生的自身抗体（由甲基多巴类药物、青霉素等所致）。②检测白细胞的自身抗体，如原发性及继发性自身免疫性粒细胞减少症。③检测血小板的自身抗体，如原发性及继发性血小板减少性紫癜。④常用于血型鉴定、血型抗体的检出和鉴定、输血前交叉配血试验以及其他特殊研究。

五、触珠蛋白测定

触珠蛋白（Hp）是一种糖蛋白，主要在肝脏合成，是一种急性时相反应蛋白（表 1－16）。能与游离血红蛋白（Hb）结合，生成 Hp－Hb 复合物，故又称结合珠蛋白。Hp 在血浆中与游离的血红蛋白结合，其主要功能是能与红细胞中释出的以自由形式存在的血红蛋白结合，可以防止血红蛋白从肾丢失而为机体有效地保留铁。①当机体出现急性时相反应或组织坏死时，血清 Hp 升高。②烧伤、肾病综合征等引起大量白蛋白丢失时，血清 Hp 升高。③血管内溶血（如溶血性贫血、输血反应、疟疾），由于与血红蛋白结合而被消耗，可使 Hp 含量明显降低。④严重肝病时血清 Hp 含量减少。

表 1－16　触珠蛋白检验报告单

医院检验报告单　【血液】

姓名	性别	年龄	样本号
住院号	病区	床号	
标签联号	样本类型　血液	标本状态	临床诊断

检验项目	结果	参考值	单位
触珠蛋白（Hp）		成人	
		男：742 ±360（2s）	mg/L
		女：726 ±372（2s）	mg/L

送检医生	检验者	审核者
接收时间	检验时间	报告时间

※本报告单仅对本标本负责※

第四节　血红蛋白异常的检查

人类血红蛋白（hemoglobin，HGB or Hb）由 HbA 和较少的几种成分组成，正常人 Hb 电泳可显出 4 条区带：最靠近阳极端、量最多的为 HbA，其后为少量的 HbA_2，再后有两条更少的红细胞内非 Hb 蛋白成分 NHb_1 和 NHb_2（如不染色或用联苯胺染色则不出现），其中仅 HbA_2 能被检出，称之为修饰血红蛋白（表 1－17）。

表 1－17　异常血红蛋白检验报告单

医院检验报告单　【血液】

姓名	性别	年龄	样本号
住院号	病区	床号	
标签联号	样本类型　血液	标本状态	临床诊断

检验项目	结果	参考值	单位
血红蛋白电泳（HbA_2）		醋纤膜法：1.05 ~ 3.12	%
		微粒层析法：1.41 ~ 3.61	%
抗碱血红蛋白（HbF）		成人：1.00 ~ 3.10	%
		新生儿：55.00 ~ 85.00	%
		（2 ~ 4 个月后降为正常）	
血红蛋白 F（HbF）酸洗脱试验		脐带血：阳性	
		新生儿：阳性率 55.00 ~ 85.00	%
		婴儿：1 个月后 67.00；	%
		（4 ~ 6 个月后偶见）	
		成人：＜1.00	%
红细胞镰变（HbS）溶解度试验		成人：88.00 ~ 100.00	%

送检医生	检验者	审核者
接收时间	检验时间	报告时间

※本报告单仅对本标本负责※

1. 血红蛋白电泳

各种血红蛋白具有不同的等电点，在一定 pH 的缓冲液中可带不同电荷。在碱性缓冲液中带负电荷，反之带正电。在一定的电场中带有不同电荷的 Hb 分子可分别向正极或负极移动，其移动速度随 Hb 分子所带电荷的强弱而不同，结果形成各种区带——电泳图谱。从电泳图谱中可初步鉴别出各种异常血红蛋白，用光电比色或扫描的方法求其含量，以缓冲液 pH 6.5 时的数据为参考值。

血红蛋白电泳（HbA_2）增高是轻型 β－地中海贫血最重要的诊断依据。红细胞镰变（HbS）病和 β 链异常的不稳定血红蛋白（UHb）患者以及某些巨幼红细胞贫血患者 HbA_2 也可增高。

降低见于缺铁性贫血及其他血红蛋白合成障碍性疾病。

2. 抗碱血红蛋白测定

抗碱血红蛋白（HbF）测定也称胎儿血红蛋白测定。HbF 抗碱变性的能力比 HbA_2 强，在碱性溶液中，其他 Hb 在碱性溶液中可变性而被沉淀剂沉淀，而 HbF 不易变性沉淀。测定其滤液中 Hb 含量，即为 HbF 的含量。可用比色法测定其含量。

β－地中海贫血的 HbF 显著增高，可达 30%～100%。阵发性睡眠性血红蛋白尿、恶性贫血、铁粒幼红细胞性贫血、急性白血病、再生障碍性贫血、红白血病、淋巴瘤、骨髓转移癌及正常妊娠等，均可有 HbF 轻度增高，但一般不超过 5%。

3. 血红蛋白 F 酸洗脱试验

血红蛋白 F（HbF）的抗碱性及抗酸性都较正常血红蛋白（HbA）为强，因此，血片经酸洗脱后，含 HbF 的红细胞因抗酸而不被脱色，能被伊红染成红色。含 HbA 或只含极少量 HbF 的红细胞则被酸洗脱，仅留下红细胞膜的空影。

重型 β－地中海贫血的血片与新生儿相似；轻型 β－地中海贫血仅有少数伊红阳性红细胞，且染色深浅不一。遗传性 HbF 持续综合征患者的全部红细胞呈均匀淡红色阳性，但比胎儿脐带血着色浅。某些血液病如再生障碍性贫血、铁粒幼红细胞性贫血、溶血性贫血及正常妊娠妇女等也可出现伊红阳性红细胞，但数量较少。

4. 红细胞镰变溶解度试验

镰状细胞血红蛋白（HbS）、HbD（pH 8.5 电泳中的一种慢速的异常血红蛋白）及 Hb－Genova（血红蛋白结构性异常，伴有珠蛋白生成障碍性贫血表现型之一）等电泳中不能分离。HbS 经低亚硫酸钠还原后，在磷酸盐溶液中溶解度低而沉淀，而其他 Hb 的溶解度高而不被沉淀。过滤除去沉淀的 HbS，测定滤液中剩余的 Hb，即可算出 HbS 的含量。还原型 Hb 溶解度降低是 HbS 的特征。其他 Hb 的还原型和异常 Hb 均正常或近于正常，据此可将 HbS、HbD、Hb－Genova 等区别开来。

第五节　不稳定血红蛋白的过筛试验

不稳定血红蛋白（UHb）的过筛试验（表1－18）有异丙醇试验（isopropanol test）和热不稳定试验（heat instability test）等。

1. 异丙醇试验

非极性溶剂会使Hb分子内部的氢键减弱，稳定性下降。因此，正常Hb加到17%异丙醇溶液中，40min后开始沉淀，但在40min以内不会混浊。而不稳定Hb，则在5min时便显混浊，20min后会形成绒毛状沉淀。阳性提示存在不稳定血红蛋白（UHb）或血红蛋白H包涵体（HbH）（pH 8.5电泳中的一种快速的异常血红蛋白），需做进一步检查，此外，HbF及高铁Hb也可有混浊发生。

2. 热不稳定试验

利用不稳定Hb耐热性差的特性，加入氰化高铁血红蛋白（HiCN）稀释液，测定对照管及被检管的吸光度，阳性结果提示有不稳定Hb存在。临床意义同异丙醇试验。

表1－18　不稳定血红蛋白的过筛试验检验报告单

医院检验报告单　【血液】

姓名	性别	年龄	样本号
住院号	科室	床号	
标签联号	样本类型　血液	标本状态	临床诊断

检验项目	结果	参考值	单位
异丙醇试验（isopropanol test）		阴性	
热不稳定试验（heat instability test）		<5	%

送检医生	检验者	审核者
接收时间	检验时间	报告时间

※本报告单仅对本标本负责※

第六节　血栓和止血检验

血管损伤后引起出血、血块形成、止血、创伤愈合，在这一看似简单的生理现象里，发生着由血管、血小板以及血液凝血成分参与的既复杂又极其协调的一系列反应，即血栓与止血（thrombosis and hemostasis）。血栓与止血是一个十分复杂的病理生理过程，包括血管壁、血细胞和血浆因子等许多因素。

血管内皮细胞位于循环血液与血管壁内皮下组织之间的特殊解剖部位，便于内皮细胞参与重要的调节作用，血管的收缩与舒张、凝血与抗凝、纤溶激活与抑制等许多过程都有内皮细胞参与，内皮细胞在血管壁的止血中起着重要的作用。

血小板的主要生理功能是参与止血和血栓的形成，这一作用在管壁切率较大的血管如毛细血管和小动脉中显得特别重要。在止血过程中，血小板发生黏附、聚集和释放等反应，许多血小板膜糖蛋白在这些生理过程中起着关键作用。

血管损伤后的止血反应可分为两个阶段。初期止血为血小板黏附于暴露的内皮纤维的立即反应、邻近的血小板活化形成聚集物以及血管的收缩。这些反应可有效地愈合一个小的血管破损。二期止血主要为血浆凝血因子活化并形成纤维蛋白。纤维蛋白对起初形成的血小板聚集物起加固作用。纤维蛋白凝块形成的过程是一系列依次的酶促反应，这些反应中各种凝血因子参与并使其不断扩大，促进了最后的关键酶（凝血酶）的形成，从而导致血液凝固。按传统将凝血反应分为两条途径：内源性途径和外源性途径。内源性途径主要反应在血浆内；外源性途径的反应在起始阶段需要组织因子，不在血管、血浆内，故称外源性途径。

在正常生理状态下，血管内血液凝固受到若干抗凝体系的控制，使体内的凝血与抗凝血处于一个动态平衡的状态。抗凝体系主要有丝氨酸蛋白酶抑制物［如抗凝血Ⅲ酶（AT－Ⅲ）、肝素等］；蛋白C/蛋白S抗凝体系（如维生素K、凝血酶、因子Ⅷ等）；表面结合抑制物（如磷脂酶、狼疮抗凝物质）及凝血启动抑制物［如组织因子途径抑制物（TFPI）］。

纤维蛋白溶解系统简称纤溶系统，这一系统主要功能是降解沉积在血管壁的纤维蛋白，清除已形成的血栓，维持血液通畅。参与纤溶系统的酶都归类于丝氨酸蛋白酶。这些酶在血液中可通过二级或三级酶促反应活化，从而迅速地激活纤溶酶原，形成的纤溶酶最终降解纤维蛋白。在正常情况下，纤溶系统的活化与抑制处于动态平衡。纤溶系统的主要成员有十余种：纤溶酶原、组织纤溶酶原激活剂（t－PA）、尿激酶（UK）、纤溶酶原激活剂抑制物－1（PAI－1）、纤溶酶原激活剂抑制物－2（PAI－2）、α_2－抗纤溶酶（α_2－AP）等。

因此，凡参与血栓和止血过程中的某个成分缺陷或由激活物和抑制物组成的调节系统出现调节功能障碍，均可导致止血与抗凝血功能失衡引起出血或形成血栓等疾病。近年来，各实验室增加了许多相关疾病的检测项目，并将其中的若干项作为凝血因子的常规筛选检测项目：如凝血酶原时间测定（PT）、活化部分凝血活酶时间测定（APTT）、凝血酶时间测定（TT）、血浆纤维蛋白原含量测定（Fg）等。

凝血因子和抗凝因子测定是血液学实验诊断的基础，经七十余年的创立和淘汰，逐步建立完善的方法学，不仅有效地作为出血性疾病（如血友病）的诊断和观察疗效（如DIC）的实验方法，同时也是易栓症（如蛋白C缺乏症）的检测法。长期以来手工操作束缚了许多试验项目开展，20世纪90年代初，国内逐渐使用半自动血液凝固测定仪（血凝仪）代替手工操作。近十多年来随着临床医学发展的需要，从国外引进了全自动血凝仪，它采用多参数检定质控，具有加样、预温、检测、报告结果全部自动化及快速、准确、定量的优势。使全自动血液凝固测定法已广泛应用于止血与血栓等实验诊断学中，血液学家和工程技术专家联手合作，不断研制出适用于全自动血凝仪的各种试剂盒，全方位地替换了手工法，为临床诊治所接受，也为医学科研提供了重要的检测数据。

一、血小板功能与抗体检查

血小板功能与抗体检查（表1－19）包括血小板聚集试验（PAgT）、血块收缩试验（CRT）、血小板黏附试验（PAdT）、血小板膜α颗粒膜蛋白－140测定（GMP－140）、血小板第Ⅲ因子有效性测定（PF_3aT）、血浆β－血小板球蛋白（β－TG）测定、血小板第Ⅳ因子（PF_4）测定、血栓素（烷）B_2测定（TXB_2）、血小板钙流测定、血浆纤维联结蛋白（Fn）测定、血小板表面相关抗体IgG、IgM、IgA和补体C_3测定、血小板膜糖蛋白自身抗体（GPⅡb/Ⅲa）测定、抗心磷脂抗体（ACA）测定、血小板寿命测定等。

1. 血小板聚集试验

血小板之间互相聚集的特性称血小板聚集功能。当血管壁受损后，血小板应立即黏附于受损血管壁的创面处，继之血小板发生聚集反应，形成白色血栓，以利止血。在体外，将二磷酸腺苷（ADP）、肾上腺素、凝血酶、胶原等血小板聚集诱导剂加入富含血小板的血浆内，通过肉眼、显微镜或血小板聚集仪观察血小板聚集反应，称为血小板聚集试验（PAgT）。

血小板聚集性增高见于动脉硬化、冠心病、急性心肌梗死、糖尿病、血栓性疾病、肾炎、肾病综合征、家属性高脂血症Ⅲ型、脑血管病、外科大手术（如门脉高压行脾切除术）后等。

血小板聚集性降低见于血小板无力症、巨球蛋白血症、骨髓增生异常综合征、先天性低纤维蛋白原血症、肝硬化、肿瘤、坏血病、尿毒症、真性红细胞增多症、维生素B_{12}缺乏症、细菌性心内膜炎、使用影响血小板聚集性的药物（如阿司匹林、双嘧达莫、右旋糖酐、保泰松、苯磺唑酮）等。

2. 血块收缩试验（CRT）

血液完全凝固后，由于血小板收缩蛋白的作用，使纤维蛋白网收缩，将网隙中的血清挤出，出现血块收缩现象，其收缩的程度取决于血小板的量和质、纤维蛋白原的浓度、凝血因子的水平、血细胞比容及试验时的温度。观察血清量占原有全血量的百分比例，反映血块收缩的程度。

（1）血块收缩不佳或完全不收缩见于血小板减少性紫癜、血小板无力症、血小板增多症、严重凝血因子缺乏、纤维蛋白原明显减少及凝血酶原减少、红细胞增多症等。

（2）血块收缩加快常见于贫血。

3. 血小板黏附试验（PAdT）

血小板具有黏附于伤口或异物表面及互相黏附的生理功能，称为血小板黏附性。血小板黏着在受伤血管的内皮下是受损伤血管最早的止血反应，参与此反应的基本成分是胶原、微纤维、冯维勒布兰德因子（von Willebrand's Factor，vWF）及血小板膜糖蛋白I。

表 1-19　血小板功能与抗体检验报告单

医院检验报告单　【血液】

姓名	性别	年龄	样本号
住院号	病区	床号	
标签联号	样本类型　血液	标本状态	临床诊断

检验项目	结果	参考值	单位
血小板聚集试验（PAgT）		ADP：70±17	%
		肾上腺素：65±20	%
		花生四烯酸：69±13	%
		胶原：60±13	%
		瑞斯托霉素：67±9	%
血块收缩试验（CRT）		血浆法：>40	%
		定量法：48~64	%
血小板黏附试验（PAdT）		玻珠柱法：62.5±8.6	%
		玻璃滤器法：31.9±10.9	%
血小板膜α颗粒膜蛋白-140测定（GMP-140）		ELISA法：9.4~20.8	ng/ml
血小板第Ⅲ因子有效性测定（PF_3aT）		第一组比第二组<5 第三组、第四组为对照组	s
β-血小板球蛋白（β-TG）		ELISA法：16.4±9.8	ng/ml
血小板第Ⅳ因子（PF_4）测定		ELISA法：3.2±2.3	ng/ml
血栓素（烷）B_2（TXB_2）测定		放射免疫法　男：132±55	ng/ml
		女：116±30	ng/ml
血小板钙流测定		细胞内游离钙浓度：20~90	nmol/L
		胞外钙：1.1~1.3	nmol/L
血浆纤维连接蛋白（Fn）测定		231±46	μg/ml
血小板表面相关抗体和补体（IgG、IgM、IgA和C_3）测定		PAIgG　0~78.8	ng/10^7血小板
		PAIgM　0~7.0	ng/10^7血小板
		PAIgA　0~2.0	ng/10^7血小板
		PAC_3　<0~129	ng/10^7血小板
血小板膜糖蛋白Ⅱb/Ⅲa自身抗体（GPⅡb/Ⅲa）测定		ELISA法	
		男：（Sz-22）132±11	%
		女：（Sz-21）129±11	%
抗心磷脂抗体（ACA）测定		ELISA法：IgG≤26	%
		IgM≤21	%
		IgA≤25	%
血小板寿命测定		放射免疫法：9.3±1.7	天

送检医生	检验者	审核者
接收时间	检验时间	报告时间

※本报告单仅对本标本负责※

vWF 为血小板黏着在胶原的桥梁，促进血小板黏附，保护第Ⅷ因子活性，促进第Ⅷ因子的合成和分泌，vWF 和纤维联结蛋白与血小板膜糖蛋白（GPⅡb/Ⅲa）结合，诱导血小板的聚集。在体外，一定量的血液与一定表面积的异物接触一定时间后，即有一定数目的血小板黏附于异物表面上，测定接触前后血小板数之差，即为黏附于异物表面的血小板数，由此并可求出占血小板总数的百分数。

黏附性增高见于心肌梗死、动脉粥样硬化、静脉血栓、糖尿病、缺血性脑血管疾病、家族性高脂血症Ⅲ型、多发性硬化症、高血压病、肾炎和肾病综合征及手术后、创伤后及烧伤后等。

黏附性减低见于血小板无力症、血管性血友病、尿毒症、严重的肝脏疾病，低纤维蛋白原血症、巨大血小板综合征、急性白血病、DIC、多发性骨髓瘤、骨髓纤维化、坏血病、长时间应用阿司匹林等。

4. 血小板膜 α 颗粒膜蛋白 –140 测定

血小板膜 α 颗粒膜蛋白 – 140 测定（GMP – 140）又称 P – 选择素。受刺激、活化的血小板或内皮细胞可表达 P – 选择素，后者也可释放入血。采用 ELISA 法测定血浆中 P – 选择素含量，可反映血小板和（或）内皮细胞活化程度。

P – 选择素水平增高可反映体内血小板或内皮细胞活化程度，并可为某些疾病（如动静脉栓塞等血栓性疾病、糖尿病等代谢性疾病以及免疫炎症性疾病等）的病程、病情观察及疗效评估提供较特异的判断指标。

5. 血小板第Ⅲ因子有效性测定（PF_3aT）

血小板参与凝血过程，主要是提供催化表面和释放出具有凝血活性的第Ⅲ因子（PF_3），PF_3参与内源性凝血活酶的形成。白陶土具有刺激血小板聚集释放 PF_3的能力，并吸附在白陶土表面上。以白陶土为活化剂，将患者富含血小板血浆和正常人乏含血小板新鲜血浆补充其血浆内的凝血因子，加入钙再做血浆凝固时间测定，与正常人对照，可得知 PF_3的有效活性。第一组比第二组的结果延长 5s 以上，表示患者 PF_3有效性有缺陷，PF_3aT 减低。第三组与第四组作为对照，但如果第三组凝固时间延长，则提示可能有因子Ⅷ、因子Ⅸ缺乏，在血友病时第三组会延长。

PF_3活性降低见于先天性或获得性血小板病、血小板无力症、尿毒症、肝脏疾病、异常血红蛋白血症、骨髓增生综合征、血小板减少性紫癜、再生障碍性贫血、急性白血病、系统性红斑狼疮以及某些药物的影响等。

6. β – 血小板球蛋白（β – TG）和血小板第Ⅳ因子（PF_4）测定

β – TG 和 PF_4均为血小板激活物，实验室往往把两者同时测定，并计算两者之比。正常情况下，β – TG/PF_4 为（2.3 ~ 3.9）：1；血小板体外激活释放，两者之比约为 2∶1。β – TG 和 PF_4增高表示血小板被激活及其释放反应亢进，见于血栓前状态和血栓栓塞性疾病，如急性心肌梗死、脑血管病变、尿毒症、妊娠高血压综合征、肾病综合征、糖尿病伴血管病变、弥散性血管内凝血、静脉血栓形成。

7. 血栓素（烷）B_2测定

人血小板膜的磷脂有多种，它们参与了血小板花生四烯酸的代谢，产生前列腺素环内过氧化物（PGG_2、PGH_2），再在血小板内的血栓烷（TX）合成酶的作用下形成血栓烷 A_2（TXA_2），TXA_2 极不稳定（半衰期 30s），自发转变成终产物血栓烷 B_2（TXB_2）。TXA_2 能降低 cAMP 的水平，从而促进血小板的聚集和血管收缩。因此，临床上可检测 TXB_2 来反映 TXA_2 的水平或血小板的活化状态。①增高见于糖尿病、动脉粥样硬化、急性心肌梗死等血栓前状态和血栓病。②减少见于服用阿司匹林等非甾体抗炎药，或先天性血小板环氧化酶缺陷患者。

8. 血小板钙流测定

大部分血小板内游离的 Ca^{2+} 贮存在致密管道系统内，血小板活化后，Ca^{2+} 从致密管道系统释放至细胞质内，细胞质内 Ca^{2+} 水平增加。利用荧光探针标记血小板内钙离子，在诱导剂作用下，血小板的钙离子通道打开，使用共聚焦显微镜观察血小板荧光的强弱变化并经计算机控制系统及图像分析系统观察血小板内钙浓度和钙流的变化。胞外钙流和胞内钙库动员形成的钙震荡（钙峰或钙波），在各种生理过程中起重要作用。病理状态下细胞内钙超负荷将造成一系列代谢紊乱，直至细胞坏死或凋亡。血小板钙流的测定有助于了解 Ca^{2+} 在血小板活化和血小板各种止血功能中的作用，也可用于判断钙拮抗剂的药理作用。

9. 血浆纤维连接蛋白测定

纤维连接蛋白（fibronectin，Fn）又称纤维结合蛋白，是一组高分子糖蛋白，广泛存在于细胞表面、细胞外液及结缔组织有关的基底膜上。Fn 具有促进细胞粘连，细胞与纤维、基质间的连接；促进巨噬细胞的吞噬功能等广泛生物学活性，并与机体创伤组织愈合、组织炎症、纤维化及硬化过程等密切相关。因此，Fn 的含量变化与临床多种疾病的严重程度和转归密切相关。

血浆（血清）Fn 降低见于许多疾病，尤其是在某些危重疾病，若持续低值则预后不良，回升者预后较好。急性肝炎、慢性活动性肝炎、重症肝炎、失代偿的肝硬化患者、肝癌患者尤其是广泛性肝转移者，Fn 含量显著降低，可能是由于 Fn 合成减少，消耗增多之故。

类风湿性关节炎时血浆（血清）Fn 正常，但病变关节液中 Fn 浓度常数倍于血浆浓度，提示滑膜受炎症刺激后 Fn 的合成增加。恶性肿瘤腹水，Fn 值显著高于肝硬化腹水。结核、结缔组织病、间皮瘤患者，胸腔积液 Fn 含量明显高于肿瘤患者。

10. 血小板表面相关抗体（IgG、IgM、IgA）和补体 C_3 测定

特发性血小板减少性紫癜（ITP）是最常见的一种血小板减少性紫癜。目前多认为与自身免疫有关，故又称自身免疫性血小板减少性紫癜（ATP）。大量的血小板短时间内迅速地破碎后，体内会产生抗血小板相关抗体，如 PAIgG 等。

增多见于急、慢性特（原）发性血小板减少性紫癜，如 PAIgM 显著增多，则预后不良。非免疫性血小板减少性紫癜仅有 PAIgG 及 PAC_3 增多，而免疫性血小板减少性紫癜通常以上四项指标均升高，据此，有助于诊断和病因探讨。此外，系统性红斑狼疮、淋巴组织恶性增生性疾病、慢性活动性肝炎、急性白血病、再生障碍性贫血、多次输血者、良性单株高球蛋白血症等也可出现 PAIgG 量增高。

11. 血小板膜糖蛋白Ⅱb/Ⅲa 自身抗体测定

血小板膜糖蛋白Ⅱb/Ⅲa（GPⅡb/Ⅲa）是参与血栓止血方面很重要的一种血小板膜糖蛋白。在活化的血小板表面的 GPⅡb/Ⅲa 表达出与纤维蛋白原结合的功能，由于纤维蛋白原分子可以同时和至少 2 个 GPⅡb/Ⅲa 结合，所以血小板通过各自表面的 GPⅡb/Ⅲa与纤维蛋白原结合，并聚集成团。除纤维蛋白原外，一些其他大分子黏附蛋白如 vWF 和纤维连接蛋白等亦可以与 GPⅡb/Ⅲa 结合而介导血小板聚集。当体内大量的血小板破碎后，GPⅡb/Ⅲa 能刺激机体引起免疫反应，产生自身免疫性抗体。测定抗 GPⅡb/Ⅲa 抗体有助于诊断某些出血性疾病。

（1）特发性血小板减少性紫癜时，抗 GPⅡb/Ⅲa 抗体阳性率为 25.0%～44.4%。增高对其诊断和病因研究有一定价值。

（2）有助于判断 ITP 患者的疗效和预后，ITP 患者抗 GPⅡb/Ⅲa 如持续阳性，则疗效差或易复发，发病半年内不能转阴者大多为慢性 ITP。

（3）血小板同种抗原（HPA）位于 GPⅡb/Ⅲa 上，故此检测也适用于血小板同种抗体检测，为诊断新生儿同种免疫性血小板减少与输血后紫癜的主要指标。

12. 抗心磷脂抗体测定

抗心磷脂抗体（ACA）是一组针对各种带负电荷磷脂的自身抗体的总称，包括抗心磷脂抗体（anti－cardiolipin antibodies，ACA）、抗磷脂酰乙醇胺、抗磷脂酰丝氨酸、抗磷脂酰甘油和抗磷脂酸等，其中又以 ACA 最具有代表性，它的靶抗原存在于细胞膜和线粒体膜中带负电荷的心磷脂，为甘油磷脂类结构。ACA 可通过干扰凝血酶原转变为凝血酶，阻止凝血因子Ⅱ和凝血因子Ⅹ同磷脂的结合而延长磷脂依赖性凝血时间。亦可抑制血管内皮细胞产生前列腺环素（PGI_2），促进血小板产生血栓素（TXA_2），与复发性动静脉血栓形成、反复自然流产及血小板减少症关系密切。PGI_2与 TXA_2是一对生理作用完全相反的生物活性物质。前者抑制血小板的聚集和血管收缩，后者促进血小板聚集和血管收缩。ACA 的靶抗原也存在于血小板膜的磷脂中，因此，测定 ACA 可用于辅助诊断血栓性疾病。

各种自身免疫性疾病（系统性红斑狼疮、特发性血小板减少性紫癜及风湿性关节炎）、病毒感染、肝硬化、恶性肿瘤、心肌炎、冠心病、高血压和脑血栓等疾病中增高。某些药物如氯丙嗪、吩噻嗪治疗时，血浆中抗心磷脂抗体浓度升高。少数正常老年人也能检出抗心磷脂抗体。

13. 血小板寿命测定

TXB_2是血小板花生四烯酸代谢途径环氧化酶的主要产物之一，阿司匹林不可逆地抑制血小板环氧化酶，直至骨髓巨核细胞产生新的血小板。因此观察服用阿司匹林后血小板 TXB_2的恢复情况可以推断血小板的生存时间。

血小板生存时间缩短见于血小板破坏增多或消耗过多性疾病，如特发性血小板减少性紫癜、输血后紫癜、脾功能亢进症、弥散性血管内凝血、各种血栓病以及心肌梗死、糖尿病、外科手术、恶性肿瘤等。

二、血管壁和内皮细胞功能的检查

在正常情况下，血管壁内膜光滑。血管内皮细胞，既不与血浆成分反应发生凝血，也不与血小板等细胞反应，从而防止细胞（尤其是血小板）的黏附聚集；内皮细胞之间的黏合质紧密相连，与内皮细胞一起发挥着阻止血液成分渗出血管外的屏障作用；内皮细胞下层的结缔组织（如胶原、弹力纤维等）结构完整，能维持血管壁一定的张力。以上各种因素保证血液在血管内既畅通无阻又不致渗出于血管外。完整的血管壁对防止出血或血栓形成有着重要的作用，当血管壁的结构发生缺陷或受到损伤时便会引起出血或血栓的形成（表1-20）。

表1-20 血管壁和内皮细胞功能检验报告单

医院检验报告单 【血液】

姓名	性别	年龄	样本号
住院号	病区	床号	
标签联号	样本类型 血液	标本状态	临床诊断

检验项目	结果	参考值	单位
毛细血管脆性试验（CFT）		5cm直径圆内除原有出血点外	
		男性：0~5	个
		女性、儿童：0~10	个
出血时间（BT）		刀片法：6.9±2.1	min
阿司匹林耐量试验（ATT）		服药后2h、4h BT延长2min为阳性	
血管性血友病因子（vWF: Ag）抗原测定		ELISA法：107.5±29.6	%
血管性血友病因子瑞斯托霉素辅助因子测定（vWF: Rco）		比浊法：50~150	%
一氧化氮（NO）检验		34.86±14.24	μmol/L
		正常孕妇：35.02±0.77	μmol/L
一氧化氮合成酶（iNOS）检测		2.55±0.16	U/ml
		正常孕妇：11.57±3.39	U/ml

送检医生	检验者	审核者
接收时间	检验时间	报告时间

※本报告单仅对本标本负责※

1. 毛细血管脆性试验

毛细血管脆性试验（CFT）通过前臂局部加压，使静脉血流受阻，给予毛细血管以负荷，观察前臂皮肤一定范围内新出现的出血点数目，来估计血管壁的完整性及其脆性。5cm直径圆内新出血点的数目男性少于5个，女性及儿童少于10个。

阳性见于：①血管壁结构和（或）功能缺陷，如遗传性出血性毛细血管扩张症、过敏性紫癜、单纯性紫癜及其他血管性紫癜。②血小板的量和（或）质异常，如原发性和继发性血小板减少症、血小板增多症、先天性（遗传性）和获得性血小板功能缺陷症。③血管性血友病（vWD）。

2. 出血时间测定

出血时间（BT）是指皮肤受特定条件的外伤后，出血自行停止所需要的时间。该过程反映了皮肤毛细血管与血小板的相互作用，包括血小板的黏附、活化、释放和聚集等。当与这些反应相关的血管和血浆凝血因子，如血管性血友病因子（vWF）和纤维蛋白原含量有缺陷时，出血时间也可出现异常。

（1）BT 延长见于血小板数量异常，如血小板减少症；血小板质量缺陷，如先天性和获得性血小板病和血小板无力症等，见于某些凝血因子缺乏，如血管性血友病（vWD）和弥散性血管内凝血（DIC）等；还可见于血管疾病，如遗传性出血性毛细血管扩张症等。

（2）BT 缩短见于某些严重的高凝状态和血栓形成时。

3. 阿司匹林耐量试验

阿司匹林耐量试验（ATT）在试验前 5 ~7 天内禁服含有阿司匹林的制剂，测定 BT 后立即口服阿司匹林 0. 6g（6 岁以下服 0. 3g），服药后 2h、4h 各测定 BT。服药后 2h、4h BT 都比服药前延长 2min 以上者即为阳性。

阿司匹林可抑制血小板花生四烯酸代谢过程中的环氧化酶，使血小板内过氧化物（PGG_2、PGH_2）及血栓烷 A_2 不能合成，从而抑制血小板聚集并使血管扩张，导致出血时间延长。有人认为，阿司匹林与乙酰胆碱均有乙酰基，阿司匹林与胆碱酯酶起作用，阻断了乙酰胆碱的水解，乙酰胆碱能使血管扩张，故 BT 延长。临床意义同 BT，但较敏感，对轻型或亚临床型，BT 可正常而本试验却呈阳性。临床上主要用以诊断血管性血友病（von Willebrand 病）。

4. 血管性血友病因子（vWF: Ag）抗原测定

血管性血友病因子（vWF: Ag）是当血管壁受损，内皮下组织暴露时，血小板迅速黏附于受损处，血管内皮细胞受刺激释放的一种促凝活性物质。它有三点作用：①促进血小板黏附。②保护第Ⅷ因子活性，促进第Ⅷ因子的合成和分泌。③与纤维连接蛋白、GPⅡb/Ⅲa 结合后诱导血小板的聚集。测定 vWF: Ag 可诊断血管性出血性疾病。

vWF: Ag 浓度减低是诊断 vWD 的重要指标。

vWF: Ag 浓度增高见于周围血管病变、心肌梗死、心绞痛、脑血管病变、糖尿病、肾小球疾病、尿毒症、肺部疾病、肝脏疾病、妊娠高血压综合征、大手术后和剧烈运动等。

5. 血管性血友病因子瑞斯托霉素辅助因子测定（vWF: Rco）

在瑞斯托霉素（Ristocetin）存在的条件下，vWF 通过与血小板糖蛋白 I_b（GPI_b）相互作用可使正常血小板发生聚集。洗涤并固定的正常血小板加入瑞斯托霉素和待测样品中，可从血小板聚集的程度来计算样本中 vWF: Rco 的活性，以此反映 vWF 的活性。

大部分 vWD 患者本试验结果降低，表明 vWF 功能减低；若 vWF: Rco 与 vWF: Ag 同时测定，对 vWD 的诊断更有价值。

6. 一氧化氮（NO）检验

一氧化氮分子小，常温下为气体，微溶于水，具有脂溶性，可快速透过生物膜扩散，生物半衰期只有 3 ~ 5s，其生成依赖于一氧化氮合成酶（nitric oxide synthase，NOS），并在心、脑血管调节，神经、免疫调节等方面有着十分重要的生物学作用。

NO 广泛分布于生物体内各组织中，特别是神经组织中。它是一种新型生物信息传递体，也是一种反应极强、极不稳定的自由基，它兼有第二信使和神经递质作用，介导和调节多种病理生理过程。包括血小板黏附与抑制、基础血压的维持、肺泡血液灌流和通气的匹配、长期突触抑制、阴茎海绵体舒张、肾和骨髓的微循环、杀灭病原菌和攻击肿瘤细胞等细胞毒性效应及免疫调节等。

（1）在心血管系统中，NO 在维持血管张力的恒定和调节血压的稳定性中起着重要作用。在生理状态下，当血管受到血流冲击、灌注压突然升高时，NO 作为平衡使者维持其器官血流量相对稳定，使血管具有自身调节作用。能够降低全身平均动脉压，控制全身各种血管床的静息张力，增加局部血流，是血压的主要调节因子。

NO 在心血管系统中发挥作用的机制是通过提高细胞中鸟苷酸环化酶（GC）的活性，促进磷酸鸟苷环化产生环磷酸鸟苷（cGMP），使细胞内 cGMP 水平增高，继而激活依赖 cGMP 的蛋白激酶，加强对心肌肌钙蛋白 I 的磷酸化作用，肌钙蛋白 C 对 Ca^{2+} 的亲合性下降，肌细胞膜上 K^+ 通道活性也下降，从而导致血管舒张，血压正常。老年［（71.4 ± 6.5）岁］冠心病患者，其 NO 为（44.36 ± 17.51）μmol/L。

NO 是血管内皮细胞合成和分泌的最重要的物质之一。微循环血流调节因子，由血管内皮细胞产生内皮舒张因子（EDRF）和内皮收缩因子（EDHF），直接调节血流动态。这两者的本质就是一氧化氮。

NO 在凝血酶的刺激下得以释放，反过来又抑制凝血酶引起的血小板聚集反应。NO 在对微静脉内皮细胞发生的粒细胞黏附反应亦有抑制作用。

（2）在免疫系统中 NO 可以产生于人体内多种细胞。如当体内内毒素或 T 细胞激活巨噬细胞和多形核白细胞时，能产生大量的诱导型 NOS 和超氧化物阴离子自由基，从而合成大量的 NO 和 H_2O_2，这对杀伤入侵的细菌、真菌等微生物和肿瘤细胞、有机异物及炎症损伤方面有十分重要的作用。经激活的巨噬细胞释放的 NO 可以通过抑制靶细胞线粒体中三羧酸循环、电子传递和细胞 DNA 合成等途径，发挥杀伤靶细胞的效应。

（3）在神经系统中有关 L－Arg→NO 途径在中枢神经系统（CNS）方面的研究认为，NO 通过扩散，作用于相邻的周围神经元，如突触前神经末梢和星状胶质细胞，再激活 GC，从而提高 cGMP 水平而产生生理效应。如 NO 可诱导与学习、记忆有关的长时程增强效应（long－term potentiation，LTP），并在其 LTP 中起传递信使作用。连续刺激小脑的上行纤维和平行纤维可引起平行纤维细胞的神经传导产生长时程抑制（long－

term depression，LTD），被认为是小脑运动－学习体系中的一种机制，NO参与了该机制。在外周神经系统也存在L－Arg→NO途径。NO被认为是非胆碱能、非肾上腺素能神经的递质或介质，参与痛觉传入与感觉传递过程。NO在胃肠神经介导胃肠平滑肌松弛中起着重要的中介作用，在胃肠间神经丛中，NOS和血管活性肠肽共存并能引起非肾上腺素能非胆碱能（nonadrenergic－noncholinerrgic，NANC）的舒张，但血管活性肠肽的抗体只能部分消除NANC的舒张，其余的舒张反应则能被*N*－甲基精氨酸消除。NO作为NANC神经元递质，在泌尿生殖系统中成为排尿节制等生理功能的调节物质，这为药物治疗泌尿生殖系统疾病提供了理论依据。现已证明，在人体内广泛存在着以NO为递质的神经系统，它与肾上腺素能、胆碱能神经和肽类神经一样重要。若其功能异常会引起一系列疾病。

（4）NO在常温下为气体，具有脂溶性，是使它在人体内成为信使分子的可能因素之一。它不需要任何中介机制就可快速扩散，通过生物膜将一个细胞产生的信息传递到它周围的细胞中，主要影响因素是它的生物半衰期。具有多种生物功能的特点在于它是自由基，极易参与传递电子反应，加入机体的氧化还原过程中；分子的配位性又使它与血红素铁和非血红素铁具有很高的亲和力，以取代O_2和CO_2的位置。据研究报道，血红蛋白－NO可以失去它附近的碱基而变成自由的原血红素－NO，这就使自由的碱基可以自由地参与催化反应，自由的蛋白质可以自由地改变构象，自由的血红素可以自由地从蛋白质中扩散出去。这三种变化中的任何一个或它们的组合，将在鸟苷酸环化酶的活化过程中起重要作用。

（5）NO与癌症　癌细胞中的NO会刺激肿瘤快速扩张、转移，NO数量越多，代表肿瘤的恶性程度越大，但白细胞中的NO却会促进巨噬细胞快速到达应发挥作用的部位，并与超氧自由基作用，产生羟自由基，进而破坏癌细胞，达到抗癌效果。其意义：只要测量出癌症患者血液及肿瘤中的NO含量，就可评估癌细胞的恶性程度，以及治疗的预后是否乐观，作为诊断及治疗肿瘤的指标。NO还有许多潜在功能，如它可与肿瘤坏死因子、白细胞介素、干扰素等协同，使抗癌作用倍增，亦可参与一些化学治疗药物的抗癌机制，并可改善放射治疗的效果。因此，国外研究人员戏称"No news is good news"（没有消息就是好消息）中的"NO"，其实就是一氧化氮，表明一氧化氮的研究成果对人类确实是个好消息。

（6）其他　NO与糖尿病、肝病、肾病、休克、缺氧、感染、肿瘤、心血管疾病、消化道溃疡、器官移植排斥反应、免疫系统疾病等有关。

7. 一氧化氮合成酶（iNOS）检测

（1）诱导型一氧化氮合成酶在正常生理情况下不表达，主要在巨噬细胞、中性粒细胞和免疫细胞等受到细胞因子（如IFN－γ、TNF－α、IL－2、IL－1等）或细菌脂多糖（LPS）作用时被激活而产生，先表达iNOS的信使核糖核酸（mRNA），再生成iNOS，从而诱导产生持续时间长且大量的NO。高水平的NO对细胞主要发挥细胞毒作用。

（2）临床应用吸入NO，被誉为急性呼吸窘迫综合征（ARDS）治疗的重要进展，但内源性的 NO 在 ARDS 肺损伤发病机制中亦起重要作用。Schutte 等报道，LPS 所致急性肺损伤时，肺组织内皮型一氧化氮合成酶（cNOS）mRNA 表达水平降低，说明由于 cNOS 下调，导致血管张力增加，对白细胞黏附的抑制作用减弱，加重了肺的损伤；同时 iNOS mRNA 表达增强，认为 iNOS mRNA 的转录过程是突然启动的，继而呈持续性的过程。

（3）其大量生成的 NO 可与氧自由基一起生成过氧化亚硝基阴离子（$ONOO^-$），从而对肺组织有损伤作用。

（4）作为研究血管内皮细胞功能的指标，NO、iNOS 与内皮素－1（ET－1）常作为临床研究的手段。

三、凝血系统检测

血液凝固是指血液由流动状态变为凝胶状态，它是十分复杂的理化反应（表 1－21）。肉眼可见的血块形成既是纤维蛋白形成的物理现象，也是一系列酶促生化反应的终点。血管壁损伤时，除了血管收缩和血小板形成白色血栓达到初期止血目的外，还需要靠血液凝固才能彻底止血。由于血管收缩、血流减慢，凝血因子在伤口附近被激活，受损的内皮细胞及释出的组织因子及暴露的胶原纤维等，分别启动内源性及外源性凝血，最后形成牢固的纤维蛋白凝块，将血细胞网罗其中成为红色血栓，从而起到持续止血的作用。

表 1－21　凝血系统检验报告单

医院检验报告单　【血液】

姓名	性别	年龄	样本号
住院号	科室	床号	
标签联号	样本类型　血液	标本状态	临床诊断

检验项目	结果	参考值	单位
血浆凝血酶原时间（PT）测定		男：11～13.7；女：11～14.3 比对照＞3s 有意义	s
活化部分凝血活酶时间（APTT）测定		男：31.5～43.5；女：32～43 比此范围＞10s 有临床意义	s
凝血酶时间（TT）测定		16～18，比对照＞3s 有意义	s
血浆单个凝血因子测定分析		（见表 1－22）	
血浆纤维蛋白原（Fg）测定		Clauss 法：2～4	g/L
血浆凝血酶原片段 1＋2（F1＋F2）测定		0.4～1.1	mmol/L
纤维蛋白肽 A（FPA）测定		男性不吸烟者：1.83±0.61； 女性不吸烟、未服避孕药者： 2.24±1.04	μg/L

送检医生	检验者	审核者
接收时间	检验时间	报告时间

※本报告单仅对本标本负责※

“血凝常规”检验项目是一组凝血因子筛选试验，包括凝血酶原时间、活化部分凝血活酶时间、凝血酶时间和纤维蛋白原定量。现绝大多数实验室由全自动血凝仪来进行检测。

1. 血浆凝血酶原时间（PT）测定

在被检血浆中加入足量的组织凝血活酶（兔或人脑粉浸出液）和适量的钙离子，使凝血酶原转变成凝血酶，后者使纤维蛋白原转变为纤维蛋白。测定血浆凝固时间（即凝血酶原时间）可反映患者血浆中凝血酶原、因子Ⅴ、因子Ⅶ、因子Ⅹ及纤维蛋白原的水平。

由于不同来源、不同制备方法的组织凝血活酶对结果影响很大，造成结果的可比性差，特别影响口服抗凝剂的治疗效果。世界卫生组织（WHO）提出以人脑凝血活酶67/40批号作为标准品，并以国际敏感度指数（international sensitivity index，ISI）表示各种制剂与67/40之间相互关系。67/40为原始参考品，定ISI为1.0。因此，各种制剂必须标以ISI值，选用ISI<2.0的组织凝血活酶为宜。

现在采用国际正常化（凝血酶原时间）比值（international normalized ratio，INR）统一判断治疗效果。为此必须通过该组织凝血活酶的ISI，经下列公式计算：患者 $INR = PTR^{ISI}$。这里PTR（凝血酶原时间比值）=待检血浆凝血酶原时间（s）/正常参比血浆的凝血酶原时间（s）。参考值：0.82～1.15（1.00±0.05）。监测口服抗凝剂时，国人INR以1.8～2.5s为宜，不超过3.0s。在全自动血凝仪上，事先将ISI和正常参比血浆的PT等参数输入后，仪器会自动计算并打印报告INR。

PT延长见于凝血酶原缺乏症、先天性或获得性因子Ⅱ、因子Ⅴ、因子Ⅶ、因子Ⅹ缺乏症、纤维蛋白原明显降低或异常纤维蛋白原血症、胃肠功能紊乱、维生素K吸收下降、肝胆疾病及抗凝物质增加，如口服抗凝剂、肝素等。

PT缩短见于DIC早期血液呈高凝状态时。

2. 活化部分凝血活酶时间（APTT）测定

在37℃时，白陶土可激活因子Ⅺ和Ⅻ。部分凝血活酶即脑磷脂可代替血小板第Ⅲ因子。亦可加速因子Ⅹ的活化。APTT即在加入足够的白陶土及部分凝血活酶和钙离子的条件下，测定血浆凝固所需时间。本试验为内源性凝血系统的过筛试验，但缺乏特异性，对本试验延长的病例，应进一步做其他检查，以鉴别凝血障碍的类型。活化部分凝血活酶时间测定（APTT）较正常对照延长10s以上有意义。

延长见于因子Ⅷ、因子Ⅸ、因子Ⅺ和因子Ⅻ缺乏症，严重因子Ⅴ、因子Ⅹ、凝血酶原和纤维蛋白原缺乏。血循环中有抗凝物质时，本试验也延长。

缩短见于因子Ⅷ和因子Ⅴ活性增高，DIC高凝期、血栓性疾病、婴幼儿、血小板增多症、静脉穿刺时混有组织液等。

3. 凝血酶时间（TT）测定

在凝血酶（亦称纤维蛋白酶）作用下，纤维蛋白原转变为纤维蛋白。在血浆中加入标准化的凝血酶溶液后，血浆凝固所需的时间为凝血酶时间，如果血浆中抗凝物质增多，则 TT 延长。

TT 延长见于血浆中纤维蛋白原降解产物（FDP）增多、肝素或类肝素物质存在及抗凝血酶Ⅲ活性增强；亦见于低（无）纤维蛋白原血症、异常纤维蛋白原血症、血小板Ⅱ因子缺乏、DIC 等。

TT 缩短见于有钙离子存在时及血浆 pH 呈酸性等。

4. 血浆单个凝血因子测定分析

血浆单个凝血因子测定分析见表 1－22。

5. 血浆纤维蛋白原（Fg）测定

众所周知，凝血反应的最后阶段是由纤维蛋白原转化为纤维蛋白的形成。纤维蛋白形成过程至少涉及 3 个时相，包括纤维蛋白单体的形成、单体的集合和间质结构的形成以及交联纤维蛋白凝块的形成。因此，纤维蛋白是血栓的主要结构成分，也是构成血栓的其他细胞和血液成分的网套。测定纤维蛋白原的含量有助于血栓性疾病的诊断、预后和疗效等的观察。

血浆纤维蛋白原增高见于糖尿病和糖尿病酸中毒、动脉血栓栓塞（急性心肌梗死急性期）、急性传染病、结缔组织病、放射治疗后、灼伤、多发性骨髓瘤、休克、败血症、肺炎、胆囊炎、肺结核、癌症、风湿热、肾病综合征、外科大手术后、妊娠高血压综合征（妊高征）、妊娠晚期及月经期等。

血浆纤维蛋白原降低见于生成不足，如重症肝炎、肝硬化、急性或亚急性肝坏死、晚期恶性肿瘤等；消耗过多，如过敏性紫癜、血栓性血小板减少性紫癜等；过度溶解，如原发性纤维蛋白溶解症（心、肺、前列腺、子宫及胰腺等器官的晚期恶性肿瘤或广泛手术易发生此症）；其他，如先天性纤维蛋白原缺乏症、恶性贫血、大量出血、伤寒等；亦见于降纤药治疗（如抗栓酶、去纤酶）和溶血栓治疗［尿激酶（UK）、组织纤溶酶原激活物（t－PA）］，故 Fg 是其监测指标之一。

6. 血浆凝血酶原片段 1＋2（F1＋F2）测定

F1＋F2 是凝血酶原在凝血活酶（因子 X_a、因子 V_a、PF_3 及 Ca^{2+} 复合物）作用下，其氨基端精氨酸 271－苏氨酸 272 间肽键裂解所生成的片段，是凝血酶原激活的分子标志物。有血栓形成倾向者，当 AT－Ⅲ、蛋白 C 及蛋白 S 缺乏时，血浆 F1＋F2 升高约占 25%～50%。

血浆凝血酶原片段 1＋2 增高见于 DIC、深静脉血栓形成、急性白血病（尤其是急性早幼粒细胞白血病，每次化疗后可出现一次高峰，然后逐渐下降，提示化疗致白血病细胞破坏可呈不同程度的诱发高凝状态）、遗传性 AT－Ⅲ缺乏症、蛋白 C 缺乏症、蛋白 S 缺乏症等。同时作为口服抗凝剂和溶栓治疗的监测，但需注意以下几点：①血浆 F1＋F2 水平与年龄、性别、种族、吸烟有关。②机体大运动量活动后血浆 F1＋F2 水平可明显升高。③F1＋F2 对抗血小板药物无监测价值。

7. 纤维蛋白肽 A（FPA）测定

FPA 是凝血酶作用于纤维蛋白原产生的 16 个氨基酸组成的小分子肽。临床意义如下。

（1）缺血性心脏病 ①UAP（不稳定型心绞痛）、AMI（急性心肌梗死）血 FPA 水平较正常增高0.5～2 倍，且 AMI 显著高于 UAP。②稳定型心绞痛（SAP）尿 FPA 显著升高，故 FPA 检测对 UAP 和 SAP 两者的鉴别有意义。③陈旧性心肌梗死患者尿 FPA 仍呈持续升高。④AMI 患者连续尿 FPA 监测可能有助于评价疗效及预后。

（2）其他高凝状态、血栓病、SLE（系统性红斑狼疮）、妊娠晚期及妊娠高血压综合征、肾小球肾炎、肾功能不全、大面积烧伤、DVT（深部静脉血栓形成）、肺栓塞、脑梗死和 DIC 等，血、尿 FPA 均显著升高。

四、凝血因子活性检测

近年来，凝血系统的研究取得了相当大的进步。虽然凝血反应过程的研究仍然以1964 年创立的凝血瀑布学说为骨架，但近年来修正和添补了许多内容。例如，以多成分酶复合物为单位来研究凝血反应，通过阐明凝血蛋白酶的正反馈激活反应在加速和放大凝血中作用及负反馈激活反应在调节凝血中的作用的研究，更深入地揭示了凝血行为。至20 世纪90 年代组织因子（TF）和组织因子途径抑制物（TFPI）作用机制的阐明，使经典的外源与内源凝血活化途径之间内在关系不断拓展，已经不能简单地把凝血机制理解为外源和内源两个系统。凝血反应的调节受到重视，如丝氨酸蛋白酶抑制剂和凝血蛋白酶抑制剂与凝血蛋白酶之间的相互作用机制及蛋白 C/蛋白 S 抗凝体系等调节凝血反应的作用得到进一步阐明，参与凝血的各种成分也得到了认识和明确。

凝血因子（coagulable fctor，F）或称凝血蛋白（coagulable protein）迄今已知至少有14 种，包括经典凝血因子12 个和激肽系统的2 个。除 FⅣ是无机钙离子（Ca^{2+}）以外，其余均是蛋白质。除 FⅢ存在于组织外，其余均存在于血浆中。FⅥ是 FⅤ的活化形式，已被废除。凝血因子活性检测见表1－22。

1. 凝血因子Ⅷ、凝血因子Ⅸ、凝血因子Ⅺ、凝血因子Ⅻ活性测定

（1）因子Ⅷ和因子Ⅴ是两个非酶性凝血蛋白辅因子，它有许多共性：①加速活化的第Ⅸ因子和第Ⅹ因子对第Ⅹ因子和凝血酶原的水解作用。②其辅因子作用依赖于钙离子和磷脂表面，且受限制性蛋白水解酶作用的调节。③发挥作用时需以凝血酶激活。④可被活化的蛋白 C 灭活。FⅧ是由复合多肽链组成的糖蛋白，在血浆中 FⅧ与 vWF 紧密结合，难以纯化；vWF 又是 FⅧ的载体，促使血小板黏附于受损的血管壁。

FⅧ缺乏可致血友病 A；vWF 缺乏可致血管性血友病（vWD）。第Ⅷ因子活性测定（FⅧ:C，这里的 C 表示“活性”两字，下同）水平降低主要见于血友病 A，按其减低程度可将血友病分为重型（<2%）、中型（2%～5%）、轻型（5%～25%）及亚临床型（25%～45%）；其次见于血管性血友病和 DIC。

（2）凝血蛋白在肝脏合成后期，需要在肝细胞微粒体中修饰，它的羧化过程要求维生素 K 参与，故此类凝血蛋白被称为维生素 K 依赖性凝血因子。因子Ⅱ、因子Ⅶ、因子Ⅸ、因子Ⅹ以及蛋白 C、蛋白 S 和蛋白 Z 属于维生素 K 依赖性因子。FⅨ又称抗血友病 B 因子，是单链糖蛋白。FⅨ可被 F$Ⅺ_a$ 或 TF/F$Ⅶ_a$ 复合物激活，两者反应都需要钙离子的存在。FⅨ:C 水平降低见于血友病 B，其临床分型与血友病 A 相同；其次见于肝脏疾病、维生素 K 缺乏症，DIC 和口服抗凝剂和存在抗 FⅨ抗体等。

表 1-22 凝血因子活性检验报告单

医院检验报告单 【血液】

姓名	性别	年龄	样本号
住院号	病区	床号	
标签联号	样本类型 血液	标本状态	临床诊断

检验项目	结果	参考值	单位
凝血因子Ⅷ（FⅧ:C）		一期法：102.96±25.70	%
Ⅸ（FⅨ:C）		98.08±30.37	%
Ⅺ（FⅪ:C）		100.00±18.40	%
Ⅻ（FⅫ:C）		92.40±20.70	%
凝血因子Ⅱ（FⅡ:C）		一期法：97.70±16.70	%
Ⅴ（FⅤ:C）		102.40±30.90	%
Ⅶ（FⅦ:C）		103.00±17.30	%
Ⅹ（FⅩ:C）		103.00±19.00	%

送检医生	检验者	审核者
接收时间	检验时间	报告时间

※本报告单仅对本标本负责※

（3）当血浆暴露在各种带阴电荷物质表面时，包括 FⅫ、FⅪ、前激肽释放酶和高分子量激肽原在内的 4 个凝血因子在其表面发生一系列复杂反应，参与表面激活反应的因子被称为接触活化因子，这个反应体系称为接触活化体系。FⅪ、FⅫ是此体系中的 2 个因子。FⅪ是由 2 个等同的多肽链组成的糖蛋白，每个肽链由 607 个氨基酸残基组成；FⅫ是单链糖蛋白，由 596 个氨基酸残基组成。因子Ⅺ:C 水平降低见于先天性 FⅪ缺乏症、肝脏疾病和 DIC 和抗 FⅪ抗体存在等。因子Ⅻ:C 水平降低见于先天性因子Ⅻ缺乏症、肝脏疾病和 DIC 以及部分血栓患者。

（4）FⅧ:C、FⅨ:C、FⅪ:C 水平增高主要见于高凝状态和血栓病，尤其是静脉血栓形成、肾病综合征、妊娠高血压综合征、恶性肿瘤等。肝病时因子Ⅷ:C 增高。

2. 凝血因子Ⅱ、凝血因子Ⅴ、凝血因子Ⅶ、凝血因子Ⅹ活性测定

（1）FⅡ通常称为凝血酶原，是单链糖蛋白，也是维生素 K 依赖性因子之一。它在多成分酶复合物的作用下能产生凝血酶原活化肽，此物质在激活 FⅡ中起调节作用。是近年来研究的主要内容。1987 年 Pieters 等报道它具有中和肝素的作用。

FⅤ前面已有所叙述。

FⅦ也是维生素 K 依赖性因子之一，属于单链糖蛋白。它是由组织因子（TF）介导的凝血激活途径的启动酶，本身具有水解酶活性（通常表示为$Ⅶ_a$）。FⅦ经激活变成

FⅦ$_a$后，凝血活性约增加100倍。FⅩ$_a$也有FⅦ$_a$激活的作用，但反应速率低。FⅦ$_a$具有双相蛋白水解酶的功能，既可以激活FⅩ，又可以激活FⅨ。

FⅩ又称为Stuart－Prower因子，是双链糖蛋白。它既可被多成分酶复合物激活，又可被TF/FⅦ$_a$复合物激活。激活后的FⅩ可生成α－FⅩ，α－FⅩ具有自动水解酶的作用。

（2）血浆中FⅡ:C、FⅤ:C、FⅦ:C、FⅩ:C水平减低见于先天性FⅡ、FⅤ、FⅦ、FⅩ缺乏症，但较少见。获得性减低者见于维生素K缺乏症、肝脏疾病（最多和最先减少的是FⅦ，其次和中度减少的是FⅡ和FⅩ，最后和最少减少的是FⅤ）、DIC和口服抗凝剂等。在血循环中有上述凝血因子的抑制物时，这些因子的血浆水平也减低。

五、抗凝系统的检测

在生理状态下，为调控血管内血液的凝固，由丝氨酸蛋白酶抑制物、蛋白C/S抗凝体系、表面结合抑制物及凝血启动抑制物等组成抗凝系统，使止血与抗凝血处于平衡状态，保持血流通畅。一旦受某种因素刺激，立即会产生既复杂又极其协调的一系列反应，暂时地局部失衡，机体经调控又恢复到原来的平衡。某些出血性疾病或血栓性疾病的患者需要作抗凝系统的检测（表1－23）。

1. 抗凝血酶Ⅲ抗原（AT－Ⅲ:Ag）测定

血浆中含有一组结构上相对应而功能上不同的蛋白抑制物如丝氨酸蛋白酶抑制物(serpins)，包括抗凝血酶Ⅲ（AT－Ⅲ）、肝素辅因子Ⅱ（HCⅡ）、纤溶酶抑制物、纤溶酶原激活抑制物、蛋白C抑制物、抗胰蛋白酶、抗糜蛋白酶及C_1抑制物。其中AT－Ⅲ是构成这个抗凝系统的重要组成部分，在调节止血方面起着至关重要的作用。

AT－Ⅲ是单链α－糖蛋白，由4个氨基葡萄糖碱基单位组成。在肝素的存在下，AT－Ⅲ抑制凝血酶、FⅩ$_a$、FⅪ$_a$、FⅨ$_a$以及其他丝氨酸蛋白酶。肝素与AT－Ⅲ的亲和性是抗凝活性的关键因素，由肝素促进的AT－Ⅲ凝血酶和AT－Ⅲ－FⅩ$_a$的灭活反应是肝素主导的抗凝机制。

AT－Ⅲ:Ag降低见于妊娠中后期、肝脏病、败血症、血栓形成性疾病、糖尿病、动脉粥样硬化、肾病、DIC早期、口服避孕药等。

AT－Ⅲ:Ag增高见于血友病及再生障碍性贫血患者出血时。某些肿瘤、DIC低凝血期、尿毒症、心瓣膜病、肾脏移植后以及口服抗凝药等亦可见增高。

2. 抗凝血酶Ⅲ活性（AT－Ⅲ:A）测定

AT－Ⅲ与凝血酶生成复合物，使凝血酶丧失转化纤维蛋白原为纤维蛋白的酶活性，肝素可加速这一反应，检品在含肝素的凝胶板中扩散一定时间后，以覆盖纤维蛋白原溶液作指示剂，发现凝血酶凝胶的本底呈淡乳色，被AT－Ⅲ抑制部分呈大小不等的圆形空斑，空斑直径的大小和AT－Ⅲ活性的对数成比例。

对遗传性AT－Ⅲ缺陷患者，除做抗凝血酶Ⅲ抗原含量测定（AT－Ⅲ:Ag）外，还应做抗凝血酶Ⅲ活性（AT－Ⅲ:A，这里的A表示“活性”或“活力”）测定。两者都降低，提示 AT－Ⅲ含量不足；AT－Ⅲ∶Ag正常，AT－Ⅲ∶A 降低，提示 AT－Ⅲ结构异常。

表 1－23　抗凝系统检验报告单

医院检验报告单　【血液】

姓名	性别	年龄	样本号
住院号	病区	床号	
标签联号	样本类型　血液	标本状态	临床诊断

检验项目	结果	参考值	单位
抗凝血酶Ⅲ抗原（AT－Ⅲ∶Ag）测定		290.0 ±30.2	mg/L
抗凝血酶Ⅲ活性（AT－Ⅲ∶A）测定		90.3 ±13.2	%
凝血酶－抗凝血酶复合物（TAT）测定		成人：枸橼酸钠抗凝 血浆 TAT 为 1.0～4.1 平均 1.5	 μg/L μg/L
血浆蛋白 C 活性（PC∶A）测定		100.24 ±13.18	%
血浆蛋白 C 抗原（PC∶Ag）含量测定		102.5 ±20.1	%
血浆蛋白 S 抗原（PS∶Ag）测定		血浆总 PS：96.6 ±9.8 游离 PS：100.9 ±11.6	% %
活化蛋白 C 抵抗（APCR）试验		比值＞1.96（平均 2.36）	
狼疮抗凝物质（LAC）测定		Lupo 筛检试验：31～44 Lucro 确诊试验：30～38Lupo/Lucro 比值为 1.0～1.2	s
血浆肝素浓度测定		发色底物法：0～0.8	U/ml
α_2－巨球蛋白（α_2－MG）抗原测定		成人：3.23 ±0.702 男　3.0 ±0.61 女　3.39 ±0.72	g/L g/L g/L

送检医生	检验者	审核者
接收时间	检验时间	报告时间

※本报告单仅对本标本负责※

3. 凝血酶－抗凝血酶复合物（TAT）测定

TAT 是体内凝血酶原激活成凝血酶（thrombin，T）后，迅速被抗凝血酶（antithrombin，AT）结合，生成共价键相连的无活性不可逆复合物 TAT，由此维持凝血－抗凝血之间的生理平衡，目前认为该复合物的形成是凝血酶生成的直接证据，标志凝血系统的激活。检测 TAT 的血浆水平可以监测凝血系统的激活情况，是研究生理病理状态下凝血系统行为的一项有用指标。

缺血性心脏病：①冠心病患者血浆 TAT 水平明显增高。②不稳定型心绞痛及急性心肌梗死的血浆 TAT 水平显著升高，后者高于前者。

其他血栓病：①深部静脉血栓形成、脑血栓形成等在急性期血浆 TAT 可较正常升高 5～10 倍。②DIC 时血浆 TAT 水平显著升高，其阳性率可达 95%～98%。

急性白血病患者血浆 TAT 水平明显升高，且与临床出血程度相关。

用于抗凝与溶栓监测治疗。

4. 血浆蛋白 C 活性（PC:A）测定

蛋白 C（protein C，PC）是维生素 K 的依赖性糖蛋白，由 2 条多肽链组成。PC 必须转变成具有丝氨酸蛋白酶活性的形式，即活化的 PC（APC）才能发挥其抗凝作用。APC 的抗凝作用靶之一是抑制位于血小板膜表面的 FV_a。结合在血小板膜表面的 FV_a 起着 FX_a 受体的作用，由它们构成的所谓凝血酶原复合物可迅速使凝血酶原变成凝血酶。FV_a 对 APC 的抑制作用特别敏感，特别是在 FV_a 的水平非常低的情况下也能起到抑制作用，因此，APC 实际具有阻止凝血酶原复合物集中的作用。APC 的另一作用靶是 $FVIII_a$，$FVIII_a$ 和 FV_a 同属于凝血蛋白辅因子。APC 对 $FVIII_a$ 的灭活导致 FX_a 生成减少，进而影响凝血酶的生成。

临床意义见 PC: Ag。

5. 血浆蛋白 C 抗原（PC:Ag）含量测定

先天性 PC 缺陷，Ⅰ型者 PC: Ag 含量与活性均降低，Ⅱ型者 PC: Ag 正常而活性降低。

获得性 PC 减少可见于 DIC、肝功能不全、手术后和口服双香豆素抗凝剂等。

6. 血浆蛋白 S 抗原（PS:Ag）测定

活化的 PC 必须与膜表面反应才能发挥其抗凝作用，而高亲和性膜则相反，反应需要有另一维生素 K 依赖性蛋白的存在，称为蛋白 S（protein S，PS）。PS 在血浆中以游离形式和与补体 4bP（C_4bP）结合蛋白结合的两种形式存在，而只有游离的 PS 才能作为 APC 的辅因子参与抗凝机制。PS 的主要功能：①加强 APC 对 VIII_a 和 V_a 的灭活作用。②对补体激活有调节作用。血浆中 PS 的存在有两种形式：40% 为游离型 PS；60% 与 C_4bP 以 1:1 非共价键形式结合成结合型。游离型 PS 能促进 APC 灭活 $FVIII_a$、V_a 而起抗凝作用。遗传性 PS 缺陷症的Ⅰ型者其游离型 PS 含量及 PS 活性均减低，总 PS 含量减少；Ⅱ型者其游离型 PS 含量及总 PS 含量正常，PS 活性减低；Ⅲ型者游离型 PS 含量及 PS 活性减低，而总 PS 含量正常。PS 含量及活性减低时可导致 PTS（血栓后综合征）或易栓症。PS 作为 PC 的辅因子，对 FV_a、$FVIII_a$ 有加速灭活作用。先天性 PS 缺陷者常伴发严重的深静脉血栓栓塞。获得性 PS 缺乏见于肝功能障碍、口服双香豆素抗凝药物。

7. 活化蛋白 C 抵抗（APCR）试验

蛋白 C 在凝血酶激活后形成活化蛋白 C（APC），APC 可以灭活 FV_a 和 $FVIII_a$，防止凝血进一步扩大。在活化部分凝血活酶时间（APTT）检测实际中加入外源性的 APC，可以使 APTT 值延长，如果凝血系统存在 APTT 抵抗，则 APTT 延长程度较正常为轻。

$$\text{APC 比值} = (\text{APC 值} - \text{APTT 值}) / \text{APTT 值}$$

APC 比值表示 APC 的敏感性，比值低表示敏感性差，可能是 FV 和 FVIII的 APC 作用位点突变所致；APC 比值偏低，为诊断血栓性疾病的一个较好指标。国外有文献报道 APC 比值低于参考值下限，其深部静脉血栓（DVT）发生率比正常者高 5～7 倍。

8. 狼疮抗凝物质（LAC）测定

LAC 最初发现于 SLE 患者血浆中而得名。LAC 是抗磷脂抗体之一，有 IgG、IgM、IgA 3 种类型。多数为 IgG，少数为 IgM 或两者混合存在。该物质可能直接抑制凝血酶原酶复合物中的磷脂成分；也可能是阻碍 $FⅨ_a$ 与 $FⅧ_a$ 的相互作用，故影响了凝血酶原酶的生成。LAC 存在于 SLE、自身免疫性疾病、恶性肿瘤和药物所致的免疫反应中。临床上患者除引起皮肤、黏膜和内脏出血外，还有部分 SLE 患者（25%～50%）有血栓栓塞的发生，也可引起流产。

Lupo 试验和 Lucro 试验是用于诊断狼疮抗凝物质的试验，属于改良的 Russell 蝰蛇毒试验。Lupo 试验：即当蝰蛇毒试验延长时，加正常混合血浆后，蝰蛇毒试验仍然延长，提示被检血浆中存在狼疮抗凝物质。Lucro 试验：内含过量的磷脂，磷脂能中和狼疮抗凝物质，从而使凝血时间缩短或正常，更特异、简明地证明狼疮抗凝物质的存在。①Lupo 试验和 Lucro 试验如均比正常对照延长 20%，提示有狼疮抗凝物质存在。②Lupo试验/Lucro 试验比值大于 2.1，表示有大量狼疮抗凝物质存在；Lupo 试验/Lucro 试验比值为 1.5～2.0，表示中等量的狼疮抗凝物质存在；Lupo 试验/Lucro 试验比值为 1.3～1.4，表示少量狼疮抗凝物质存在。③Lupo 试验和(或)Lucro 试验凝固时间延长，Lupo 试验/Lucro 试验比值小于 1.2，也可出现于 FⅡ、FⅤ、FⅩ缺乏的患者，或应用华法林或肝素等抗凝治疗的患者。做此两试验也可作为研究 FⅡ、FⅤ、FⅩ缺乏与否的过筛试验。即 Lupo 试验异常延长，但能被正常血浆纠正，可怀疑 FⅡ、FⅤ、FⅩ缺陷。

9. 血浆肝素浓度测定

肝素是一种混杂的氨基葡聚糖，广泛分布于哺乳动物的各种器官，如肝、肺、心、肾和肠。它的主要成分有糖醛酸（*L*－艾杜糖醛酸和 *D*－葡糖醛酸）和氨基己糖（*D*－氨基葡糖或 *D*－半乳糖胺），并由这两类成分构成糖类的骨架。它与 AT－Ⅲ的亲和性越高，抗凝活性显示越强；它能加速 AT－Ⅲ对凝血蛋白酶的灭活作用，主要抑制 FⅧ、FⅤ、FⅨ和 FⅩ，也可抑制凝血酶。因此，肝素是众所周知的高效抗凝物。

在过敏性休克、使用氮芥化疗和放疗后、严重肝病和 DIC、流行性出血热、急性白血病、恶性肿瘤、SLE、异常球蛋白血症、肝叶切除后或肝移植术后等患者血浆中肝素增多。本试验主要应用于肝素治疗的检测，国人以维持在 0.2～0.4U/ml 为宜。

10. α_2－巨球蛋白（α_2－MG）抗原测定

α_2－MG 是有两个完全相同的亚基组成的大分子糖蛋白，总分子量为725 000 000。它可以分别与纤溶酶、组织纤溶酶原激活剂、尿激酶、激肽释放酶结合形成复合物，这些复合物不使丝氨酸蛋白酶活性中心受到破坏，但由于 α_2－MG 分子巨大，所产生的空间位阻效应使这些酶不能与其相应的底物结合，从而产生抑制效应。所以 α_2－MG 亦属于纤溶系统的成员之一。

α_2－MG 抗原增高见于慢性肾炎、肾病综合征、肝脏疾病、糖尿病、炎症反应、恶性肿瘤以及自身免疫性疾病等。

α_2 - MG 抗原降低见于 DIC、急性胰腺炎、SLE、急性肾小球肾炎等。

六、纤溶系统的检测

纤维蛋白溶解系统（fibrinolyic system）简称纤溶系统，是指纤溶酶原（PLG）转变成纤溶酶（PL），以及纤溶酶降解纤维蛋白（原）和其他蛋白质的过程。纤溶系统是维持人体生理功能所必需。纤溶活性亢进易发生出血，减低则可导致血栓形成。因此具有重要的生理和病理意义。纤溶系统成分不仅参与了溶解纤维蛋白和血栓，而且还参与了溶解结缔组织，因此，单从字面上理解纤溶的内涵已经不能准确地反应这一系统的生理作用，要从广义的内涵去理解它。参与纤溶系统的酶都归类于丝氨酸蛋白酶。这些酶在血液中可通过二级或三级酶促反应活化，从而迅速地激活纤溶酶原，形成的纤溶酶最终降解纤维蛋白。在体内，纤溶酶原的活化过程和活性受到血液中相应抑制物的严格负调节控制，这些抑制物绝大多数属于丝氨酸蛋白酶抑制物家族成员，它们起源于共同的祖先。主要成员约有十余种，如纤溶酶原、组织纤溶酶原激活剂、尿激酶、FⅫ、α_2 - 抗纤溶酶、α_2 - 巨球蛋白、纤溶酶原激活抑制剂 - 1、纤溶酶原激活抑制剂 - 2、纤溶酶原激活抑制 - 3 等。主要检测见表 1 - 24。

表 1 - 24　纤溶系统检验报告单

医院检验报告单　【血液】

姓名	性别	年龄	样本号
住院号	病区	床号	
标签联号	样本类型　血液	标本状态	临床诊断

检验项目	结果	参考值	单位
纤溶酶原活性（PLG: A）测定		88.55 ± 27.83	%
纤溶酶原抗原（PLG: Ag）测定		ELISA 法：0.1 ~ 1.0	AU/ml
组织型纤溶酶原激活剂活性（t - PA: A）测定		发色底物法：0.3 ~ 0.6	U/ml
纤溶酶原激活抑制剂 - 1 抗原（PAI - 1: Ag）检测		ELISA 法：4 ~ 43 平均：18 ± 10	ng/ml ng/ml
血浆纤溶酶 - 抗纤溶酶复合物（P - AP）测定		ELISA 法：0 ~ 150	ng/ml
血浆硫酸鱼精蛋白副凝固试验（3P）		阴性	
纤维蛋白（原）降解产物（FDP）测定		胶乳凝集法：<5	mg/L
D - 二聚体（D - D）定量测定		ELISA 法：0 ~ 0.256	mg/L

送检医生	检验者	审核者
接收时间	检验时间	报告时间

※本报告单仅对本标本负责※

1. 纤溶酶原活性（PLG:A）测定

纤溶酶原（plasminogen，PLG）为单链糖蛋白，因其含糖的量和种类不同，在分离时可得到两种纤溶酶原，即谷-纤溶酶原（Glu-plasminogen）和赖-纤溶酶原（Lys-plasminogen），这两种PLG分子量和生物活性无显著差异。由肝脏分泌入血，血中浓度为1.5~2.0μmol/L，半衰期为2.2天。它除了对纤维蛋白（原）作用之外，还能水解纤维结合蛋白（fibronectin）、凝血酶敏感蛋白（thombospondin）、层粘连蛋白（laminin）、多种凝血因子以及某些胶原蛋白，提示纤溶酶可以参与结缔组织的破坏。

PLG:A活性增高：表明其激活物的活性减低，见于血栓前状态及血栓性疾病。

PLG:A活性减低：表明其激活物的活性增强，见于原发性纤溶、重症肝炎、肝硬化、肝叶切除、门静脉高压症、肝移植、大型手术、前置胎盘、胎盘早剥、肿瘤扩散、严重感染以及弥散性血管内凝血等。

2. 纤溶酶原抗原（PLG:Ag）测定

PLG:Ag的临床意义同PLG:A检测。

3. 组织型纤溶酶原激活剂活性（t-PA:A）测定

t-PA是一种丝氨酸蛋白酶，由血管内皮细胞合成，有单链和双链两种类型。t-PA激活PLG为PL，t-PA也能与纤溶酶原激活物抑制剂-1（PAI-1）结合，形成1:1的复合物，从而失活。t-PA在血管内皮细胞内合成时含562个氨基酸，经过修饰后分泌到血液的t-PA含530个氨基酸，分子量为68 000Da，含糖基。纤维蛋白是t-PA激活纤溶酶原的必要的辅助条件。在不存在纤维蛋白的条件下，无论单链或双链t-PA激活纤溶酶原的速度均很低，纤维蛋白可使其激活速度提高400倍，t-PA除了与纤维蛋白有特异性结合之外，还可与肝素、纤维连接蛋白、血小板凝血酶敏感蛋白、富含组氨酸糖蛋白等形成复合物。

t-PA活性增高：表明纤溶活性亢进，见于原发性和继发性纤溶亢进症，如DIC等。

t-PA活性减低：表明纤溶活性减低，见于血栓前状态和血栓病。

4. 纤溶酶原激活抑制剂-1抗原（PAI-1:Ag）检测

PAI-1是一种单链糖蛋白，由血管内皮细胞和血小板合成，它的作用是与t-PA和（或）尿激酶型纤溶酶原激活物（u-PA）形成复合物，使它们失去活性。

PAI-1:Ag含量增高见于深静脉血栓、心肌梗死和败血症等。在正常妊娠后期，PAI-1:Ag含量可呈3~6倍增高。

PAI-1:Ag含量减低见于原发性和继发性纤溶。

5. 血浆纤溶酶-抗纤溶酶（P-AP）复合物测定

P-AP是由纤溶酶（PLG）和α_2-抗纤溶酶（α_2-AP）形成的复合物。α_2-AP是由肝脏合成、分泌的一种单链糖蛋白，其生物功能主要是抑制纤溶酶，除此之外，它亦可以抑制胰蛋白酶、激肽释放酶以及其他丝氨酸酶。此试验用于高纤溶酶血症和溶栓治疗监测的临床检测。α_2-抗纤溶酶在溶栓治疗过程中被消耗。从P-AP复合物的检测结果可了解纤溶酶血症的程度和出血的可能性。伴随纤维蛋白形成增加和高纤溶酶血症的疾病，P-AP 复合物含量也增加。所以，对于许多疾病，纤维蛋白降解产物（FDP）的水平和 P-AP 的水平呈正相关。除溶栓治疗外，一旦 P-AP 浓度高于 150ng/ml，则可视为血栓形成倾向或预示纤溶亢进。

6. 血浆硫酸鱼精蛋白副凝固试验

血浆硫酸鱼精蛋白副凝固试验（plasma protamine paracoagulation test，简称“3P”试验）。鱼精蛋白能分离纤维蛋白降解产物（FDP）与可溶性纤维蛋白单体（FM）结合的复合物，使 FM 游离出来，并自行聚合形成肉眼可见的纤维蛋白胶冻状物（纤维丝条），这种不经凝血酶而使血浆发生凝固的现象，称副凝固现象。

DIC 早期，因有 FDP 存在，本试验可呈阳性；DIC 晚期，因 FDP 均已被降解为低分子量的小碎片，本试验可呈阴性。原发性纤溶时，本试验呈阴性；若局部发生纤溶现象时，本试验也可呈假阳性。

7. 纤维蛋白（原）降解产物（FDP）测定

纤溶酶活性在血管内膜无损伤时受到严格的抑制。血液中的 PAI-1 的浓度高出 t-PA数倍，α-AP 可随时中和纤溶酶活性。当血管壁受损或静脉血瘀滞时，一方面可在局部发生凝血现象，纤维蛋白沉积；另一方面刺激周围的内皮细胞分泌大量的 t-PA，启动纤溶系统。纤溶酶原和 t-PA 在整个纤维蛋白（原）的降解过程起着至关重要的作用。纤维蛋白原的降解是纤溶酶的酶切点将纤维蛋白原上赖氨酸-精氨酸之间的肽键（含有 362 个），其中 50 个先后被纤溶酶水解切断。随之，纤维蛋白原的赖氨酸-精氨酸肽键被纤溶酶进一步水解而切断，当纤溶酶最后切断 Y 片段中 D 和 E 两个区域之间的多肽链时，整个降解过程基本完成，可产生多种降解产物，它们带有一些纤维蛋白原不具有的抗原决定簇，如 FDP、D-二聚体等。

原发性纤溶亢进时，FDP 含量可明显增高；高凝状态、DIC、肺栓塞、器官移植的排异反应、妊娠高血压综合征、恶性肿瘤，心、肝、肾疾病及静脉血栓、溶栓治疗等所致的继发性纤溶亢进时，FDP 含量升高。

8. D-二聚体（D-D）定量测定

D-D 是凝血酶及 FXⅢ作用下的交联纤维蛋白经纤溶酶降解作用后的终末产物，为继发性纤溶之特有代谢物，是体内血浆凝血因子活化和纤维蛋白溶解系统作用启动的首选分子标志物，也可作为无创伤性的体内血栓形成的指标。

非交联的纤维蛋白（如蛇毒类凝血酶作用时）和纤维蛋白原在纤溶酶的降解作用下所产生的降解产物为非交联的碎片 X、Y、E 和 D 片段，均不形成交联性 D-D，因此，D-D 检测可用于原发性纤溶与继发性纤溶的鉴别试验。

D-D 在深静脉血栓、肺栓塞、DIC、重症肝炎、急性心肌梗死、肝硬化、肿瘤、急性非淋巴细胞白血病、产科疾病、外科手术、败血症等疾病中升高；也可作为溶栓治疗有效的观察指标（如使用尿激酶 UK 治疗时，D-D 水平显著升高，尤以用药后 6h 峰值最高，24h 恢复至用药前水平）；陈旧性血栓患者 D-D 并不升高。

第七节　血液流变学检查

流变学（rheongy）是研究不同物质在力作用下流动和变形规律的科学。血液流变学（hemorpheology）是研究血液及其组成成分流动性质和变形规律的学科。

人体血液的流动性和黏滞性是血液组成成分的物理性质的综合表现，它保证血液沿血管正常循环流动，保证组织器官的正常血液供应，以维持组织器官正常的生理功能和机体内环境的恒定，与机体免疫功能和体液调节功能密切相关。

当发生疾病时，血液的流动性和黏滞性即会发生改变，使血流缓慢、停滞或阻断，导致全身或局部血液循环和微循环障碍，造成组织或器官缺血、缺氧和代谢障碍，从而形成炎症、变性、水肿、坏死、坏疽、硬化及血栓形成等一系列病理变化。

测定血液的流动性和黏滞性，了解其生理意义和病理作用，对研究疾病的病因与诊断、预防和治疗提供了新途径。对探讨中医血瘀证的本质和研究活血化瘀药的作用机制均具有深远的意义。

血液流变学专门研究血液有形成分（主要是红细胞和血小板）的聚集性和变形性；无形成分（血浆和血清）的流动性和黏滞性；心血管之间的相互作用和影响。在人体内，血液作为一种流体；血管和心脏作为一种弹性体，是血液循环系统的主要构成部分，均具有流动或变形的特性，即流变性。在血液、血管、心脏这三因素中，血液的流变性是影响血液在血管内不断循环流动的主要因素。

人体内，心脏舒缩功能产生的压力，推动血液流动，血液流动遍布全身的大小血管。血流量的大小与心脏、血管和血液有关，其中与血液的黏滞性变化关系更加密切。

血液是一种复杂的流体。任何流体，由于分子作用力的影响，均有内摩擦力，即对抗液体流动的内在阻力，使液体在流动时发生层流。贴附管壁的流层流速较慢，中轴部分流速较快。液体只有克服了内摩擦力之后才能流动。克服内摩擦力的力称为切变应力（达因/厘米^2，dyn/cm^2）（$1Pa = 10dyn/cm^2$），它与内摩擦力大小相等而方向相反。液体在切变应力作用下所产生的形变叫切变，液体形变的速率称为切变率（s^{-1}）。液体具有内摩擦力的这种性质，称为黏滞性（简称黏度，以 η 表示），黏度（η）即为切变应力与切变率之比：η = 切变应力/切变率，其单位是泊（P）或厘泊（cP），$1Pa \cdot s = 10^3 cP$，一个泊的黏度是指：切变应力为 $1dyn/cm^2$ 时，引起切变率为 $1s^{-1}$ 的黏度。有些液体，其切变应力和切变率成正比例关系，其黏度恒定，不受切变率变化的影响，具有这一特性的液体的黏度叫牛顿黏度，如水、汽油等。人体血液中的血浆黏度亦是牛顿黏度。而另一类液体，其切变应力和切变率不成比例关系，其黏度亦不恒定。并随切变率的变化而变化，此类液体的黏度则称为非牛顿黏度，如油脂的混悬液、人体血液（全血黏度）等。

为计算简便，临床上测定体液黏度，以20℃时的水黏度（1cP）作参照，在同等条件下与水比较的相对黏度，即为比黏度，而不是应用它的绝对值。血液流变学检验见

表 1－25。

表 1－25　血液流变学检验报告单

医院检验报告单　【血流变】

姓名	性别	年龄	样本号
住院号	病区	床号	
标签联号	样本类型　血液	标本状态	临床诊断

检验项目	结果	参考值	单位
血细胞比容（HCT）		35.00～47.00	%
红细胞沉降率（ESR）		男：<15	mm/h
		女：<20	mm/h
纤维蛋白原（Fg）含量		2～4	g/L
血浆黏度测定		男：1.76±0.04	mPa·s
		女：1.78±0.06	mPa·s
全血表观黏度			
高切［180.00］		3.40～4.60	mPa·s
高切［100.00］		3.70～4.96	mPa·s
中切［30.00］		4.83～6.51	mPa·s
低切［10.00］		6.50～9.10	mPa·s
低切［3.00］		9.50～14.30	mPa·s
低切［1.00］		14.00～23.90	mPa·s
全血还原黏度			
高切［180.00］		3.00～5.80	mPa·s
高切［100.00］		3.40～6.50	mPa·s
中切［30.00］		5.50～9.10	mPa·s
低切［10.00］		7.70～13.75	mPa·s
低切［3.00］		16.40～26.10	mPa·s
低切［1.00］		20.30～38.00	mPa·s
红细胞刚性指数（IR）		旋转式黏度计黏性检测法：$180s^{-1}$为<1.00	
红细胞聚集指数（EAI）		9.50～18.30	
血沉方程 K 值		53±20	

送检医生	检验者	审核者
接收时间	检验时间	报告时间

※本报告单仅对本标本负责※

1. 血细胞比容

血细胞比容（HCT）俗称红细胞压积。也是红细胞在整个血液中所占的容积，反映红细胞的浓度。血液黏度依赖于血细胞比容，是血细胞比容的函数。血液黏度随血细胞比容的增高而增高。而血液黏度与血细胞比容的关系又随切变率的不同而有所不同。即切变率越低，血液黏度随着压积增高而增高。红细胞主要的功能是运输氧气和排出二氧化碳。因此，血细胞比容的变化不仅影响血液黏度和流量，而且亦影响氧气的运输量，在一定的血流速度下，血细胞比容增高导致红细胞的氧运输量的增加，则有利于组织和器官的供氧。但是，血细胞比容的增高同时又要引起血液黏度的增高，在灌注压不变的情况下，血液黏度的增高又要导致血流量的减少，而血流量的减少最终又导致氧的运输量减少。这两个因素的最适宜配合应该使得压积和黏度的比值为最大值，这时的血细胞比容实际上就是使氧气运输为最高的压积值，它一般低于正常压积值。例如，人的正常血细胞比容为0.40L/L（40g），而氧气运输量的最适压积值则一般为0.30L/L（30g）。临床上经常应用的血液稀释疗法就是根据血液流变学的这一原理。因此，测定血液黏度时必须同时测定血细胞比容。

传统的临床意义参见“血液分析仪血细胞分析”。与血液流变性的关系：

（1）HCT是影响全血黏度的决定因素之一，HCT增高常导致全血黏度增高，影响心、脑血流量及微循环灌注。由于HCT增高而导致全血黏度增高，常表现为高黏滞综合征（即高浓稠血症和高黏血症），血液淤滞，出现微循环障碍时必须及时纠正，以免引发血栓严重后果，现有很多资料表明高压积与血管阻塞密切相关，高压积在心脑血管疾病的发病预测上有一定的意义。

（2）缺血性脑血管疾病与HCT的关系　有人统计HCT在0.36～0.48时，脑梗死发病率为18.3%；HCT在0.46～0.50时，其发病率为43.6%；而HCT在0.51以上者脑梗死的发生率增加到63.6%，所以随着HCT的增高，脑梗死的发病率也随之升高。在患严重脑动脉硬化症又有HCT增高的患者其脑梗死的发病率明显高于轻微脑动脉硬化的患者，预防脑梗死的发生，尤其对老年人来说，确定最适的HCT并注意维持是十分重要的。通常认为，78岁以下的老人，适宜HCT在0.41～0.45，78岁以上的老人，最适宜的HCT在0.36～0.40，当老年人因年龄增加发生动脉硬化，使血管内径狭窄，弹性减低，血压下降时，可随迅速减少的血流量而引发脑缺血，因此，此类老年患者的HCT应保持在0.30左右，在血压波动较大时，尤其应警惕脑血管损伤的发生。

（3）HCT与血流量的关系　HCT增高可使血流量减少，血流速度减慢，导致组织器官供血不足，所以HCT的变化随脑血流量而有影响，即高HCT时，血液黏度增加，脑血流量降低。

（4）影响血液触变性　在全血的测试中会发现其黏度值随着检测时间的延长而降低，这一特性称为血流触变性。因为血液在静止时红细胞易呈缗钱状聚集在一起，因此，测试一开始黏度值较高，以后在一定的时间内因红细胞由聚集状态逐渐变成分散状态，黏度也就逐渐减低，血细胞比容越高，黏度降低所需的时间也就越长。

2. 红细胞沉降率

红细胞沉降率（ESR）俗称血沉。一般情况下，在血沉增快的疾病中，器质性疾病往往高于功能性疾病；恶性肿瘤高于良性肿瘤；所以在临床上，如能排除生理因素外，血沉增快应视为异常现象。它的诊断特异性虽然不高，但从血液流变学角度看，在一定程度上可以反映红细胞的聚集性，因而被临床血液流变学所采用。随着血液流变学的研究和发展，把传统的血沉试验被应用到临床血流变学方面来，作为血流变学的检测指标之一，这样即显示了以往的血沉检验的临床意义，又显示了其独特的血液流变学意义。

传统的临床意义参见“红细胞沉降率测定”一节。血液流变学意义：血沉测定作为血液流变学诊断指标之一，主要用于观察红细胞的聚集性。红细胞聚集可使血液流动减慢，血流阻力增大，血液黏度增高，特别是低切变率黏度明显增高，其黏度增高的程度与红细胞的叠连速度及数量有直接关系。这种血液黏度的增高来源于红细胞的聚集能力增强，而红细胞聚集性增强时又表现为血沉增快。

3. 纤维蛋白原（Fg）含量

临床意义参见“血浆纤维蛋白原（Fg）测定”。

4. 血浆黏度测定

血液黏度主要由血细胞比容 HCT、红细胞聚集性、红细胞变形、红细胞表面电荷、血浆黏度、纤维蛋白原含量以及白细胞、血小板流动性等血液内在因素决定；还与测量条件如温度、pH、渗透压、标本存放时间、抗凝剂、检测方法和仪器等都影响测定结果。目前常用于全血黏度测定的仪器主要有两大类：旋转式黏度计和毛细管黏度计。血浆黏度的测定最好使用毛细管黏度计，因为血浆黏度是牛顿黏度，此法适用于牛顿流体的测定。

血浆中含有电解质，各种蛋白质、糖类、脂类以及球形链状高分子化合物等。它们的含量和分子结构与血浆黏度成正比关系，其中，蛋白质对血浆黏度影响最大，这主要取决于蛋白质分子的大小、形状和浓度。纤维蛋白原对血浆黏度的影响最大，球蛋白次之，白蛋白影响最小。因为纤维蛋白原分子量大，且不对称，极易在血浆中形成“网状结构”，影响血液的流动，从而使黏度升高。当纤维蛋白原浓度增加时，红细胞间聚集成串，形成缗钱状，此时血浆黏度增高，血液黏度亦升高。此外，影响血液黏度的因素还有红细胞的大小及形态；血管壁、血管半径及长度；地区的差异性（南北、高原、平川各异）；年龄、性别的差异性（男 > 女；老年 > 青少年）；季节、温度及气候；女性月经期、妊娠期；内环境中的 pH、PO_2等。

5. 全血表观黏度

非牛顿流体（全血）在某一切变率时测得的黏度，在明确的流动条件下，由切变应力与切变率比值计算而来。全血的表观黏度随切变率升高而降低，高切变率下血液的表观黏度主要由红细胞的变形性决定。在相同血细胞比容、介质黏度和切变率时，表观黏度降低者红细胞的平均变形性越好。因此通过测量血液在高切变率下的表观黏度及相应的血浆黏度和血细胞比容值可间接估计红细胞的平均变形性。最好用有较宽切变率范围的旋转式黏度计，切变率选择在 100/s 以上。

当切变率在 200/s 时的全血黏度为高切黏度；当切变率在 30/s 时的全血黏度称中切黏度；当切变率在 3/s 时的全血黏度称低切黏度。血液学告诉我们，在低切变率的条件下，红细胞容易相互聚集（因为内摩擦力小）；而在高切变率条件下，红细胞容易变形（因为内摩擦力大）。所以，低切变率下测定出的全血表观黏度实际上反映了该患者红细胞的聚集性；而高切变率下测定的全血表观黏度实际上是反映了该患者的红细胞变形性。

在低切变率时，血液形成红细胞聚集体，红细胞聚集体越多，红细胞聚集越强，血液黏度越高，低切变率下的全血黏度值，可以反映红细胞的聚集程度。高切变率下可反映红细胞的变形程度，高切黏度高，红细胞变形性差；高切黏度低，红细胞变形性好。中切黏度值为低切到高切黏度变化的过渡点，其临床意义不十分明显。全血黏度测定对判别、诊断有一定意义。真性红细胞增多症、肺源性心脏病、充血性心力衰竭、先天性心脏病、高山病、烧伤、脱水均可使血细胞比容增加、使全血黏度升高。冠心病、缺血性中风、急性心肌梗死、血栓闭塞性脉管炎、糖尿病、创伤等使红细胞聚集性增加而使全血黏度升高。镰状红细胞病、球形红细胞病症、酸中毒、缺氧等使红细胞变形能力降低，也在某种程度上影响全血黏度升高。而各种贫血、尿毒症、肝硬化腹水、晚期肿瘤、急性白血病、妇女妊娠期则全血黏度降低。

6. 全血还原黏度

在血液黏度检测中，除直接测定全血黏度、血浆黏度外，又引入了全血还原黏度。因为血液黏度受血细胞比容的影响，红细胞是影响全血黏度最主要的因素，在各种剪切率下，全血黏度随 HCT 的增加而增大，在同一切变率下全血表观黏度随 HCT 的增高，呈指数增高，在同一压积时，其表观黏度随剪切率增大而降低。为了消除 HCT 的影响，便于比较不同血样的黏度，引入了全血还原黏度的概念。全血还原黏度是指血细胞比容为 1 时的全血黏度值，也称单位压积黏度，或定义为单位血细胞比容对全血相对黏度的贡献。这样使血液黏度都校正到单位 HCT 的基础上进行比较，说明由于红细胞自身流变性质的变化（而不是由于红细胞数目的变化）对于血液黏度影响的大小。其临床意义在于：①若全血黏度和全血还原黏度都增高，说明血液黏度大，而且与红细胞自身流变性质变化有关，有参考意义。②若全血黏度高而全血还原黏度正常，说明 HCT 高（血液稠）而引起血液黏度大，但 RBC 自身流变性质并无异常。③若全血黏度正常而全血还原黏度高，说明 HCT 低（血液稀）但 RBC 自身的流变性质异常（对黏度贡献过大），说明全血黏度还是高，也有参考意义。④若全血黏度和全血还原黏度都正常，说明血液黏度正常。

$$\text{全血还原黏度} = \frac{\text{全血黏度} - 1}{\text{血细胞比容}}$$

7. 红细胞刚性指数（IR）

红细胞刚性指数测定指标：

$$\eta_r = (1 - TKC)^{-2.5}$$

$$TK = (\eta_r^{0.4-1}) \times \eta_r^{0.4} C$$

式中，η_r为相对黏度（是全血黏度与血浆黏度的比值）；T 为 Taylor 因子；K 为红细胞群集指数；C 为红细胞体积浓度（常以 HCT 代替）。

$$\text{红细胞刚性指数（}IR\text{）} = \frac{\eta_b - \eta_p}{\eta_p} \times \frac{1}{\text{HCT}}$$

式中，η_b为全血黏度；η_p为血浆黏度；HCT 为血细胞比容。

红细胞变形性是保证微循环有效灌注的重要因素，是影响全血在高切变率下黏度的关键因素，同时影响红细胞的流动和寿命。

利用 TK 值可间接估计红细胞的变形性，正常状态下 TK 值约为 0.9，TK 值愈大表明红细胞变形性愈差。红细胞刚性指数（IR）值愈大，表明红细胞变形性愈差。

红细胞膜的黏弹性是由红细胞表面结构及酶来维持的，一旦发生改变，导致红细胞膜变硬，变形性减低；红细胞形状改变，如其表面积与体积之比发生改变，也影响红细胞的变形性。当红细胞内血红蛋白发生沉淀或聚集时处于高渗介质中的红细胞内黏度升高，变形性降低；红细胞的变形性随切变率的增快而增加；红细胞浓度增加，细胞间隙变窄，切变率增加，变形性增大。血浆中各种介质的含量不仅影响血浆黏度，而且影响红细胞的变形性。

8. 红细胞聚集指数（EAI）

EAI = 低切全血黏度/血浆黏度。在正常情况下，红细胞和血小板处于分散状态，血液黏度较低。在某些生理或病理条件下，它们可由分散状态转变为聚集状态，血液黏度则随之增高。EAI 增高常见疾病有多发性骨髓瘤、巨球蛋白血症、心肌梗死、休克、糖尿病、高血压等。

9. 血沉方程 K 值

将 ESR 和 HCT 代入方程 $ESR = K \times R$，这里［R = HCT －（inH + 1）］，R 值可由 HCT 查表而得（R 值表略去），R 和 ESR 代入 $K = ESR/R$ 即可求出 K 值。K 值越大，表示红细胞聚集性越高。

K 值增高提示红细胞表面有黏性物质、表面电荷减少或消失、膜性质变化以及血浆中长链分子如纤维蛋白原增多等，K 值正常而血沉增快反映血细胞比容减低；血沉增快伴 K 值增大，可以肯定血沉增快；血沉正常，而 K 值正常，可以肯定血沉正常；血沉正常，而 K 值增大，则可以肯定血沉加快。

临床意义：测定血液、血浆或血清的黏度，了解血液的流动性及其在生理和病理状态下的变化规律，对疾病的病因分析、诊断、鉴别诊断、预防、治疗以及肿瘤的发生和转移的判断等，均具有极其重要的意义。

血液黏度异常综合征是血液流变学应用于临床医学的一项成果，根据血液黏度高于或低于健康人，可分为高黏滞综合征和低黏滞综合征两种类型。

（1）高黏滞综合征　高黏滞综合征的特征是红细胞数量（比容）增多，红细胞或血小板聚集性增高，红细胞变形能力低下，血浆和血清黏度增高，常见疾病如下。

①高血压：其特点是血压高，血流动力学改变明显。血液流变学的变化是血液黏度增高，血浆黏度升高，血细胞比容增高，纤维蛋白原增多。随着病情的加重，有关指标亦随之改变。

②糖尿病：其特点是代谢异常，可引起血液的一系列变化，血液流速和流量的改变，会引起血液流变性的改变，血液黏度亦随之变化。其血液黏度增高首先是红细胞

聚集增高，其次是纤维蛋白原增多。其全血比黏度在高切变时男性为3.90～5.60，女性为3.69～4.89；低切变时男性为5.79～9.51，女性为5.26～7.42。红细胞电泳时间延长，为21.59～25.17。纤维蛋白原增高，血浆黏度为1.68～1.94。

③红细胞增多症：其特点是红细胞增多。原发性红细胞增多症或继发性红细胞增多症均为血液黏度明显增高，约比正常人高4～8倍，其中全血黏度在高切变时为9～14，低切变时可达100。血液黏度增高的主要因素是红细胞数量（比容）的增多，其次是血红蛋白有不同程度的增高，但血浆蛋白可在正常范围之内。

④癌症：普遍出现血细胞比容的降低和红细胞沉降率的升高。由于红细胞聚集增高，特别是血浆黏度异常升高，因此，血液黏度增高。这是癌症患者血液流变学的一个典型表现和特征之一。

⑤休克：休克可看作是一种血液流变学发生障碍的现象。休克时，血压低，血液流速慢，红细胞变形能力低，红细胞相互聚集，从而使血液黏度增高。同时，血管壁通透性增加，血液浓缩，纤维蛋白原浓度增加，血浆黏度亦升高。

此外，高黏滞综合征尚可见于心肌梗死、心绞痛、慢性白血病、多发性骨髓瘤、肺源性心脏病、高山病、脑栓塞、肺栓塞、视网膜动静脉栓塞、缺血性中风、先天性心脏病、冠心病、高脂血症、镰状细胞贫血、感染、烧伤、脱水症，遗传与免疫异常、情绪应激、食谱异常等。

（2）低黏滞综合征　血液黏度低于正常，与血细胞比容低下有关。可分为病理性和生理性两种。病理性主要见于出血性疾病，如出血性脑中风、上消化道出血、鼻出血、功能性子宫出血，各种贫血、尿毒症、肝硬化腹水、急性肝炎、急性白血病等。生理性主要见于妇女月经期和妊娠期等。

第八节　血型血清学检查

血型最早是指存在于红细胞上特异性同种抗原而言，后来发现红细胞上具有的同种抗原远较想象的复杂，而且除红细胞外，白细胞、血小板上也都有同种抗原，这就使血型的概念有所扩大。目前，可以理解为血型是血液系统的一种遗传多态性，是产生抗原、抗体的遗传性状。

一、血型鉴定

ABO血型（表1－26）系统是第一个被描述的红细胞血型系统，于20世纪初由Landstainer提出，也是最具有临床意义的一个系统。根据Landstainer的理论，红细胞有A、B两种抗原，并由这两种抗原及抗体在红细胞上的情况来决定四种ABO血型。如A型血红细胞上有A抗原，血浆中有抗B抗体（IgM天然抗体）；B型血红细胞上有B抗原，血浆中有抗A抗体（IgM天然抗体）；AB型血红细胞上有A和B抗原，血浆中无抗A和抗B抗体；O型血红细胞上无A和B抗原，血浆中有抗A和抗B抗体（IgM天然抗体）。

表1-26 血型血清学检验报告单

医院检验报告单 【血型】

姓名	性别	年龄	样本号
住院号	病区	床号	
标签联号	样本类型 血液	标本状态	临床诊断

检验项目	结果	参考值	单位
ABO血型鉴定		正定型：A、B、O、AB 反定型：A、B、O、AB	
Rh血型鉴定		含D抗原：Rh阳性 不含D抗原：Rh阴性	
Rh血型表型鉴定		应有6种：C、c、D、d、E、e （注：目前尚未发现d）	

送检医生	检验者	审核者
接收时间	检验时间	报告时间

※本报告单仅对本标本负责※

Rh血型系统可能是红细胞血型中最复杂的一个系统，其重要性仅次于ABO系统。1940年Landstainer和Wiener用恒河猴（Rhesus monkey）的红细胞免疫家兔，所得抗血清能与约85%的白种人红细胞发生凝集反应，因此认为这些人红细胞含有与恒河猴红细胞相同的抗原，故取名为Rh抗原。已鉴定出的Rh抗原有40多种。自从发现D抗体以后，又发现了D以外的一些抗体，如抗E、抗e、抗C、抗c等抗体，从而认识到红细胞上还有对应这些抗体的抗原，逐渐形成了复杂的Rh系统，其中以D、E、e、C、c最为常见。

1. ABO血型鉴定

常规的方法包括正向定型与反向定型，前者是用已知抗体特异性的血清（亦称标准血清）检查红细胞上的抗原，后者是用已知血型的红细胞（亦称标准红细胞或试验细胞）检查血清中抗体，凡出现凝集者为阳性，红细胞散在游离状态为阴性（表1-27）。

每个人都具有ABO血型中的某种抗原及相应的天然抗体。血型检查的重要性不在于某种具体疾病的诊断与治疗，而在以下各个方面：①输血前必须检查血型，选择血型相同的供血者，进行交叉配血完全配合后才能输血。②母婴ABO血型不合引起的新生儿溶血病，主要依靠血型血清学检查来诊断。③器官移植时，受者与供者ABO血型必须相符才能移植，否则易引起急性排异反应，导致移植失败。

表 1-27　ABO 血型正反定型结果

标准血清+受检者红细胞			受检者血型	受检者血清+试验细胞		
抗 A	抗 B	抗 A+抗 B		A 细胞	B 细胞	O 细胞
+	-	+	A	-	+	-
-	+	+	B	+	-	-
-	-	-	O	+	+	-
+	+	+	AB	-	-	-

通俗判读　(+)：凝集或溶血；肉眼可见颗粒状细小凝块，游离红细胞更多，上清液呈混浊红色。

(++++)：凝成完整一大块、轻摇不散，上清液清晰透明。

(+++)：轻摇时分散成数块，上清液仍透明。

(++)：散成无数小块，四周有游离红细胞，约占 1/2，上清液清晰。

(±)：仅见极细颗粒状，周围有大量游离红细胞，上清液呈红色。

(-)：红细胞均匀分布无凝集。

2. Rh 血型鉴定

因 D 抗原的抗原性最强，出现频率高，临床上意义又较大，故一般只做 D 抗原的血型鉴定。含 D 抗原称为 Rh 阳性；不含 D 抗原称为 Rh 阴性。

Rh 血型系统的临床重要性在于抗 Rh 抗体引起的反应。抗 Rh 抗体主要通过输血或妊娠免疫而产生，较大量的 Rh 阳性（D 抗原阳性）细胞进入 Rh 阴性者体内后，2~5 个月内血浆中可测到抗体，如经再次免疫，3 周内抗体浓度可达高峰。如受血者或孕妇血浆中含有 Rh 抗体时，当遇到相应抗原，可导致严重输血反应或新生儿溶血病，尤以抗 D 与 D 红细胞为显著。约 80% 以上 Rh 阴性受血者在接受 Rh 阳性血液后能产生抗体。若误诊、误治，可导致患者残废或死亡。临床输血时，一般需做 Rh 血型鉴定。特别是妊娠妇女重复输血时，应做 Rh 血型鉴定和 Rh 抗体检查，以免 Rh 输血反应及其严重后果。

3. Rh 血型表型鉴定

从理论上讲人类红细胞上的 Rh 抗原应有 C、c、D、d、E、e 6 种，但目前尚未发现抗 d，因此 Rh 抗原主要有 5 种。Rh 血型表型鉴定见表 1-28。

二、红细胞血型抗体筛查检验

1. 红细胞血型抗体筛查

红细胞血型抗体筛查（表 1-29）适用于下列情况：①ABO 血型鉴定发现受检者血清中有 ABO 血型以外的抗体时。②在交叉配血试验中发现供血者血清抗体时做筛检。③在交叉配血试验中发现受血者血清抗体时检查。④输血后溶血性输血反应疑为由同种抗体引起时。⑤孕妇血清的抗体检查。⑥新生儿溶血病婴儿血液中抗体检查。⑦直接抗人球蛋白试验阳性红细胞上抗体的检查。

测定方法有：盐水介质法；酶法；抗人球蛋白法；低离子强度盐溶液（LISS）法；改良聚凝胺法；微柱凝胶法。

表 1－28　用 5 种抗 Rh 血清检查结果判定

与各抗血清的反应					受检者	Rh 阳性或阴性	
抗 C	抗 c	抗 D	抗 E	抗 e	Rh 表型	临床上通称	血清学区分
+	+	+	+	+	CcDEe	Rh 阳性	Rh 阳性
+	−	+	−	+	CCDee	Rh 阳性	Rh 阳性
+	+	+	−	+	CcDee	Rh 阳性	Rh 阳性
+	−	+	+	−	CCDEE	Rh 阳性	Rh 阳性
−	+	+	+	−	ccDEE	Rh 阳性	Rh 阳性
−	+	+	−	+	ccDee	Rh 阳性	Rh 阳性
−	+	+	+	+	ccDEe	Rh 阳性	Rh 阳性
+	−	+	+	+	CCDEe	Rh 阳性	Rh 阳性
+	+	+	+	−	CcDEE	Rh 阳性	Rh 阳性
+	−	−	−	+	CCdee	Rh 阴性	Rh 阳性
−	+	−	+	−	ccdEE	Rh 阴性	Rh 阳性
+	+	−	+	+	CcdEe	Rh 阴性	Rh 阳性
+	+	−	−	+	Ccdee	Rh 阴性	Rh 阳性
−	+	−	+	+	ccdEe	Rh 阴性	Rh 阳性
+	−	−	+	−	CCdEE	Rh 阴性	Rh 阳性
+	−	−	+	+	CCdEe	Rh 阴性	Rh 阳性
+	+	−	+	−	CcdEE	Rh 阴性	Rh 阳性
−	+	−	−	+	ccdee	Rh 阴性	Rh 阴性

表 1－29　红细胞血型抗体筛查检验报告单

医院检验报告单　　【血型】

姓名	性别	年龄	样本号
住院号	病区	床号	
标签联号	样本类型　血液	标本状态	临床诊断

检验项目	结果	参考值	单位
红细胞血型抗体筛查		正常人：IgG 抗体阴性 IgM 天然抗体阳性	
IgG 抗 A（B）测定		O 型孕妇 IgG 抗体 A（B）应为阴性，<1～2 盐水滴定记分法：效价 <64 盐水和抗人球蛋白记分坐标图：1～2 区，正常胎儿	

送检医生	检验者	审核者
接收时间	检验时间	报告时间

※本报告单仅对本标本负责※

抗体筛查试验是很有价值的，但也有其局限性。一个阴性结果不一定意味着这一血清中没有抗体，而只是在使用这些技术时，缺乏与筛查细胞起反应的抗体。为了解血型抗体的类别，还必须进一步做红细胞血型抗体的鉴定。如要做抗体鉴定，临床上必须提供应有的参考资料：①被检者的血型，包括 ABO、Rh 以及其他必需的血型。②以往输血史及妊娠史。③临床诊断，尤其是自身免疫性溶血性贫血（AIHA）。④药物治疗史（包括 RhIg）。⑤如果以往曾做过血型鉴定，应进一步了解试验方法和温度；红细胞受酶处理的影响。⑥与随机供血者红细胞阳性反应的频率及强度。⑦试验时有无溶血现象及剂量效应等。

2. IgG 抗 A（B）测定

本法采用间接抗人球蛋白法。测定时血清以巯基乙醇（2 - mercaptoethanol，简称 2 - me）处理后，IgM 抗体分子裂解为 6 ~ 7s 亚单位。此种亚单位虽然仍保持与抗原结合的能力，但已失去与相应红细胞凝集的作用。IgG 抗体分子则不被 2 - me 灭活，保持与相应红细胞致敏的血清学特性。IgA 抗体分子可部分被灭活（7s 亚单体不受影响，9s 及 11s 多聚体被灭活）。结果判断以红细胞凝集的最高稀释度的倒数即为 IgG 抗 A 或抗 B 效价。

本法常用于 ABO 血型 IgG 抗 A 或抗 B 效价的测定，如 ABO 新生儿溶血病（ABO HDN）母亲血清中 IgG 抗 A（B）的测定，对预防新生儿溶血病有积极的指导意义。ABO HDN 是由 IgG 抗 A（B）引起。O 型母亲血清中 IgG 抗 A（B）效价较 A 型血清中的抗 B 和 B 型血清中的抗 A 为高，所以 ABO HDN 患儿的母亲往往多数是 O 型血。当盐水滴定记分法测定母亲血清中 IgG 抗 A（B）效价≥64 时，极有可能发生 ABO HDN，必须再做抗人球蛋白试验，以同样方法读取抗人球蛋白记分，记分方法按 Stratton 和 Renton 标准，根据盐水滴定度记分和抗人球蛋白记分查直角坐标图，两记分相交在 4 区 ABO HDN 受害严重；若在 3 区 ABO HDN 受害程度中等；若在 1、2 区为正常胎儿。

三、唾液中 H、A、B 血型物质测定

H、A、B 血型物质除存在于人红细胞上外，也存在于某些人的分泌液中。分泌液中含有血型物质者称为分泌型，中国人约占 80%；反之，称为非分泌型，约占 20%。A 型分泌型人唾液中含有 A 型物质，B 型分泌型人唾液中含有 B 型物质，O 型分泌型人唾液中含 H 物质，AB 型分泌型人唾液中含 A 及 B 型物质。H 型物质在 A、B、O 及 AB 4 型分泌型人唾液中均存在，但以 O 型人含量最多，并以 A、B、AB 型含量递减。

唾液中 H、A、B 血型物质为半抗原，它是糖蛋白，能特异性地与相应抗体结合，从而抑制抗体与相应红细胞发生凝集。所以利用抑制凝集试验可以测定唾液中 H、A、B 血型物质，有助于 ABO 亚型的分类及某些特殊情况下血型的鉴定（表 1 - 30）。

唾液中 H、A、B 血型物质测定方法采用试管法（抑制凝集试验），结果判断见表 1 - 31。

表 1－30 唾液中 H、A、B 血型物质检验报告单

医院检验报告单 【血型】

姓名	性别	年龄	样本号
住院号	病区	床号	
标签联号	样本类型 唾液	标本状态	临床诊断

检验项目	结果	参考值	单位
唾液 H、A、B 血型物质测定		①A 型分泌型含有 A 物质 ②B 型分泌型含有 B 物质 ③O 型分泌型含有 H 物质 ④AB 型分泌型含有 A 物质、B 物质 ⑤各型非分泌型均不含有 H、A、B 物质	

送检医生	检验者	审核者
接收时间	检验时间	报告时间

※本报告单仅对本标本负责※

表 1－31 血型物质结果判断

反应结果	抗 A 管	抗 B 管	抗 H 管
非分泌型	4＋	4＋	4＋
A 型分泌型	－	4＋	1＋～4＋
B 型分泌型	4＋	－	1＋～3＋
O 型分泌型	4＋	4＋	－
AB 型分泌型	－	－	1＋～3＋

注：因采用抑制凝集试验。故凡凝集者（＋）即为非分泌型，而（－）者则为分泌型，如 O 型分泌型，不含 A 物质、B 物质，只有 H 物质。

第九节 血液寄生虫检查

寄生虫学检验的目的，在于确定寄生虫病的病原诊断，调查寄生虫病的流行因素，从而，为防治寄生虫病提供科学依据。寄生虫学检验的对象，除患者外，尚应包括无临床症状的可疑带虫者。

人体寄生虫大部分寄生在肠道和血液内，尚有小部分寄生在肝脏、肺脏、淋巴管、肌肉、皮肤或腹腔积液等处。寄生虫或虫卵从人体排出的途径有消化道、呼吸道、泌尿道及皮肤黏膜等。上述器官的排泄物或分泌物（如粪、痰、尿、唾液）以及创伤或炎症分泌物等，在不同情况下均可成为寄生虫学检验的标本。

寄生虫对人体的危害情况主要取决于宿主与寄生虫适应的程度。生物演化过程中寄生关系历史愈久，两者愈相适应，宿主受害程度愈不显著。相反，寄生关系愈短，适应性愈差，受害程度愈重。寄生虫病是寄生虫使宿主致病和宿主对寄生虫防御的总和。寄生虫病的临床表现视寄生部位的不同而异，其症状一般为非特异性的，故在多数情况下，需以检验诊断为依据。寄生虫学的检验诊断有两类：病原学检验、免疫学检验。①病原学检验是指从血液、组织液、排泄物、分泌物中检查某一生活阶段的寄生虫。这是最可靠的确诊方法。在可能条件下，应尽量以此为依据。②免疫学检验包括检测各种特异性抗体、抗原的免疫学方法，其可靠性依虫种、反应方法及选用抗原（或抗体）而定。此外，也可采用DNA检测分析，特别是多聚酶链反应（PCR）分析，但是其结果必须结合其他发现进行综合分析。本章主要介绍血液寄生虫检查（表1－32），以便临床医生观察。

表1－32 血液寄生虫检验报告单

医院检验报告单 【血液寄生虫】

姓名	性别	年龄	样本号
住院号	科室	床号	取材部位
标签联号	样本类型 血液或骨髓、体液	标本状态	临床诊断

检验项目	结果	参考值	单位
疟原虫（plasmodium）检查		未检出疟原虫	
微丝蚴（microfilaria）检查		未检出微丝蚴	
回归热螺旋体（B. ricurrentis）检查		未检出回归热螺旋体	
利－杜体（leishmania donovani）检查		未检出利－杜体	
弓形虫（toxoplasma gondii）检查		未检出弓形虫	

送检医生	检验者	审核者
接收时间	检验时间	报告时间

※本报告单仅对本标本负责※

1. 疟原虫检查

疟原虫（plasmodium）是疟疾（Malaria）的病原体。经蚊虫叮咬传播。疟原虫分3种：①间日疟原虫（plasmodium vivax）与卵形疟原虫（P. ovale），疟疾发作隔日1次。②三日疟原虫（P. malariae），疟疾发作隔3日1次。③恶性疟原虫（P. faleiparum），恶性疟疾发作隔日1次。

疟疾流行于北纬40°至南纬30°之间的地区，全世界约有23亿人居住于疫源区内，每年约有3亿～5亿人发病，有150万～270万人死亡。欧洲及北美洲的散发病例，主要是旅行携带、旅行时无有效预防措施。

潜伏期为8～30天，临床症状为周期性的寒战发热，多次发作后可有贫血和肝脾肿大，伴有疲劳、厌食、呕吐、腹泻、头痛、抑郁等。其中恶性疟疾易引起循环及代谢失调，并累及大脑，可导致死亡。其他型疟疾可在多年后复发。即使已离开疫源区一段时间的发热者，仍需注意疟疾感染的可能。

检查方法

（1）直接检查（薄血片法、厚血片法、皂素浓缩法） 疟原虫检验需做急诊处理。定时制备吉姆萨染色的厚、薄血片，找疟原虫时每张血片至少检查20min。观察疟原虫的形态、色素沉着以及疟原虫感染的红细胞大小形态，以鉴别疟原虫发育的各个阶段，如未成熟裂殖体、成熟裂殖体和配子体。疟疾的急性期不宜做间接法检查。

（2）血清学试验（疟原虫抗体检查） 常用于化学药物预防期间或之后疑有疟疾之病例；或已开始治疗的病例；血涂片中未找到疟原虫的病例；曾在疫源区居住过一段时间者。常用的方法是间接免疫荧光试验（IFT）、间接红细胞凝集试验、酶联免疫吸附试验（ELISA）等。

大约在疟原虫血症出现7天后可以检测到抗体。应用IFT检测抗体，使用恶性疟原虫做抗原，可以检测到所有的疟原虫感染，但不能鉴别疟原虫的种类。使用特异性抗原则对鉴别种类有帮助，使用费氏疟原虫或鸡疟原虫作抗原可诊断间日疟；使用三日疟原虫作抗原可诊断三日疟。

送检要求

血片法采血时间：间日疟及三日疟患者应在发作后数小时至10h采血。此时，早期滋养体已发育至容易鉴别其形态的晚期。恶性疟患者应在发作后20h左右采血为宜。

临床意义

（1）凡检出疟原虫，即可确诊为疟疾；反之，若未检出疟原虫，则不可武断地排除疟疾。

（2）IFT法应用恶性疟原虫作抗原的结果解释如下：滴度<1∶20，提示无恶性疟原虫感染。滴度1∶20或1∶40，提示早期或急性感染，此时必须立即检查厚、薄血涂片来确定诊断。滴度>1∶80，提示可能曾经感染疟原虫或处于疟疾活动期。IFT的临床敏感性和特异性均大于90%。

（3）血清学试验均在疟疾发病后1周出现阳性，一般持续数月甚至1～2年才能转阴性，故对疟疾的回顾性诊断、献血员检查及流行病学调查均有一定价值。

2. 微丝蚴检查

检查方法

（1）鲜血片法、厚血片法、试管浓集法。

（2）丝虫抗体检验有间接血凝试验、间接免疫荧光试验、酶联免疫吸附试验等。

送检要求

在中国大规模防治丝虫病的实践活动中，为提高采集末梢血液中微丝蚴的阳性率，医务人员在夜里23∶00左右，一家一户去采集熟睡中的被检对象的标本，其阳性率最高。

临床意义

（1）微丝蚴为丝虫病（Filariasis）的病原体，有班氏微丝蚴和马来微丝蚴。找到微丝蚴是确诊丝虫病的依据，但找不到时，并不能排除丝虫病。

（2）丝虫病患者，有时由于受丝虫寄生部位及病变等影响，不易检出微丝蚴。此时，检查丝虫抗体有助于诊断。

3. 回归热螺旋体检查

回归热是由回归热螺旋体经虫媒传播引起的急性传染病。临床特点为周期性高热伴全身疼痛、肝脾肿大和出血倾向，重症可有黄疸。回归热螺旋体（B. *ricurrentis*）属于疏螺旋体属或称包柔螺旋体属（*borrelia*）。根据传播媒介不同，可分为虱传回归热（流行性回归热）和蜱传回归热（地方性回归热）两种类型。虱传回归热螺旋体仅1种，称回归热螺旋体或欧伯门亚螺旋体（B. *obermeieri*）。蜱传回归热螺旋体根据媒介昆虫软体蜱（*ornighodors*）的种类命名，可分为10余种。两型回归热螺旋体形态基本相同，长10～20μm，宽0.3～0.5μm，有4～30个粗大而不规则的螺旋，两端尖锐，运动活泼，以横断分裂增殖；耐寒，但对热及化学消毒剂敏感。回归热螺旋体壁不含脂多糖，但有内毒素样活性，体表抗原极易变异。

检查方法

（1）螺旋体培养要求严格，需加用血清、腹水或兔肾脏碎片的培养基在微氧条件下培养才能增殖，接种于幼小白鼠腹腔或鸡胚绒毛尿囊膜容易繁殖。

（2）染色可用革兰染色法　革兰染色阴性，瑞氏或姬姆萨染色呈紫红色。发热期取血或骨髓涂片染色镜检或暗视野检查可发现螺旋体。可做厚血片或离心浓缩后染色检查（必要时采血1～2ml接种于小鼠腹腔中，一般于1～2天内在血中可检出病原体）。

（3）血清免疫学试验　取血清做补体结合、凝集、制动和杀螺旋体等试验，以检测特异性抗体。如增高4倍以上，也有助于诊断。

临床意义

回归热螺旋体侵入人体后，约经1周左右的潜伏期，便大量出现于血液中，此时患者突然高热、头痛、肝脾肿大。发热持续1周左右骤退，同时血中螺旋体消失；间歇7～10天又再次发热，血中再次出现螺旋体，如此反复周期性发作与缓解可达3～4次或更多，故名回归热。

4. 杜氏利什曼原虫检查

黑热病为杜氏利什曼原虫（leishmania donovani）感染性疾病。内脏利什曼病起源并流行于欧洲南部、整个地中海地区、中东、非洲东部和中部、南美洲东北部以及中国和印度。皮肤利什曼病（东方疖）流行于整个地中海地区以及非洲和印度。黏膜皮肤利什曼病则流行于中美洲。

全世界该病的疫源区居民约有3.5亿人，每年约有300万人发病。利什曼原虫分布广泛，因此，携带至非疫源区的传播亦较普遍。

检查方法

（1）直接检查　杜氏利什曼原虫检测肝、脾活检涂片阳性率最高；骨髓和淋巴结穿刺液涂片阳性率次之；皮肤或黏膜皮肤利什曼病检测溃疡处的刮下物，以吉姆萨染色后即可镜检。也可用兔血琼脂斜面管培养病原体，3 周后检查培养物中有无鞭毛、前鞭毛体。

（2）血清学试验　IFT 与 ELISA 联合可应用于内脏黑热病，其临床敏感性 >90%；亦适合黏膜皮肤利什曼病，但不适合检测皮肤利什曼病。

血清滴度≥1∶64，提示杜氏利什曼原虫或婴儿利什曼原虫感染，血清滴度 1∶20 则有其特异性，可以确诊利什曼原虫感染。但是血清学方法不能鉴别各类利什曼原虫，且与锥虫有交叉反应。

临床意义

（1）利什曼原虫是人黑热病的病原体，原虫侵入人体后在巨噬细胞内大量增殖，促使巨噬细胞破坏和增生，受累最重的器官为肝、脾、骨髓和淋巴结。临床表现为长期不规则发热、贫血、肝脾及淋巴结肿大，鼻及齿龈出血。皮肤利什曼病的患者经白蛉（媒介动物）咬伤后，伤口处形成丘疹，经过几个月后形成溃疡，并愈合成痂。黏膜皮肤利什曼病可引起皮肤和黏膜的广泛溃疡。

（2）黑热病的诊断，其可靠依据是患者的组织、血液和骨髓涂片中找到利－杜体。检出率以肝、脾穿刺液最高，骨髓、淋巴结穿刺液次之。外周血涂片可在中性粒细胞和单核细胞中找到，但原虫往往被吞噬、消化，形态和着色模糊，与血小板极易混淆，实用价值小。

5. 弓形虫检查

刚地弓形虫是一种寄生于组织内的原虫，可感染人和其他哺乳动物，如犬、猫及家兔等，属人畜共患病。传染方式尚未完全了解，可能由于昆虫作媒介或飞沫接触传染所致。孕妇感染弓形虫可传染给胎儿，在人体多为隐性感染，通常无症状。当机体抵抗力低下时，可出现急性感染症状。轻症患者，可出现淋巴结肿痛、低热、乏力和单核细胞增多。个别重症患者则累及全身多脏器组织，可出现发热、头痛、呕吐等脑膜炎样症状。

检查方法

（1）直接涂片检查　直接取各种体液，如血液、骨髓液、尿液、脑脊液、羊水或淋巴穿刺液等，直接或沉淀浓缩涂片，用瑞氏－吉姆萨复合染色或瑞氏染色。找到弓形虫是确诊弓形虫病的重要依据之一。

（2）血清学试验　弓形虫病的血清学诊断必不可少，在疑有弓形虫感染时，可检测其特异性抗体（表 1－33），再通过基本试验和某些辅助试验确定疾病的活动程度。

表 1－33　弓形虫病血清学试验及临床敏感性

方　法	阳性试验	临床敏感性
染色试验（DT）	≥1∶16	100%
免疫荧光试验（IFT）	≥1∶16	100%
ELISA－IgM 法	阳性	≥97%

（3）细支气管灌洗液可采用动物接种法或组织培养法检测到弓形虫。对此类患者

采用组织培养法，或免疫缺陷者弓形虫感染血的 PCR 法检测弓形虫 DNA 正变得愈来愈重要。

临床意义

妊娠时需做抗弓形虫抗体筛查试验［DA（直接凝集反应）、IFT、DT 或专门设计的 ELISA（酶标记抗体）］。若有可能应在怀孕前检查，其结果比妊娠时更易解释。

（1）怀孕前检查　若怀孕前检测到抗弓形虫抗体，妊娠时就不需要再做检查；如果筛查试验在妊娠前或妊娠时首次进行，其结果为未检测到抗弓形虫抗体，则应在妊娠期间每 8 ~ 12 周进行检查，复查试验的临床敏感性、临床特异性和预示值均不小于 97%。

（2）若妊娠中检测到抗体，应按以下步骤进行检查　使用同一份血清标本检查抗弓形虫 IgM 抗体（ELISA – IgM）。若未检测到 IgM 抗体，则不必进一步检查。若检测到 IgM 抗体时，则应使用同一份血清进行弓形虫确定评价（IFT、DT、ELISA – IgA）。IFT/DT 滴度≤1∶256 时，在 IgM 滴度不升高的前提下，就需做进一步检查。滴度≥1∶4 096时，提示妊娠高度危险；滴度为 1∶1 024 时，8 ~ 10 天后应再取第二份样本检测，滴度升高至≥1∶4 096 时，提示有活动性感染，其意义与 IgM 相同。

应予以注意的是，在首次感染弓形虫后 IgM 抗体可维持数年，因此，以上提示亦不是绝对的。IgM 抗体阳性的病例也可检测抗弓形虫 IgA 抗体。IgM 和 IgA 试验的临床敏感性和临床特异性均≥97%。

母亲妊娠期间初次感染弓形虫时，必须检测母亲及婴儿血中的抗弓形虫 IgM 和 IgA。婴儿的脐带与外周血中持续检测到抗弓形虫 IgM 抗体，即可确诊有产前感染。

（3）关于儿童　首次新生儿检查时检测到先天性感染弓形虫，就必须开始抗寄生虫治疗。首次新生儿检查时若没有检测到弓形虫 IgM 抗体，但 IFT 或 DT 检测的滴度≥1∶1 024时，则新生儿需随访，进一步进行血清学检查，如果其滴度持续增高，即使未检测到弓形虫 IgM 抗体，也可能是先天性感染。

（4）关于 AIDS（艾滋病）患者　AIDS 患者的弓形虫感染在病程中没有典型的滴度变化图形。临床症状、低滴度和针对性治疗显效可提示弓形虫感染。

第二章　临床体液检验

第一节　尿 液 检 查

尿是血液流经肾脏时，经肾小球的滤过、肾小管和肾集合管的重吸收与分泌后生成，流经输尿管，在膀胱暂时贮存，最终排出体外。尿液检验是临床上最常用的重要检测项目之一。主要用于：①泌尿系统疾病的诊断和治疗监测。②其他系统疾病的诊断。③安全用药监测。④职业病辅助诊断。⑤健康状况评估。

一、尿液标本采集与保存

1. 正确留取样本

尿液标本采集是尿液检验的基础。为保证尿液检查结果的准确性，必须正确留取标本。

（1）应留取新鲜尿，以清晨第一次为宜。此时的尿液较浓缩，条件恒定，便于对比。急诊患者可随时留取。收集计时尿液标本时应告知患者时间段的起点和终点。

（2）使用清洁有盖容器（一次性容器为好），由透明且不与尿液发生反应的惰性材料制成，有较大开口便于收集。

（3）避免阴道分泌物、月经血、粪便等的污染，无化学干扰物质（如表面活性剂）混入。

（4）有明显标记如患者姓名、病历号、收集日期等，并粘贴于容器。

（5）标本留取后应及时送检，以免因细菌繁殖、蛋白变性、细胞溶解等因素影响检验结果。

（6）尿标本也应避免强光照射，以免尿胆原等物质因光照分解或氧化而减少。

2. 临床常用尿液标本种类

尿液标本种类的选择取决于临床医师的送检目的、患者的状况和试验的要求。

（1）晨尿　即清晨起床后的第一次尿标本，为较浓缩和酸化的标本，血细胞、上皮细胞及管型等有形成分相对集中且保存得较好，也便于对比。晨尿常用于筛查直立性蛋白尿检查和细胞学研究，但由于晨尿在膀胱内停留时间过长，易发生变化，因此有人推荐用清晨第二次尿标本来取代晨尿。

（2）随机尿　随时排泄，无需患者做任何准备的尿液称为随机尿，适用于常规及急诊筛查。本法留取尿液方便，但易受饮食、运动、用药等因素影响可致使低浓度或病理临界浓度的物质和有形成分漏检，也可出现饮食性糖尿或药物（如维生素 C）等的干扰。

（3）计时尿　按特定时间采集尿标本：3h 尿一般是收集上午6:00～9:00时段的尿，多用于检查尿有形成分，如 1h 排泄率等检查。餐后尿通常收集午餐后至下午2:00的尿。这种尿标本有利于检出病理性糖尿、蛋白尿或尿胆原，有助于肝胆疾病、肾脏疾病、糖尿病、溶血性疾病等的临床诊断。24h 尿患者上午8:00排尿，将膀胱排空，尿液弃去，此后收集各次排出的尿直至次日上午8:00。计时尿常用于定量测定、廓清率试验和细胞学研究。

二、尿液常规检查

尿液是排除和早期发现某些疾病最直接的标本，它同样被用来观察病程变化和治疗效果。肾脏和泌尿道疾病与尿液中某些成分相关，这些成分能被筛选试验敏感地诊断，假如结果阳性再进行更细致的检查。大多数肾脏和泌尿道疾病在病程中很少出现症状和体征，明确诊断时，疾病常常已到晚期。常见症状包括肾区疼痛、肾绞痛及水肿。依靠血清学检查，这些肾脏疾病也常要到晚期才被发现，因此尿常规又是最重要的诊断性检查。

通常完整的尿液常规分析包括尿液干化学分析与尿沉渣检查两部分。尿液干化学分析应用尿液分析仪读取结果，一般均以半定量数据及阳性等级报告。尿沉渣检查目前有显微镜检查与自动分析仪定量分析两种方法。

（一）尿液干化学分析

尿液干化学分析（表2－1）是由尿液分析仪来完成的。它是由反射式光度计、微电脑和打印机以及与该机配套的尿液干化学试带等组成的。尿液干化学试带是以滤纸为载体，将各种试剂成分浸渍后干燥，作为试剂层，固定在塑料底层上，并在表面覆盖一层起保护作用的尼龙膜。

尿液干化学分析内容根据各种产品的组合而不同，目前最多的组合可有 11 项（也有 8 项或 10 项）检测项目，通常包括：酸碱度（pH）、葡萄糖（GLU）、蛋白质（PRO）、比密（SG）、隐血（BLD）、酮体（KET）、尿胆原（URO）、胆红素（BIL）、亚硝酸盐（NIT）、白细胞酯酶（LEU）、维生素 C（Vit C）。

尿液常规分析检验报告单上一些项目后面出现“＋”或“＋＋＋”或数字，表明程度不同，这在医学上叫阳性结果；相反，“－”就称阴性结果。在阅读报告时，要客观地分析报告，因为有许多干扰因素影响到检测结果的准确性，如饮食、尿液中的一些干扰物等。

1. 尿量

尿量一般指 24h 排出体外的尿液总量，主要取决于肾小球的滤过率、肾小管的重吸收和浓缩、稀释功能。健康成人为 1.0～1.5L/24h 或 1.0ml/（h·kg），小儿按千克体重计算较成人多 3～4 倍。此外，尿量变化还受内分泌功能、精神因素、活动量、饮水量、环境温度、药物应用等多种因素影响。

表 2-1 尿液常规检验报告单

医院检验报告单 【尿常规】

姓名	性别	年龄	样本号
住院号	病区	床号	
标签联号	样本类型 尿液	标本状态	临床诊断

检验项目	结果	参考值	单位
颜色		淡黄～黄色	
透明度		清晰透明～微混	
尿葡萄糖（GLU－U）		阴性	
尿胆红素（BIL－U）		阴性	
尿酮体（KET－U）		阴性	
尿比密（SG－U，比重）		1.003～1.030	
pH（pH－U）		5.4～8.4	
尿蛋白（PRO－U）		阴性	
尿胆原（URO－U）		弱阳性（+）	
亚硝酸盐（NIT－U）		阴性	
尿隐血（BLD－U）		阴性	
尿白细胞酯酶（LEU）		阴性	
维生素 C		阴性	
镜检：			
红细胞		0～3	/HP
白细胞		0～5	/HP
上皮细胞		少许	/LP
颗粒管型		0	/LP
透明管型		0～1	/LP
白细胞管型		0	/LP
红细胞管型		0	/LP
其他管型		0	/LP
黏液丝		少许	/LP
结晶		少许	
其他			

送检医生	检验者	审核者
接收时间	检验时间	报告时间

※本报告单仅对本标本负责※

每天尿量多于2 500ml为多尿。在正常情况下见于饮水过多，饮浓茶、咖啡及乙醇类饮品，或精神紧张、癔症等。病理情况见于：①内分泌疾病如下丘脑、垂体受损导致尿崩症、原发性甲状旁腺功能亢进所致尿钙增高而引起多尿、原发性醛固酮增多症引起多尿。②代谢性疾病如糖尿病。③肾脏性疾病如间质性肾炎引起肾小管重吸收功能降低而引起多尿，急性肾功能衰竭多尿期、肾小管性酸中毒、慢性肾功能不全、失钾性肾病、高钙性肾病等均可发生多尿。④精神性多尿，多为烦渴、饮水过多所致。

24h 尿量少于 400ml 或每小时尿量持续小于 17ml 为少尿。生理性少尿多见于饮水少、多汗等。在尚未出现脱水的临床症状和体征前可首先出现尿量减少。

（1）肾前性少尿　由于各种原因造成肾血流量不足、肾小球滤过率减低所致。如①肾缺血：各种原因引起的休克、过敏、失血过多、心力衰竭、肾动脉栓塞、肿瘤压迫等。②血液浓缩：严重腹泻、呕吐、大面积烧伤、高热等。③血容量减少：重症肝病、低蛋白血症等引起全身水肿。④应激状态：严重创伤、感染（如败血症）等。

（2）肾后性少尿　多由各种原因所致的尿路梗阻引起，可见于尿路结石、损伤、肿瘤以及尿路先天畸形和机械性下尿路梗阻如膀胱功能障碍、前列腺肥大、前列腺癌等。

（3）肾性少尿　因肾实质的病变导致肾小球和肾小管功能损害所致。在排除肾前和肾后性少尿后可考虑肾性少尿，如：①急性肾小球肾炎、急性肾盂肾炎、慢性肾炎急性发作以及急性肾小管坏死等，此种尿特性是高渗性尿［比密 >1.018，尿渗量 >600mOsm/(kg·H_2O)］。②慢性肾小球肾炎、高血压和糖尿病性肾血管硬化、多囊肾等，慢性肾功能衰竭时也可出现少尿，但特征为低渗性少尿［比密 <1.015，尿渗量 300～500mOsm/(kg·H_2O)］。③肾移植术后急性排异反应时尿量可突然降低。

无尿是指 24h 尿量小于 100ml 或在 12h 内完全无尿。肾受汞等毒性物质损害常可引起急性肾小管坏死，而突然引起少尿或闭尿。

2. 颜色

尿的颜色可随机体生理和病理的代谢情况而变化，正常尿液因含尿色素而呈淡黄色，尿液浓缩时可呈深黄色，并可受某些药物及食物的影响。

病理性尿的颜色可呈无色、深黄色、红色、紫红色、棕黑色、绿蓝色、乳白色等均有意义。尿色深红如浓茶样见于胆红素尿；红茶色见于血尿、血红蛋白尿；乳白色见于乳糜尿或脓尿；紫红色见于卟啉尿；棕黑色见于高铁血红蛋白尿、黑色素尿；绿蓝色见于胆绿素尿和尿蓝母。

3. 透明度

根据尿外观的物理学性状，将透明度分为清晰透明、微混、混浊、明显混浊等 4 个等级。混浊程度根据尿中含混悬物质种类及量而定。新鲜尿液清晰透明，放置后可因尿酸盐、磷酸盐等结晶析出而变混浊。病理性混浊的主要原因是尿中含有白细胞、红细胞及细菌等。

混浊尿的鉴别步骤和顺序为：①加热，混浊消失，为尿酸盐结晶。②加入乙酸数滴，混浊消失且产生气泡，为碳酸盐结晶；混浊消失但无气泡，则为磷酸盐结晶。③加入 2% 盐酸数滴，混浊消失者为草酸盐结晶。④加入 10% 氢氧化钠数滴，混浊消失者为尿酸盐结晶；呈胶状者为脓尿。⑤在 1 份尿液中，加入乙醚 1 份和乙醇 2 份，振荡，混浊消失者为脂肪尿。⑥经上述处理后，尿液仍呈混浊者为菌尿。

4. 酸碱度

尿液酸碱度即 pH，可反映肾脏调节体液酸碱平衡的能力。正常尿液一般呈弱酸性（pH 6.0 左右），但因饮食种类不同，pH 波动范围可为 4.5～8.0。进食肉类食物的尿液多为酸性；素食可呈中性或弱碱性。

测定尿液酸碱反应时，标本必须新鲜。尿液留置过久，若细菌分解尿素，可使酸性尿变为碱性尿。病理情况下，强酸尿见于酸中毒、糖尿病、肾炎及服用氯化铵等；碱性尿见于久置腐败尿、泌尿道感染、脓血尿、严重呕吐、输血后及服用碳酸氢钠等；尿酸盐、草酸盐、胱氨酸结晶多见于酸性尿；磷酸盐、碳酸盐结晶见于碱性尿。

5. 尿比密

比密又称比重，是指在4℃时尿液与同体积纯水重量之比，主要决定于尿中电解质、代谢产物重量和浓度。因尿液含3%～5%的固体物质，故尿液比密大于纯水。尿液比密受年龄、入水量和出汗量的影响，婴幼儿的尿比密偏低，成年人在普通饮食下，随机尿比密多波动在1.003～1.030，晨尿>1.020，新生儿为1.002～1.004之间。大量饮水时，尿比密可低至1.003以下。

尿少时，比密可增高，见于急性肾炎、心功能不全、高热、脱水和周围循环衰竭等；尿量增多同时比密增加，常见于糖尿病。

比密降低见于慢性肾小球肾炎、肾功能不全、尿崩症等。

在肾实质性损害、肾浓缩功能减退时尿比密低而固定，常在1.010±0.003，为等渗尿。

6. 尿液蛋白质（PRO）定性检查

正常人亦能排出微量蛋白，但一般定性方法不能测出，故检测结果为阴性。

生理性蛋白尿系指泌尿系统无器质性病变，尿内暂时出现蛋白质，又称功能性蛋白尿，见于剧烈活动、饱餐、发热、寒冷等。

病理性蛋白尿是指肾小球或肾间质有病变而产生蛋白尿。病理性蛋白尿多为持续性蛋白尿。

（1）肾小球性蛋白尿　因炎症、免疫等损害因素导致肾小球滤过膜通透性增高，原尿中蛋白量超过肾小管重吸收能力而造成。若病变致滤过膜孔异常增大或断裂，血浆中各种分子量蛋白质无选择地滤出，如免疫球蛋白等，此蛋白尿又称为非选择性蛋白尿。若病变仅影响滤过膜上的负电荷而只使低分子量蛋白滤过增多，如白蛋白、前白蛋白、转铁蛋白等，此种蛋白尿称选择性蛋白尿。

（2）肾小管性蛋白尿　炎症或中毒等因素引起近曲小管对低分子量蛋白质的重吸收减弱所致，其蛋白成分常由β_2-MG、溶菌酶等蛋白质构成，白蛋白正常或轻度增加，常为低分子量蛋白尿，常见于肾盂肾炎、间质性肾炎、肾小管性酸中毒、重金属（如汞、镉、铋）中毒、药物（如庆大霉素、多黏菌素B）中毒及肾移植后。

（3）溢出性蛋白尿　血中有异常低分子量蛋白质增加，如免疫球蛋白轻链、肌红蛋白和血红蛋白等蛋白质可从肾小球滤过而不能完全被肾小管重吸收时形成蛋白尿，见于多发性骨髓瘤、原发性巨球蛋白血症、轻链病等，淀粉样变、淋巴瘤、白血病、骨骼肌创伤及大面积心肌梗死等。

（4）组织性蛋白尿　肾小管受炎症、药物或肿瘤刺激后尿路可分泌IgA、肾小球基底膜物质、肾小球刷状缘抗原及各种酶，多为低分子量蛋白尿。

（5）混合性蛋白尿　指肾小球和肾小管性蛋白尿并存，常于肾小球肾炎后期。

7. 尿葡萄糖（GLU）定性试验

阳性的尿液称为糖尿，一般指葡萄糖尿，偶见乳糖尿、戊糖尿、半乳糖尿等。当血中葡萄糖浓度大于8.8mmol/L时，肾小球滤过的葡萄糖超过肾小管重吸收能力（“肾糖阈”）即可出现糖尿。尿中是否出现葡萄糖取决于三个因素：①血糖浓度。②肾血流量。③肾糖阈。

尿糖检查主要是作为糖尿病的筛检和病情判断的检测指标，但尿糖检查时，应同时检测血糖，以提高诊断准确性。

（1）血糖增高性糖尿分为：①摄入性糖尿，可因短时间摄入大量糖类或静脉输注高渗葡萄糖溶液后引起。②应激性糖尿由于情绪激动、脑血管意外、脑溢血、颅脑外伤等情况可出现暂时性高血糖和糖尿。③代谢性糖尿由于内分泌激素分泌失常，糖代谢发生紊乱引起高血糖所致，最常见的是糖尿病。④内分泌性糖尿可见于甲状腺功能亢进症、肢端肥大症、嗜铬细胞瘤、库欣综合征。

（2）血糖正常性糖尿又称肾性糖尿，是指血中葡萄糖（GLU）浓度在正常情况下发生尿中GLU浓度升高，无酮症也无其他糖尿。出现糖尿的原因是由于肾小管对滤过液中葡萄糖重吸收能力减低、肾糖阈减低所致的糖尿。可见于家族性肾性糖尿（如库欣综合征）、新生儿糖尿、后天获得性糖尿、妊娠期或哺乳期妇女。

（3）其他：尿中除葡萄糖外还可以出现乳糖、半乳糖、戊糖、果糖、蔗糖等。如果进食过多或受遗传因素影响，体内糖代谢失调后，亦可使血液中浓度增高，易出现相应的糖尿。

8. 尿酮体定性试验

尿酮体定性试验是检测人体脂肪氧化产生的中间代谢产物，包括乙酰乙酸、丙酮和β-羟丁酸三种物质。正常人产生的酮体很快被利用，在血中含量极微。但在饥饿、各种原因引起糖代谢发生障碍使血液中酮体浓度增高，部分酮体从尿中排出形成酮体尿。脂肪分解增加及糖尿病酸中毒时，因产生酮体速度超过机体组织利用速度，可出现酮血症，继而产生酮尿。

尿酮体检查主要用于糖代谢障碍和脂肪不完全氧化疾病或状态的诊断，阳性可见于：①糖尿病酮症酸中毒。糖尿病时糖利用减少而代偿性脂肪利用增加，主要与糖尿病患者胰岛素分泌绝对或相对不足有关。尿酮体检查有助于糖尿病酮症酸中毒的早期诊断，并能与低血糖、心脑疾病、乳酸中毒或高血糖高渗性糖尿病昏迷相区别，还可用于糖尿病的治疗监测。②非糖尿病性酮症者。在婴幼儿中有许多情况可出现酮体尿，如急性发热性疾病、中毒状态伴呕吐、腹泻；在长期饥饿、妇女妊娠、呕吐、恶病质和麻醉后也可出现酮体尿。

试带法检测的尿酮体，只能检测出乙酰乙酸和丙酮的混合物，不能检出β-羟丁酸。

9. 胆红素

胆红素（BIL）是红细胞破坏后的代谢产物。血浆胆红素有3种：未结合胆红素、

结合胆红素、δ胆红素。①未结合胆红素不溶于水，在血中与蛋白质结合不能通过肾小球滤过膜。②结合胆红素分子量小，溶解度高，可通过肾小球滤过膜由尿中排出。由于正常人血中结合胆红素含量很低，滤过量极少，因此尿中检不出胆红素，当血中结合胆红素增高超过肾阈值时，结合胆红素即从尿中排出，胆红素试验可呈阳性反应。

尿胆红素检测主要用于黄疸的诊断和黄疸类型的鉴别诊断。

（1）阻塞性黄疸　因胆汁淤积使肝胆管内压增高，导致毛细胆管破裂，结合胆红素不能排入肠道而逆流入血由尿中排出，故尿胆红素阳性。可见于各种原因引起的肝内或肝外、完全或不完全梗阻，如胆石症、胆管癌、胰头癌、原发性胆汁性硬化、纤维化及药物所致胆汁淤滞等。

（2）肝细胞性黄疸　见于各种使肝细胞广泛损害的疾病，如急性黄疸性肝炎、病毒性肝炎、肝硬化、中毒性肝炎、败血症等。肝细胞摄取血浆中未结合胆红素能力减低，使未结合胆红素在血中浓度增高，但受损的肝细胞仍能将未结合胆红素转变为结合胆红素，故尿胆红素呈阳性。

（3）溶血性黄疸　由于大量红细胞的破坏，形成大量的未结合胆红素，超过肝细胞的摄取、结合、排泄能力；同时由于溶血造成的贫血、缺氧和红细胞破坏产物的毒性作用，削弱了肝细胞对胆红素的代谢功能，使未结合胆红素在血中潴留而引起黄疸。但肝细胞将未结合胆红素转变为结合胆红素，并经胆管排泄正常，因而血液中并无结合胆红素存在，故尿胆红素阴性。溶血性黄疸可见于各种溶血性疾病。

10. 尿胆原（URO）定性试验

结合胆红素排入肠腔转化为尿胆原，肠吸收入血，经肾脏排出。正常人尿液中尿胆原含量极微，一般检验方法仅呈弱阳性（+）反应，尿液稀释20倍后多为阴性。

尿胆原检查要将血清胆红素、尿胆红素和粪胆原等检查综合起来分析，主要用于黄疸的诊断和鉴别诊断。尿胆原阴性常见于完全阻塞性黄疸。尿胆原增加常见于溶血性黄疸及肝实质性病变，如肝炎等。

11. 尿亚硝酸盐（NIT）定性试验

大多数尿路感染是由于大肠埃希菌引起的。正常人尿液中含有来自食物或蛋白质代谢产生的硝酸盐，当尿液中有大肠埃希菌增殖时，将硝酸盐还原为亚硝酸盐，定性试验为阳性。借以诊断患者是否患尿路细菌感染，如大肠埃希菌属、克雷伯杆菌属、变形杆菌属和假单胞菌属感染者均可呈阳性。

12. 尿白细胞酯酶（LEU）定性试验

尿中白细胞除在肾移植术后发生排异反应及淋巴细胞性白血病时可见到淋巴细胞外，一般主要是指中性分叶核粒细胞而言。尿干化学法检查尿内白细胞的原理是基于中性粒细胞胞质内含有特异性酯酶，可作用于试带膜块中的吲哚酚酯，并与重氮盐反应形成紫色缩合物，其颜色深浅与中性粒细胞的多少呈正比例关系。

阳性提示尿路炎症，如肾脏或下尿道炎症，包括肾盂肾炎、膀胱炎、尿道炎和前列腺炎，表明尿液中白细胞数量每微升 >20 个。阴道分泌物污染可致假阳性结果。在肾移植患者发生排异反应时，此试验会产生阴性结果。

13. 尿维生素C定性试验

尿液中维生素C含量的高低对血红蛋白、胆红素、葡萄糖及亚硝酸盐可产生严重的负干扰，干扰程度随维生素C浓度的增加而增高，所以常规检查中应检测尿维生素C浓度，或排除维生素C干扰。

检测尿维生素C用于提示尿液隐血、胆红素、亚硝酸盐和葡萄糖检测结果是否准确，防止出现上述项目的假阴性结果。

14. 尿隐血（BLD）试验

尿隐血采用血红蛋白过氧化物酶法，主要用于肾脏、泌尿系统疾病及其他相关疾病的诊断、治疗。正常血浆中的血红蛋白低于50mg/L，而且与珠蛋白形成大分子化合物，不能从肾小球滤过，隐血试验为阴性。当血管内发生大量溶血时，由于红细胞大量破坏，大量血红蛋白释放入血浆，超过肝珠蛋白的结合能力时，游离的血红蛋白就从肾小球滤出，形成不同程度的血红蛋白尿。多见于血型不合的输血反应、阵发性睡眠性血红蛋白尿、蚕豆病、疟疾、伤寒、大面积烧伤并发血红蛋白尿；砷、苯、铅中毒及毒蛇咬伤所引起的血红蛋白尿。

（二）尿液沉渣检查

尿沉渣是尿液经离心沉淀，用显微镜或尿沉渣分析仪见到的尿有形成分。这些成分可来自肾脏或尿道脱落的细胞、形成的管型、结晶和感染的微生物、寄生虫等。

尿沉渣检查从收集标本，离心力大小，沉渣量到沉渣计数板规格必须规范化检查，由于实验室的方法各异，参考值应由实验室自行制定。

1. 尿显微镜检查

（1）红细胞　镜检红细胞增加即为血尿，血尿常见于急性肾小球肾炎、急性肾盂肾炎、泌尿系统结石、肾结核、血友病、泌尿系统肿瘤等。

（2）白细胞　尿白细胞检查主要用于泌尿系统及邻近组织器官感染或炎症性疾病的诊断。白细胞增多常见于肾盂肾炎、膀胱炎、女性阴道炎、宫颈炎和附件炎，肾移植后的排异反应以及药物性急性间质性肾炎、嗜酸性粒细胞尿等。

（3）上皮细胞　尿中肾小管上皮细胞一旦增多，即提示肾小管病变（如急性肾小管肾炎、肾病综合征、肾小管间质性肾炎、肾移植术后的排斥反应等）；尿中出现大量移行上皮细胞时，提示有相应部位的炎症或病变（如膀胱炎、肾盂肾炎等）；尿中大量出现或片状脱落，或伴白细胞、脓细胞，多见于尿道炎，女性患者，应排除阴道分泌物的污染。

（4）管型　①透明管型主要是由T－H糖蛋白构成的管型，尚有少量的蛋白质及氯化物参与。健康人可偶见透明管型，常可见于心力衰竭、恶性高血压及所有类型的肾病（如慢性肾小球肾炎的晚期、慢性或快速进行性肾功能衰竭、肾淀粉样变、肾移植术后急性或慢性排斥反应），在剧烈运动、重体力劳动、麻醉、高热和老年人清晨浓缩尿中也可见到。②颗粒管型是由肾实质病变之变性细胞分解产物或由血浆蛋白及其他物质等崩解后形成的大小不等的颗粒聚集于 T－H 糖蛋白基质中的管型。根据颗粒的大小可分为粗颗粒和细颗粒两种。正常尿中无颗粒管型。颗粒管型的出现和增多，提示肾脏有实质性病变。③肾小管上皮细胞管型分为两大类，一类管型是由脱落的肾小管上皮细胞与 T－H 糖蛋白组成，成片上皮细胞与基底膜分离、脱落的细胞仍黏在一起；另一类管型发生在急性肾小管坏死时，管型内细胞较大，形态多变，有时有浅黄色色素，此型常难与白细胞管型相区别，但管型内细胞比白细胞大，且大小和形态变化比白细胞复杂。正常尿中无肾小管上皮细胞管型，出现肾小管上皮细胞管型表示有急性肾小管损害，见于急性肾小管坏死、肾淀粉样变性、急性肾小球肾炎、间质性肾炎、肾病综合征、子痫、金属及其他化学物质中毒及慢性肾炎的晚期，也常见于肾移植术后排斥反应。④红细胞管型。此管型红细胞常互相粘连而无明显的细胞界限，有时甚至残损，略呈锈色或棕红色。正常尿中无红细胞管型。出现红细胞管型有重要意义，提示肾小球疾病和肾单位内有出血。可见于急性肾小球肾炎、慢性肾炎急性发作、肾出血、肾充血急性肾小管坏死、肾移植排斥反应、肾梗死、恶性高血压等。⑤白细胞管型是含有中性粒细胞或脓细胞的管型。有时因白细胞退化变性而难以和肾小管上皮细胞管型相鉴别。正常尿中无白细胞管型。出现白细胞管型提示肾实质有细菌感染性病变，见于急性肾盂肾炎、肾脓肿、间质性肾炎、急性肾小球性肾炎；非感染性炎症的肾病综合征；肾移植排斥反应（可见淋巴细胞管型）。⑥ 蜡样管型常由细颗粒管型继续衍化而来，是细胞崩解的最后产物，也可由发生淀粉样变性的上皮细胞溶解后逐渐形成的管型。正常尿中无蜡样管型。出现蜡样管型提示肾小管有严重病变，预后差。⑦脂肪管型罕见，为肾小管上皮细胞脂肪变性的产物，当含大量的脂肪小球时，常遮盖透明基质，又称为卵圆脂肪体。主要见于肾病综合征、慢性肾炎急性发作、中毒性肾病等。⑧细菌管型和真菌管型指透明基质中含有大量细菌或真菌的管型，正常尿中无细菌或真菌管型。出现细菌管型表明肾脏有病原体感染，常见于肾脓毒性疾病；出现真菌管型提示真菌感染。⑨结晶管型指管型的透明基质中含有尿酸盐或草酸盐等盐类结晶的管型。正常尿中无结晶管型。出现结晶管型的临床意义类似相应的结晶尿。常见于代谢性疾病、中毒或药物所致肾小管结晶沉淀伴急性肾衰竭，还可见于隐匿性肾小球肾炎、肾病综合征等。其他还可见宽大管型、血红蛋白管型、血小板管型、胆红素管型、肌红蛋白管型、类管型相似物等。

（5）黏液丝　可见于正常尿中，如大量存在常提示尿道受刺激或有炎症反应。

（6）结晶　当结晶量多时肉眼可看到尿色混浊或沉淀，盐类结晶的析出决定该物质在尿中的饱和度和浓度。正常人因受食物、药物及代谢的影响，可出现结晶尿，常见为草酸钙、磷酸钙、磷酸铵镁、碳酸钙及尿酸或尿酸盐等，这些结晶一般无临床意义。当新鲜尿中出现上述大量结晶并伴有红细胞等应警惕结石的形成，此时应多饮水调节尿液酸碱度。①酸性尿结晶，如尿酸、草酸钙等应加用碱性药物；出现碱性尿结晶，如碳酸钙、磷酸钙等应加用酸性药物；磷酸钙结晶在泌尿道慢性感染、下肢麻痹、前列腺肥大、慢性肾盂肾炎常可出现，但碳酸钙结晶无临床意义。②如有大量尿酸结晶，应注意有无嘌呤代谢紊乱所致痛风及其他高尿酸血症。③某些药物结晶也可见于尿中，如阿司匹林、青霉素、庆大霉素、呋喃类药物以及磺胺类药物等。④尿中出现胆固醇结晶，可能提示有肾淀粉样变、肾盂肾炎和乳糜尿等。尿中出现胆红素结晶，提示有黄疸存在，也可见于急性肝萎缩、肝癌、肝硬化、磷中毒等疾病。

(7) 细菌　尿中细菌 $>10^4 \sim 10^5$/ml 即为菌尿，以此界限可作为诊断泌尿系统感染的依据。引起泌尿系统感染常见的细菌为革兰阴性杆菌，如大肠埃希菌、变形杆菌、绿脓杆菌及厌氧菌等，此外 L 型细菌、霉菌、支原体也可引起泌尿系统感染。泌尿系统感染主要有膀胱炎、尿道炎和肾盂肾炎等。膀胱炎是最常见的泌尿系统疾病之一。

2. 尿沉渣分析仪

这里介绍的是自动化尿液有形成分检查（尿沉渣分析仪）。目前，国内外已推出了能对尿液有形成分进行自动分析的仪器，这些系统多数采用流式细胞术和影像分析术原理，已逐步成为尿液有形成分的筛查试验。采用流式细胞术结合电阻抗原理，先用荧光染料菲啶和羰菁对尿中各类有形成分进行染色。菲啶对细胞核着色，羰菁对细胞膜着色。然后经激光照射每一有形成分发出荧光强度、散射光强度及电阻抗大小进行综合分析，得出红细胞、白细胞、上皮细胞、管型和细菌的定量数据和尿中红细胞的形态信息以及病理性管型、小圆上皮细胞、结晶、酵母样菌、精子等的信息。采用影像分析术和自动粒子识别系统原理的仪器，将自动吸取未离心的尿液标本，先用 CCD 数字摄像机自动捕获 500 幅照片，然后进行数字化图像分析，与贮存有 26 000 幅图像的自动粒子的识别软件进行比较，最后定量报告尿中 12 种有形成分的数量，包括红细胞、白细胞、白细胞聚集、透明管型、未分类管型、鳞状上皮细胞、非鳞状上皮细胞、细菌、酵母样菌、结晶、黏液和精子等（表 2－2）。

尿沉渣分析仪检查具有筛检功能，但要达到准确的要求仍需显微镜核实。病理成分增加的临床意义详见尿显微镜检查。

三、尿红细胞位相显微镜检查

尿红细胞位相显微镜检查是利用位相显微镜检查尿中红细胞形态的一种方法，其临床意义在于根据红细胞形态鉴别血尿的来源。

尿红细胞形态与尿酸碱度、渗透量有密切关系，因此应注意鉴别。根据尿中红细胞的形态可将血尿分为 3 种。

(1) 均一性红细胞血尿（非肾小球源性血尿）　红细胞外形及大小多见正常，形态较一致。整个尿标本中红细胞形态不超过 2 种。非肾小球性血尿常来源于肾小球以下泌尿系统，如泌尿道急性或慢性感染；肾盂、输尿管、膀胱结石，结核；特发性高钙尿症；特发性肾出血（左肾静脉受压综合征）；先天性尿路畸形，如肾囊肿、积水、膀胱憩室；先天性肾血管畸形，如动静脉瘘、血管瘤；药物所致肾及膀胱损伤，如环磷酰胺、磺胺、庆大霉素；肿瘤、外伤及异物；肾静脉血栓以及全身性疾病引起的出血，如血小板减少性紫癜、血友病等。

表 2-2 尿液沉渣检验报告单

医院检验报告单 【尿液】

姓名	性别	年龄	样本号
住院号	病区	床号	
标签联号	样本类型 尿液	标本状态	临床诊断

检验项目	结果	参考值	单位
尿液沉渣检查		仪器法	
		红细胞：男 0～9.9，女 0～17.6	个/μl
		白细胞：男 0～10.4，女 0～15.4	个/μl
		上皮细胞：男 0～5，女 0～8.7	个/μl
		管型：男 0～0.89，女 0～0.62	个/μl
		细菌：男 0～1 991，女 0～3 324	个/μl
1h 尿沉渣计数		计数板法	
		红细胞：男 $<3\times10^4$/h	
		女 $<4\times10^4$/h	
		白细胞：男 $<7\times10^4$/h	
		女 $<14\times10^4$/h	
		管型 <3400 个/h	
尿红细胞位相显微镜检查			

送检医生	检验者	审核者
接收时间	检验时间	报告时间

※本报告单仅对本标本负责※

（2）非均一性红细胞血尿（肾小球源性血尿） 红细胞大小不一，体积可相差 3～4倍，尿中可见 2 种形态以上红细胞，如大红细胞、小红细胞、棘形红细胞等。肾小球性血尿指血尿来源于肾小球，常见于各种原发性肾小球疾病，如急性、慢性及迁延性肾小球肾炎、急进性肾炎、肾病综合征、IgA 肾病；继发性肾小球疾病，如系统性红斑狼疮、紫癜性肾炎、乙型肝炎相关性肾炎；遗传性肾小球疾病，如遗传性肾炎［（Alport 综合征、薄基膜肾病（家族性良性血尿）］；剧烈运动后一过性血尿等。

（3）混合性血尿指尿中含有均一性和非均一性两类红细胞。

正常人尿中出现少量的红细胞以及无肾小管间质损害的肾小球疾病患者尿中的红细胞都是畸形红细胞。一般认为，正常人尿中有红细胞者约 4%，其中红细胞数 500～5 000/ml，多为正常红细胞。如尿中发现畸形红细胞（其大小、形态呈多形性，血红蛋白含量异常）占 75% 以上，且红细胞数 >8 000/ml 者，可诊断为肾小球性血尿。

四、1h 尿沉渣计数

目前，12h 尿沉渣计数（Addis 计数）因影响结果准确性的因素很多，故临床上已很少应用。现采用 1h 尿沉渣计数。本方法留尿较简便，不需限制饮食，不必加防腐剂，对有形成分影响小，适用于门诊及住院患者连续检查。

1h 尿沉渣红细胞、白细胞、管型等定量计数比随机性尿沉渣直接涂片镜检，更能反映泌尿系统疾病的状况，并可动态观察、比较肾病变的程度及评价治疗效果和预后。

五、乳糜尿定性检查

尿液中混有淋巴液而呈稀牛奶状称乳糜尿。主要是从肠道吸收的乳糜液未经正常的淋巴管引流入血而逆流至泌尿系淋巴管中，引起该处淋巴管内压力增高、曲张破裂，乳糜液流入尿中所致。

乳糜尿试验阳性常见于：①淋巴管阻塞，多见于丝虫病。②临床累及淋巴循环疾病的辅助诊断，如先天性淋巴管畸形、腹腔结核、肿瘤压迫或阻塞腹腔淋巴管或胸导管、胸腹创伤或手术损伤腹腔淋巴管或胸导管。③过度疲劳、妊娠及分娩后，糖尿病、高脂血症、肾盂肾炎、包囊虫病、疟疾等也偶见乳糜尿。

六、尿本周蛋白定性检查

本周蛋白又称凝溶蛋白，是一种游离的免疫球蛋白轻链或其聚合体，能自由通过肾小球滤过膜，当浓度增高超过近曲小管吸收的极限时可自尿中排出，即本周蛋白尿。其特性为：将尿液在 pH 4.5～5.5 条件下，加热至 40～60℃时可发生凝固，温度升至 90～100℃时可再溶解，而温度减至 56℃左右又可重新凝固，故又称为凝溶蛋白。本周蛋白主要通过两种机制损伤肾功能，首先，当本周蛋白通过肾排泄时，可在肾小管内沉淀，进而引起肾小管阻塞，抑制肾小管对其他蛋白成分的重吸收，损害近曲、远曲小管；其次 κ 轻链相对分子量小且有肾毒性，可直接损害肾小管细胞。尿本周蛋白定性检查见表 2－3。

表 2－3　尿本周蛋白定性试验报告单

医院检验报告单　【尿液】

姓名	性别	年龄	样本号
住院号	病区	床号	
标签联号	样本类型　尿液	标本状态	临床诊断

检验项目	结果	参考值	单位
本周蛋白定性试验		阴性	

送检医生	检验者	审核者
接收时间	检验时间	报告时间

※本报告单仅对本标本负责※

本周蛋白尿见于50%以上的多发性骨髓瘤和约15%的巨球蛋白血症患者；亦可见于白血病、骨肉瘤、骨软化症及癌肿骨转移等；肾淀粉样变、慢性肾盂肾炎及恶性淋巴瘤患者等。

七、尿含铁血黄素定性试验

含铁血黄素尿为尿中含有暗黄色不稳定的铁蛋白聚合体，是铁的棕色色素。当血管内溶血时，大部分血红蛋白（Hb）从尿中排出，而有一部分Hb被肾小管上皮细胞重吸收，并在细胞内分解成含铁血黄素，随细胞脱落由尿中排出。尿含铁血黄素定性试验见表2－4。

表2－4 尿含铁血黄素定性试验报告单

医院检验报告单 【尿液】

姓名	性别	年龄	样本号
住院号	病区	床号	
标签联号	样本类型 尿液	标本状态	临床诊断

检验项目	结果	参考值	单位
含铁血黄素定性试验		阴性	

送检医生	检验者	审核者
接收时间	检验时间	报告时间

※本报告单仅对本标本负责※

阳性表示肾实质有铁的沉积。慢性血管内溶血，如阵发性睡眠性血红蛋白尿和其他血管内溶血可引起含铁血黄素尿。有时因尿中血红蛋白量少，隐血试验不能检出，需查尿含铁血黄素。但在溶血初期，由于血红蛋白尚未被肾上皮细胞摄取，含铁血黄素尚未形成，故本试验呈阴性反应。

八、尿人绒毛膜促性腺激素定性试验

尿人绒毛膜促性腺激素（HCG）定性试验，即妊娠试验（表2－5）。

人绒毛膜促性腺激素（HCG）是由胎盘滋养层细胞分泌的一种具有促进性腺发育的糖蛋白类激素，其对促进性腺激素受体具有高度的亲和性。当妊娠1～2.5周时，血和尿中HCG水平可迅速升高，至妊娠8～10周时浓度达到高峰，持续1～2周后降至中等水平并一直维持到妊娠末期。

HCG主要用于妊娠的诊断。用敏感的方法在受孕后2～6天即呈现阳性。亦可见于与妊娠相关疾病和肿瘤的诊断及鉴别诊断。过期流产或不完全流产，子宫内仍有活胎盘组织时，本试验呈阳性。人工流产后，如果仍呈阳性，提示宫内尚有残存胚胎组织。宫外孕时，仅有60%阳性。

表 2－5　尿人绒毛膜促性腺激素定性报告单

医院检验报告单　【尿液】

姓名	性别	年龄	样本号
住院号	病区	床号	
标签联号	样本类型　尿液	标本状态	临床诊断

检验项目	结果	参考值	单位
人绒毛膜促性腺激素（HCG）定性试验（妊娠试验）		阴性	

送检医生	检验者	审核者
接收时间	检验时间	报告时间

※本报告单仅对本标本负责※

九、卵泡刺激素排卵预测试验

卵泡刺激素（FSH）是由垂体前叶分泌的糖蛋白激素，是垂体分泌的促性腺激素之一。在男性 FSH 有促进精子的发生功能，因此又叫精子生成素。在女性，它有促进卵泡生成、成熟，使颗粒细胞增生并分泌卵泡液，与促黄体生成激素（LH）协同促进排卵的功能。卵泡刺激素排卵预测试验见表 2－6。

表 2－6　卵泡刺激素（FSH）排卵预测检验报告单

医院检验报告单　【尿液】

姓名	性别	年龄	样本号
住院号	病区	床号	
标签联号	样本类型　尿液	标本状态	临床诊断

检验项目	结果	参考值	单位
卵泡刺激素（FSH）排卵预测试验		见文中说明	IU/L

送检医生	检验者	审核者
接收时间	检验时间	报告时间

※本报告单仅对本标本负责※

女性的 FSH 分泌具有明显的周期性，在月经周期 FSH 呈有规律的升高和降低，绝经期和绝经后 FSH 明显升高。男性 FSH 分泌无明显周期性，但在 50 岁以后略有升高。

正常妇女月经周期 FSH 参考值如下。

卵泡期：早（6.8 ±0.2）IU/L；晚（5.3 ±0.24）IU/L。

排卵期：（14.7 ±1.7）IU/L。

黄体期：早（4.8 ±0.3）IU/L；中（2.7 ±0.2）IU/L；晚（4.3 ±0.5）IU/L。

绝经期：<（33.9 ±11.1）IU/L。

正常男性：10IU/L。

FSH 测定的临床意义有以下几点：

（1）用于诊断原发性性腺功能低下，男性如先天性睾丸发育不全症或先天性两侧睾丸缺失，或染色体异常所致睾丸发育障碍，曲细精管生精上皮细胞发育不全，导致生精功能障碍。患者不仅缺乏生育能力，而且有性器官和副性征发育不全。后天性的睾丸功能障碍，如睾丸外伤、睾丸切除术、放射损伤和睾丸炎等。女性真性卵巢发育不全及卵巢功能早衰等均需做 FSH 测定。

（2）垂体性（继发性）性腺功能低下，如希恩综合征、垂体肿瘤或肿瘤被压迫、手术及放射损伤、脑血管病变等各种原因导致的垂体功能受损，均可导致垂体 FSH 分泌减少。患者可有阳痿、不育、闭经、毛发脱落、性欲减退等表现。此时检测患者血清 FSH、雄激素和雌激素多有明显降低。

（3）真性性早熟男孩在 9 ~ 10 岁前，女孩在 8 ~ 8.5 岁前，有典型的第二性征出现，血液中 FSH 和 LH 可达成人水平或明显升高即可诊断。

（4）假性性早熟病变发生在性腺或肾上腺，如卵巢肿瘤、肾上腺肿瘤及肾上腺皮质增生症等可引起雌激素分泌过多，患者出现典型的第二性征，但无促性腺激素的大量释放，也无排卵现象，因此血清中 FSH 和 LH 并不升高，故为假性性早熟。

（5）垂体性促性腺激素瘤患者血清中 FSH 升高而 LH 正常。

（6）绝经期综合征，绝经期、手术切除双侧卵巢或用放射治疗法使卵巢功能破坏、卵巢细胞衰竭和功能衰退时，雌激素分泌明显减少，促性腺激素分泌增加。

（7）男性更年期综合征：男性 50 岁以后睾丸间质细胞功能逐渐衰退，使得生精及分泌睾酮功能逐渐减退，垂体分泌的促性腺激素水平逐渐升高。

十、尿胰蛋白酶原Ⅱ测定

急性胰腺炎是常见的腹部疾病。常规测定血/尿淀粉酶是诊断急性胰腺炎的主要实验方法，但约 19% 的病例无高淀粉酶血症，敏感性差。而检测患者的尿胰蛋白酶Ⅱ，能特异地反应胰腺坏死程度，这对及时准确地诊断急性胰腺炎有重要的临床意义。

胰蛋白酶原是胰蛋白酶的不活跃前体，由胰腺腺泡细胞分泌入胰腺，有两种主要的同工酶，Ⅰ型和Ⅱ型。正常情况下，血清中胰蛋白酶原Ⅰ浓度高于胰蛋白酶原Ⅱ浓度，当胰腺发生急性炎症时血清中胰蛋白酶原Ⅱ浓度显著升高，而胰蛋白酶原Ⅱ在肾小管重吸收率比胰蛋白酶原Ⅰ低，因而更多胰蛋白酶原Ⅱ被排泄到尿液中。因此，急性胰腺炎时尿中胰蛋白酶原Ⅱ排泄量显著增加，且与急性胰腺炎的严重程度相一致，还可见于胆道疾病（胆石症、胆囊炎）和胰腺疾病等。尿胰蛋白酶原Ⅱ检验见表 2 - 7。

表 2－7　尿胰蛋白酶原Ⅱ检验报告单

医院检验报告单　【尿液】

姓名	性别	年龄	样本号
住院号	病区	床号	
标签联号	样本类型　尿液	标本状态	临床诊断

检验项目	结果	参考值	单位
尿胰蛋白酶原Ⅱ测定		阴性	

送检医生	检验者	审核者
接收时间	检验时间	报告时间

※本报告单仅对本标本负责※

第二节　粪 便 检 查

粪便检验的主要目的：为了了解消化道以及肝脏、胆道、胰腺等器官有无炎症、出血、溃疡、肿瘤及寄生虫感染等，根据粪便的性状与组成，判断肝胆、胰腺等器官的功能；分析有无肠道致病菌或肠道菌群失调，以防治肠道传染病。

一、粪便标本收集方法及注意事项

粪便标本的采集直接影响检查结果的准确性，通常采用自然排出的粪便，标本采集时注意事项如下。

（1）采集标本的量　一般采集指头大小（约 3～5g）的新鲜粪便，盛于清洁、干燥、无吸水性的有盖容器内。细菌检验时的粪便标本应收集于无菌容器内。

（2）送检时间　标本采集后一般应于 1h 内检验完毕，否则可因 pH 改变及消化酶的作用等使有形成分分解破坏、病原菌死亡而导致结果不准确。检查阿米巴滋养体时于排便后立即检验，冬季还需对标本进行保温处理。

（3）采集标本的性质　应尽可能挑取含有黏液、脓血等异常成分的粪便。外观无明显异常时，应于粪便内外多点取样。

（4）隐血试验标本　隐血试验时，应嘱咐患者素食 3 天后留取标本，禁服维生素 C（Vit C）及铁剂等药品。

（5）特殊情况的标本　无粪便排出而又必须检验时采用肛门或棉拭子于清晨用排便管采集标本。

（6）寄生虫检验标本　检查蛲虫时需用透明薄膜拭子或棉拭子于清晨排便前拭取肛门四周，并立即镜检。

（7）24h 标本　检查胆石、胰石、寄生虫体及虫卵计数时，应收集 24h 内粪便送检。

二、粪便常规检查

1. 颜色

正常粪便因含粪胆素而呈棕黄色，但可因饮食、药物或病理原因而改变粪便颜色。服用炭粉、铋剂或铁剂后，可呈炭样黑色；食用含叶绿素的蔬菜后，可呈菜绿色；食用西瓜、西红柿后，可呈浅红色。病理性粪便可见：①黄绿色稀便并含膜状物时应考虑伪膜性肠炎。②白色米汤样便见于霍乱、副霍乱。③红色便见于痔疮、肛裂出血、结肠或直肠炎症及肿瘤。④果酱色便见于出血性小肠炎及阿米巴痢疾。⑤柏油样便见于上消化道出血。⑥灰白色便见于钡餐后、阻塞性黄疸、服用氢氧化铝后等。粪便常规检查见表 2－8。

表 2－8　粪便常规检验报告单

医院检验报告单　【粪便】

姓名	性别	年龄	样本号
住院号	病区	床号	
标签联号	样本类型　大便	标本状态	临床诊断

检验项目	结果	参考值	单位
粪便颜色		棕黄～黄绿	
粪便性状		有形软便	
粪寄生虫虫体		阴性	
粪便红细胞		0	/HP
粪便脓细胞		0	/HP
粪未消化食物		阴性	
粪脂肪球		0	/LP
粪便黏液		阴性	
粪便寄生虫卵		0	/LP
其他			

送检医生	检验者	审核者
接收时间	检验时间	报告时间

※本报告单仅对本标本负责※

2. 量和性状

成人排便次数为每周 3 次到每天 2 次，为成形软便，其量约为 100～200g（干重为 25～50g），素食者较食肉者粪便量多。① 球形或柱状硬便：见于习惯性便秘。② 水样便：见于各种感染性和非感染性腹泻。③ 黏液稀便：见于肠壁受刺激或发炎时，如急性肠炎、痢疾、慢性结肠炎、急性血吸虫病等。④ 黏液脓血便：见于细菌性痢疾、阿米巴痢疾、溃疡性结肠炎、局限性肠炎、结肠或直肠癌。⑤ 稀汁样便：见于急性肠胃炎，大量时见于伪膜性肠炎和孢子虫感染。⑥ 米泔样便并有大量肠黏膜脱落：见于霍乱、副霍乱等。⑦ 细条或扁平状便：见于直肠狭窄如直肠良性或恶性肿瘤。⑧ 羊粪样便：见于痉挛性便秘。

3. 粪便黏液

正常粪便内的黏液与粪质是均匀混合的，故肉眼看不见。① 透明胶状黏液附于粪便表面，提示痉挛性便秘或黏液性肠炎。② 血性黏液附于粪便表面，提示肿瘤或肠壁的炎症。③ 黏液伴脓液和血液见于溃疡性结肠炎、细菌性痢疾、溃疡性憩室病和肠结核。

4. 粪便寄生虫虫体

正常人粪便中无寄生虫虫体。蛔虫、蛲虫、绦虫等较大虫体，肉眼即可分辨。钩虫虫体常需将粪便冲洗、过筛后方可见到。服驱虫药后排便时应注意有无虫体。驱绦虫后应仔细寻找有无虫头。

5. 直接涂片镜检

最常用的方法是粪便生理盐水涂片检验。

（1）白细胞　正常人粪便中不见或偶见，主要是中性粒细胞。病理性可见：①小肠炎症时，白细胞数量较少（<15 个/HP），均匀混合于粪便中。②细菌性痢疾时，白细胞大量出现（>15 个/HP）。③过敏性肠炎、肠道寄生虫病（阿米巴痢疾或钩虫病）时还可见于较多的嗜酸性粒细胞，同时伴夏科－雷登结晶。

（2）红细胞　正常粪便中无红细胞。病理性可见：①上消化道出血时，红细胞多因胃液及肠液而破坏，可通过隐血试验予以证实。②下消化道炎症（如细菌性痢疾、阿米巴痢疾、溃疡性结肠炎）、外伤、肿瘤、肠息肉及其他出血性疾病时，可见到多少不等的红细胞。在阿米巴痢疾的粪便中以红细胞为主，成堆存在，并有破碎现象。在细菌性痢疾时，红细胞少于白细胞，常分散存在，形态多正常。

（3）吞噬细胞　正常粪便中无吞噬细胞。细菌性痢疾时，常可见到较多的吞噬细胞，因此吞噬细胞可作为诊断急性细菌性痢疾的依据，也可见于急性出血性肠炎或偶见于溃疡性结肠炎。

（4）上皮细胞　正常粪便中偶见少数上皮细胞。大量上皮细胞常见于伪膜性肠炎、慢性结肠炎、霍乱、副霍乱和坏死性肠炎等。

（5）肿瘤细胞　正常粪便中无肿瘤细胞。将乙状结肠癌、直肠癌患者的血便，及时涂片染色，有时可找到成堆的肿瘤细胞，但形态多不典型，不足以为证。

（6）寄生虫检查　消化道寄生虫感染或寄生虫病的病原体检查，主要检查蠕虫的虫卵（如蛔虫卵、钩虫卵、鞭虫卵、蛲虫卵、肝吸虫卵、姜片虫卵、血吸虫卵、猪带绦虫卵等），幼虫（如毛蚴、钩蚴等），成虫（如蛔虫）或节片（猪带绦虫卵），原虫的滋养体（阿米巴）、包囊（如溶组织内阿米巴包囊等）、卵囊（如隐孢子虫卵囊）等。但要说明的是其中有些寄生虫病原检查不用此直接涂片法，而是采用肛周擦拭法、孵化法、集卵法、染色法等来检查不同的病原体，在此不作叙述。

（7）食物残渣　正常粪便中可见少量植物细胞、肌肉纤维、结缔组织、淀粉颗粒和脂肪小滴等。粪便中淀粉颗粒增多见于慢性胰腺炎、胰腺功能不全；脂肪小滴增多见于慢性胰腺炎、胰腺癌、腹泻及消化吸收不良综合征；肌肉纤维增多见于肠蠕动亢进、腹泻、蛋白质消化不良、胰腺功能严重障碍等；结缔组织增多见于胃疾患而缺乏蛋白酶时；植物细胞和植物纤维增多见于肠蠕动亢进、腹泻等。

三、粪便隐血试验

胃肠道少量出血时，粪便外观颜色可无明显变化，因红细胞被溶解破坏，故显微镜也观察不到红细胞，这种出血可通过隐血试验来证实（表2－9）。

消化道出血时，如溃疡病、恶性肿瘤、肠结核、伤寒、钩虫病等，本试验可呈阳性。消化道恶性肿瘤时，粪便隐血可持续阳性；溃疡病时则呈间断阳性，可资鉴别。本试验可作为结直肠肿瘤普查的初筛试验。

表2－9　粪便隐血试验报告单

医院检验报告单　【粪便】

姓名	性别	年龄	样本号
住院号	病区	床号	
标签联号	样本类型　大便	标本状态	临床诊断

检验项目	结果	参考值	单位
粪便隐血试验		阴性	

送检医生	检验者	审核者
接收时间	检验时间	报告时间

※本报告单仅对本标本负责※

四、粪便轮状病毒抗原测定

轮状病毒性肠炎是婴儿期较常见的消化系统急症，病初多有呕吐，24h内出现腹泻，大便每天数次至数十次，为稀水样或蛋花样大便，轮状病毒主要侵犯小肠上皮细胞，影响水和电解质的吸收，也影响肠上皮细胞的一些酶的合成。患者常伴有不同程度的脱水，酸中毒及电解质紊乱，严重者可危及生命。轮状病毒抗原阳性能快速、敏感、精确诊断轮状病毒性肠炎，有助于及时诊断和正确治疗轮状病毒性肠炎，并动态掌握该病的流行情况。粪便轮状病毒抗原测定见表2－10。

表 2－10 粪便轮状病毒抗原检验报告单

医院检验报告单 【粪便】

姓名	性别	年龄	样本号
住院号	病区	床号	
标签联号	样本类型 粪便	标本状态	临床诊断

检验项目	结果	参考值	单位
轮状病毒抗原测定		阴性	

送检医生	检验者	审核者
接收时间	检验时间	报告时间

※本报告单仅对本标本负责※

第三节 体液及排泄物检查

一、脑脊液检查

当中枢神经系统任何部位发生器质性病变时，如感染、炎症、肿瘤、外伤、水肿和阻塞等都可引起脑脊液成分的改变。通过对脑脊液一般性状、化学成分、微生物、免疫的检查，达到对疾病的诊断、治疗和预后判断的目的。但脑脊液检查结果正常，不能排除神经系统疾病的存在，需结合病史、体格检查及其他检查进行综合分析，才能做出正确的诊断。

（一）脑脊液常规检查

1. 颜色

正常脑脊液为无色液体，在病理情况下可呈不同颜色改变（表 2－11）。

（1）红色 见于脑室或蛛网膜下隙的新鲜出血，有时为穿刺针损伤血管所致。前者脑脊液呈均匀淡红色，离心后上清液呈淡红色；后者仅最初几滴血性液体，随后流出者渐转清，离心后上清液呈无色透明。

（2）黄色 见于脑实质和脑膜的陈旧性出血以及因脑脊髓肿瘤、脑膜炎、蛛网膜下隙阻滞所致的脑脊液滞留，呈黄色透明的胶冻状。黄疸患者的脑脊液亦可呈黄色。

（3）米汤样 见于各种化脓性细菌引起的脑膜炎。

（4）灰色 见于肺炎双球菌或甲型链球菌所致的脑膜炎。

（5）绿色 见于绿脓杆菌性脑膜炎、肺炎链球菌、甲型链球菌、高胆红素血症和脓性脑脊液。

（6）棕色或黑色 见于侵犯脑膜的中枢神经系统黑色素肉瘤。

表 2-11 脑脊液常规和生化检验报告单

医院检验报告单 【脑脊液】

姓名	性别	年龄	样本号
住院号	病区	床号	
标签联号	样本类型 脑脊液	标本状态	临床诊断

检验项目	结果	参考值	单位
颜色		无色	
透明度		水样透明	
潘氏试验(Pandy)		阴性或极弱阳性	
细胞总数		无红细胞，少量白细胞	
白细胞计数		成人：0~8	$\times10^6$/L
		儿童：0~15	$\times10^6$/L
		新生儿：0~30	$\times10^6$/L
中性粒细胞		成人：0~6	%
		新生儿：0~8	%
淋巴细胞		成人：40~80	%
		新生儿：5~35	%
单核细胞		成人：15~45	%
		新生儿：50~90	%
葡萄糖定量		成人：2.5~4.5	mmol/L
		儿童：2.8~4.5	mmol/L
氯化物定量		120~132	mmol/L
细菌		革兰染色：阴性	
		抗酸染色：阴性	

送检医生	检验者	审核者
接收时间	检验时间	报告时间

※本报告单仅对本标本负责※

2. 透明度

正常脑脊液清澈如水。脑脊液中如细胞增多或有细菌滋生时可发生混浊，见于脑炎、脑膜炎、脑肿瘤等。

3. 凝固性

正常脑脊液静置 12~24h 后，不会形成薄膜、凝块或沉淀。脑脊液形成凝块或薄膜与其所含的蛋白质，特别是纤维蛋白原的含量有关。脑脊液静置 12~24h 后，其表面有纤细的网膜形成，见于结核性脑膜炎；脑脊液静止 1~2h 后形成明显凝块，见于化脓性脑膜炎；脑脊液呈胶冻状，见于脊髓肿瘤或蛛网膜下隙梗阻所致的脑脊液浓缩。

4. pH

正常脑脊液 pH 为 7.31~7.34，且相对稳定。pH 降低见于脑膜炎双球菌性脑膜炎、糖尿病昏迷、结核性脑膜炎；增高者少见。

5. 细胞的显微镜检查

正常人脑脊液中无红细胞，仅有少量白细胞，成人白细胞数为（0～8）$\times 10^6$/L，儿童为（0～15）$\times 10^6$/L，新生儿为（0～30）$\times 10^6$/L，以淋巴细胞及大单核细胞为主，两者之比约为7:3，偶见内皮细胞。其临床意义：①中枢神经系统病变的脑脊液，细胞数可增多，其增多的程度及细胞的种类与病变的性质有关。②中枢神经系统病毒感染、结核性或霉菌性脑脊髓膜炎时，细胞数可中度增加，常以淋巴细胞为主。③细菌感染时（化脓性脑脊髓膜炎），细胞数显著增加，以中性粒细胞为主。④脑寄生虫病时，可见较多的嗜酸性粒细胞。⑤脑室或蛛网膜下隙出血时，脑脊液内可见多数红细胞。

脑脊液白细胞分类计数中，淋巴细胞，成人为40%～80%，新生儿为5%～35%；单核细胞，成人为15%～45%，新生儿为50%～90%；中性粒细胞，成人为0～6%，新生儿为0～8%。其临床意义：①中性粒细胞增多见于化脓性脑膜炎、流行性脑脊髓膜炎及结核性脑膜炎的急性期。②淋巴细胞增多见于结核性、病毒性或霉菌性脑膜炎等。③嗜酸性粒细胞增多见于脑囊虫病、脑型肺吸虫病等。

6. 细菌检查

正常脑脊液无菌。在中性粒细胞增多的脑脊液中，经离心沉淀直接涂片革兰染色后查到脑膜炎双球菌，可确诊为流行性脑脊髓膜炎；查到葡萄球菌、链球菌、肺炎双球菌等，可确诊为化脓性脑膜炎。在淋巴细胞增多的脑脊液中，涂片经抗酸染色后见到抗酸杆菌，可确诊为结核性脑膜炎。新型隐球菌经墨汁染色涂片暗视野检查阳性者考虑为隐球菌性脑膜炎。

（二）脑脊液生化检查

1. 蛋白定性试验

脑脊液中球蛋白与苯酚结合，可形成不溶性蛋白盐而下沉，产生白色混浊或沉淀，即潘氏（Pandy）试验。

（－）：为清晰透明，不显雾状；

（±）：极弱阳性为微呈白雾状，在黑色背景下才能看到；

（＋）：弱阳性为灰白色云雾状；

（＋＋）：阳性为白色混浊；

（＋＋＋）：强阳性为白色浓絮状沉淀；

（＋＋＋＋）：最强阳性为白色凝块。

正常时多为阴性或极弱阳性。有脑组织和脑脊髓膜疾患时常呈阳性反应，如化脓性脑膜炎、结核性脑膜炎、神经梅毒、脊髓灰白质炎、流行性脑炎、多发性硬化等。脑出血时多呈强阳性反应；如外伤性血液混入脑脊液中，亦可呈阳性反应。

脑脊液蛋白质含量增高是血－脑屏障受损的标志。由于白蛋白只来自血浆，因此，脑脊液白蛋白指数［脑脊液白蛋白（g/L）/血清白蛋白（g/L）］更能反映血－脑屏障完整性。

2. 脑脊液葡萄糖定量测定

脑脊液葡萄糖与血糖有密切关系，约为血糖的60%。脑脊液中葡萄糖的测定常用于细菌性脑膜炎和病毒性脑膜炎的鉴别诊断。细菌性脑膜炎时，葡萄糖被细菌分解而含量降低；病毒性脑膜炎时，脑脊液葡萄糖含量正常。此外，乙型脑炎、脊髓灰质炎及糖尿病时，脑脊液葡萄糖可增高。

3. 脑脊液氯化物定量测定

由于脑脊液中蛋白质的含量较少，为了维持脑脊液和血浆渗透压的平衡，氯化物的含量约为血浆1.2～1.3倍，成人为120～132mmol/L，儿童为111～123mmol/L。

结核性脑膜炎时，脑脊液氯化物含量显著降低，常小于110mmol/L；化脓性脑膜炎及霉菌性脑膜炎时亦可降低；病毒性脑膜炎、乙型脑炎、脊髓灰质炎时基本正常。此外，因脑脊液是细胞外液的一部分，故低钠或低氯血症时，脑脊液氯化物含量亦降低。

（三）脑脊液免疫球蛋白测定

脑脊液中免疫球蛋白检查对脑病的诊断与鉴别诊断有重要意义，其测定见表2－12。

表2－12　脑脊液免疫球蛋白检验报告单

医院检验报告单　【脑脊液】

姓名	性别	年龄	样本号
住院号	病区	床号	
标签联号	样本类型　脑脊液	标本状态	临床诊断

检验项目	结果	参考值	单位
免疫球蛋白M（IgM）		0～0.6	mg/L
免疫球蛋白G（IgG）		10～40	mg/L
免疫球蛋白A（IgA）		0～2	mg/L
髓鞘碱性蛋白（MBP）		<6.95	mg/L
β_2－巨球蛋白（β_2－MG）		1.15±3.7	mg/L

送检医生	检验者	审核者
接收时间	检验时间	报告时间

※本报告单仅对本标本负责※

（1）正常人脑脊液中未见免疫球蛋白M（IgM），若出现提示中枢神经系统感染。IgM浓度明显增高是急性化脓性脑膜炎的特点，轻度增高是急性病毒性脑膜炎的特征，若IgM>30mg/L可排除病毒感染的可能。

（2）免疫球蛋白G（IgG）增高多见于细菌性脑膜炎、亚急性硬化性全脑炎、多发性硬化、急性感染性多发性神经根神经炎。结核性脑膜炎IgG增高较化脓性明显。IgG减低见于癫痫、放射线损伤和服用类固醇类药物等。

（3）免疫球蛋白 A（IgA）增高见于化脓性或结核性脑膜炎和病毒性脑膜炎等。

（4）髓鞘碱性蛋白（MBP）是神经组织独有的蛋白质，是脑实质损伤的特异标记。由于外伤或疾病引起神经组织细胞破坏，髓鞘碱性蛋白即进入脑脊液，因此测定脑脊液 MBP 含量是反映脑、神经组织细胞有无实质性损伤的敏感且可靠的指标，其含量高低还可反映损伤的范围及其严重程度。MBP 按其存在的形式分为游离型和结合型两种。在正常情况下，脑脊液中 MBP <6.95mg/L，游离型 <6.03mg/L，结合型 <3.31mg/L。多发性硬化症（MS，是原发于中枢神经系统的炎性脱髓鞘性疾病）患者脑脊液中 MBP 变化与疾病发作有关，缓解 2 周后大多数可恢复正常；而急性期游离型明显增高，结合型增高不明显，游离型/结合型比值增大。在 MS 稳定期患者中，游离型和结合型均增加，其比值减少。

（5）β_2－巨球蛋白（β_2－MG）首先自肾小管功能不全患者的尿中发现。在脑脊液中出现及其浓度的增高，说明中枢神经系统有较严重的病理性损害。成人脑脊液 β_2－MG 正常值为（1.15 ±3.7）mg/L，当刚发生脑梗死、脑膜炎、脑炎和多发性神经病时，脑脊液中β_2－MG含量增高。中枢神经系统感染、肿瘤和全身性自身免疫性疾病时，脑脊液中β_2－MG含量增高，这可能与中枢神经系统免疫机制有关。

二、浆膜腔穿刺液检查

浆膜腔穿刺液一般包括胸水、腹水和心包液。临床检查胸腹水多为鉴别漏出液和渗出液（表 2－13），进而查明引起积液的原因。

1. 量

正常浆膜腔内均有少量的液体，因部位及病情而异，可由数毫升至数升。

2. 颜色

肉眼观察漏出液多为淡黄色；渗出液为深黄色或其他颜色。

3. 透明度

正常浆膜腔液清晰透明。漏出液因所含细胞、蛋白质少且无细菌而呈清亮的液体；渗出液常因含大量细胞、细菌、乳糜等而呈不同程度的混浊。

4. 凝固性

漏出液中含纤维蛋白原甚少，一般不凝固，放置后可有微量纤维蛋白析出；渗出液含纤维蛋白原较多，并有大量细胞和组织分解产物，故可自凝并有凝块出现。

5. 显微镜检验

浆膜腔穿刺液的细胞总数及有核细胞计数：漏出液的细胞数较少，常小于 300×10^6/L；渗出液细胞较多，常大于 $1\,000\times10^6$/L；但两者无绝对界限。

浆膜腔穿刺液的细胞形态学检查及分类：①穿刺液中以多形核细胞为主，提示化脓性炎症或早期结核性积液。在结核性渗出液的吸收期可见嗜酸性粒细胞增多。②以淋巴细胞增多为主，提示慢性炎症。可见于结核性渗出液、病毒感染、系统性红斑狼疮的多发性浆膜炎等。③以间皮细胞及组织细胞增多为主，提示浆膜上皮脱落旺盛，可见于瘀血、恶性肿瘤等。④心包积液有核细胞数量超过1 000 ×10^6/L，多提示为心包炎。⑤腹水有核细胞数量超过500 ×10^6/L，主要为中性粒细胞（>50%），提示为细菌性腹膜炎。⑥积液中找到癌细胞是诊断恶性肿瘤的有力证据。

表2－13　胸腹水常规检验报告单

医院检验报告单　【胸腹水常规】

姓名	性别	年龄	样本号
住院号	病区	床号	
标签联号	样本类型　胸水或腹水	标本状态	临床诊断

检验项目	结果	漏出液	渗出液	单位
外观		淡黄色浆液性	黄色，脓性，血性，乳糜性	
透明度		透明或微混	大多混浊	
凝固性		不自凝	能自凝	
李凡他试验		阴性	阳性	
比密		<1.015	>1.015	
有核细胞计数		<300（腹水）	>500（腹水）	×10^6/L
		<1 000（胸水）	>1 000（胸水）	×10^6/L
间皮细胞百分率		以淋巴细胞、间皮细胞为主	以中性粒细胞或淋巴细胞为主	%
淋巴细胞百分率				%
乳酸脱氢酶				IU/L
蛋白定量		<25	>30	g/L

注：凡能抽到浆膜腔积液均属病理性的，无“正常”二字可言，因此只做漏、渗出液之鉴别

送检医生	检验者	审核者
接收时间	检验时间	报告时间

※本报告单仅对本标本负责※

6. 浆膜黏蛋白定性试验

浆膜黏蛋白定性试验即李凡他试验。

[结果判断]

阴性（－）：清晰不显雾状；

可疑（±）：渐呈白雾状；

阳性（＋）：加后呈白雾状；

（＋＋）：白薄云状；

（＋＋＋）：白浓云状。

漏出液为阴性反应，渗出液为阳性反应。因渗出液中含较多浆膜黏蛋白，但如漏出液经长期吸收，蛋白浓缩后，也可呈阳性反应。有人主张用血清－腹水白蛋白梯度高低（SAAG：血清白蛋白浓度减去腹水白蛋白浓度）来鉴别漏出液与渗出液。漏出液是指SAAG≥11g/L，渗出液是指SAAG<11g/L。SAAG≥11g/L常会出现门脉高压；梯度越大，门脉压越高；SAAG<11g/L，一般不出现门脉高压。

7. 蛋白定量测定

漏出液蛋白总量多在30g/L以下；渗出液多在30g/L以上。炎症性疾患（化脓性、结核性等）蛋白含量多为40g/L以上；恶性肿瘤为20～40g/L；肝静脉血栓形成综合征为40～60g/L；充血性心力衰竭、肾病患者胸腹水中蛋白浓度最低，为1～10g/L；肝硬化腹水多为5～20g/L。

8. 浆膜腔穿刺液乳酸脱氢酶（LDH）测定

浆膜腔穿刺液中乳酸脱氢酶测定，应与血清乳酸脱氢酶测定同时进行，并加以比较。详见“血清乳酸脱氢酶活力测定”。

三、非癌性与癌性积液的鉴别

实验室的检查对渗出液和漏出液的鉴别虽有很大的进步，但仍满足不了临床的要求。如在积液的非癌性与癌性鉴别上适当地扩大检查范围（表2－14），尤其在基层要特别重视细胞形态学及染色体检查等，以达到临床的要求。

表2－14　非癌性与癌性积液的鉴别

医院检验报告单　【胸腹水】

姓名	性别	年龄	样本号
住院号	病区	床号	
标签联号	样本类型　胸腹水	标本状态	临床诊断

检验项目	结果	良性	癌性	单位
外观		血性少见	血性多见	
总蛋白（TP）		炎症多>40	20～40	g/L
铁蛋白（Ft）		<500	>500	μg/L
积液癌胚抗原(CEA)/血清CEA比值		<1.0	>1.0	
腺苷脱氨酶（ADA）		>40	<40	U/L
积液ADA/血浆ADA		>1.0	<1.0	
溶菌酶		>27	<15	mg/L
细胞学检查		仅为炎性细胞	可找到癌细胞	
染色体检查		绝大多数为二倍体细胞	超二倍体及多倍体多见，多为非整倍体并有各种畸变	

送检医生	检验者	审核者
接收时间	检验时间	报告时间

※本报告单仅对本标本负责※

1. 浆膜腔积液铁蛋白（ferritin，Ft）测定

铁蛋白是一种亚铁蛋白质。癌细胞具有较强合成铁蛋白的能力，因而铁蛋白可作为恶性肿瘤的非特异性标志物。如积液铁蛋白（Ft）明显增高（1 500μg/L），当积液 Ft 与血清 Ft 比值 >1.0，而溶菌酶不高，则为癌性积液；如铁蛋白升高而溶菌酶极度升高，则为结核性积液。因此，联合检测铁蛋白与溶菌酶对癌性积液和结核性积液鉴别诊断有一定帮助。

2. 浆膜腔积液癌胚抗原（CEA）测定

癌胚抗原（CEA）可作为浆膜腔积液中的肿瘤标志物，大部分良性肿瘤在 5μg/L 以下，癌性在 5μg/L 以上，结核性胸腹水在 2μg/L 以下，对癌性胸腹膜炎诊断有重要意义。积液 CEA 与血清 CEA 比值 >1.0 时，高度怀疑为癌性积液。积液 CEA 与血清 CEA 比值 >4.3 是恶性变的一个指标，因为 CEA 绝大多数由癌细胞直接分泌而来。同时 CEA 又可作为治疗指标的观察。

3. 浆膜腔积液腺苷脱氨酶（ADA）测定

ADA 能催化腺苷水解产生次黄嘌呤和氨，是重要的腺苷分解酶，以 T 淋巴细胞内含量最丰富，尤其与 T 淋巴细胞的数量、增殖和分化有关。结核性胸膜炎时显著增高，在 40U/L 以上，甚至超过 100U/L。肝炎、肝硬化、肝癌 <20U/L。浆膜腔积液腺苷脱氨酶测定在结核性胸膜炎的诊断上有很重要参考价值。

4. 浆膜腔积液溶菌酶测定

血清中溶菌酶含量为 3.0 ~ 9.0mg/L；积液溶菌酶（0.5 ± 3.4）mg/L。尿液溶菌酶含量≤1.5mg/L。各实验室应建立自己的参考值。

溶菌酶在炎症性积液中含量升高，且积液溶菌酶与血清溶菌酶比值 >1.0。在癌性积液中铁蛋白往往升高，而溶菌酶则降低，两者呈分离关系。浆膜腔积液溶菌酶测定对积液良性与癌性的鉴别有参考价值。

5. 浆膜腔积液的细菌检验

漏出液中很少有细菌，无需做细菌涂片检查；渗出液中常见细菌有葡萄球菌、链球菌、肺炎球菌、大肠杆菌及结核杆菌等，除了做细菌涂片染色检查外，必要时可做细菌培养。

6. 染色体检查

染色体检查是诊断恶性肿瘤的有效检查方法之一，其阳性率可达 75% 左右。人体正常细胞染色体为二倍体（2n = 46）。癌性积液细胞染色体变化主要有染色体数量异常、染色体形态异常的标志染色体。

四、滑膜液检查

滑膜液存在于关节面与滑膜围成的关节腔内，关节发生炎症等疾病时，常累及滑膜，使其化学成分发生改变。滑膜液的检验可应用于关节疾病的诊断与鉴别诊断。滑膜液收集时应用消毒注射器抽取，正常关节腔内存在 0.1 ~ 2.0ml 滑膜液，很难抽出。在炎症、外伤和化脓性感染时，滑膜液量会增多。滑膜液检查见表 2 - 15。

表 2-15　滑膜液检验报告单

医院检验报告单　【滑膜液】

姓名	性别	年龄	样本号
住院号	病区	床号	
标签联号	样本类型　滑膜液	标本状态	临床诊断

检验项目	结果	参考值	单位
量		<3.5	ml
透明度		透明	
颜色		淡黄色	
黏稠性		高（强）	
白细胞计数		<200	个/μl
中性粒细胞		<25	%
镜检晶体		阴性	
血浆葡萄糖与积液葡萄糖差值		<0.56	mmol/L
细菌培养		阴性	

送检医生	检验者	审核者
接收时间	检验时间	报告时间

※本报告单仅对本标本负责※

1. 滑膜液一般性状检查

（1）颜色和透明度　正常滑膜液为淡黄色或无色，清澈透明。滑膜液的混浊度常与其细胞数量成正比。

（2）黏稠度　正常滑膜液黏稠度高，拉丝长度可达 3～6cm，炎症导致透明质酸盐失去聚合作用，使黏稠度降低。

（3）凝块形成　正常滑膜液不含纤维蛋白原和其他凝血因子，不凝固。炎症时血浆凝血因子渗入可形成凝块。

2. 滑膜液显微镜检查

（1）白细胞计数增高见于各种关节炎，但无特异性；其他关节炎，如退行性、创伤性、类风湿性关节炎白细胞都有不同程度增高，其中以化脓性关节炎最为明显。

（2）细胞分类计数：滑膜液中的细胞经瑞氏染色后，正常的约含 60% 的单核吞噬细胞（单核细胞和组织细胞），15%～30% 的淋巴细胞和 10%～20% 的中性粒细胞。细菌性关节炎、尿酸性关节炎和类风湿性关节炎时中性粒细胞 >80%。淋巴细胞增高见于类风湿性关节炎。滑膜转移癌、急性风湿热、类风湿性关节炎及关节寄生虫病，嗜酸性粒细胞常增高。

滑膜液中常见的细胞还有：①类风湿性细胞（ragocytes）是中性粒细胞中含 10～20 个直径在 0.5～1.5μm 的黑色颗粒，主要分布在细胞边缘，由 IgM、IgG 和补体组成，简称"RA"细胞。多见于类风湿性关节炎、痛风及化脓性关节炎。②LE（红斑狼疮）细胞，可于体内形成，除 SLE（系统性红斑狼疮）外，少数类风湿性关节炎的滑膜液也可找到 LE 细胞。③红细胞少见，$<2\times10^9/L$。

结晶：滑膜液检查中很重要的内容为结晶检查。临床滑膜液常见的结晶有尿酸盐、焦磷酸钙、磷灰石、脂类、草酸钙和胆固醇结晶，痛风患者多见。

3. 其他项目

（1）葡萄糖　正常滑膜液中葡萄糖浓度比血清低约 10%（3.33～5.55mmol/L）。50% 的细菌性关节炎和类风湿关节炎患者因白细胞有分解葡萄糖的作用，滑膜液中葡萄糖降低。

（2）蛋白质定量　正常滑膜液的总蛋白为 10～30g/L，白蛋白∶球蛋白为 4∶1，无纤维蛋白原。炎症时由于滑膜液渗出增加，总蛋白、白蛋白、球蛋白、纤维蛋白原等均增加。蛋白质增高的程度以感染性关节炎最明显，其次为类风湿性关节炎、创伤性关节炎。

（3）类风湿因子　类风湿性关节炎患者滑膜液中，类风湿因子阳性率为 65%，出现早于血清。

（4）抗核抗体　约 70% 系统性红斑狼疮患者和 20% 的类风湿性关节炎患者的滑膜液中可检出。

（5）补体　正常滑膜液中的补体为血清补体的 10%。关节炎时补体增高可至血清的 40%～70%，与滑膜液中蛋白含量的增高成正比，但在某些细菌性或结晶性关节炎时，补体可降低。

（6）微生物检查　败血性关节炎可由细菌、真菌及抗酸杆菌引起，直接革兰染色和抗酸染色镜检。在无培养条件的实验室也可取得重要信息。

五、胃液检查

胃液检查项目见表 2-16。

1. 胃液一般性状检查

（1）量　正常空腹 8h 后胃液残余量为 50ml 左右。若 >100ml 为胃液增多，多见于十二指肠溃疡、卓-艾综合征、胃蠕动功能减退及幽门梗阻。若 <10ml 为胃液减少，见于胃蠕动功能亢进、萎缩性胃炎等。

（2）外观　正常空腹胃液为无色透明，无食物残渣。抽胃液时伤及胃黏膜可混有鲜红血丝。胃炎、溃疡、胃癌等呈深浅不同的棕褐色。咖啡残渣样，提示胃内有大量陈旧性出血，见于胃癌、幽门闭锁不全、十二指肠狭窄等。胃液混有新鲜胆汁呈黄色，放置后则呈绿色。

（3）黏液　正常胃液有少量分布均匀的黏液。黏液增多提示胃部可能有炎症。黏液呈弱碱性，大量存在时可影响胃液酸度的准确测定。

（4）食物残渣　12h 未进食的空腹胃液应无食物残渣及微粒。12h 未进食的空腹胃液中存在食物残渣，提示胃蠕动功能不足，见于胃下垂、幽门梗阻、胃扩张等。

表 2-16　胃液检验报告单

医院检验报告单　【胃液】

姓名	性别	年龄	样本号
住院号	病区	床号	
标签联号	样本类型　胃液	标本状态	临床诊断

检验项目	结果	参考值	单位
量		空腹：±50	ml
外观		空腹无色透明，无食物残渣	
黏液		少量，分布均匀	
食物残渣		空腹：阴性	
pH		0.9~1.8	
五肽胃泌素胃酸分泌试验：			
基础酸排量（BAO）		3.9±2.0	mmol/h
最大胃酸分泌量（MAO）		3~23	mmol/h
高峰胃酸分泌量（PAO）		20.6±8.4	mmol/h
BAO: MAO		0.2	
隐血试验		阴性	
胆汁测定		阴性	
镜检红细胞、白细胞、癌细胞等		除白细胞少许外，余均阴性	

送检医生	检验者	审核者
接收时间	检验时间	报告时间

※本报告单仅对本标本负责※

（5）pH　正常胃液 pH 0.9~1.8。pH 3.5~7.0 为低酸，见于胃炎、胃癌、继发性缺铁性贫血等。pH>7.0 为无酸，见于十二指肠球部溃疡、幽门梗阻、十二指肠反流等。

2. 胃液化学检查

（1）胃酸分泌量测定（五肽胃泌素胃酸分泌试验）和基础酸排量（basal acid output，BAO）测定　生理状态下 BAO（3.9±2.0）mmol/h，很少超过 5mmol/h；最大胃酸分泌量（MAO）3~23mmol/h，女性略低；高峰胃酸分泌量（peak acid output，PAO）（20.6±8.4）mmol/h；BAO: MAO<0.2。

五肽胃泌素胃酸分泌试验异常，表现为胃酸分泌增加或降低。胃酸分泌增加：①十二指肠溃疡，BAO>5mmol/h 时，对十二指肠溃疡有诊断意义；PAO>40mmol/h 时，高度提示十二指肠溃疡合并出血、穿孔等并发症；十二指肠溃疡手术后，BAO/PAO 比值均有所下降，若 BAO 仍>5mmol/h，MAO>15mmol/h 时，应考虑溃疡复发的可能。②卓-艾（Zollinger-Ellison）综合征或称胃泌素瘤，BAO 升高>15mmol/h，MAO>15mmol/h，BAO/MAO>0.6。五肽胃泌素胃酸分泌试验对诊断卓-艾综合征有重要价值。胃酸分泌减少可见于胃溃疡、胃癌、胃炎及恶性贫血。

（2）隐血试验　正常胃液不含血液。当患急性胃炎、胃溃疡、胃癌时，可有不同程度的胃出血而使隐血试验呈阳性，连续多次检查为阳性者有意义。

（3）胆汁测定　正常胃液无胆汁。胃内出现胆汁使胃液呈黄色，如每份标本中均有大量胆汁则为病理现象，由十二指肠张力相对增高，幽门闭锁不全所致；十二指肠乳头以下梗阻时更为明显，通过测定胃液中有无胆红素来证实，如胆红素阳性，说明有胆汁反流。

（4）乳酸测定　正常胃液无乳酸。乳酸增高见于胃癌，其次为幽门梗阻、萎缩性胃炎、慢性胃炎、慢性胃扩张等。乳酸含量达5g/L时，定性试验为阳性。

3. 胃液其他化学试验

包括胃蛋白酶测定；乳酸脱氢酶测定（LDH）；β－葡萄糖苷酶（β－GD）测定；尿素酶测定。

（1）胃蛋白酶测定　可判断胃的分泌功能，十二指肠球部溃疡患者胃蛋白酶含量明显增高，恶性贫血及胃癌患者胃蛋白酶分泌下降。

（2）乳酸脱氢酶测定　胃液LDH活性约为血清1/2，不受血清活性浓度影响，胃溃疡、胃炎、胃癌均有不同程度升高，胃癌可高达对照组6倍，阳性率可达90%。

（3）β－葡萄糖苷酶（β－GD）　胃液β－GD活性>700U者应疑为异常。胃癌患者β－GD升高的阳性率达64.0%～93.7%，其中以胃腺癌组最高，胃切除后的胃酸缺乏症，部分恶性贫血及少数胃及十二指肠溃疡，胃液β－GD活性也可升高。

（4）尿素酶测定　胃液尿素酶是细菌代谢产物，并非胃黏膜本身固有。幽门螺杆菌（helicobacter pylori，HP）是人胃内唯一产生大量尿素酶的细菌，但此菌在胃液中很难查见，因它寄生在胃黏膜下，是一种厌氧菌，体外培养条件苛刻，很少培养成功。测定胃液中尿素酶浓度，可以判断是否感染HP。

4. 胃液显微镜检查

（1）红细胞　正常胃液中无红细胞。出现大量红细胞，提示胃部出血可能由糜烂、溃疡、恶性肿瘤引起。

（2）白细胞　正常胃液可见少量白细胞，100～1 000个/μl，以中性粒细胞为主。胃黏膜炎症等，其白细胞常>1 000个/μl。

（3）上皮细胞　正常胃液中可见少量来自口腔、咽部及食管的鳞状上皮细胞，亦可见少量胃壁的柱状上皮细胞。胃黏膜炎症时可见柱状上皮细胞。

（4）癌细胞　正常胃液中无肿瘤细胞。镜检时见有大小不均、形态不规、核大、多核的成堆细胞，染色质粗糙，应高度怀疑癌细胞，需做进一步检查。

六、十二指肠引流液及胆汁检查

十二指肠引流液及胆汁检查见表2－17。

表 2－17 十二指肠引流液及胆汁检验报告单

医院检验报告单 【引流液】

姓名	性别	年龄	样本号
住院号	病区	床号	
标签联号	样本类型 十二指肠引流液	标本状态	临床诊断

检验项目	结果	参考值	单位
颜色和量		甲管：金黄色，10～20	ml
		乙管：深褐黄色，30～60	ml
		丙管：柠檬黄色，随引流时间而定	
		丁管：灰白或淡黄色，10～20	ml
透明度		透明，无沉渣	
黏稠度		略黏稠	
pH		中性或弱碱性	
镜检：			
细胞（白细胞、红细胞、上皮细胞等）		白细胞极少，余均阴性	
寄生虫		阴性	
结晶		阴性	
细菌		涂片和培养均为阴性	

送检医生	检验者	审核者
接收时间	检验时间	报告时间

※本报告单仅对本标本负责※

按照胆汁来源不同，可分为甲、乙、丙、丁4管，在容器上必须注明。

1. 十二指肠引流液一般性状检验

（1）颜色 “甲”管胆汁从胆总管排出，呈橙黄色或金黄色；“乙”管胆汁从胆囊排出，呈深褐色；“丙”管胆汁从肝胆管排出，呈柠檬黄色；“丁”管液体来自十二指肠，呈灰白色或淡黄色。①胆汁呈绿色或黑褐色，多见于胆道扩张伴感染或胆囊液淤积。②胆汁中混有陈旧性血块，应考虑胆囊、胆道、十二指肠、胃等部位的癌症。

（2）透明度 正常十二指肠液及胆汁皆清晰透明。十二指肠液及胆汁如有胃酸混入，因有胆盐析出而显混浊，但加碱后仍可变清。如加碱后仍显混浊，则表明含有多量细菌、细胞及黏液，常见于十二指肠炎或胆道感染。

（3）黏稠度 正常十二指肠液因含黏蛋白而较黏稠；胆囊内胆汁因浓缩而黏稠度大；总胆管及肝胆管内胆汁略黏稠。异常浓稠的胆汁常见于因胆石症所致的胆囊液淤积；稀薄的胆汁常见于因慢性胆囊炎所致的胆囊浓缩功能低下。

（4）pH 每管分别记录，一般为中性或弱碱性。

正常十二指肠引流液的性状见表 2－18。

表 2-18 正常十二指肠引流液一般性状

一般性状	甲（A）胆汁	乙（B）胆汁	丙（C）胆汁	丁（D）液
量（ml）	10~20	30~60	随引流时间而定	10~20
颜色	金黄色	黄棕或深褐色	柠檬黄色	灰白色或淡黄色
性状	透明、略黏稠	透明、较黏稠	透明、略黏稠	透明或微混、黏稠
pH	7.0	6.8	7.4	7.6
比密	1.009~1.013	1.026~1.032	1.007~1.010	-

2. 十二指肠引流液显微镜检验

（1）细胞成分 ①上皮细胞：正常十二指肠引流液中偶见来自口腔、食管的鳞状上皮细胞及来自胃、十二指肠、胆管及胆囊的柱状上皮细胞。如见有大量染有胆汁颜色的柱状上皮细胞及其残核（部分消化），则提示胆道炎症；如见有大量细胞厚度大、有折光性、分散或群集的变性上皮细胞，则提示十二指肠炎症。②肿瘤细胞：正常十二指肠引流液中无肿瘤细胞。晚期的胆道、胆囊、胰腺及十二指肠癌，偶有癌细胞脱落，取十二指肠引流液涂片染色后可找到癌细胞。③白细胞：正常十二指肠引流液可见少许白细胞，主要为中性粒细胞，一般为 0~10 个/HP；硫酸镁刺激后，可稍增多，但一般 <20 个/HP。十二指肠或胆道有炎症时，白细胞增多，并伴有吞噬细胞；急性胆道感染时，可见大量中性粒细胞，同时伴有大量絮状物排出；在慢性或病毒性肝胆疾患时，主要为淋巴细胞及浆细胞增多。④红细胞：正常十二指肠液中无红细胞。少量出血见于引流管擦伤；若量较多，见于十二指肠、肝、胆、胰等部位的出血性炎症、消化性溃疡、结石或肿瘤。

（2）结晶 正常十二指肠引流液中有少量的胆固醇结晶，无胆红素结晶。

胆汁中，尤其是“乙”管胆汁中见有大量无色透明、缺角长方形的胆固醇结晶，应考虑胆石症；胆汁中见有棕黄色或棕色的胆红素结晶及金黄色或橘红色大小不等的胆红素钙结晶，同时伴有红细胞时，胆道结石的可能性较大。

（3）寄生虫及虫卵 正常十二指肠引流液中无寄生虫及虫卵。

在“乙”管胆汁中找到蓝氏-贾第鞭毛虫滋养体、中华分枝睾吸虫卵、钩虫卵、蛔虫卵、类圆线虫幼虫等，对确诊胆道寄生虫感染极有帮助；肝脓疡患者可在胆汁中偶见阿米巴滋养体或包囊。

（4）细菌涂片 正常十二指肠液中，可有非致病菌，如葡萄球菌、大肠杆菌、非溶血性链球菌及枯草杆菌等；各部位胆汁中则无细菌存在。胆汁中，尤其是“乙”管胆汁中见有革兰阴性杆菌，如大肠杆菌、绿脓杆菌、变形杆菌等，应考虑细菌性胆道感染；见有伤寒或副伤寒杆菌时，应考虑伤寒带菌者。

七、痰液检查

痰液是肺泡、支气管和气管的分泌物。当呼吸道黏膜受到刺激时，不仅痰量增多，而且痰的性状亦发生改变，甚至可出现某些病理成分，如致病菌、寄生虫、肿瘤细胞等。痰液检查对某些呼吸系统疾病如肺结核、肺吸虫、肺肿瘤、支气管哮喘、支气管扩张及慢性支气管炎等的诊断、疗效观察和预后有一定价值。痰液检查见表 2 – 19。

表 2 – 19　痰液检验报告单

医院检验报告单　【痰液】

姓名	性别	年龄	样本号
住院号	病区	床号	
标签联号	样本类型　痰液	标本状态	临床诊断

检验项目	结果	参考值	单位
外观（量、色、性状、血液等）		无痰或少量泡沫痰	
镜检（细胞、寄生虫、结晶等）		均为阴性	
寄生虫		阴性	
细菌		涂片革兰染色，未检出致病菌 涂片抗酸染色，未检出抗酸杆菌	
其他			

送检医生	检验者	审核者
接收时间	检验时间	报告时间

※本报告单仅对本标本负责※

1. 痰液一般性状检查

（1）痰量　正常人无痰或仅有少量泡沫痰。在呼吸系统疾病时，痰量可增多，超过 50 ~ 100ml。大量增加见于支气管扩张、肺结核、肺内有慢性炎症、肺空洞性病变。肺脓肿或脓胸的支气管溃破时，痰液呈脓性改变。

（2）颜色　有白色、黄色、铁锈色、绿色、黑色等。痰液通常呈无色或灰白色。化脓感染时，可呈黄绿色；明显绿色见于绿脓杆菌感染；大叶性肺炎时可呈铁锈色；阿米巴肺脓肿时呈咖啡色。

（3）性状　有黏液性、黏液脓性、脓性、浆液性、血性痰、泡沫痰等。

（4）血液　记录血丝、血块、血痰混合（注意颜色鲜红或暗红）。

（5）有无异常物质　将痰置于培养皿内，衬以黑色背景，用两只竹签挑动，使其展开成薄层后，观察有无支气管管型、库什曼（Curschmann）螺旋体、栓子、肺结石、肺组织坏死的碎片或干酪块等。

2. 痰液显微镜检验

注意有无红细胞、白细胞、上皮细胞、弹力纤维、库什曼螺旋体、夏科 – 雷登结晶、胆红素结晶、硫磺样颗粒（放线菌块）、真菌孢子、心力衰竭细胞、载炭细胞、癌细胞等。

3. 痰液寄生虫检查

正常人痰液中无寄生虫及虫卵。痰中可能查见肺吸虫卵、溶组织阿米巴滋养体、棘球蚴的原头蚴、粪类圆线虫幼虫、蛔蚴、钩蚴、尘螨等；卡氏肺孢子虫的包囊也可出现于痰中，但检出率很低。

4. 痰液嗜酸性粒细胞检查

正常人痰液中仅含极少量嗜酸性粒细胞。痰液中嗜酸性粒细胞增多，见于支气管哮喘、过敏性支气管炎、肺吸虫病及热带性嗜酸性粒细胞增多症。

5. 痰液细菌检查

正常人痰液中无致病菌存在。用直接涂片、各种染色法，如革兰染色、抗酸染色等可查找肺炎链球菌、螺旋体、梭形杆菌、霉菌等；或找抗酸杆菌。通过细菌培养及药敏试验，可指导临床用药。

6. 痰液其他检查

项目有分泌型IgA、乳酸脱氢酶（LDH）、唾液酸等。检测方法见本书有关章节。

正常人痰中分泌型IgA：(2.03±0.21)g/L。在慢性支气管炎急性发作时可降低，治疗后可回升。

慢性支气管炎患者痰中乳酸脱氢酶、唾液酸比正常人高1.5倍或更多，治疗后明显减少，因此可反映临床疗效。

八、精液检查

精液检查见表2-20。

表2-20 精液检验报告单

医院检验报告单 【精液常规】

姓名	性别	年龄	样本号
住院号	病区	床号	
标签联号	样本类型 精液	标本状态	临床诊断

检验项目	结果	参考值	单位
颜色		灰白~乳白	
活动力		a级+b级≥50	%
量		2~6	ml
液化时间		0~60	min
存活率		≥50	%
精子形态		≥30	%
计数		≥20	10^6/ml

送检医生	检验者	审核者
接收时间	检验时间	报告时间

※本报告单仅对本标本负责※

1. 精液一般性状检验

（1）量　正常人平均一次排精约 2～5ml，如数日未排精而精液量低于 1.5ml，可视为不正常，但不能据此作为不育症的原因。精液量减少至 1～2 滴，甚至排不出时，称为无精液症，见于生殖系统结核和非特异性炎症。精液过多，如一次排精量超过 8ml，则精子可被稀释，亦不利于生育，这可能由于垂体促性腺激素过高，产生大量雄激素所致。

（2）颜色　正常精液为灰白色，久未排精时可呈淡黄色。黄色或脓性精液见于精囊炎和前列腺炎；鲜红色或暗红色精液见于生殖系统炎症、结核和肿瘤。

（3）黏稠度　新排出的精液为黏稠胶冻样液体，离体半小时后可自行液化，呈流体状。如精液黏稠度降低，似米汤样，表示精子量减少，见于生殖系统炎症；精液离体后不能液化或液化时间延长，可抑制精子的活动力而妨碍生育，常见于前列腺炎。

（4）pH　正常精液为弱碱性，pH 为 7.2～8.0（平均 7.8）。精子的活动力在碱性时增强，酸性时减弱。

2. 精液显微镜检验

（1）精子的检查　①精子的有无：正常精液见有大量精子存在。精液离心沉淀后做涂片检查，如未发现精子，称为无精子症。病理性精子过少或无精子，见于睾丸结核、睾丸发育不良、隐睾症、睾丸退行性变、睾丸炎后遗症及脑垂体疾患等。男性绝育手术 6 周后，精液中亦不存在精子。②精子存活率（motility）：用活精子比例来反映。在排精 30～60min 内，约有 70% 以上精子应为活动精子。精子低渗膨胀试验应有 60% 以上精子出现尾部膨胀。③精子活力：即活动力。根据下述标准把精子活力分为 a、b、c、d 四级。a 级：快速前向运动，37℃时速度≥25μm/s，或 20℃速度≥20μm/s（25μm 大约相当于精子 5 个头部的长度，或半个尾部的长度）。b 级：慢速或呆滞的前向运动。c 级：非前向运动（<5μm/s）。d 级：不动。正常精液采集后 60min 内，a 级 + b 级精子达 50% 以上。

（2）精子计数正常男性≥20×10^6/ml。

（3）精子形态观察　评估精子正常形态时应采用严格标准，只有头、颈、中段和尾部正常的精子才正常。精子头的形态必须是椭圆形，巴氏染色精子头部长 4.0～5.0μm，宽 2.5～3.5μm，长宽之比应在（1.50～1.75）∶1，顶体的界限清晰，约占头部的40%～70%。中段细，宽度<1μm，约为头部长度的 1.5 倍，且在轴线上紧贴头部，细胞质小滴应小于正常头部大小的一半。尾部应是直的、均一的，比中段细，非卷曲，其长约为 45μm。正常人精液中正常形态≥30%（异常精子应少于 20%，如超过 20% 为不正常）。

所有形态学处于临界状态的精子均列为异常。①头部缺陷　大头、小头、锥形头、梨形头、圆头、无定形头、有空泡头、顶体过小头、双头等。②颈部和中段缺陷　颈部弯曲、中段非对称地接在头部、粗的或不规则中段、异常细的中段等。③尾部缺陷　短尾、多尾、发卡形尾、尾部断裂、尾部弯曲、尾部宽度不规则、尾部卷曲等。

（4）非精子细胞及其他成分　精液含有的非精子细胞成分，称为“圆细胞”，这些细胞包括泌尿生殖道上皮细胞，前列腺细胞、生精细胞和白细胞。正常人精液中：圆细胞 $<5\times10^6$/ml。正常精液中白细胞主要是中性粒细胞，数量不应超过 1×10^6/ml。过多提示感染，为白细胞精子症。精液中可以有结晶体、卵磷脂小体、淀粉样体、脂滴、脱落上皮细胞等。

3. 精液检查参考值

WHO 精液检查参考值见表 2－21。

表 2－21　WHO 精液检查参考值

检查项目	1987 年	1992 年	1999 年
射精量（ml）	≥2	≥2	≥2
pH	7.2～8.0	7.2～8.0	≥7.2
精子计数（10^6/ml）	≥20	≥20	≥20
总精子数/射精（10^6/次）	≥40	≥40	≥40
精子形态（%正常）	≥50	≥50	≥50*
精子存活率（%）	≥75	≥75	≥50
精子活力（a、b、c、d 级）			
a 级（%）	≥25	≥25	≥25
a 级＋b 级（%）	≥50	≥50	≥50

注：表中列举了 WHO 1987～1999 年的精液检查参考值，其中主要差别为精子正常形态百分率，严格正常标准精子是 Kruger 等研究的成果，形态正常百分率仅为 WHO1992 年版标准的 1/2，但是，应用此参考值涉及专业培训和实践，目前，与我国情况不一定相适应，各实验室应根据实际情况建立自身的参考值。如果正常形态的精子数低于 15% 时，体外受精率降低。

＊为严格正常范围。

4. 临床意义

（1）正常精液呈灰白色，久未排精者可呈淡黄色；离体 30min 后完全液化。根据精液检查结果，临床上常用于诊断男子不育症及观察输精管结扎术后的效果。

（2）正常精子活力一般在 a 级≥25%。如活力 a 级＜25%；a 级＋b 级＜50% 可成为男性不育的原因。

（3）精索静脉曲张症患者精液中常出现形态不正常的精子。

（4）血液中有毒性代谢产物、接触铅等污染物、应用大剂量放射线及细胞毒药物等可使精子形态异常。

九、前列腺液检查

临床医师作前列腺按摩术后，采集标本于清洁玻片上，立即送检。前列腺液检验报告见表 2－22。

1. 前列腺液一般性状检验

（1）颜色　正常前列腺液呈乳白色。前列腺液呈鲜红色或暗红色，为出血所致，见于前列腺炎、精囊炎、前列腺结核和肿瘤等。

（2）黏稠度　正常前列腺液为稀薄液体。前列腺液呈脓性黏稠液体，常见于化脓菌所致的前列腺炎或精囊炎。

表 2-22　前列腺液检验报告单

医院检验报告单　【前列腺液常规】

姓名	性别	年龄	样本号
住院号	病区	床号	
标签联号	样本类型　前列腺液	标本状态	临床诊断

检验项目	结果	参考值	单位
黏液		少许	
白细胞		<10	/HP
红细胞		<5	/HP
卵磷脂小体		多量或满视野	/HP
其他			

送检医生	检验者	审核者
接收时间	检验时间	报告时间

※本报告单仅对本标本负责※

2. 前列腺液显微镜检验

（1）白细胞、红细胞　正常前列腺液内白细胞 <10 个/HP，红细胞 <5 个/HP。前列腺液内如白细胞数 >10 个/HP 或成堆出现，即可诊断慢性前列腺炎；红细胞大量出现，可见于精囊炎、前列腺化脓性炎症、前列腺癌等。如按摩时用力过重，也可出现大量红细胞。

（2）卵磷脂小体　正常前列腺液内的卵磷脂小体在高倍镜（HP）下为满视野。卵磷脂小体减少或聚集成堆，见于前列腺炎。

（3）前列腺颗粒细胞　正常前列腺液内可见颗粒细胞，小于5 个/HP。前列腺液内颗粒细胞增多，伴大量脓细胞时，应考虑前列腺炎。

（4）滴虫　正常前列腺液内无滴虫。前列腺液内检出滴虫，见于滴虫性前列腺炎。

（5）细菌　正常前列腺液内无致病菌。前列腺液内见有细菌，如葡萄球菌、链球菌等，考虑为前列腺炎；见有抗酸杆菌，考虑前列腺结核。若已确诊为生殖系统结核，则不宜进行按摩，以免引起扩散。

（6）癌细胞　正常前列腺液内无癌细胞。前列腺液内见有体积大而畸形的可疑细胞时，应作巴氏或瑞氏染色检验。前列腺癌可找到癌细胞。

（7）淀粉样体　正常前列腺液内可见淀粉样体，一般老年人多见，无临床意义。如淀粉样体和胆固醇结合则可形成前列腺结石。

（8）精子　按摩时压迫精囊，可在前列腺液内发现精子，无临床意义。

十、阴道分泌物检查

阴道分泌物是女性生殖系统分泌的液体，其中主要是由阴道分泌的液体，俗称白带。阴道分泌物检验见表2－23。

表2－23　阴道分泌物检验报告单

医院检验报告单　【白带】

姓名	性别	年龄	样本号
住院号	病区	床号	
标签联号	样本类型　白带	标本状态	临床诊断

检验项目	结果	参考值	单位
清洁度		Ⅰ～Ⅱ度	
滴虫		阴性	
霉菌		阴性	
线索细胞		阴性	
pH		≤4.5	
胺试验		阴性	

送检医生	检验者	审核者
接收时间	检验时间	报告时间

※本报告单仅对本标本负责※

（1）清洁度　Ⅰ度、Ⅱ度为正常，Ⅲ度、Ⅳ度为异常，多数为阴道炎，可发现阴道霉菌、阴道滴虫等。如果仅为清洁度增高而不见滴虫、霉菌者，常见于非特异性细菌性阴道炎。阴道涂片清洁度判定参见表2－24。

表2－24　阴道涂片清洁度判定表

清洁度	杆菌	球菌	上皮细胞	脓细胞或白细胞
Ⅰ	多	—	满视野	0～5/HP
Ⅱ	少	少	1/2视野	5～15/HP
Ⅲ	少	多	少	15～30/HP
Ⅳ	—	大量	—	>30/HP

（2）滴虫（trichomonas）检验　正常阴道分泌物中无滴虫。涂片中见有滴虫，可诊断为滴虫性阴道炎。

（3）霉菌（fungus）检验　正常阴道分泌物中无霉菌。涂片中见有真菌孢子、假菌丝与出芽细胞相连接，成链状及分枝状。可诊断为霉菌性阴道炎。

（4）线索细胞（clue cell）　线索细胞为阴道鳞状上皮细胞黏附大量加德纳菌及其他短小杆菌后形成。生理盐水涂片高倍镜（HP）下可见该细胞边缘呈锯齿状，细胞已有溶解，核模糊不清，其上覆盖有大量加德纳菌及厌氧菌，使其表面毛糙，出现斑点和大量的细小颗粒。涂片革兰染色后，显示黏附于脱落上皮细胞内的细菌为革兰阴性或染色不定的球杆菌，其中，柯氏动弯杆菌（M. curtisii）是一短小的（平均约1.5μm）革兰染色不定菌；羞怯动弯杆菌（M. mulieris）是一长的（平均约3.0μm）革兰阴性菌；阴道加德纳菌（Gardnerella vaginalis）是一种微需氧的、多形性的革兰染色不定杆菌。线索细胞是诊断细菌性阴道病的重要指标。

（5）pH　pH 试纸法检查，细菌性阴道病 pH >4.5。

（6）胺试验　阴道分泌物加 2.5mol/L KOH 溶液时出现鱼腥样气味为阳性。该试验为非特异性试验，属化学定性试验，分析结果时应考虑假阳性的可能。细菌性阴道病呈阳性。

第三章　临床生物化学检验

第一节　水、电解质、酸碱平衡及血气检查

水可以自由地通过细胞膜，因此细胞外与细胞内的渗透压是相等的。细胞外钠和细胞内钾的绝对数量决定体内所有的水分在细胞内外的分布。

为了使细胞内外保持渗透压平衡（等渗）和容量动态平衡（血量正常），机体保持水及电解质的摄入与排除量平衡。肾脏负责完成这些任务。肾功能正常时，容量动态平衡与渗透压平衡通过神经、激素机制进行调节。

人体内酸碱平衡的调节是由血液中的缓冲系统、肺的呼吸功能，以及肾脏根据需要排酸保碱或排碱保酸的功能三方面互相协调而达到调节作用的。若任何一方面出现缺陷，都将引起酸碱平衡失调，从而发生代谢紊乱，导致功能障碍。及时发现和正确判断酸碱平衡失调，在抢救和治疗急、危、重患者中有重要的作用。

一、血液电解质检查

血液中重要的电解质有钾（K^+）、钠（Na^+）、氯（Cl^-）、钙（Ca^{2+}）、镁（Mg^{2+}）、碳酸氢根（HCO_3^-）等和微量元素，是机体不可缺少的组成部分，具有维持体液渗透压、电解质和酸碱平衡等作用（表3－1）。

表3－1　血液电解质检验报告单

医院检验报告单　　【电解质】

姓名	性别	年龄	样本号
住院号	病区	床号	
标签联号	样本类型　血清	标本状态	临床诊断

检验项目	结果	参考值	单位
钾（K^+）		3.50～5.50	mmol/L
钠（Na^+）		135.0～145.0	mmol/L
氯（Cl^-）		96.0～110.0	mmol/L
二氧化碳（CO_2）		21～29	mmol/L
阴离子隙（AG）		8～16，平均12	mmol/L

送检医生	检验者	审核者
接收时间	检验时间	报告时间

※本报告单仅对本标本负责※

(1) 钾离子是细胞内液的主要阳离子。血浆钾浓度不仅受体内总钾量的调节还反映了体内总钾量的变化。此外，血浆钾变化的调节机制：如醛固酮浓度通过影响肾远曲小管对钾的分泌而使体内总钾量维持在一个稳定的水平。血浆钾浓度的变化是由细胞内部或外部的钾平衡紊乱引起的。

血清钾增高见于钾排泄障碍，如急性或慢性肾功能衰竭、肾上腺皮质功能减退、长期使用大量保钾利尿剂、长期限制钠摄入等；细胞内钾外移，如大量溶血、缺氧、酸中毒、休克、严重组织创伤、急性洋地黄中毒、家族性周期性麻痹（高钾血症型）等；细胞外液浓缩，如失水等；钾摄入过多，如口服或静脉注入含钾液过多（特别是肾功能不良时）等。

血清钾降低见于钾摄入不足，如长期禁食（或少食）而静脉补钾又不足时；钾丢失过多，如频繁呕吐、腹泻、胃肠减压、长期服泻药或灌肠、失钾性肾炎、长期使用利尿剂、醛固酮增多症、皮质醇增多症、长期使用肾上腺皮质激素、大量出汗等；细胞外钾内移，如静脉注入大量葡萄糖（与胰岛素同时静脉滴注者）、应用胰岛素纠正糖尿病酮症酸中毒、周期性麻痹（低钾血症型）、碱中毒等；其他，如钡盐与棉籽油中毒、大剂量注射青霉素钠盐、肾小管大量失钾等。

(2) 钠离子是细胞外液含量最多的阳离子，是细胞外液渗透压的最主要决定因素。钠离子和它相应的阴离子构成了95%以上的血浆渗透压。由于钠是细胞外液中的主要电解质且水可以通过细胞膜自由移动，故钠离子不仅决定细胞外液的渗透压，也影响细胞内液的渗透压。

血清钠增高见于浓缩性高钠血症，如摄水过少、失水过多等；潴留性高钠血症，如垂体前叶肿瘤、皮质醇增多症、原发性醛固酮增多症、脑外伤、脑血管意外、补钠过多等。此外，中枢性尿崩症时，抗利尿激素（ADH）分泌量减少，尿量大增且供水不足，血钠即增高。

血清钠降低常见于：①缺钠性低钠血症，如呕吐、腹泻、胃肠减压、肠、胆、胰瘘等丧失消化液；应用利尿剂、慢性失盐性肾炎、急性肾衰竭多尿期、肾小管性酸中毒、肾盂肾炎伴慢性肾衰竭、肾上腺皮质功能减退、糖尿病酮症酸中毒等失钠多于失水；出汗过多、大面积烧伤、剥脱性皮炎、胸水及腹水引流等。②稀释性低钠血症，如抗利尿激素分泌过多而未限制入水；尿崩症应用抗利尿激素治疗过量；急性或慢性肾功能不全大量给水；顽固性充血性心力衰竭、肝硬化腹水期、肾病综合征等长期限制钠盐摄入（或使用利尿剂）而未限制入水；肾上腺皮质功能减退症等。③消耗病性低钠血症，如各种慢性消耗疾病如肺结核、肝硬化晚期、肺癌、营养不良等。

(3) 氯离子是钠离子最主要的结合阴离子，并共同影响细胞外液的容量和血浆渗透压。大多数情况下氯离子浓度随体内钠离子浓度的变化而变化，因此，它也同样受维持体液量平衡的调节机制的影响，血浆氯离子浓度的变化和钠浓度是平行的。

血清（浆）氯化物增高：临床上高氯血症常见于高钠血症、失水大于失盐、氯化物相对浓度增高、高氯血症代谢性酸中毒、注射过量生理盐水等。

血清（浆）氯化物降低：临床上低氯血症较为常见。常见原因有氯化钠的异常丢失或摄入减少，如严重呕吐、腹泻，胃液、胰液或胆汁大量丢失，长期限制氯化钠的摄入，艾迪生病，抗利尿激素分泌增多的稀释性低钠、低氯血症。

（4）总二氧化碳浓度（TCO_2）是指血浆中以各种形式存在的二氧化碳（CO_2）的总含量，其中大部分（95%）是以 HCO_3^- 结合形式存在，少量是物理溶解的 CO_2（5%），还有极少量以碳酸、蛋白质氨基甲酸酯及 CO_3^{2-} 等形式存在。其临床意义同二氧化碳结合力及实际碳酸氢根基本相似。

TCO_2 增高见于各种原因引起的代谢性碱中毒，如幽门梗阻、库欣综合征和服用碱性药物过多等。呼吸性酸中毒，如呼吸中枢抑制、呼吸肌麻痹、肺气肿、支气管扩张和气胸等。

TCO_2 降低见于各种原因引起的代谢性酸中毒，如严重腹泻、肾衰竭、糖尿病和服酸性药物过多等。呼吸性碱中毒，由于长时间呼吸增速，肺泡中二氧化碳分压（PCO_2）减低，肾小管代偿性 HCO_3^- 排出增多。

（5）阴离子隙（AG）是指血清中所测定的阳离子总数与阴离子总数之差。其公式为 $AG = Na^+ - (Cl^- + HCO_3^-)$。阴离子隙是近年来评价体液酸碱状况的一个重要指标，对于代谢性酸中毒的鉴别诊断具有重要意义，并对许多潜在性的致病性疾病的诊断提供重要线索。

临床上 AG 值增高常见于代谢性酸中毒，此时酮酸、乳酸、磷酸盐或硫酸盐滞留和碳酸氢盐减少。尿毒症时，由于磷酸盐与硫酸盐增高，AG 可增至 24 ~ 29mmol/L。代谢性酸中毒时，如果碳酸氢盐下降的同时伴有氯化物增多（>110mmol/L），阴离子隙可正常。大量使用羧苄青霉素与其他阴离子药物时，阴离子隙增高，但没有代谢性酸中毒。

AG 值减少如排除计算错误，可见于低白蛋白血症、代谢性碱中毒、多发性骨髓瘤、高镁血症、高钙血症和锂中毒等。

二、渗透压测定

渗透压是描述溶质溶入纯溶剂（如水）后形成的溶液渗透压。其国际单位是 $mOsm/(kg \cdot H_2O)$。经常测量的是血清、血浆和尿液的渗透压（表 3 - 2）。

1. 血浆渗透压测定

血浆渗透压最主要的产生因素是钠浓度。它必须维持在一个稳定的水平。尽管摄入的水、盐和其他溶质有明显的波动，平均血浆渗透压 $287mOsm/(kg \cdot H_2O)$ 的生理变动不会超过 2%。血浆渗透压的变化是由于水的丢失或增加而引起细胞内外水的重新分布，这就会发生细胞水肿或细胞脱水，影响到神经细胞时则会引起严重的神经精神症状，如淡漠、烦躁不安、四肢抽搐，甚至昏迷等。

血浆渗透压是评价体内水平衡的最重要参数。肾功能正常的糖尿病患者，血浆渗透压的改变通常与血钠浓度的变化相平行，所以了解血钠浓度是对测得的渗透压进行临床评价的重要依据。尿素和葡萄糖只有在增高幅度很大时才会有相应的临床表现。

表 3-2 渗透压检验报告单

医院检验报告单 【渗透压】

姓名	性别	年龄	样本号
住院号	病区	床号	
标签联号	样本类型 血、尿	标本状态	临床诊断

检验项目	结果	参考值	单位
血清或血浆渗透压测定		280~300	mOsm/(kg·H_2O)
尿渗透压测定		50~1200	mOsm/(kg·H_2O)

送检医生	检验者	审核者
接收时间	检验时间	报告时间

※本报告单仅对本标本负责※

血浆渗透压与血清渗透压几乎相等，因为凝血时沉淀的纤维蛋白并不是一种溶质。血浆和尿液中的蛋白质浓度对渗透压的影响也是很小的。血浆中作为抗凝剂的肝素也不会造成渗透压改变。

2. 尿渗透压测定

尿渗透压的检测是反映尿中具有渗透活性粒子（分子或离子等）数量的一种指标，与粒子大小及电荷无关。相对分子量大的蛋白对尿液渗透压影响小，因此是评价肾脏浓缩功能较理想的指标。禁水 12h，尿渗透压 >800mOsm/(kg·H_2O)，若低于此值时，表示肾脏浓缩功能不全。正常人禁水 12h 后，尿渗透压与血浆渗透压之比应大于 3。急性肾小管功能障碍时，尿与血浆渗透压之比小于 1.2，且尿钠大于 20mmol/L。

肾浓缩功能障碍需与渗透性利尿或水利尿相鉴别。

渗透性利尿：尿渗透压 >400mOsm/(kg·H_2O)。渗透压在 300mOsm/(kg·H_2O)左右也可能是渗透性利尿，但需要其他检查确诊。要了解渗透性利尿的病因必须先明确是正常的或异常的多尿。正常的利尿是电解质引起的且是等渗尿。而异常利尿如容量增加是钠浓度 >50mmol/L。异常利尿由葡萄糖或尿素等溶质引起，常伴有尿钠浓度为 50~80mmol/L。可根据如下进行诊断：①高糖尿，通常尿糖排出 >45g/L 且尿渗透压 >250mOsm/(kg·H_2O)。②尿素氮排出 >7g/L（117mmol/L），如由于摄入高蛋白或高营养所致。尿渗透压 700~900mOsm/(kg·H_2O)，由于细胞外液量减少还可能发生高钠血症。

水利尿：尿渗透压 <150mOsm/(kg·H_2O) 提示有水利尿。①急性发作，提示为中枢性尿崩症，因为肾性尿崩症发病缓慢。②轻度多尿约（4~5）L/24h，提示为获得性尿崩症。③渴望饮冰水提示为中枢性尿崩症。

三、抗利尿激素测定

人体内的抗利尿激素（ADH）是精氨酸血管加压素（AVP），由下丘脑的视上核和室旁核的神经细胞分泌的9肽激素，经下丘脑－垂体束到达垂体后释放出来。其主要作用是提高肾远曲小管和集合管对水的通透性，促进水的吸收，是尿液浓缩和稀释的关键性调节激素。此外，该激素还能增强肾内髓部集合管对尿素的通透性（表3－3）。

表3－3 抗利尿激素检验报告单

医院检验报告单 【电解质】

姓名	性别	年龄	样本号
住院号	病区	床号	
标签联号	样本类型 血清	标本状态	临床诊断

检验项目	结果	参考值	单位
抗利尿激素（ADH）测定		1～5	pg/ml

送检医生	检验者	审核者
接收时间	检验时间	报告时间

※本报告单仅对本标本负责※

ADH浓度水平有明显的生理波动周期，夜间高于白天。ADH浓度与血浆渗透压相关，必须同时测定血浆渗透压，ADH浓度在血浆渗透压为280～290mOsm/(kg·H_2O)时与其成线性关系。在下述情况下此线性关系会被破坏：垂体性（中枢性）尿崩症，ADH浓度异常降低；肾性尿崩症，ADH浓度异常增高；抗利尿激素分泌异常综合征，ADH浓度异常增高。

ADH浓度增高见于甲状腺激素、糖皮质激素及胰岛素缺乏、抗利尿激素分泌异常综合征以及肾性尿崩症、肺结核、脑外伤、充血性心力衰竭。支气管癌或其他癌症可产生外源性ADH。夜间站立体位、疼痛时可使抗利尿激素分泌增加。摄入镇静剂、降糖药可使血抗利尿激素水平增高。

ADH浓度降低见于中枢性尿崩症（CDI）、输入大量等渗溶液、大量饮水。

四、肾电解质排泄检查

肾电解质排泄的检查（表3－4）根据临床需要包括尿钠、尿钾、尿氯和尿碳酸氢根的测定。可计算得出尿阴离子隙作为某些疾病诊断的附加参数。

新鲜随机尿中电解质的测定结果反映了当时的确切情况，对于电解质平衡的评价是很重要的，特别是对急性重症患者。但在一般情况下，尽可能采用24h尿来测定电解质的排泄，这样可避免一天中因排泄物的波动及食物相关性改变而引起的误差。

（1）正常人对摄入钾变化的代偿是通过肾排钾的变化来完成的，从而能使体内的总钾维持在一个稳定的水平。正常的钾排泄率＞40mmol/L。钾摄入正常的情况下，即使肾小球滤过率（GFR）降低至10ml/min，肾仍能维持正常的钾排泄。测定肾排钾率是鉴别各种类型的低钾和高钾血症的重要措施。

表 3-4 肾电解质排泄检验报告单

医院检验报告单 【电解质】

姓名	性别	年龄	样本号
住院号	病区	床号	
标签联号	样本类型 尿液	标本状态	临床诊断

检验项目	结果	参考值	单位
尿钾（K^+-U）		25～100	mmol/24h
尿钠（Na^+-U）		130～260	mmol/24h
尿氯（Cl^--U）		170～250	mmol/24h
碳酸氢根（HCO_3^-）		<50	mmol/24h

送检医生	检验者	审核者
接收时间	检验时间	报告时间

※本报告单仅对本标本负责※

通过测定肾排钾率鉴别各种类型的低钾血症时，必须先测血 pH，明确是否有酸中毒或碱中毒存在。若存在低钾血症性代谢性酸中毒，则尿排氯量的测定将有助于诊断。

高钾血症时，钾排泄率 <40mmol/L 提示肾性原因，钾排泄率 >40mmol/L 则提示为肾外性原因。

（2）肾排钠量的测定用于各种低钠和高钠血症的鉴别诊断。低钠血症时，测定肾排钠和排氯量可用来评价细胞外液量的情况：①低钠血症和细胞外液量减少的患者，其肾排钠 <20mmol/L。②低钠血症和细胞外液量正常的患者，其肾排钠 >20mmol/L。

（3）由于氯离子是钠离子的主要阴离子，因此很多情况下肾对钠和氯的排泄变化是相同的。高钠血症时，钠、氯排泄量对诊断的价值较小。体内钠量增多如原发性高醛固酮血症和库欣综合征患者钠、氯排泄量 >20mmol/L。在许多异常情况下，氯与钠的排泄量仍然是相等的。钠和氯的排泄量不相等见于呕吐时，尿氯排泄率比尿钠排泄率更能反映患者的体液容量状态。

（4）测定尿阴离子隙是用来判断除了氯离子外是否还有其他阴离子与钠离子结合，或除了钠、钾外是否还有其他阳离子被排泄。可根据 pH 按照下列公式计算：①尿 pH <6.5：尿阴离子隙（mmol/L）= 尿钠（mmol/L）+ 尿钾（mmol/L）- 尿氯（mmol/L）。②尿 pH >6.5：尿阴离子隙（mmol/L）= 尿钠（mmol/L）+ 尿钾（mmol/L）- 尿氯（mmol/L）- 尿碳酸氢根（mmol/L）。

尿阴离子隙为正则表明除了氯离子外还有一种或几种阴离子排泄增多，如碳酸氢根。提示肾远曲小管尿液酸化功能受损，如肾小管性酸中毒（RTA）。为负则表明除了钠、钾离子外还有其他阳离子排泄增多，如胺根。提示胃肠道丢失碳酸氢根增多，如腹泻时。

五、血气分析

临床实验室根据临床需要，对肝素化的全血进行多种参数的酸碱平衡与血气的检测（表3－5）。血气及pH测定，多用血气酸碱分析仪同时测出O_2、CO_2分压和pH三项指标，由此计算出气体及酸碱平衡诊断指标。还必须提供患者当时的体温、血红蛋白、吸氧浓度等参数，便于仪器计算其他参数。

表3－5　血气分析检验报告单

医院检验报告单　【血气分析】

姓名	性别	年龄	样本号
住院号	病区	床号	
标签联号	样本类型　动脉血液	标本状态	临床诊断

检验项目	结果	参考值	单位
患者体温			℃
血红蛋白（Hb）			g/L
吸氧浓度（FIO_2）			%
大气压（BP）			mmHg
pH（pH）		7.35～7.45	
二氧化碳分压（PCO_2）		35.0～45.0	mmHg
氧分压（PO_2）		80.0～100.0	mmHg
总二氧化碳（TCO_2）		24.0～29.0	mmol/L
碳酸氢根（HCO_3^-）		22.0～27.0	mmol/L
剩余碱（BE）		－3.0～3.0	mmol/L
细胞外剩余碱（BEecf）		－3.0～3.0	mmol/L
标准碳酸氢盐（SB）		21.0～26.0	mmol/L
氧饱和度（O_2Sat）		95.5～98.0	%
肺泡－动脉氧分压差（A－aDO_2）		10.0～20.0	mmHg
呼吸度（RI）		0.8	

送检医生	检验者	审核者
接收时间	检验时间	报告时间

※本报告单仅对本标本负责※

（1）健康人体内有完整的酸碱平衡调节机制，使血液pH稳定在正常范围内（pH 7.35～7.45）。临床上把检查血液pH作为观察酸碱平衡失调的指标。

pH＞7.45为碱血症，常见于：①代谢性碱中毒，主要因碱性药物过量或丢酸过多所致，如服用或注射碱性药物过多、消化道上段梗阻伴严重呕吐、长期胃肠减压等。②呼吸性碱中毒，由于呼出二氧化碳过多所致，如癔症、高热昏迷、颅脑损伤、药物中毒、肝硬化腹水等均可发生换气过度而导致本症。

pH＜7.35为酸血症，见于：①呼吸性酸中毒，主要由于肺排出CO_2障碍所致，如肺气肿、重症支气管哮喘、慢性支气管炎、重症肺炎、重症肺结核、吗啡等药物中毒、呼吸肌麻痹、各种原因引起的窒息等。②代谢性酸中毒，主要由于体内非挥发性酸积贮或碱丢失所致。前者如休克、急性感染、全身麻醉、糖尿病、肾衰竭等；后者如严重腹泻、长期胆道引流或十二指肠引流、肠瘘等。

（2）二氧化碳分压（PCO_2）是指物理溶解于血浆中的 CO_2 所产生的张力。PCO_2 测定是呼吸性酸碱平衡失调的指标之一。PCO_2 >5.98kPa（45mmHg）为高碳酸血症，其极值为17.29 kPa（130mmHg）。PCO_2 升高见于各种原因引起的呼吸性酸中毒或代谢性碱中毒。PCO_2 <4.65kPa（35mmHg）为低碳酸血症，其极值为<1.33kPa（10mmHg），PCO_2 降低见于各种原因引起的呼吸性碱中毒或代谢性酸中毒。

（3）氧分压（PO_2）是指物理溶解于血浆中的氧所产生的张力，肺和组织中进行交换的每一个氧分子均必须通过这一物理溶解状态。PO_2 测定是反映机体有无缺氧的指标。PO_2 低于7.31kPa（55mmHg）即有呼吸衰竭；PO_2 低于4kPa（30mmHg）即有生命危险。

PO_2 降低见于：①呼吸道病变，如咽后壁脓肿、喉水肿、喉及气管内异物、急性喘息性支气管炎、支气管哮喘等。②肺组织病变，如肺炎、肺结核、肺纤维化、肺不张等。③胸膜病变，如胸腔积液、气胸、胸膜增厚等。④胸廓病变，如胸部外伤、手术、畸形等。⑤纵隔病变、如纵隔肿瘤、纵隔气肿等。⑥心血管病变，如心力衰竭、心包积液、休克等。⑦血液系病变，如重症贫血、出血性疾病等。⑧神经系病变，如脑炎、脑外伤、脑血管意外、脑肿瘤、脊髓灰质炎等。

（4）氧饱和度（O_2Sat）和血红蛋白50％氧饱和度时氧分压（P_{50}）与氧分压测定基本相同，亦是反映机体有无缺氧的客观指标，O_2Sat 是指血液在一定的 PO_2 下，HbO_2 占全部 Hb 的百分比值，O_2Sat 受 Hb 影响；而 PO_2 不受 Hb 的影响。

（5）总二氧化碳（TCO_2）是指血浆中以各种形式存在的 CO_2 的总含量，其中大部分（95％）是 HCO_3^- 结合形式，少量是物理溶解的 CO_2（5%），还有极少量以碳酸、蛋白质氨基甲酸酯及 CO_3^{2-} 等形式存在。血气分析中 TCO_2 由计算得出。其临床意义与二氧化碳结合力及实际碳酸氢根基本相似。

（6）实际碳酸氢根（AB）是指未经气体平衡处理的人体血浆中 HCO_3^- 的真实含量（血气报告中的 HCO_3^- 即指 AB）。增高见于各种原因引起的代谢性碱中毒，如幽门梗阻、库欣综合征和服用碱性药物过多等。呼吸性酸中毒，如呼吸中枢抑制、呼吸肌麻痹、肺气肿、支气管扩张和气胸等。降低见于各种原因引起的代谢性酸中毒，如严重腹泻、肾衰竭、糖尿病和服酸性药物过多等。呼吸性碱中毒，由于长时间呼吸增速，肺泡中 PCO_2 减低，肾小管代偿性 HCO_3^- 排出增多。临床意义详见本章“血液电解质检查”一节。

（7）标准碳酸氢根（SB）是指体温37℃时 PCO_2 在5.32kPa（40mmHg）、Hb 在100%氧饱和条件下所测出的 HCO_3^- 的含量，也就是排除了呼吸因素对它的影响，故称标准碳酸氢根。SB 是判断代谢性酸碱平衡失衡的定量指标；而 AB 则受呼吸和代谢两种因素影响。假如把 AB 和 SB 这两个指标结合起来分析，在酸碱失衡诊断上有一定的参考意义。AB 与 SB 两者皆正常，为酸碱平衡正常；AB 与 SB 两者均低于正常，为代谢性酸中毒（未代偿）；AB 与 SB 两者均高于正常，为代谢性碱中毒（未代偿）；AB > SB 为呼吸性酸中毒；AB < SB 为呼吸性碱中毒。

（8）缓冲碱（BB）是指血液中起缓冲作用的阴离子总和，包括碳酸氢盐、血红蛋白、磷酸盐和血浆蛋白，其中最主要的是血红蛋白和碳酸氢盐。BB 测定可较全面地了解体内固定酸的情况，但由于受血红蛋白、血浆蛋白、电解质及呼吸因素的明显影响，因此，目前认为，它不能确切地反映代谢性酸碱平衡的情况。

（9）剩余碱（BE）是指在标准条件下，将一升血浆或全血的 pH 调整至 7.4 时所需要的酸或碱的量。目前认为，BE 比 BB 更能反映代谢性酸碱失衡的状况。正值时，在 BE 前加“+”符号为碱超（base excess）；负值时，在 BE 前加“-”符号为碱缺（base deficit）。BE >3.0mmol/L，说明人体内碱过剩增加，固定酸缺乏，表示代谢性碱中毒。BE <3.0mmo1/L，说明人体内碱过剩减少，固定酸过剩，表示代谢性酸中毒。

（10）肺泡-动脉氧分压差（ $A-aDO_2$ ）是指肺泡气氧分压（PAO_2）与动脉氧分压（PaO_2）之间存在一个差值，是判断肺换气功能正常与否的指标；在心肺复苏中，$A-aDO_2$是反映预后的一项重要指标。$A-aDO_2$在病理状态时增加，主要有解剖分流、通气/灌注比例失调及“肺泡-毛细血管屏障”弥散障碍三个因素。$A-aDO_2$显著增大表示肺的氧合功能障碍，同时 PaO_2明显降低，这种低氧血症吸纯氧不能纠正。PaO_2常低于 7.98kPa（60mmHg），一般由肺内短路所致，如肺不张、成人呼吸窘迫综合征。$A-aDO_2$中度增加的低氧血症，一般吸入纯氧可望获得纠正，如慢性阻塞性肺部疾病。由通气不足［表现肺动脉二氧化碳分压（$PaCO_2$）增加］造成的低氧血症，若 $A-aDO_2$正常，则可能为中枢神经系统或神经肌肉病变引起的肺泡通气不足。PaO_2降低，而 $PaCO_2$与 $A-aDO_2$正常时，提示吸入氧浓度降低，如高原性低氧血症。

（11）呼吸度（RI）又称呼吸商或呼吸指数。静息状态下，肺每分钟排出 CO_2约为 200ml，而摄取氧约为 250ml；呼吸商 R（I） =200/250 =0.8。不同的代谢物有不同的 R 值；糖类的呼吸商是 1；脂肪为 0.7；而蛋白质则为 0.8。一般人的饮食是混合性的，呼吸商平均为 0.8，因而计算肺泡-动脉氧分压差（$A-aDO_2$）时，R 值取 0.8。

（12）酸碱平衡紊乱的诊断可分为两步。①第一步 初步观察 pH、PCO_2以及碱指标来判断归于以下哪一种基本的紊乱类型：代谢性酸中毒、代谢性碱中毒、呼吸性酸中毒、呼吸性碱中毒，进而判断机体的代偿情况。同时应将酸碱紊乱的时间因素考虑在内。②第二步 酸碱平衡紊乱的病因诊断，应包含：患者的一般体征、病史、神志、平衡状态和目前的用药情况；电解质情况，尤其是钾离子、氯离子和阴离子隙；氧状态参数 PO_2、O_2Sat；其他必要的临床实验室检查，如尿 pH、酮体、血糖、血肌酐、乳酸等。

单纯型酸碱平衡紊乱分为代谢性酸中毒、代谢性碱中毒及呼吸性酸中毒、呼吸性碱中毒。前者首先发生的改变是反映代谢性因素的指标（如 SB、AB、BE 等），而呼吸性因素 PCO_2的变化则是一种代偿性的表现。呼吸性酸、碱中毒时反映呼吸性因素的指标 PCO_2最先发生改变，而反映代谢性因素的指标变化则是一种代偿性表现。经代偿调节后 pH 仍可维持在正常范围时，称为代偿期酸碱平衡紊乱，反之，为失代偿期。

(1) 代谢性酸中毒　表现为 AB↓、BE↓（负值增大）、PCO_2↓、pH↓或正常。临床上常发生于严重缺氧、休克、腹泻、肾衰竭、糖尿病酸中毒和饥饿等。根据阴离子隙（AG）增高与否，可分为高 AG 代谢性酸中毒和正常 AG 代谢性酸中毒。

(2) 代谢性碱中毒　表现为 AB↑、BE↑（正值增大）、PCO_2↑。由于 PCO_2↑、pH 可为正常或升高，临床上常发生于持续性呕吐、胃肠减压、补碱过多、低血钾时使用利尿剂后。

(3) 呼吸性酸中毒　表现为 AB↑、BE↑（正值增大）、PCO_2↑。急性期 pH↓，慢性期 pH 可为正常。临床上见于各种原因引起呼吸道阻塞所致的呼吸衰竭。

(4) 呼吸性碱中毒　表现为 PCO_2↓、AB↓、BE↓（负值增大）、pH↑，代偿期为正常。临床上常发生于肺通气过度，如高热及使用人工呼吸机致通气过度等。

混合型酸碱平衡紊乱常见有两种甚至两种以上类型的酸碱平衡紊乱同时混杂在一起，可能出现 pH 的相互抵消，或彼此影响导致失代偿。依据临床症状，目前的治疗方案和实验室检查都有助于找到紊乱的病因。

(1) 呼吸性酸中毒合并代谢性酸中毒　两者结合使酸中毒表现为 pH↓明显，PCO_2↑，AB↓，BE↓（负值增大）。临床上常见于肺心病合并感染性休克或肾衰竭。

(2) 呼吸性酸中毒合并代谢性碱中毒　两者结果相互抵消，表现为 pH 正常或下降，PCO_2↑，AB↑，BE↑（正值增大）。临床上常见于肺心病急性发作经多次使用利尿剂后。

(3) 代谢性碱中毒合并呼吸性碱中毒　两者合并使碱中毒加剧，表现为 pH↑明显，PCO_2↓，AB↑，BE↑（正值增大）。临床上见于充血性心力衰竭患者用排钾利尿剂导致缺钾性代谢性碱中毒，又因呼吸过度而发生呼吸性碱中毒。

(4) 代谢性酸中毒合并呼吸性碱中毒　两者结果相互抵消，表现为 pH 可在正常范围，AB↓，BE↓（负值增大），PCO_2↓。临床上见于糖尿病酮症酸中毒或肾功能不全合并感染、高热、呼吸过度等。

(5) 代谢性酸中毒合并代谢性碱中毒　两者结果相互抵消，表现为 pH 可在正常范围，AB↓、BE↓亦可相互抵消。根据两者中毒的严重程度的不同表现可有不同，诊断时应结合临床表现，电解质测定和 AG 综合判断。临床上见于肾衰竭患者伴严重呕吐或补碱过度。

第二节　肾脏疾病的生化检验

一、肾功能检查

我们俗称的肾功能检查（表 3－6），即血清非蛋白含氮类化合物测定，主要有尿素（URE）、肌酐（Cr）、胱抑素 C（Cys－C）、尿酸（UA）等检测项目。

表 3-6 肾功能检验报告单

医院检验报告单 【生化】

姓名	性别	年龄	样本号
住院号	病区	床号	
标签联号	样本类型 血清	标本状态	临床诊断

检验项目	结果	参考值	单位
尿素（URE）		2.9~8.2	mmol/L
肌酐（Cr）		男：59~104	μmol/L
		女：45~84	μmol/L
胱抑素 C（Cys-C）		0.59~1.03	mg/L
尿酸（UA）		男：208~428	μmol/L
		女：155~357	μmol/L

送检医生	检验者	审核者
接收时间	检验时间	报告时间

※本报告单仅对本标本负责※

1. 尿素

尿素（URE）是蛋白质代谢的主要终末产物，主要在肝脏合成，由肾脏排泄。因此，测定尿素可了解肾小球的滤过功能。为了便于临床诊断，尿素和血液尿素氮（BUN）可作为同义词，尿素等于血液尿素氮乘以 2.14，相反，血液尿素氮等于尿素乘以 0.46。BUN 增高时称之为氮质血症，氮质血症分为肾前性、肾脏性和肾后性 3 种亚型。肾前性，如大面积烧伤、剧烈呕吐、幽门梗阻、肠梗阻、长期腹泻、上消化道出血等；肾性，如急性肾小球肾炎、肾病晚期、肾功能衰竭、慢性肾盂肾炎及中毒性肾炎等；肾后性，如前列腺肥大、尿路结石、尿路狭窄、膀胱肿瘤等。

低于正常的尿素浓度的临床意义小于升高的尿素浓度，可见于严重肝脏疾病、低蛋白质饮食和长期低电解质补液治疗，低尿素浓度也生理性地见于儿童和孕妇。

在终末期肾功能不全患者中，评价肾功能尿素比肌酐浓度更为有效。尿素浓度与临床尿毒素症状相关，特别是胃肠道症状。对血透患者，尿素浓度既代表蛋白质的降解，又提示患者的代谢状况。

2. 肌酐

血清中的肌酐（Cr）由肌酸转变而来，主要经肾小球滤过，滤过后不被肾小管重吸收，而从尿液排出。当肾实质受到损害时，肾小球滤过率（GFR）降低，血浆 Cr 浓度升高，故测定血中 Cr 浓度可作为肾小球滤过功能受损的重要指标。

血清 Cr 升高见于：肾脏性因素，由于肾脏代偿能力很强，在肾小球受损程度较轻时，血清 Cr 浓度可正常。如血清中 Cr 含量明显升高至 176~353μmol/L（2~4mg/dl），常表示肾脏功能严重受损。若血清 Cr 超过 442μmol/L，经治疗病情仍不能改善，则有发展成尿毒症的危险。肾外因素：如进食大量蛋白质、肌肉损伤、心功能不全等。

血清 Cr 降低见于：妊娠、肌肉萎缩、肝功能障碍等。在患肌病、截肢及接受重症监护的患者中，肌肉量下降，因此 Cr 合成也减少。由此，血清 Cr 浓度低于正常，尿 Cr 排泄减少。除非 GFR 显著下降，血清 Cr 浓度不会超过参考范围的最高限。

血清 Cr 浓度只有在稳定状态下才用来估测 GFR，即 Cr 合成速度等于肌酐清除速度。确定这种稳态是否存在，两种测定必须隔 24h 分别进行。差别大于 10% 说明这种稳态不存在。肾功能损害时，随血清 Cr 浓度升高 GFR 被高估，这是由于 Cr 不是通过肾小球滤过而是通过肾小管分泌而清除，同时 Cr 还通过肠黏膜排泄。在肠道里，Cr 明显地被细菌肌酸酐酶而代谢。

3. 胱抑素 C

血清胱抑素 C（cystatinC，Cys－C）是一种分子量 13 000 的阴离子多肽，是胱氨酸蛋白酶的一种抑制剂，是由机体所有有核细胞产生。因为其具有恒定的合成率，能够自由经肾小球滤过，且循环血液中 Cys－C 几乎仅经肾小球过滤而被清除，因此被视为是反映 GFR 变化的理想的内源性标志物。作为 GFR 的标志物，Cys－C 与 GFR 呈良好的线性关系，并且优于血 Cr，特别是对早期或肾功能轻度损害的肾脏疾病的敏感性显著高于血 URE 和血 Cr。对于 GFR 介于 80～40ml/min 中度下降的个体，Cys－C 较血清肌酐能提供更多信息。

4. 尿酸

尿酸（UA）是人体内嘌呤类化合物分解代谢的最终产物，其含量与体内核酸分解代谢速度、肾脏排泄功能和食物中的核酸含量有关。血清 UA 升高见于：痛风。当血液中 UA 含量超过 416. 5μmol/L 时，UA 就会以钠盐形式沉积于人体内各个关节、软组织和软骨等处，而形成“痛风结石”。肾功能减退，由于血中 UA 增高程度与肾功能损害的程度并不成正比，因此，UA 测定不能作为判断肾功能损害程度的指标。核酸代谢增强，如白血病、多发性骨髓瘤、真性红细胞增多症、恶性肿瘤、溶血性贫血等。其他，如氯仿中毒、四氯化碳中毒、铅中毒、子痫、妊娠反应及食用富含核酸的食物等。

二、肌酐清除率测定

这里的肌酐清除率，实际上又称内生肌酐清除率（内源性肌酐清除率，表 3－7）。内生肌酐清除率（Ccr）不能用来测定 GFR，它只能代表一个近似数值。当严格控制了外源性肌酐的摄入（如素食 3 天），内生肌酐清除率接近于 GFR，是目前临床检测 GFR 最常用的方法。临床上，出于实用目的，用来解决以下问题：①内生肌酐清除率降低的检测，更应应用于肌酐测量的盲区范围到 GFR 为 50ml/min 时。②通过定期的测量内生肌酐清除率方法来监测 GFR，例如，潜在性肾毒性药物治疗期间的 GFR 的监测。③肾功能不全患者需要透析时测定，通常情况是内生肌酐清除率 <5ml/min。

内生肌酐清除率降低可反映肾小球滤过功能的早期损害，并可以判断肾损害程度。肌酐清除率 51～80ml/min 时为肾功能不全代偿期；31～50ml/min 时为肾功能不全失代偿期；<25ml/min 时为肾功能衰竭期（尿毒症期）；<5～10ml/min 时为尿毒症终

末期。

表3－7　内生肌酐清除率检验报告单

医院检验报告单　【生化】

姓名	性别	年龄	样本号
住院号	病区	床号	
标签联号	样本类型　血液和尿液	标本状态	临床诊断

检验项目	结果	参考值	单位
血清（浆）肌酐		男：59～104	μmol/L
		女：45～84	μmol/L
尿液肌酐			
24h尿量			
内生肌酐清除值		男：105±20	ml/min
		女：95±20	ml/min

送检医生	检验者	审核者
接收时间	检验时间	报告时间

※本报告单仅对本标本负责※

三、尿蛋白定量分析

尿蛋白排泄增多就是蛋白尿，几乎是任何肾脏疾病的标志。与侵入性或技术性要求较高的诊断方法如肾穿刺或超声检查相比较，尿蛋白分析是一种简单和廉价的辅助诊断肾脏疾病的方法（表3－8）。尿蛋白诊断评价的目的是检测和鉴别有尿蛋白排泄增多的疾病，同时评估疾病的严重性。实现这些目的包括：①通过简单的方法筛选出尿蛋白排泄增多。②鉴别良性和病理性蛋白尿。③通过排泄的尿蛋白的类型来区别造成蛋白尿不同病因（表3－9）。④通过定量尿蛋白来评价疾病的病情。

作为尿蛋白诊断解释的一部分，有必要认识到肾脏的滤过和处理尿蛋白的能力与年龄有关，这一能力在人生命中的最早4年里是逐步成熟的，并在30岁以后，即使没有肾脏疾病，也会慢慢下降的。总之，这些生理因素导致正常的尿蛋白排泄在同一个体内和不同个体间有差异。因此，诊断肾脏疾病不能以一次偶然的尿蛋白结果作为依据，检测不是同一天的两次，甚至更多次尿蛋白是必要的。

门诊患者在看病时可能因为身体上和心理上的应激，有可能会出现应激性蛋白尿，但应激性蛋白尿是无害的。如果对此有疑问，那么第一次尿标本应该丢弃，待患者休息或平静后重新收集第二次尿标本进行检查。

尿排泄蛋白的组成因肾性、肾前性和肾后性以及肾脏损害的类型和部位而不同，正因为有这个特点，可按照尿蛋白的类型来推断出肾性或肾前性疾病的类型和部位，而且典型标志性尿蛋白的含量与疾病的严重程度相关。

表3-8 尿蛋白定量分析检验报告单

医院检验报告单 【尿蛋白】

姓名	性别	年龄	样本号
住院号	病区	床号	
标签联号	样本类型 尿液	标本状态	临床诊断

检验项目	结果	参考值	单位
总蛋白（TP）		0~120	mg/L
微量白蛋白（mALB）		0~30	mg/L
转铁蛋白（TRFU）		0~2.40	mg/L
免疫球蛋白G（IgG）		0~8.50	mg/L
α_1-微球蛋白（α_1-MG）		0~12	mg/L
β_2-微球蛋白（β_2-MG）		0~0.22	mg/L
视黄醇结合蛋白（RBPU）		0~0.70	mg/L
λ型游离轻链（LamU）		0~4.10	mg/L
κ型游离轻链（KapU）		0~7.91	mg/L
α_2-巨球蛋白（α_2-MG）		0~9.40	mg/L

送检医生	检验者	审核者
接收时间	检验时间	报告时间

※本报告单仅对本标本负责※

表3-9 蛋白尿类型和标志性蛋白

蛋白尿类型	病因	蛋白分子量（kDa）	排泄量（mg/L）	标志性蛋白
选择性肾小球性蛋白尿	增加肾小球对中等大小阴离子蛋白的通透性	50~70，大多数白蛋白和转铁蛋白	0.03~0.3	白蛋白，转铁蛋白
非选择性肾小球性蛋白尿	增加肾小球对大分子蛋白的通透性	50~150	1.5~20	白蛋白，IgG
肾小管性蛋白尿	降低肾小管对小分子蛋白的重吸收	10~70	0.15~15	α_1-微球蛋白，β_2-微球蛋白，视黄醇结合蛋白，胱抑素C，N-乙酰-β-D-葡萄糖苷酶(β-NAG)
混合性蛋白尿	增加大分子蛋白的通透性和继发性损害或肾小管重吸收的饱和（溢出性蛋白尿）	10~150	0.15~20	白蛋白，α_1-微球蛋白，总蛋白
肾前性蛋白尿	增加血浆小分子蛋白的释放，肾小管溢出	血红蛋白，肌球蛋白，Bence Jones蛋白（游离单克隆免疫球蛋白轻链）	0.1~50	增加的总蛋白，正常白蛋白
肾后性蛋白尿	下尿路出血或渗出	Tamm Horsfall 蛋白，血浆蛋白	变化不定	α_2-巨球蛋白，载脂蛋白A-I

除了遗传性和获得性肾脏疾病仅仅影响肾脏本身，肾脏是许多系统性和原发性疾病发展过程中潜在性损伤的靶器官，累及肾脏往往会对这些疾病的预后和过程产生巨大影响。原发性和继发性肾脏疾病引起的蛋白尿称为肾性蛋白尿。其他不直接造成肾脏损害等原因（包括系统性疾病的发展）引起的蛋白尿，称为肾前性蛋白尿。另外，蛋白可由于下尿路出血和漏出通过肾小管后进入尿液形成肾后性蛋白尿。

（1）定量分析蛋白尿中微量白蛋白（mALB）、转铁蛋白（TRFU）、免疫球蛋白G（IgG）和 α_1 - 微球蛋白（α_1 - MG），以及通过计算这些蛋白的比率来区分选择性肾小球性蛋白尿、非选择性肾小球性蛋白尿和肾小管性蛋白尿。

尿中免疫球蛋白 IgG 与微量白蛋白（mALB）之比（IgG/mALB）<0.03 为选择性肾小球性蛋白尿，提示肾小球滤过膜受损较轻，治疗反应和预后大多较好，常见于肾病综合征、膜性肾小球肾炎（早期）、局灶性肾小球肾炎（早期）等原发性肾小球轻微病变以及肾静脉血栓形成和淀粉样变等；IgG/mALB >0.03 为非选择性肾小球性蛋白尿，提示肾小球滤过膜受损严重，预后大多不良，常见于继发性肾小球疾病（如糖尿病性肾病Ⅳ期、系统性红斑狼疮等）。

尿中 mALB 排出量的多少，可反映肾小球损伤的程度，是诊断肾小球肾病的灵敏指标。如尿 mALB 排出量持续超出 30mg/24h，可作为糖尿病、高血压以及红斑狼疮等全身性疾病肾脏早期损伤的敏感指标之一。

尿转铁蛋白（TRFU）是反映肾小球滤过膜损伤的灵敏指标。特别在肾脏的早期损伤时，尿中 TRF 排出量增加。

（2）尿中低分子量蛋白是一组能自由通过肾小球滤过膜，而在肾近曲小管全部被重吸收的低分子量蛋白，包括 α_1 - MG、β_2 - MG 以及视黄醇结合蛋白（RBPU），可作为肾近曲小管受损的敏感标志性蛋白，对肾小管间质疾病的早期和定位诊断有较高的临床实用价值。

尿 α_1 - MG 在 pH 4.0～10.0 值范围内比 β_2 - MG 稳定，对肾功能的诊断，尤其作为肾小管功能测定指标更为可靠、灵敏，能正确地反映肾小管损伤的情况。增高见于糖尿病肾脏病变、肾功能不全、痛风、重金属镉、汞中毒等。尿 α_1 - MG 还可用于判断肾移植成活情况，若 α_1 - MG 由高值逐步降低直至正常，提示预后良好；逐步升高则预后不良，大量持续的尿 α_1 - MG 被认为是预后差的征象，并与肾功能恶化有关，也可提示环孢素的毒性反应。

尿 β_2 - MG 是检测肾近曲小管受损较灵敏和特异的指标。在早期肾功能不全，当肾近曲小管受损，使其回吸收率下降 1% 时，尿 β_2 - MG 排出量已增加 30%。但 β_2 - MG 还可因合成亢进等肾前性因素而使原尿中排出增多，超过肾小管重吸收能力，尿中 β_2 - MG 浓度增高，见于自身免疫病，如系统性红斑狼疮（SLE）、恶性肿瘤等。而血 β_2 - MG 正常时尿 β_2 - MG 升高见于单纯性肾小管重吸收功能受损，如胱氨酸尿症和肝豆状核变性等。

尿 RBP 升高与肾小管间质损害程度明显相关，是监测病情、指导治疗和判断预后的一项灵敏的指标。

尿 α_2 - MG 测定可用来区分肾性血尿和肾后性蛋白尿，α_2 - MG/mALB >0.02 为肾后性蛋白尿，见于肾后性出血，如损伤、肿瘤、尿结石、肾性感染、结核、良性前列腺增生、月经血、尿路感染等。

（3）通过测定比较肾脏标志性蛋白和总蛋白（TP）来认识肾前性蛋白尿，如果有所提示，可直接测定游离免疫球蛋白轻链（κ 轻链、λ 轻链）。（mALB + IgG + α_1 - MG）/TP <0.6 提示类蛋白尿或本周（Bence Jones）蛋白尿。轻链比（κ∶λ）能评价游离免疫球蛋白轻链的单克隆性，κ∶λ < 1 或 > 5.2 提示为单克隆 λ 链或单克隆 κ 链。Bence Jones 蛋白尿与多发性骨髓瘤、Waldenstrom 巨球蛋白血症和慢性淋巴细胞性白血病有关，多克隆轻链（κ∶λ 为 1.0 ~5.2）增加，提示肾小管重吸收障碍，但没有更多的病理性特征。

四、尿中酶类测定

正常人尿中含酶量极少，肾脏疾病时一些血中或肾组织中的酶可大量在尿中出现，测定这些尿酶的变化有助于肾脏疾病的诊断和疗效观察（表 3 - 10）。

表 3 - 10 尿液酶类检验报告单

医院检验报告单 【生化】

姓名	性别	年龄	样本号
住院号	病区	床号	
标签联号	样本类型 尿液	标本状态	临床诊断

检验项目	结果	参考值	单位
尿溶菌酶		<1	mg/L
尿β - N - 乙酰氨基葡萄糖苷酶（NAG）活性		0 ~16	U/g 肌酐

送检医生	检验者	审核者
接收时间	检验时间	报告时间

※本报告单仅对本标本负责※

目前已发现尿酶有 40 多种，但要用于肾疾病诊断，应考虑如下条件：酶分布集中在肾实质细胞，而在尿路其他部位很少，分布越集中，组织特异性越强；有较大分子量，尿中的酶只代表来源于肾细胞；酶活性在尿中较稳定；检测方法成熟，简便易行，适合日常检验。由于前述条件的制约，实际应用于肾脏疾病诊断者并不多。

（1）尿溶菌酶含量增多主要有以下 3 种原因：①肾小管重吸收障碍。②血中含量显著升高超出肾小管重吸收的能力。③肾小管细胞遭到损伤，使本身的溶菌酶释放入尿而排出。含量超出 3mg/L 称为溶菌酶尿，表明肾小管损伤，可见于慢性重金属中毒、肾毒性损害、急性肾小管坏死、肾盂肾炎、肾小管间质性疾病、肾移植早期排异时，但必须排除血溶菌酶升高因素，尤其是白血病化疗后。

（2）尿β－N－乙酰氨基葡萄糖苷酶（NAG）测定　是尿酶中应用率最高的，NAG是溶酶体酶，尿NAG活性作为肾小管标记蛋白，对其诊断价值的认识已趋成熟，是肾小管损害的较灵敏指标。增高见于急、慢性肾炎、休克引起的肾衰竭（NAG特高）、肾病综合征、流行性出血热、中毒性肾病。肾病恢复期或肾实质病变不重时，增高不明显。下泌尿系统感染和尿路结石时，NAG可正常。肾移植患者尿NAG测定可早期发现排斥反应。一般在临床上出现多种指征前1～3天即有尿NAG活性增高。

第三节　肝脏疾病的生化检验

肝脏是人体内最大的实质性腺体，也是人体内最主要的生物合成和解毒器官，具有多种功能。肝病包括：原发性实质性细胞损害、梗死性疾病及两者的并发症。另外，胆道、胰腺等肝外病变也会影响血清中那些肝脏代谢产物的水平。

临床通过检测某些代谢变化来了解肝脏的功能，藉以帮助对肝胆胰疾病的诊断、鉴别诊断或判断病变的性质、程度、预后及疗效观察等。根据临床的实际情况，常将应用于肝脏疾病检查的试验分为以下六类：①反映排泄分泌、解毒、代谢功能的试验，如血清胆红素（BILI）测定、总胆汁酸（TBA）测定、血氨（NH_3）测定等。②反映合成功能的试验，如血清总蛋白（TP）测定、血清白蛋白（ALB）测定、血清蛋白电泳（SPE）分析、血清前白蛋白（PA）测定、血浆凝血酶原时间（PT）测定等。③诊断酶学试验，如丙氨酸氨基转移酶（ALT）俗称谷丙转氨酶（GPT）测定、门冬氨酸氨基转移酶（AST）俗称谷草转氨酶（GOT）测定、碱性磷酸酶（ALP）测定、乳酸脱氢酶（LDH）测定、L－γ－谷氨酰基转移酶（GGT）测定、谷氨酸脱氢酶（GDH）测定、亮氨酸氨基肽酶（LAP）测定、腺苷脱氨酶（ADA）测定、胆碱酯酶（ChE）测定、5′－核苷酸酶（5′－NT）测定等。④反映肝纤维化为主的试验，如血清单胺氧化酶（MAO）测定、胶原蛋白测定、层黏蛋白（Ln）测定、血清透明质酸（HA）测定等。⑤反映肝肿瘤为主的试验，如α－L－岩藻糖苷酶（AFU）测定、甲胎蛋白（AFP）测定等。⑥反映胰腺功能为主的试验，如淀粉酶（AMS）测定、脂肪酶（LPS）测定等。

一、肝功能试验

目前临床上俗称的肝功能试验（表3－11），主要包括胆红素、总胆汁酸、血清蛋白以及丙氨酸氨基转移酶、门冬氨酸氨基转移酶、碱性磷酸酶、乳酸脱氢酶、L－γ－谷氨酰基转移酶、腺苷脱氨酶、胆碱酯酶、5′－核苷酸酶等酶类检测项目。以反映肝脏的合成、排泄分泌、解毒、代谢功能以及肝细胞实质性损害。

表 3－11　肝功能检验报告单

医院检验报告单　【生化】

姓名	性别	年龄	样本号
住院号	病区	床号	
标签联号	样本类型　血清	标本状态	临床诊断

检验项目	结果	参考值	单位
总胆红素（TBIL）		3.4～17.1	μmol/L
直接胆红素（DBIL）		0.0～3.4	μmol/L
间接胆红素（IDBIL）			μmol/L
总蛋白（TP）		60.0～80.0	g/L
白蛋白（Alb）		35.0～55.0	g/L
球蛋白（Glob）		20.0～40.0	g/L
前白蛋白（PA）		250～400	mg/L
谷丙转氨酶（ALT）		5～40	U/L
谷草转氨酶（AST）		8～40	U/L
碱性磷酸酶（ALP）		40～150	U/L
L－γ－谷氨酰基转移酶（GGT）		5～55	U/L
乳酸脱氢酶（LDH）		109～245	U/L
胆碱酯酶（ChE）		143～460	U/L
总胆汁酸（TBA）		0～10.0	μmol/L
腺苷脱氨酶（ADA）		≤30	U/L
5′－核苷酸酶（5′－NT）		0～11.0	U/L

送检医生	检验者	审核者
接收时间	检验时间	报告时间

※本报告单仅对本标本负责※

1. 血清胆红素测定

胆红素是从各种含血红素的蛋白游离出来的血红素在体内的代谢产物。胆红素的80%～85%来自衰老破坏的红细胞所释放的血红素。血红蛋白被肝、脾、骨髓内单核吞噬细胞系统吞噬、破坏和分解，在组织酶的作用下，成为血红素与珠蛋白；血红素经微粒体血红素加氧酶催化转变为胆绿素，胆绿素由胆绿素还原酶还原成胆红素。另外还有10%～20%的胆红素是由血红蛋白以外的肌红蛋白游离血红素等在肝中生成。上述胆红素是游离胆红素，因未经肝细胞摄取，未与葡萄糖醛酸结合，故称非结合胆红素（又称间接胆红素 indirect bilirubin，I－BIL）。非结合胆红素运载到肝脏，胆红素进入肝细胞后，在微粒体内经葡萄糖醛酸转移酶催化，与葡萄糖醛酸基相结合，形成结合胆红素（又称直接胆红素 direct bilirubin，D－BIL）。

结合胆红素形成后从肝脏排出进入肠腔，由肠腔细菌脱氢作用还原为尿胆素，大部分随粪便排出，称为粪胆原；小部分经肠道重吸收，通过门静脉血回到肝脏，转变为胆红素，或未经转变再随胆汁排入肠腔内，这一过程成为胆红素的“肠肝循环”。从肠道重吸收的尿胆原，很少部分进入体循环，经肾排出。

胆红素是人体代谢中所产生的一种物质。主要是血红蛋白的降解产物。血清中总胆红素由以下三部分组成：未结合胆红素（B_u），在血浆中与白蛋白疏松结合而运输；结合胆红素（B_c），胆红素进入肝脏后，受肝内葡萄糖醛酸转移酶的作用与葡萄糖醛酸结合，形成葡萄糖醛酸酯，能溶于水，可由肾脏排出；δ胆红素（B_δ），是胆红素和白蛋白共价结合的复合物。B_δ不同于正常条件下的游离胆红素借血液中白蛋白运输至肝脏，此时的胆红素和白蛋白的结合是松散的，这些结合物不是B_δ。在健康人的血清中检测不出B_δ。在阻塞性高胆红素血症的患者血液中，因胆道堵塞，造成B_c大量堆积。血液的白蛋白浸润在高胆红素血液中，白蛋白较葡萄糖醛酸对胆红素的亲和作用更强烈，因此，白蛋白取代了葡萄糖醛酸，形成了白蛋白胆红素共价结合的复合物，称为B_δ。一般的B_c排泄很快，但是，和白蛋白结合的B_δ半衰期和白蛋白相同，约18天。如果能检测出B_δ，即表明目前患者处于高胆红素血症，或在检测前的相当一段时间内为高胆红素血症。在临床上，使用B_δ和TBIL的比值来观察胆道堵塞手术后的治疗效果。手术后，若TBIL明显下降，但是B_δ和TBIL比值升高，说明手术成功；若TBIL虽有下降，但是比值没有升高，说明手术后胆汁排出仍然不畅。由于检测方法学的差异，使用重氮方法检测的直接胆红素包括了B_δ，使临床误解患者的“结合胆红素”水平。Kodak Ektachem的干片技术可以分别报告B_u、B_c和B_δ，便于临床真实了解患者疾病状况。

由于B_u、B_c、B_δ与重氮试剂反应时各不相同，临床实验室通常将胆红素区分为：总胆红素（TBIL），在加速剂存在时，重氮试剂与B_u、B_c以及B_δ反应；直接胆红素（DBIL）是在没有加速剂存在时，重氮试剂直接与B_c、B_δ以及部分B_u反应，而B_u只是很少的一部分；间接胆红素（IDBIL），是TBIL与DBIL之差。临床通过检测血清TBIL、DBIL，了解肝功能正常与否，判断有无黄疸及黄疸的程度并有助于黄疸类型的鉴别诊断。

TBIL > 17.1μmol/L表示有黄疸，17.1 ~ 34.2μmol/L为隐性黄疸或亚临床黄疸，34.2 ~ 171μmol/L为轻度黄疸，171 ~ 342μmol/L为中度黄疸，> 342μmol/L为重度黄疸。

（1）协助鉴别黄疸类型　溶血性黄疸多为轻度黄疸，多数TBIL < 85.5μmol/L，DBIL增高明显，直接胆红素与间接胆红素之比（DBIL/IDBIL）<0.2；肝细胞性黄疸多为轻、中度黄疸，TBIL 17.1 ~ 171μmol/L，DBIL与IDBIL均增高，DBIL/IDBIL 0.2 ~ 0.5；梗阻性黄疸多为中、重度黄疸，TBIL明显增高，不完全梗阻为171 ~ 342μmol/L，完全梗阻常 > 342μmol/L，以DBIL增高明显，DBIL/IDBIL >0.5。

（2）TBIL测定对于肝细胞的损害不是一个灵敏的指标，但在肝脏疾病中胆红素浓度明显升高常反映有严重的肝细胞损害。病毒性肝炎时，血清胆红素愈高，肝细胞损害往往愈严重，病程亦愈长。但也存在此种情况，如爆发性肝炎时，TBIL仅中度升高，少数亚急性肝炎病例无黄疸出现。急性酒精性肝炎时如TBIL >85.5μmol/L，提示预后不良。胆汁淤积性肝炎虽肝细胞损害较轻，TBIL水平却可甚高。婴幼儿TBIL超过

342μmol/L 通常伴有脑损害（脑性核黄疸）。新生儿溶血症时检测胆红素有助于了解疾病严重程度，有助于制定合理的治疗方案。

（3）血清中 TBIL 升高主要见于：溶血性黄疸，如自身免疫性溶血性贫血、异型输血、恶性疟疾、蚕豆病（Favism）、阵发性睡眠性血红蛋白尿等；肝细胞性黄疸，如急性或慢性病毒性黄疸型肝炎、肝硬化、肝癌、中毒性肝炎、传染性单核细胞增多症、伤寒等；阻塞性黄疸，如总胆管结石、总胆管或肝胆管癌、胰头癌、壶腹癌、急性或慢性胰腺炎、十二指肠球后溃疡、胆汁淤积性肝炎、妊娠特发性黄疸、原发性胆汁性肝硬化等；先天性非溶血性黄疸，如迪宾 - 约翰逊（Dubin - Johnson）病、罗托尔（Rotor）综合征、吉尔伯特 - 勒雷博莱特（Gilbert - Lereboullet）综合征、克里格勒 - 纳贾（Crigler - Najjar）综合征。

（4）血清 TBIL 降低主要见于再生障碍性贫血。

2. 血清总胆汁酸

胆汁酸由胆固醇演变而来，是胆汁的主要成分，在脂肪消化和吸收过程中起重要作用。胆汁酸还有促进胆汁分泌和利胆的作用。肝细胞以胆固醇为原料在肝脏合成初级胆汁酸，进而与甘氨酸或牛磺酸相结合，形成结合胆汁酸，并随胆汁排入肠腔。在回肠末端约 98% 的结合胆汁酸被重吸收，经门静脉回到肝脏。重吸收回肝脏的胆汁酸经肝细胞重新转化后，连同新合成的初级胆汁酸再分泌入胆汁，此为胆汁酸的肠肝循环。当肝细胞受损害或胆管病变时，即可引起胆汁酸的改变。

血清总胆汁酸（TBA）增高见于肝细胞损害，如胆汁淤积性肝炎、慢性活动性肝炎、中毒性肝炎、肝硬化、肝癌及酒精性肝病时，尤其是肝硬化时 TBA 阳性率明显高于其他指标。肝病越重，TBA 越高。TBA 测定特别适用于可疑有肝病但其他生化检查指标尚正常或轻度异常的患者诊断。TBA 测定对急性肝炎早期诊断的价值与 ALT 和 AST 测定相同。ALT 和 AST 随肝细胞损害的控制很快转为正常，空腹 TBA（F - TBA）测定也随肝功能的恢复逐渐转为正常，而餐后 TBA（P - TBA）恢复缓慢。TBA 持续较高水平的患者往往慢性归转。田中直见报告，20 例急性肝炎患者恢复期中，8 例 TBA 异常者，6 例转为慢性。国内魏有仁等对 21 例急性肝炎的随访观察，TBA 降至 10μmol/L 以下者 1 年后未发现慢性归转病例，TBA 增高（ALT 正常）的 5 例中有 4 例转为慢性。慢性活动性肝炎的 TBA 增高幅度较大，慢性肝炎患者如 TBA > 20μmol/L，应考虑活动的存在。另外，进食后 TBA 可一过性增高，此为生理现象。

血清 TBA 测定对肝外胆管阻塞和肝内胆汁淤积的诊断有较高的灵敏度。包括胆管阻塞、胆汁淤积性肝硬化、新生儿胆汁淤积、妊娠性胆汁淤积，血清中 TBA 均可显著增高。TBA 测定可用来区别高胆红素血症和胆汁淤积，TBA 正常而胆红素升高可视为高胆红素血症；反之则视为胆汁淤积，两者均升高则考虑为胆汁淤积性黄疸。

3. 蛋白质代谢测定项目

肝脏是机体蛋白质代谢的主要脏器，白蛋白、糖蛋白、脂蛋白以及与凝血有关的各种蛋白质均系肝细胞合成，肝脏还参加其他蛋白如球蛋白的代谢，因此测定蛋白质代谢的项目对肝病的诊断和预后具有重要意义。

（1）血清总蛋白（TP）为血清蛋白质的总和，是多种蛋白的混合液，包括白蛋白（Alb）和球蛋白（Glob）。两者的增减必然伴随 TP 的变化，所以临床一般同时测定 TP、Alb，用 TP 浓度减去 Alb 浓度即为 Glob 的浓度。

血清 TP 浓度增高见于：①血清蛋白质合成增加，大多发生在多发性骨髓瘤患者，此时主要是球蛋白的增加，其量可超过 50g/L，总蛋白则可超过 100g/L。②血清中水分减少，使总蛋白浓度相对增高。凡体内水分的排出大于水分的摄入时，均可引起血浆浓缩，尤其是急性失水时（如呕吐、腹泻、高热等）变化更为显著，血清总蛋白浓度有时可高达 100～150g/L。又如休克时，由于毛细血管通透性的变化，血浆也可发生浓缩；慢性肾上腺皮质功能减退患者，由于钠的丢失而致继发性水分丢失，血浆也可出现浓缩现象，血浆的浓缩使 TP 相应增高。

血清 TP 浓度降低：①血浆中水分增加，血浆被稀释。如因各种原因引起的水钠潴留。②营养不良和消耗增加。长期食物中蛋白质含量不足或慢性肠道疾病所引起的吸收不良，使体内缺乏合成蛋白质的原料，或因长期患消耗性疾病，如严重结核病、甲状腺功能亢进和恶性肿瘤等，均可造成血清总蛋白的浓度降低。③合成障碍，主要是肝功能障碍。肝脏功能严重损害时，蛋白质的合成减少，以白蛋白的下降最为显著。④蛋白质丢失。严重烫伤时，大量血浆渗出，或大出血时，大量血液的丢失；肾病综合征时，尿液中长期丢失蛋白质；溃疡性结肠炎可从粪便中长期丢失一定量的蛋白质，这些均可使血清总蛋白浓度降低。

血清 TP 浓度也会因生理原因而产生波动，如健康成人静卧时比直立走动低 3～5g/L；新生儿可比成年人低 5～8g/L；而 60 岁以上老人比成年人约低 2g/L。

（2）血清 Alb 在肝脏合成。血清 Alb 浓度增高常由于严重失水，血浆浓缩所致，并非蛋白质绝对量增加。临床上尚未发现单纯白蛋白浓度增高的疾病。

血清 Alb 浓度降低的原因与总蛋白浓度降低的原因相同。但有时总蛋白的浓度接近正常，而 Alb 的浓度降低，同时伴有球蛋白浓度的增高。急性 Alb 浓度降低，主要由于急性大量出血或严重烫伤时血浆大量丢失。慢性 Alb 浓度降低主要由于肝脏合成 Alb 功能障碍，腹水形成时 Alb 的丢失和肾病时 Alb 从尿中的丢失。严重时，Alb 浓度可低于 10g/L。Alb 浓度低于 20g/L 时，由于胶体渗透压的下降，常可见到水肿等现象。

妊娠时，尤其是妊娠晚期，由于体内对蛋白质的需求量增加，同时又伴有血浆容量增高，血清 Alb 可明显下降，但分娩后可迅速恢复正常。文献报道，还有极少数先天性 Alb 缺乏症患者，由于 Alb 合成障碍，血清中几乎没有 Alb，但患者不出现水肿。

（3）血清 Glob 浓度增高，临床上常以 γ－球蛋白增高为主。Glob 增高的原因，除水分丢失的间接原因外，主要有下列因素：①感染性疾病，如结核病、疟疾、血吸虫病、黑热病、麻风病等。②自身免疫性疾病，如系统性红斑狼疮、硬皮病、风湿热、类风湿性关节炎、肝硬化等。③多发性骨髓瘤，此时 γ－球蛋白可增高至 20～50g/L。

血清 Glob 浓度降低主要是合成减少。正常婴儿出生后至 3 岁内，由于肝脏和免疫系统尚未发育完全，Glob 浓度较低，属于生理性低球蛋白血症。而肾上腺皮质激素和其他免疫制剂有抑制免疫功能的作用，会导致 Glob 的合成减少。低 γ-球蛋白血症或无 γ-球蛋白血症，患者血清中 γ-球蛋白极度下降或缺如。先天性者，仅见于男性婴儿。而后天获得性者，可见于男、女两性。此类患者缺乏体液免疫功能，极易发生难以控制的感染。

（4）血清 Alb 与 Glob 比值（A/G）反映了 Alb 与 Glob 浓度变化的关系，临床上常用它来衡量慢性肝脏病变的严重程度。当 A/G<1 时，称为比值倒置，为慢性肝炎或肝硬化的特征之一。

4. 血清前白蛋白

血清前白蛋白（PA）被视为蛋白质的营养状况与肝功能障碍的一个敏感指标，对肝病的早期诊断有一定的价值。PA 在肝脏合成，各类肝炎、肝硬化致肝功能损害时，由于合成减少，血清 PA 水平降低。蛋白消耗性疾病或肾病时，以及妊娠或高雌激素血症时，PA 浓度也下降。PA 和视黄醇结合蛋白（RBP）作为蛋白质营养状况的指征。由于它们的半衰期短，对蛋白摄入的改变是敏感的，一旦患者营养不良，PA 即迅速下降。其他营养素的状况也影响 PA 浓度，如缺锌时 PA 降低，短期补锌后，其值即升高。临床评价营养不良的标准：PA 0.2～0.4g/L 为正常，0.1～0.15g/L 为轻度缺乏，0.05～0.1g/L 为中度缺乏，<0.05g/L 为严重缺乏。另外，血清 PA 是一种负急性时相反应蛋白，在炎症和恶性疾病时其血清水平下降。据报告，手术创伤后 24h 即可见血清 PA 水平下降，2～3 天时达高峰，其下降可持续 1 周。

血清 PA 浓度增高，可见于 Hodgkins（霍奇金）病。

5. 氨基转移酶

氨基转移酶是一组促使 α-酮酸通过移换氨基转变成氨基酸而发生可逆反应的酶。与诊断最有关联的氨基转移酶是血清丙氨酸氨基转移酶（ALT）和门冬氨酸氨基转移酶（AST）。ALT 广泛存在于人体组织细胞内，如肝、肾、心、骨骼肌及脑等。其中，以肝细胞含量最高，肝内 ALT 活性是血清中的100 倍，当1% 的肝细胞受损时，血清中 ALT 活性就会增高 1 倍。AST 广泛存在于心、肝、肾、脑等组织内。其中，以心肌含量最多，其次为肝。

ALT、AST 属细胞内功能酶，细胞内外有巨大的浓度差，正常时血清中此两种酶活性很低。转氨酶测定是诊断和检测肝细胞或者肌肉损伤的基本项目，没有证据表明在肝脏或心肌、骨骼肌疾病中氨基转移酶合成增加。AST 和 ALT 的半衰期相对较短（分别为 17h 和 47h），因此，在急性肝病中，酶活力过程的逐日变化可很好地反映肝细胞受损程度。

ALT 是肝脏特异性酶，是反映肝损伤的一项灵敏指标。血清值升高表明肝细胞质膜存在渗漏并退化，升高的程度与受累细胞的数量有关，因此酶活性若大于参考值上限的 25 倍，主要见于急性病毒性肝炎，肝脏灌注急性紊乱和急性中毒性肝坏死（如扑热息痛、四氯化碳等药物所致）。特别应注意的是，重症肝炎时由于肝细胞广泛而严重地坏死，肝细胞浆内的ALT已释放殆尽，血中ALT活性逐渐下降，而胆红素却进行性升高，两者不再保持平行关系，即出现所谓的“酶胆分离”现象，常是肝坏死的前兆。

AST在肝病的鉴别诊断中具有特别的意义，此外，AST仍然被用来监测心肌梗死的进程。AST活性水平和它的评价与ALT联系可用DeRitis比率（AST/ALT）形式，在一般情况下，正常人血清AST/ALT比率为1.27左右。肝脏损害时，急性期AST/ALT比率<1.0，>2表明主要是坏死型的严重肝脏疾病，这种比值经常出现在慢性活动性肝炎和酒精性肝损害。AST/ALT也是肝损预后的指标，一项研究发现儿童入院时AST/ALT均值在1.6，而在其后几个月中比值不断增高的儿童要比那些未增高的儿童预后为差。

血清氨基转移酶（ALT、AST）轻度增加的疾病主要包括胰腺炎、酒精性脂肪肝、肝硬化、肉芽肿、肿瘤等；中度增加的疾病主要包括传染性单核细胞增多症、慢性活动性肝炎、肝外胆道梗死、心肌梗死等；而重度增加的疾病主要有急性病毒性肝炎、中毒性肝炎等。

6. 血清碱性磷酸酶

临床测定血清碱性磷酸酶（ALP或AKP）主要用于骨骼、肝胆系统疾病等的诊断和鉴别诊断，尤其是黄疸的鉴别诊断。对于原因不明的高ALP血清水平，还可测定同工酶（如肝ALP、骨ALP、肠ALP、胎盘ALP等同工酶）以协助明确其器官来源。在健康人群的血清或血浆中测得的ALP几乎全部来自肝脏和骨骼系统。大约25%的健康人也产生肠ALP，占禁食标本总ALP的10%。ALP增加可以是生理性的，也可以由肝脏和（或）骨骼疾病引起。

生理性ALP升高见于：妊娠期间，从妊娠第四个月开始（胎盘ALP）；发育中的儿童（骨ALP），1~12岁的参考值为<500U/L。

病理性ALP升高的最常见原因是肝胆疾病。约60%的肝脏或胆管疾病的患者中，ALP呈病理性升高。它与AST、ALT和GGT联合检查可鉴别诊断胆汁淤积状况。ALP的升高水平与胆汁淤积时的氨基转移酶活性有关。ALP的临床敏感性在胆汁淤积性肝脏疾病中是80%~100%，而在酒精性肝脏疾病中仅为25%。因此，在血清L-γ-谷氨酰基转移酶活性增高的肝脏疾病中，对于区分胆汁淤积性疾病和酒精相关性肝损害来说，ALP的水平是一个很好的诊断标准。与血清L-γ-谷氨酰基转移酶相关的ALP水平不升高或相对轻度升高，提示有酒精引起的肝损害。急性或慢性病毒性肝炎、肝硬化、肝脓疡、肝癌等疾病可见ALP升高。

在一些骨疾病，如变形性骨炎、维生素D缺乏性佝偻病、转移性骨病，只要不合并慢性肝脏疾病，ALP的升高提示成骨细胞活性良好。否则必须测定骨碱性磷酸酶。而在一些代谢性骨疾病，如甲状旁腺功能亢进和骨质减少或骨质疏松，ALP仅偶尔升高。在这种情况下测定骨ALP具有更大的诊断价值，尤其是对疾病进程的监测。

ALP减少较少见，主要见于呆小病、维生素C缺乏症。甲状腺功能低下、恶性贫血等也可见血清ALP下降。

7. 血清 L－γ－谷氨酰基转移酶

血清 L－γ－谷氨酰基转移酶（GGT）分布于肾、前列腺、胰、肝、盲肠和脑等多种组织中，GGT 测定主要用于诊断肝胆疾病。血清 GGT 测定对多种肝脏疾病有较大的诊断意义，但由于不同疾病之间 GGT 的活性有明显重叠，因此一般认为 GGT 测定缺乏特异性而不单独作为鉴别判断指标，而常与 ALT、ChE 等酶学指标联合检测，根据其酶谱变化为进一步鉴别诊断提供依据。原发性肝癌、胰腺癌、肿瘤肝转移、胆汁性肝硬化、胆道肿瘤时，血清 GGT 活力显著升高，特别在诊断恶性肿瘤患者有无肝转移和肝癌术后有无复发时，阳性率可达 90%。但是，GGT 作为肝癌标志物的特异性较差，急性肝炎、慢性肝炎活动期、阻塞性黄疸、胆道感染、胆石症、急性胰腺炎时都可以升高。嗜酒或长期接受某些药物如苯巴比妥、苯妥英钠、安替比林者，血清 GGT 活性常常升高。口服避孕药会使 GGT 值增高 20%。

8. 乳酸脱氢酶

乳酸脱氢酶（LDH）广泛存在于人体组织中，属于氢转移酶类，催化乳酸氧化成丙酮酸，NAD（辅酶Ⅰ）为氢的受体，组织中此酶活力约比血清高 1 000 倍，只要人体组织中有少量组织坏死，所释放的酶就能使血液中乳酸脱氢酶活力升高。LDH 显著升高见于广泛癌转移、恶性贫血、霍奇金病、淋巴瘤、白血病等；中度升高见于心肌梗死、肺栓塞、传染性单核细胞增多症及进行性肌营养不良；轻度升高见于肝炎、肝硬化、阻塞性黄疸、肾炎肾变期等。LDH/AST 是区别溶血性黄疸和肝炎或者肝后黄疸，比值 >5 是溶血性黄疸。

9. 胆碱酯酶

人体胆碱酯酶（ChE）有两类，一类是乙酰胆碱酯酶（AChE），分布在红细胞及脑灰质等中；另一类是拟胆碱酯酶（PChE），分布于肝、脑白质及血清等中。临床常规检测的为 PChE，因血清中主要含此酶故称为血清 ChE。

血清 ChE 测定可用于肝脏损伤和有机磷中毒的诊断。血清 ChE 主要在肝脏合成，当肝脏发生实质性损害时，酶合成减低，其下降程度与肝细胞损害呈正比。仅根据 ChE 活性测定这单一指标，很难充分获得患者肝功能的情况。大体上，ChE 的测定并不主要用于肝病的诊断，而被推荐与 ALT 和 GGT 结合，用于肝胆疾病的过筛检测。据报道，这种酶式（三种酶中至少有一种酶是病理性提示肝病或肝病累及，三种酶都正常提示没有肝病）对临床提供的信息价值实际上为 100%。可以从患者 ChE 活性增减过程的监测获得更多的信息，ChE 活性的持续下降提示肝功能恶化，升高则为病情改善或治疗有效的标志。有机磷毒剂是 AChE 及 PChE 的强烈抑制剂，中毒症状尚不明显时，血液的 ChE 活力已明显降低。血清 ChE 活性的增加可以出现在酒精性脂肪肝、糖尿病、高脂蛋白血症和肾病综合征。

10. 血清腺苷脱氨酶

血清腺苷脱氨酶（ADA）活性在肝炎、肝硬化、原发性肝癌、肝细胞性黄疸等肝实质性损伤时与 ALT 同时升高。慢性肝炎和肝硬化时，ALT 阳性率较低，而 ADA 阳性率可达90%左右，活性增高较为明显。

ADA在良恶性难辨的渗出液鉴别诊断上有重要价值。国内外研究表明，ADA对诊断结核性渗出液的特异性和敏感性明显优于活检和细菌学检查。结核性胸腹水ADA活性显著增高；癌性胸腹水不增高，而血清ADA活性两者无显著差别。此外，脑脊液ADA检测可作为中枢神经系统疾病诊断和鉴别诊断的重要指标。结核性脑膜炎显著增高；病毒性脑膜炎不增高；颅内肿瘤及中枢神经系统白血病稍增高。

11. 血清5′-核苷酸酶

血清5′-核苷酸酶（5′-NT）升高见于肝胆系统疾病，如阻塞性黄疸、原发性及继发性肝癌等，其活力变化与ALP平行。但在妊娠或骨骼系统的疾患，如肿瘤转移、畸形性骨炎、甲状旁腺功能亢进、佝偻病等，ALP活力增高，而5′-NT正常。因此，测定5′-NT对于判断ALP升高的原因是肝胆系统疾病还是骨骼系统疾病颇有帮助。

不同的肝脏病变的酶型见表3-12。

表3-12 不同的肝脏病变的酶型

疑似诊断	酶型
急性病毒性肝炎	氨基转移酶重度升高：ALT > AST ~ LDH≫GGT ~ ALP；AST/ALT≤1.0
急性肝坏死（CCl_4中毒，循环紊乱）	氨基转移酶重度升高：LDH > AST > ALT；AST/ALT > 2.0
酒精中毒肝炎	氨基转移酶稍高至中度的升高：GGT > AST > ALT > ALP；AST/ALT > 1.0
胆道梗阻	氨基转移酶轻度至稍有升高：ALP ~ GGT > ALT > AST；AST/ALT < 1.0
慢性活动性肝炎	氨基转移酶稍高至中度的升高：AST > ALT ~ LDH ~ GGT > ALP；AST/ALT > 1.0
肝硬化	氨基转移酶轻度升高：AST > ALT ~ GGT（肝炎后的肝硬化）；GGT≫AST（酒精性肝硬化，胆汁性肝硬化）；AST/ALT > 2.0
肝转移	氨基转移酶轻度至中度的升高：ALP ~ GGT > AST > ALT；AST/ALT > 2.0

氨基转移酶升高：轻度比参考上限升高约3倍，适中上升4~10倍，中度11~20倍，重度升高大于20倍以上。

符号：~表示与下一酶的升高大致相同，>表示比下一酶升高，≫表示大大超过下一酶的浓度。

二、血清蛋白电泳分析

血清蛋白电泳分析（表3-13）主要用于蛋白质紊乱血症的诊断。血清蛋白是两性电解质，各种蛋白在碱性pH的电场内被分离，蛋白质在电场中的迁移率取决于所带的电荷、等电点和蛋白质的分子量。

血清蛋白电泳是临床实验室中一种常用的蛋白质分析技术，其中醋酸纤维素膜和琼脂糖凝胶是目前最广泛采用的蛋白质电泳介质。利用血清蛋白电泳能帮助诊断和鉴别诊断下列患者的疾病以及监视疾病的治疗效果和预后：①急、慢性感染性疾病。②蛋白丢失综合征（肾、胃肠道、皮肤、渗出液和漏出液）。③单株丙种球蛋白血症。④在常规实验室可以观察到的结果，如红细胞沉降率加快、蛋白尿、血清蛋白增高或降低。

表 3 - 13　血清蛋白电泳分析检验报告单

医院检验报告单　【蛋白电泳】

姓名	性别	年龄	样本号
住院号	病区	床号	
标签联号	样本类型　血清	标本状态	临床诊断

检验项目	结果	参考值	单位
血清蛋白醋酸纤维素膜电泳		丽春红 S 染色，直接扫描法：	
		白蛋白　35 ~ 52，57 ~ 68	g/L,%
		α_1 - 球蛋白　1.0 ~ 4.0，1 ~ 5.7	g/L,%
		α_2 - 球蛋白　4.0 ~ 8.0，4.9 ~ 11.2	g/L,%
		β - 球蛋白　5.0 ~ 10.0，7 ~ 13	g/L,%
		γ - 球蛋白　6.0 ~ 13.0，9.8 ~ 18.2	g/L,%
		氨基黑 10B 染色，直接扫描法：	
		白蛋白　48.1 ±5.1，66.6 ±6.6	g/L,%
		α_1 - 球蛋白　1.5 ±1.1，2 ±1	g/L,%
		α_2 - 球蛋白　3.9 ±1.4，5.3 ±2	g/L,%
		β - 球蛋白　6.1 ±2.1，8.3 ±1.6	g/L,%
		γ - 球蛋白　13.1 ±5.5，17.7 ±5.8	g/L,%
		氨基黑 10B 染色，洗脱比色法：	
		白蛋白　66.2 ±7.6	%
		α_1 - 球蛋白　4.2 ±1.7	%
		α_2 - 球蛋白　66.0 ±21.0	%
		β - 球蛋白　10.2 ±3.1	%
		γ - 球蛋白　17.3 ±4.2	%

送检医生	检验者	审核者
接收时间	检验时间	报告时间

※本报告单仅对本标本负责※

典型的正常血清蛋白电泳图谱主要分为 5 条经典的区带，即白蛋白、α_1 - 球蛋白、α_2 - 球蛋白、β - 球蛋白和 γ - 球蛋白。血清白蛋白区带主要由白蛋白构成；α_1 - 球蛋白区带主要包括 α_1 - 抗胰蛋白酶、α_1 - 酸性糖蛋白、高密度脂蛋白、甲状腺素结合球蛋白等；α_2 - 球蛋白区带主要含 α_2 - 巨球蛋白、结合珠蛋白、铜蓝蛋白、红细胞生成素等；β - 球蛋白区带主要含转铁蛋白、低密度脂蛋白、C - 反应蛋白、β_2 - 微球蛋白等；γ - 球蛋白区带含 IgG、IgM、IgA、IgD、IgE 等免疫球蛋白。

血清中蛋白组分质或量的变化导致的蛋白质紊乱血症与许多疾病相关。血清蛋白电泳对异常蛋白血症的检测是主要的分析手段，此时可能呈现出某一蛋白质成分或一组蛋白质受损，可以反应性地增高或降低。这些蛋白质包括白蛋白、急性时相蛋白、前白蛋白 - 转铁蛋白组和免疫球蛋白。

1. 白蛋白

任何情况下白蛋白含量降低与球蛋白（α、β、γ）绝对值上升有关联，而总蛋白通常保持在参考范围内。白蛋白含量降低见于慢性肝炎、肝硬化（明显降低）、肾病综合征、慢性肾炎、黑热病等。肝脏合成功能减退、蛋白质吸收不足、消耗或丢失过多均可使白蛋白含量降低。

2. 急性时相蛋白

迁移在α_1－球蛋白和α_2－球蛋白间，急性炎症时可升高50%～300%。慢性炎症则同时有白蛋白含量降低，α_1、α_2及γ－球蛋白的增加。如甲胎蛋白含量较高时，可在白蛋白与α_1区带间出现一条新带（有人称为肝癌型）；C－反应蛋白异常增高后，可出现特殊的γ带；单核细胞白血病可出现γ后区带等。妊娠型以α_1区带增高为特征，伴有β区带的增高；以α_2区带增高为特征的图谱常见于风湿病等免疫反应性疾病。

3. 前白蛋白－转铁蛋白组

迁移在白蛋白区带前，而转铁蛋白在β－球蛋白区域内。任何急慢性炎症情况下这组蛋白质呈现降低。为此，这一组是与负急性时相蛋白有关。

4. 免疫球蛋白

这些蛋白质具有抗体功能，呈现在γ－球蛋白区，也有部分出现在β－球蛋白区。免疫球蛋白的增高可被视为丙种球蛋白血症。

（1）多克隆丙种球蛋白血症　是由于某些疾病激活了人体免疫系统，在γ－球蛋白区形成一种宽基准型的丙种球蛋白血症。

（2）单克隆丙种球蛋白血症　在球蛋白区形成一条细而窄M区带。通常称为M蛋白。M这个字是与骨髓瘤、巨球蛋白血症和单克隆有关。这是由单一浆细胞株过度增殖所产生的一种型、一种亚型或一种轻链型的免疫球蛋白或免疫球蛋白片段所致。在临床上主要见于单发或多发性骨髓瘤，Waldenstrom巨球蛋白血症。

（3）寡克隆丙种球蛋白血症　一个或几个免疫球蛋白型或亚型、两种轻链型选择性增加。在球蛋白区呈现一个或几个峰。

三、血氨测定

内源性氨（NH_3）主要由蛋白质代谢和肾脏本身形成，氨是氨基酸的代谢终产物，在所有的器官都有合成；外源性氨是体内血氨的主要来源，经口摄入的含氮物质或上消化道出血后肠内积存的血液，经微生物的氨基氧化酶作用而产生氨。在生理pH环境下氨以离子形式存在，如NH_4^+。血氨测定见表3－14。

正常情况下，氨在肝脏内转变成尿素。当肝脏因结构或功能障碍导致氮代谢异常时，氨不能从循环中清除而产生高氨血症。血氨增高常见于：①内源性升高，如重症肝炎、肝硬化失代偿期、原发性肝癌、肾前性或肾性氮质血症等。②外源性升高，如短时间内进食大量蛋白质、上消化道出血等。

氨对中枢神经系统有毒性作用，易引起大脑功能障碍，成人的临床症状伴有肝性脑病，新生儿与婴幼儿会引起食欲减退，呕吐，癫痫发作，嗜睡。血氨浓度高于300μg/dl（176μmol/L）时会发生肝性昏迷。成人血氨测定可用于继发性和原发性肝昏迷的鉴别，以及肝昏迷的监测和处理。此外，对诊断某些先天性代谢紊乱，如氨基酸代谢缺陷所致的鸟氨酸循环障碍（原发性高血氨）也有一定价值。

表 3－14　血氨检验报告单

医院检验报告单　【生化】

姓名	性别	年龄	样本号
住院号	病区	床号	
标签联号	样本类型　血液	标本状态	临床诊断

检验项目	结果	参考值	单位
血浆氨（NH_3）测定		18～72	μmol/L

送检医生	检验者	审核者
接收时间	检验时间	报告时间

※本报告单仅对本标本负责※

四、诊断肝纤维化的试验

判断肝纤维化程度及其活动度最可靠的是肝组织活检，但该方法具有一定的危险性，且存在穿刺部位取材的误差，亦难以进行动态观察，故在实际应用中有相当大的局限性。因此，肝纤维化指标的检测是较好途径。目前常用肝纤维化标志物的实验室检查项目主要有：血清单胺氧化酶（MAO）、胶原蛋白、层黏蛋白（Ln）、血清透明质酸（HA）。肝纤维化检验见表 3－15。

表 3－15　肝纤维化检验报告单

医院检验报告单　【生化】

姓名	性别	年龄	样本号
住院号	病区	床号	
标签联号	样本类型　血清	标本状态	临床诊断

检验项目	结果	参考值	单位
血清单胺氧化酶（MAO）		<36	U/ml
Ⅲ型前胶原肽		41～163	μg/L
Ⅳ型胶原		13～74	μg/L
层黏蛋白（Ln）		48～114	μg/L
血清透明质酸（HA）		2～119	μg/L

送检医生	检验者	审核者
接收时间	检验时间	报告时间

※本报告单仅对本标本负责※

1. 单胺氧化酶

单胺氧化酶（MAO）是广泛存在于肝、肾、胃、小肠和脑组织中的一种酶，在细胞内定位于线粒体膜外。血清 MAO 活性测定是检查肝纤维化病变的重要指标。纤维化发生在汇管区之间或汇管中心区之间时，MAO 活性明显增高，阳性率 80% 以上；在假小叶周围有广泛纤维化形成时，则几乎全部增高，且升高幅度最大。纤维化病变侵入肝实质内时，升高率仅为 30%。器官纤维化患者血清 MAO 活性升高与结缔组织代谢亢进有关；爆发性肝炎患者血清 MAO 活性升高与 MAO 从坏死的肝细胞线粒体上脱落有关。因此，爆发性肝炎、重症肝细胞坏死时，线粒体的 MAO 释放，血液中酶活性增高，阳性率可达 73% 以上。所以临床上测定血清 MAO 主要用于诊断肝硬化。

2. 胶原

胶原的类型较多，存在于肝组织中的主要有Ⅰ、Ⅲ、Ⅳ、Ⅴ、Ⅵ型。目前国内外已广泛用于临床的有Ⅲ型前胶原、Ⅲ型前胶原肽、Ⅳ型胶原。肝纤维化时血中浓度均升高。是诊断肝纤维化的重要标志物，它们之间的临床意义相似。临床上常检测的项目：①Ⅲ型前胶原肽是Ⅲ型前胶原在转为Ⅲ型胶原时，在细胞外被肽酶切下氨基酸末端肽并释放入血。肝纤维化早期以Ⅲ型胶原增加为主，故血清中Ⅲ型前胶原肽水平升高代表Ⅲ型胶原合成代谢旺盛，对肝纤维化的早期诊断很有意义。血中Ⅲ型前胶原肽除由肾脏排泄外，肝窦内皮细胞也摄取，因此当急性肝炎、慢性活动性肝炎、乙醇性肝硬化和肝功能损伤时，血清Ⅲ型前胶原肽可增高。另外，血清Ⅲ型前胶原肽水平随年龄变化较大，在儿童至青春期，由于发育期蛋白质合成旺盛，血清中Ⅲ型前胶原肽明显增高。肝炎患儿与健康儿童的血清没有明显差异，无诊断价值。②Ⅳ型胶原是构成基底膜的主要成分。肝纤维化时，肝内Ⅳ型胶原合成增多并大量沉积。血清Ⅳ型胶原水平可反映肝纤维化的程度和活动度。急性肝炎时，虽然有肝细胞严重受损，但无结缔组织增生，血清Ⅳ型胶原水平无明显增加。慢性肝炎、肝硬化等患者血清Ⅳ型胶原水平增高。

3. 层黏蛋白

层黏蛋白（Ln）又称层黏素，是基底膜成分中的主要糖蛋白。肝硬化时血清 Ln 有明显升高。因 Ln 是反映基底膜变化的一个指标，在恶性肿瘤和结缔组织病时也会明显升高，Ln 应与 HA、Ⅳ型胶原联合检测对判断肝纤维化程度具有重要的意义。

4. 血清透明质酸

血清透明质酸（HA）由间质纤维细胞合成，为肝硬化纤维化的指标。HA 轻度升高（100～200μg/L）见于急性病毒性肝炎；中度升高（200～500μg/L）见于慢性病毒性肝炎和系统性红斑狼疮；重度升高（HA＞500μg/L）见于肝硬化、肾功能不全、恶性肿瘤（尤其是肝癌）。慢性病毒性肝炎 HA ＜165μg/L 为非活动型；HA＞165μg/L 则为活动型。

五、α－L－岩藻糖苷酶及甲胎蛋白测定

α－L－岩藻糖苷酶（AFU）、甲胎蛋白（AFP）是与肝癌有一定关系的生化标志

物，其测定见表3－16。

表3－16 诊断肝肿瘤为主的检验报告单

医院检验报告单 【生化】

姓名	性别	年龄	样本号
住院号	病区	床号	
标签联号	样本类型 血液	标本状态	临床诊断

检验项目	结果	参考值	单位
α－L－岩藻糖苷酶（AFU）		速率法：27.1±12.8	U/L
		终点法：6.9±3.4	U/L
甲胎蛋白（AFP）		<20	μg/L

送检医生	检验者	审核者
接收时间	检验时间	报告时间

※本报告单仅对本标本负责※

1. α－L－岩藻糖苷酶

血清α－L－岩藻糖苷酶（AFU）活性在原发性肝癌（PHC）时不仅显著高于正常对照组，而且也显著高于转移性肝癌、胆管细胞癌、恶性间皮瘤、恶性血管内皮细胞瘤、肝硬化、先天性肝囊肿和其他良性肝占位性病变。一般认为AFU的敏感性高于AFP，特异性差于AFP。AFU与AFP无明显相关，两者联合监测肝癌的检出率可提高到93.4%，特别是对AFP阴性和小细胞肝癌的诊断价值更大。PHC患者的血清AFU持续升高，幅度较大。慢性肝炎和肝硬化患者血清AFU亦增加，但一般仅轻度升高，且随疾病的治愈和好转而下降；有助于鉴别诊断。血清AFU活性与转移性肝癌患者原病灶是否在消化道、PHC患者肿瘤转移与否及分化程度无关。血清AFU还可作为PHC术后监测，是追踪观察较理想的指标，其变化与病情严重程度相平行，且早于临床表现1~2个月，故可作为PHC疗效和预后判断的指标。血清AFU随妊娠周数的增加而增加，在自然分娩后或人工终止妊娠后，迅速下降，5天后降至正常水平。

2. 甲胎蛋白

甲胎蛋白（AFP）是单链糖蛋白。妊娠第六周在胎儿的未分化肝细胞、卵黄囊和胃肠道中开始合成AFP，第十三周达到高峰后逐渐降低，出生后不久即降至成人水平。正常人血清中AFP的含量很低。原发性肝细胞癌、肝炎和肝硬化及某些生殖细胞肿瘤等患者，AFP升高。

AFP并不适于肿瘤的筛选，AFP的临床价值是用于高危人群（肝硬化、睾丸肿胀）中诊断原发性肝细胞癌和胚胎细胞肿瘤。血清中AFP含量测定是诊断原发性肝癌和判断预后的重要指标。对于原发性肝癌血清中AFP>400μg/L，阳性率>80%，且渐升高，应排除妊娠、重症肝炎、肝硬化及睾丸癌等。病毒性肝炎可>100μg/L，但渐降低，AFP 值高者预后不佳。肝硬化患者 AFP 水平可升高或恒定维持一段时间，或只是短暂升高。10% ~62% 的肝硬化患者 AFP 浓度升高，17% 在 15 ~100μg/L 的范围内，20% <500μg/L，1% >500μg/L。长期研究显示，既有肝硬化又有 AFP 浓度异常的患者发展为原发性肝细胞癌的风险更高。

AFP 可用于胚胎细胞肿瘤或原发性肝细胞癌患者治疗中或治疗后的随访，如手术后或放疗、化疗期间/后。还可用于临床病程监测，随着肿瘤的生长速度增快，未经治疗的肿瘤（肝癌、胚胎细胞肿瘤）早期 AFP 浓度升高缓慢，随后呈指数上升。在原发性肝细胞癌中，AFP 浓度可达 100 ~1 000μg/L 或更高。AFP 的上升，特别是临近晚期时并不一定与肿瘤的生长相关，反而可以明显不相称地增高。这是由于肝脏代谢紊乱（肝衰竭）引起的。然而在未经治疗的病例中也观察到临近晚期时 AFP 浓度的下降（坏死）。

通过测定母体血液和胎儿羊水中 AFP 的含量，对判断胎儿畸形及先天性愚型有一定的价值。

六、淀粉酶及脂肪酶测定

淀粉酶（AMS）及脂肪酶（LPS）测定（表 3 -17）的适应证：①急性胰腺炎（急性上腹部疼痛）的检测和排除。②慢性（复发）胰腺炎。③胰管阻塞。④腹部疾病累及胰的检查。

表 3 -17　诊断胰腺功能的检验报告单

医院检验报告单　【生化】

姓名	性别	年龄	样本号
住院号	病区	床号	
标签联号	样本类型　血液、尿液	标本状态	临床诊断

检验项目	结果	参考值	单位
血淀粉酶（B - AMS）		EPS 法：≤220	U/L
		碘淀粉法：80 ~180	U/dl
尿淀粉酶（U - AMS）		EPS 法：≤1200	U/L
		碘淀粉法：100 ~1200	U/dl
脂肪酶（LPS）		偶联法：1 ~54	U/L
		色原底物法：13 ~63	U/L
尿胰蛋白酶原Ⅱ（TSG - Ⅱ）		阴性	

送检医生	检验者	审核者
接收时间	检验时间	报告时间

※本报告单仅对本标本负责※

（1）正常人血清淀粉酶主要由肝脏产生，由胰腺和腮腺分泌；巨淀粉酶是 AMS 结合到免疫球蛋白（大多数为 IgA、<30% 为 IgG、<5% 为其他 Ig）的 Fab 片段上形成的，其分子量大，不能透过肾小球，使得它在血清里的半衰期延长，导致酶活性增加 4

倍。大多数情况下主要是腮腺淀粉酶（s－AMS）。典型的特征是持续性高淀粉酶血症，但没有临床相关性的症状，而无胰腺、唾液腺及肾脏的病理损害。AMS 升高见于急性胰腺炎、胰腺癌、流行性腮腺炎、胰腺外伤、胆囊炎、腹膜炎、肠梗阻、溃疡病穿孔以及注射吗啡后等。AMS 减低见于重症肝炎、肝硬化、肝癌、糖尿病、肾功能障碍等。临床血、尿 AMS 测定主要用于诊断胰腺炎，急性胰腺炎发病后 8～12h，血清 AMS 开始升高，12～24h 达高峰，2～5 天降至正常；尿液 AMS 起病后 12～24h 升高，稍迟于血清 AMS，下降亦较慢，一般可持续 1 周左右。AMS 的增高幅度与病情不成比例，如原 AMS 已升高却出现与症状不相应的降低时，常常为凶险的坏死性胰腺炎的预兆。而 AMS 水平正常也不能完全排除急性胰腺炎。目前，临床上已可通过干化学测定方法检测胰腺淀粉酶（p－AMS），以用于胰腺炎诊断。

（2）胰腺是人体血清脂肪酶（LPS）最主要来源。血清 LPS 增高常见于急性胰腺炎及胰腺癌，偶见于慢性胰腺炎。急性胰腺炎时，血清 AMS 增加的时间较短，而 LPS 活性上升可持续 10～15 天。腮腺炎未累及胰腺时，LPS 通常在正常范围。此外，总胆管结石或癌、肠梗阻、十二指肠穿孔等有时 LPS 亦可增高。临床研究证实，其灵敏度为 80%～100%，特异性为 84%～96%。而 AMS 的灵敏度为 73%～79%，特异性为 82%～84%，LPS 的灵敏度和特异性均优于 AMS。对于急性胰腺炎的诊断可采用联合检测 AMS、p－AMS、LPS。

（3）胰蛋白酶原（TSG）是胰蛋白酶的非活性前体，由胰腺腺泡细胞分泌进入胰液。TSG 有两种主要的同工酶，即 TSGⅠ和 TSGⅡ。通常情况下，血清 TSGⅠ浓度高于 TSGⅡ，但在急性胰腺炎发作，TSGⅡ浓度显著增高，且在肾脏中，TSGⅡ在肾小管的重吸收率比 TSGⅠ低，因而更多 TSGⅡ被排泄到尿液中。故尿中主要为 TSGⅡ，使之成为急性胰腺炎的尿液标志物。临床上采用免疫层析法定性测定尿 TSGⅡ，具有很高的敏感性与阴性预期值，是一种新的急性胰腺炎（AP）诊断的有效指标。阴性结果可以在很大程度排除 AP 的可能性，而阳性结果提示患者必须做其他酶和影像学检查，以进一步定论。

第四节　糖及其代谢紊乱的生化检验

人体内糖的种类很多，但血糖只是指血液中的葡萄糖，其他糖类在转化为葡萄糖进入血液后才能称为血糖。正常人血糖浓度相对恒定地维持在 3.89～6.11mmol/L。在静息状态，胰腺的胰岛细胞产生胰岛素和胰高血糖素，组成了葡萄糖体内平衡的重要的调节系统。

糖尿病已经由 WHO 统一定义为慢性高血糖症状态。糖尿病是一种由多种临床特征和高血糖症组成的综合征。绝对的或相对的胰岛素不足或胰岛素对细胞影响的不够是形成高血糖症的原因。根据高血糖症的检验标志和明显的临床症状可确诊糖尿病。

一、血糖测定及口服糖耐量试验

血糖（GLU）浓度受神经系统和激素的调节而保持相对稳定，当这些调节因素失去相对平衡时，则出现高血糖或低血糖。血糖的测定是检查糖代谢紊乱最常用和最基本的指标（表3－18）。

表3－18 血葡萄糖及口服糖耐量检验报告单

医院检验报告单 【生化】

姓名	性别	年龄	样本号
住院号	病区	床号	
标签联号	样本类型 血清	标本状态	临床诊断

检验项目	结果	参考值	单位
空腹葡萄糖（GLU）		3.9～6.1	mmol/L
口服葡萄糖耐量试验（OGTT）			
空腹血浆血糖（FPG）		≤6.1	mmol/L
餐后2h血糖（2hPG）		≤7.8	mmol/L

送检医生	检验者	审核者
接收时间	检验时间	报告时间

※本报告单仅对本标本负责※

1. 高血糖症

如果空腹或餐后血糖浓度分别超过6.7mmol/L或11.1mmol/L，则可以认为是高血糖症。可见于：

（1）生理性血糖增高，如进食或摄入高糖食物后1～2h；紧张训练、剧烈运动和情绪紧张等引起交感神经兴奋，肾上腺分泌增加，血糖短期升高。

（2）病理性血糖增高。①原发性糖尿病。②内分泌疾病，如嗜铬细胞瘤、甲状腺功能亢进危象、肢端肥大症、巨人症、库欣（Coshing）综合征、高血糖素细胞瘤。③胰腺疾病，如急性或慢性胰腺炎、流行性腮腺炎引起的胰腺炎、胰腺囊性纤维化、血色病（血红蛋白沉着症）、胰腺肿瘤。④抗胰岛素受体抗体与有关疾病，如棘皮病、Wernicke's（韦尼克）脑病（老年性痴呆综合征之一）。

2. 低血糖症

低血糖症的发生有各种原因和临床症状，通常发生在血糖浓度＜2.8mmol/L时。可见于：

（1）生理性低血糖。饥饿或剧烈运动后。

（2）病理性（空腹性）低血糖。①胰岛细胞瘤，高血糖素缺乏。②对抗胰岛素的激素分泌不足，如垂体前叶功能减退、肾上腺皮质功能减退和甲状腺功能减退而使生长激素、肾上腺皮质激素和甲状腺素分泌减少。③严重肝病患者，肝细胞糖原储存不足及糖原异生功能低下，肝脏不能有效地调节血糖。

（3）餐后（反应性）低血糖。①功能性饮食性低血糖。②2 型糖尿病或糖耐量受损伴有低血糖。③胃大部切除术后。④酒精性低血糖。

3. 葡萄糖耐量试验

口服葡萄糖耐量试验（OGTT）是一种葡萄糖负荷试验。其适应证为：①怀疑葡萄糖耐量受损的有心血管疾病危险增加的个体，例如肥胖、高血压、高胆固醇血症。②临界的空腹或餐后血糖值或糖化血红蛋白（HbA_1c）轻微地升高。③糖尿病的家族遗传倾向。④孕妇糖尿或餐后高血糖症。⑤空腹或餐后血糖值正常的糖尿。⑥怀疑肾性糖尿病。

OGTT 的检测方法：试验前 3 天正常饮食，停用胰岛素治疗。试验前 1 天晚餐后禁食。试验日清晨抽静脉血 2ml，抗凝，同时采集尿液标本，测定血糖与尿糖。将 75g 葡萄糖溶于 200～300ml 温开水中（或以每公斤体重口服葡萄糖 1.75g，以每克溶于 2.5ml 水中），嘱受检者一次服下，于服后 0.5h、1h、2h 各抽血 1 次，同时采集尿液标本，测定血糖与尿糖。

临床上首先推荐空腹血糖（FPG）测定，因为大多数糖尿病患者会出现空腹血糖水平升高。如空腹血糖 <5.6mmol/L 或随机血糖 <7.8mmol/L，是可以排除糖尿病的诊断的。虽然 OGTT 比空腹血糖测定更灵敏，但是有很多因素可影响 OGTT 的准确性。如果第一次 OGTT 结果明显异常，一般建议间隔一定时间再做 OGTT 检测，判断 OGTT 是否异常。

正常糖耐量：FPG≤6.1mmol/L，服糖后 30～60min 达高峰，但 <11.1mmol/L，并且 2h PG <7.8mmol/L，尿糖均为阴性。糖尿病性糖耐量：FPG≥7.0mmol/L；峰值延后 1h 后出现，2h PG≥11.1mmol/L，并出现尿糖。

糖调节受损（IGR）是任何一种类型糖尿病发病过程中的中间阶段。根据空腹血糖值和负荷后血糖值，IGR 可分为两种高血糖状态，即空腹血糖受损（IFG）和糖耐量受损（IGT）。IFG 表现为 FPG≥6.1mmol/L，但 <7.0mmol/L，2h PG <7.8mmol/L。IGT 则表现为 FPG <7.0mmol/L，且 2h PG 在 7.8～11.1mmol/L 之间，多见于 2 型糖尿病、甲亢、肥胖、皮质醇增多等。所有 FPG≥5.6mmol/L 的个体均应接受 OGTT 检测，可以大大提高糖尿病或糖尿病前期的检出率以减少漏诊。对于单纯 IFG 个体，应积极提倡生活方式干预，以预防和延缓糖尿病的发生。健康孕妇 FPG 值应 <5.0mmol/L，且餐后 1～2h≤7.8mmol/L。血中葡萄糖浓度大于这些值可以认为是妊娠期糖尿病。使用 50g 葡萄糖负荷试验可筛选这些患者。

二、糖化血红蛋白和糖化血清蛋白的测定

血糖测定可以评估糖尿病患者的糖类代谢情况。而糖化血红蛋白和糖化血清蛋白可以回顾性地评价在若干周内血糖浓度波动的情况，它们与患者的生理节奏模式、饮食及其他短暂性的葡萄糖浓度波动关系不明显，而综合评估了血糖控制的水平（表 3－19）。

典型的成人血红蛋白（Hb）是由 HbA（占 Hb 总量的 97%）、HbA_2（2.5%）和

HbF（0.5%）组成。1968 年 Rahbar 首先证实糖尿病患者的红细胞中存在一种异常的血红蛋白，后来证实此种血红蛋白即为糖化血红蛋白。根据每个糖化位点和反应参与物，总的糖化血红蛋白分成若干个亚组分。亚组分（HbA_1a_1、HbA_1a_2、HbA_1b 和 HbA_1c）因血红蛋白 β 链 - N 末端缬氨酸的游离氨基与不同糖类糖基化而形成。糖尿病时 HbA_1c 显著升高，$HbA_1a + HbA_1b$ 亦有升高。

表 3 - 19　糖化血红蛋白、糖化血清蛋白检验报告单

医院检验报告单　【生化】

姓名	性别	年龄	样本号
住院号	病区	床号	
标签联号	样本类型　血液	标本状态	临床诊断

检验项目	结果	参考值	单位
糖化血红蛋白（HbA_1c）		离子交换层析法：5.0 ~ 8.0	%
		免疫比浊法：4.8 ~ 6.0	%
		亲和层析法：5.0 ~ 8.0	%
糖化血清蛋白（GSP）		1.9 ± 0.25	mmol/L

送检医生	检验者	审核者
接收时间	检验时间	报告时间

※本报告单仅对本标本负责※

1. 糖化血红蛋白

糖化血红蛋白（HbA_1c）测定用于评定糖尿病的控制程度。当糖尿病控制不佳时，糖化血红蛋白浓度可高至正常 2 倍以上。因为糖化血红蛋白是血红蛋白与糖类经非酶促结合而成的，它的合成过程缓慢且相对不可逆。持续存在于红细胞 120 天的生命期中，其合成速率与红细胞所处环境中糖的浓度成正比。因此，糖化血红蛋白所占比率能反映测定前 1 ~ 2 个月内的平均血糖水平。本试验已成为反映糖尿病在较长时间内血糖控制水平的良好指标。如果 HbA_1c 的浓度高于 10%，胰岛素的剂量就需要调整。在监护中的糖尿病患者，其 HbA_1c 的浓度改变 2%，就具有明显的临床意义。但此试验不能用于诊断糖尿病或判断天 - 天间的葡萄糖控制，亦不能用于取代每天家庭检查尿或血液葡萄糖。2010 年 6 月确定 HbA_1c 6.3% 为中国人糖尿病诊断标准。HbA_1c 水平低于确定的参考范围，可能表明最近有低血糖发作，Hb 变异体存在或红细胞寿命短。即使这一时间平均血液葡萄糖水平可能是升高的，但任何原因使红细胞生存期缩短，将减少红细胞暴露到葡萄糖中的时间，随之 HbA_1c 就会降低。红细胞寿命缩短的原因，可能是溶血性贫血或其他溶血性疾病、镰状细胞贫血症（Sickle Cell Anemia）、妊娠，最近显著地血液丧失或慢性血液丧失等。

2. 糖化血清蛋白

糖化血清蛋白（GSP）由葡萄糖与血清蛋白分子的氨基发生非酶促糖化反应而成，因葡萄糖 - 蛋白复合物中的酮胺结构，又称果糖胺。由于血清蛋白半衰期（$t_{1/2}$）较

短，故作为替代物，测定糖化血清蛋白浓度可有效地反映近 1 ~2 周内的平均血糖水平。从而为临床诊断糖尿病和评价血糖控制情况提供了良好的指标。

三、胰岛素、C – 肽和胰岛素原测定

胰岛素在胰岛 β 细胞中合成，从一个非活性前体或称为胰岛素原演变而来。胰岛素原贮存在分泌腺中，在 β 细胞葡萄糖受体活化后分裂为胰岛素和 C – 肽，然后释放入血液循环。

作为功能试验的胰岛素（Ins）测定、C – 肽（CP）测定和胰岛素原测定（表 3 – 20）用于：①评估有胰岛细胞抗体的患者第一相胰岛素反应（怀疑是潜在的 1 型糖尿病）。②评估糖尿病患者残存的胰岛素分泌量。③用于低血糖症的鉴别诊断。

（1）胰岛素的增高常见于胰岛 β 细胞瘤或胰岛 β 细胞增生，肿瘤自发地分泌或 β 细胞增生而致的产生过多；非胰岛素依赖型糖尿病（2 型糖尿病），此类患者常较肥胖，其早期与中期均有高胰岛素血症；胰岛素自身免疫综合征，患者血中可检出胰岛素自身抗体，自发性低血糖发作时，胰岛素、C – 肽和胰岛素原均明显升高；垂体功能减退症、甲状腺功能减退症、艾迪生病也有异常增高。此外，怀孕妇女、应激状态下如外伤、电击与烧伤等患者胰岛素的水平也较高。

胰岛素减低常见于胰岛素依赖型糖尿病（1 型糖尿病）及晚期非胰岛素依赖型糖尿病（2 型糖尿病）；胰腺炎、胰腺外伤、β 细胞功能遗传性缺陷症及服用噻嗪类药、β 受体阻滞剂者亦常见血胰岛素的降低。

表 3 – 20　胰岛功能测定检验报告单

医院检验报告单　【生化】

姓名	性别	年龄	样本号
住院号	病区	床号	
标签联号	样本类型　血清	标本状态	临床诊断

检验项目	结果	参考值	单位
胰岛素（Ins）		空腹：17.8 ~173.0	pmol/L
C – 肽（CP）测定		空腹：0.3 ~0.6	nmol/L
胰岛素原测定		空腹：<3	pmol/L

送检医生	检验者	审核者
接收时间	检验时间	报告时间

※本报告单仅对本标本负责※

（2）C – 肽（CP）测定不受外源性胰岛素及胰岛素抗体干扰，故是判断 β 细胞功能最真实、最全面、最敏感的指标之一。C – 肽用于糖尿病分型诊断、指导治疗及判断预后：1 型糖尿病 C – 肽 <0.11nmol/L，释放试验曲线极其低平；2 型糖尿病 C – 肽 >2.9nmol/L。C – 肽水平低下，必须用胰岛素治疗。动态监测 C – 肽可判断 β 细胞功能：

治疗后 C－肽 >4nmol/L，可作为停用胰岛素的指征；监护胰腺手术效果，评估胰岛和胰腺移植手术后移植物是否成活，有否分泌胰岛素，C－肽水平应该增加，而在全胰腺肿瘤切除术后，应检测不到 C－肽。C－肽还可用于低血糖综合征的鉴别，因 C－肽不存在于药用胰岛素中，故由于胰岛素注射所致低血糖时，胰岛素水平明显增高，而 C－肽降低，以诊断医源性胰岛素引起的低血糖。

（3）胰岛素原浓度增加见于：胰腺 β 细胞肿瘤。95% 的 β 细胞瘤患者胰岛素原值升高，通常范围在 20～300pmol/L；罕见的家族性高胰岛素原血症。

四、酮体检测

乙酰乙酸、β－羟丁酸和丙酮这 3 种化学物质总称酮体，在血中的相对比例可能有变化，一般情况下 β－羟丁酸为 78%，乙酰乙酸为 20% 和丙酮为 2%。酮体检测（表 3－21）可以用血清和尿。

虽然血清和尿中的 3 种酮体定量测定在理论上是可行的，但是没有一个方法能和这 3 种酮体同时起反应。目前从实用出发，常用血清 β－羟丁酸的定量检测及尿中酮体快速测定。尿中酮体的快速测定仅仅检出乙酰乙酸和丙酮，而不是 β－羟丁酸。

酮体产生的增多源于：糖类利用率的降低，例如在空腹期间、频繁地呕吐、乙醇中毒、糖原贮积病中；由于胰岛素缺乏，而致细胞摄取葡萄糖减少，此时脂肪代谢形成少量的乙酰乙酸，随后在周围组织中被代谢。在糖类丧失（即饥饿）或糖类利用减低（即糖尿病）的情况下，乙酰乙酸的产生增多，其存在量可能超过周围组织对乙酰乙酸的代谢能力，因此，乙酰乙酸在血中积聚；通过自发的脱羧反应，有少部分转变成丙酮；而大部分在肝中转变成 β－羟丁酸。

表 3－21　酮体的检验报告单

医院检验报告单　【生化】

姓名　　性别　　年龄　　样本号
住院号　　病区　　床号
标签联号　　样本类型　血清、尿　　标本状态　　临床诊断

检验项目	结果	参考值	单位
β－羟丁酸（β－HB）		血清：0.03～0.3	mmol/L
尿酮体		阴性	

送检医生　　检验者　　审核者
接收时间　　检验时间　　报告时间
※本报告单仅对本标本负责※

糖尿病酮症酸中毒时，葡萄糖的氧化作用遭受损害，酮体的生成加速，而利用降低。血清 β－羟丁酸增高和尿中酮体阳性；β－羟丁酸的测定对酮症酸中毒的鉴别诊断和监护很有帮助。长期饥饿、妊娠呕吐或服用降糖药（双胍类）时，β－羟丁酸亦增

高，尿酮体亦可阳性。

五、乳酸、丙酮酸测定

1. 乳酸

乳酸和丙酮酸是糖代谢的中间产物，当组织严重缺氧时，可导致在葡萄糖代谢的三羧酸循环中丙酮酸需氧氧化的障碍，增强丙酮酸还原成乳酸的酵解作用，血中乳酸与丙酮酸比值增高及乳酸增加，甚至高达25mmol/L。这种极值的出现标志着细胞氧化过程的恶化，临床上患者出现过度换气、呼吸急促、虚弱、疲劳、恍惚直至最后昏迷。机体呈现低氧血症时常同时伴有高乳酸血症，即使酸中毒及低氧血症已得到处理，此种高乳酸血症常为不可逆的，见于休克的不可逆期、无酮中毒的糖尿病昏迷和各种疾病的终末期。乳酸、丙酮酸测定见表3－22。

高乳酸血症主要见于：糖尿病酮症酸中毒、肾衰竭、呼吸衰竭、循环衰竭、休克及严重感染等，常见的低氧血症同时有高乳酸血症，在低氧血症原发条件处理后常是可逆的。在肝脏灌流量降低时，肝脏对乳酸的清除率显著降低，亦会出现乳酸酸中毒。当乳酸 >5mmol/L 时称为乳酸中毒。乳酸 >10mmol/L 时存活率仅有30%。对于血气分析无法解释的代谢性酸中毒，可用乳酸测定来检测其代谢基础。

2. 丙酮酸

丙酮酸测定与乳酸测定临床意义相近，其测定还用于维生素 B_1 缺乏症的诊断。维生素 B_1 的焦磷酸酯是丙酮酸在细胞内进一步氧化分解为乙酰辅酶A时的脱羧辅酶，维生素 B_1 缺乏时，体内丙酮酸的氧化发生障碍，使丙酮酸的含量增加；糖尿病、充血性心力衰竭、严重感染和肝病时也可有血丙酮酸增高，并伴有高乳酸血症。

表3－22 乳酸、丙酮酸测定检验报告单

医院检验报告单 【生化】

姓名	性别	年龄	样本号
住院号	病区	床号	
标签联号	样本类型 血液	标本状态	临床诊断

检验项目	结果	参考值	单位
乳酸		血浆：<2(0.6～2.2)	mmol/L
		全血：0.5～1.7	mmol/L
丙酮酸		血浆：<0.1	mmol/L
		全血：0.03～0.1	mmol/L

送检医生	检验者	审核者
接收时间	检验时间	报告时间

※本报告单仅对本标本负责※

第五节　脂质代谢的生化检验

在首次出现临床表现前，动脉粥样硬化在数十年的病程中，可以没有任何症状、直到晚期才出现明显的症状。该病常发展为心肌梗死、不稳定型心绞痛或心脏骤停而突然死亡。病理学家的最新研究表明，急性发作通常起因于动脉粥样斑块破裂造成冠状动脉血栓形成，并与斑块的产生和体内的脂质含量相关。

血液中主要脂质有胆固醇（TC）、三酰甘油（TG）、磷脂和游离脂肪酸。除了脂肪酸和白蛋白结合外，其余均与球蛋白结合成水溶性脂蛋白，经血循环运转全身。超速离心法利用脂与蛋白的比重不同，以及不同脂蛋白其脂与蛋白质百分比不同，可将脂蛋白分为四大类：乳糜微粒（CM）、极低密度脂蛋白（VLDL）、低密度脂蛋白（LDL）和高密度脂蛋白（HDL）。另外，进一步细分还有中间密度脂蛋白（IDL）和脂蛋白(a)［Lp（a）］的存在。脂蛋白中的蛋白部分称为载脂蛋白（Apo）。脂质代谢的生化检验见表3－23。

表3－23　血液脂质生化检验报告单

医院检验报告单　【生化】

姓名	性别	年龄	样本号
住院号	病区	床号	
标签联号	样本类型　血液	标本状态	临床诊断

检验项目	结果	最新数据	参考值	单位
总胆固醇（TCHO或TC）		4.72（4.70～4.73）		mmol/L
三酰甘油（TRIG或TG）		1.57（1.55～1.58）		mmol/L
高密度脂蛋白胆固醇（HDL－C）		1.30（1.29～1.30）		mmol/L
低密度脂蛋白胆固醇（LDL－C）		2.68（2.67～2.70）		mmol/L
载脂蛋白A_1（$ApoA_1$）			1.00～1.76	g/L
载脂蛋白B（ApoB）			0.60～1.14	g/L
载脂蛋白E（ApoE）			30～60	mg/L
脂蛋白a［Lp（a）］			<300	mg/L

送检医生	检验者	审核者
接收时间	检验时间	报告时间

※本报告单仅对本标本负责※

现在普遍认为异常脂质血症，特别是高胆固醇血症，是引起冠心病的主要危险因素之一。对成人高脂血症的筛选是针对心血管危险因素的常规检查程序的一部分。

人群血脂水平主要取决于生活因素，特别是饮食和营养，所以各地区调查所得参考值高低不一，以致各地区有各自的高血脂水平划分标准。现在国际上以显著增加冠心病危险的血脂水平（医学决定水平）作为划分界限。在方法学标准化的基础上，采用共同的划分标准，有助于避免混乱。我国于1997年6月提出《血脂异常防治建议》的标准（表3－24）；2012年4月9日《循环》（Cirulation）杂志发表中国卫生部中日友好医院杨文英等研究结果。对46239例成年人（≥20岁）血脂水平进行分析，为中国成人血脂和脂蛋白水平提供了最新数据（见表3－23内最新数据）。美国胆固醇教育计划（NCEP）成人治疗组（ATP）提出的医学决定水平，见表3－25。

表3－24　我国《血脂异常防治建议》提出的标准

项目	TC (mmol/L)	TG (mmol/L)	HDL－C (mmol/L)	LDL－C (mmol/L)
理想范围	＜5.2	＜1.7	＞1.04	＜3.12
边缘升高	5.23～5.69			3.15～3.61
升高/降低	≥5.72	＞1.7	＜0.91	＞3.64

表3－25　美国胆固醇教育计划（NCEP）提出的医学决定水平

项目	TC (mmol/L)	TG (mmol/L)	HDL－C (mmol/L)	LDL－C (mmol/L)
理想范围	＜5.1	＜1.7	≥1.55	＜2.58
接近理想				2.58～3.33
边缘升高	5.2～6.2	1.7～2.25		3.64～4.11
升高/降低	≥6.21	2.26～5.64	＜1.03	4.13～4.88
很高		≥5.65		≥4.91

1. 总胆固醇

影响总胆固醇（TC）水平的因素有：①年龄与性别：TC水平往往随年龄上升，但到70岁后有所下降。中青年期女性低于男性，50岁以后女性高于男性。②长期的高胆固醇、高饱和脂肪酸和高热量饮食，可使TC增高。③遗传因素。④其他，如缺少运动、脑力劳动、精神紧张等可能使TC升高。

高TC血症是冠心病的主要危险因素之一。病理状态下，高TC有原发和继发两类。原发的如家族性高胆固醇血症（低密度脂蛋白受体缺陷）、家族性ApoB缺陷症，多源性（polygenic）高TC、混合性高脂蛋白血症。继发的见于肾病综合征、甲状腺功能减退、糖尿病、妊娠等。

低TC血症也有原发的与继发的。前者如家族性的无或低β脂蛋白血症；后者如甲状腺功能亢进、营养不良、慢性消耗性疾病等。低TC者容易发生脑出血，也可能易患癌症（未证实）。肝脏是胆固醇及胆固醇卵磷脂酰基转移酶（LCAT）合成的器官。严重肝病患者，血清TC不一定很低，但由于血清LCAT活力低下，血清胆固醇占TC的比例可低达50%以下。

2. 三酰甘油

最近把三酰甘油（TG）作为一种独立的冠心病危险因素来研究其重要性，这些研究表明，升高的低密度脂蛋白胆固醇（LDL－C）和上升的TG相结合构成了发病的特别高的危险性。

极度高的 TG 血症主要发生在高乳糜微粒血症中（Ⅰ型和Ⅴ型）。在这些病例中可以测得超过 11.4mmol/L 的值。高 TG 血症（Ⅳ型）是成人期的疾病。它常常并发于糖尿病、胰岛素抵抗症、肥胖症和高胰岛素血症。其 TG 范围通常在 2.3 ~ 5.7mmol/L 之间。

高 TG 血症有原发性与继发性两类，前者多有遗传因素，其中包括家族性高 TG 血症与家族性混合型高脂（蛋白）血症等。继发的见于糖尿病、糖原累积病、甲状腺功能衰退、肾病综合征、妊娠、口服避孕药、酗酒等，但往往不易分辨原发或继发。高血压、脑血管病、冠心病、糖尿病、肥胖与高脂蛋白血症等往往有家族性集聚现象。例如，糖尿病患者胰岛素与糖代谢异常，可继发 TG（或同时有 TC）升高，但也可能同时有糖尿病与高 TG 两种遗传因素。冠心病患者 TG 偏高者比一般人群多见，但这种患者 LDL－C 偏高与高密度脂蛋白胆固醇（HDL－C）偏低也多见。一般认为单独有高 TG 不是冠心病的独立危险因素，只有伴以高 TC、高 LDL－C、低 HDL－C 等情况时才有意义。

3. 高密度脂蛋白胆固醇

高密度脂蛋白胆固醇（HDL－C）的浓度受到很多因素的影响，如吸烟、锻炼、激素、性别和年龄等。流行病学与临床研究证明 HDL－C 与冠心病成负相关，血清水平低于阈值和冠心病发生的危险性的增加相关。这对男性和女性都适用。HDL－C 低于 0.9mmol/L（35mg/dl）是冠心病危险因素，HDL－C 增高，大于 1.55mmol/L（60mg/dl）被认为是冠心病的负危险因素。HDL－C 降低多见于心、脑血管病与肝炎、肝硬化等患者。高 TG 血症往往伴低 HDL－C，肥胖者 HDL－C 也多偏低。吸烟可使 HDL－C 下降。饮酒及长期体力活动会使 HDL－C 升高。

4. 低密度脂蛋白胆固醇

低密度脂蛋白胆固醇（LDL－C）浓度升高涉及引起动脉粥样硬化发生发展。LDL－C是一个非常重要的危险决定因素，它和 HDL－C 结合可以用于鉴别发生冠心病的可能性是否增加。美国胆固醇教育计划（NCEP）成人治疗组专家在 ATPⅢ中提出以 LDL－C 作为分类和治疗的标准，主要是在疗效观察时以降低 LDL－C 为标准。

5. 载脂蛋白 A_1

在 HDL 组成中蛋白质占 50%。HDL 是一系列颗粒大小与组成不均一的脂蛋白。蛋白质中，载脂蛋白 A_1（$ApoA_1$）约占 65% ~70%，其他脂蛋白中 $ApoA_1$ 极少。所以血清 $ApoA_1$ 可以代表 HDL 水平，并与 HDL－C 呈明显正相关。病理状态下 HDL 脂类与组分往往发生变化。$ApoA_1$ 的升降不一定与 HDL－C 成比例。同时测定 $ApoA_1$ 与 HDL－C 对病理生理状态的分析更有帮助。冠心病患者 $ApoA_1$ 偏低，脑血管病患者 $ApoA_1$ 也明显低下。家族性高 TC 血症患者 HDL－C 往往偏低，但 $ApoA_1$ 不一定低，不增加冠心病危险。家族性混合型高脂血症患者 $ApoA_1$ 与 HDL－C 都会轻度下降，冠心病危险性高。$ApoA_1$ 缺乏症（如 Tangier 病，是罕见的遗传性疾病）、家族性低 α 脂蛋白血症、鱼眼病等，$ApoA_1$ 与 HDL－C 极低。

6. 载脂蛋白 B

正常情况下，每一个 LDL、IDL、VLDL 与 Lp（a）颗粒中均含有一分子载脂蛋白 B100（ApoB100），因 LDL 颗粒居多，大约有 90% 的 ApoB 分布在 LDL 中，故血清 ApoB 主要代表 LDL 水平，它与 LDL－C 成显著正相关。但当高 TG 血症时（VLDL 极高），ApoB 也会相应地增高。在流行病学与临床研究中已确认，高 ApoB 是冠心病危险因素，但还很少有前瞻性研究表明 ApoB 对冠心病风险的估计价值。多数临床研究指出，ApoB 是各项血脂指标中较好的动脉粥样硬化标志物。在冠心病高 ApoB 血症的药物干预实验中表明，降低 ApoB 可以减少冠心病发病及促进粥样斑块的消退。

7. 载脂蛋白 E

载脂蛋白 E（Apolipoprotein E，ApoE）是一种多态性蛋白，有三个亚型 ApoE2、ApoE3、ApoE4、ApoE 基因有三个等位基因：E2、E3、E4。ApoE 主要在肝脏和脑组织合成，参与脂蛋白的转化与代谢过程，主要通过与 LDL 受体、VLDL 受体及 LDL 受体相关蛋白相互作用发挥其功能，是脂类代谢和心血管疾病的决定因子。人群中 ApoE 多态性存在种族变异，不同人群中 ApoE 基因型高度不同。ApoE 多态性是人类多种疾病的决定因子，与个体血脂水平与动脉粥样硬化、冠心病、脑血管硬化、老年痴呆等有关，不同亚型具有明显不同的生理作用。

ApoE4 的升高增加了患动脉粥样硬化、老年痴呆、心血管疾病等的风险，而 ApoE2 则对冠状动脉硬化的发展和老年痴呆有防护作用。

8. 脂蛋白 a

脂蛋白 a［Lp（a）］是一个独立于其他脂类参数的冠心病危险因素。特别是在 Lp（a）和 LDL 浓度同时升高时，对冠心病危险的预测价值很高。到目前为止仍不知道降低 Lp（a）浓度能否减少发病的危险性，因此治疗的有效性尚不肯定。①Lp（a）在以下情况下升高：肾病综合征、经血液透析治疗的尿毒症患者、未控制的糖尿病患者、甲状腺功能不全、心肌梗死急性期患者，如果 Lp（a）和 LDL－C 的浓度在同一时间内一起升高，应考虑进行降脂治疗。②Lp（a）在以下情况下降低：甲状腺功能亢进、接受雌激素、烟酸、新霉素治疗的患者。

第六节　铁代谢的生化检验

铁是人体正常生理过程中不可缺少的微量元素，主要存在于血红蛋白、肌红蛋白及许多酶的分子中。约 75% 的铁存在于红细胞的铁卟啉化合物中，其余 25% 的铁存在于其他非铁卟啉类含铁化合物中。健康人贮存铁为 0.5～2.0g，主要以铁蛋白的形式贮存在肝、脾和骨髓器官中。

一、血清铁及总铁结合力测定

血清铁及总铁结合力测定见表 3－26。

表 3 - 26 血清铁及总铁结合力检验报告单

医院检验报告单 【生化】

姓名	性别	年龄	样本号
住院号	病区	床号	
标签联号	样本类型 血液	标本状态	临床诊断

检验项目	结果	参考值	单位
血清铁（Fe）		男：11～30	μmol/L
		女：9～27	μmol/L
血清总铁结合力（TIBC）		男：50～77	μmol/L
		女：54～77	μmol/L

送检医生	检验者	审核者
接收时间	检验时间	报告时间

※本报告单仅对本标本负责※

1. 血清铁

（1）血清铁（Fe）增高见于：①红细胞破坏过多，如溶血性贫血。②铁利用减少，如再生障碍性贫血、巨幼红细胞性贫血、恶性贫血、溶血性贫血、铅中毒、维生素 B_6 缺乏性贫血等。③铁释放增多，如病毒性肝炎活动期、肝硬化等。④铁吸收增加，如铁剂治疗等。

（2）血清铁降低见于：①铁摄入不足或吸收不良，如饮食长期缺铁、失血性贫血、缺铁性贫血、感染性贫血、胃酸缺乏、萎缩性胃炎、胃癌、胃切除术后、慢性腹泻等。②铁需要量增加，如妊娠期、哺乳期、生长期等。③铁丢失增加，如钩虫病、溃疡病、痔疮、肾炎、月经过多、多次妊娠等。④铁运输障碍，如感染、肝硬化、原发性肝癌、恶性肿瘤等。

2. 血清总铁结合力

（1）血清总铁结合力（TIBC）增高：①见于运铁蛋白合成增加，如缺铁性贫血等。②铁蛋白释放增加，如各种原因引起的肝细胞坏死。③铁吸收过量，如反复输血、长期注射铁剂等。

（2）血清总铁结合力降低：①见于运铁蛋白丢失或合成减少，如肾病、遗传性运铁蛋白缺乏症等。②铁蛋白减少，如肝硬化、溶血性贫血、血色素沉着病等。③其他，如感染、各种癌症、风湿性关节炎等。

二、铁蛋白、转铁蛋白和转铁蛋白饱和度测定

铁蛋白、转铁蛋白和转铁蛋白饱和度测定（表 3 - 27）。

1. 铁蛋白

健康人和缺铁或铁负荷过度的患者血清中，铁蛋白（Fer）与可利用的贮存铁直接

相关，因此无论是否贫血，血清 Fer 浓度 <15μg/L 总是铁缺乏的证据。测量血清中的 Fer 可用来评估贮存铁，是诊断隐性缺铁性贫血最早、最可靠的方法。Fer 降低见于缺铁性贫血；增高见于恶性血液病、肝癌、急、慢性病毒性肝炎、肝硬化。急性感染、炎症时血清铁浓度下降，而 Fer 浓度升高。

表 3－27 铁蛋白、转铁蛋白、转铁蛋白饱和度检验报告单

医院检验报告单 【生化】

姓名	性别	年龄	样本号
住院号	病区	床号	
标签联号	样本类型 血清	标本状态	临床诊断

检验项目	结果	参考值	单位
铁蛋白（Fer）		15～350	μg/L
转铁蛋白（TRF）		2～3.6	g/L
转铁蛋白饱和度（Tfs）		15～45	%

送检医生	检验者	审核者
接收时间	检验时间	报告时间

※本报告单仅对本标本负责※

2. 转铁蛋白

铁通常通过特异地结合 2 个 Fe^{3+} 的转铁蛋白（TRF），在作为吸收部位的胃肠道，贮存部位的肝、脾和骨髓及其他的铁消耗器官之间运输。靶器官细胞通过细胞表面转铁蛋白受体表达，根据个体铁的需求来调节它们对铁的摄取。

通常 TRF 的量代表铁的特异运输能力，而且在诊断评价中，TRF 测定已大多取代了铁结合力的测定。而转铁蛋白饱和度（Tfs）的测定已认为是动用运输铁的最可靠参数。这在铁代谢疾病中，是高铁贮存还是高 Fer 水平的鉴别诊断特别重要。

3. 转铁蛋白饱和度

转铁蛋白饱和度（Tfs）是血清或血浆中铁和 TRF 浓度的比值，以% 表示。Tfs 一般为 15%～45%，更高的百分比表明有真实的铁负荷过重存在；相反较低的百分比与许多情况有关，也许由于铁缺乏或铁分布、利用的疾病所造成的。

TRF 与 Tfs 的关系：TRF 对组织功能提供所需的铁，来自贮存及从食物中的吸收，血清 Fer 浓度是受组织尤其是肝细胞中铁的含量调控，当其含量降低时，TRF 合成增强，反之则减弱。组织中的功能铁含量不仅调控 TRF 浓度，而且也调控 Tfs，如果贮存铁不充足，并出现组织中功能铁缺乏，TRF 合成则代偿性地增加以提高血浆铁的周转，其结果是 Tfs 减少，因而减少的 Tfs 是功能铁缺乏的一个指标。由于红细胞生成耗去 80% 的功能铁，功能铁缺乏从本质上影响到红细胞生成的活性。在慢性炎症或恶性肿瘤这类慢性病引起的功能铁缺乏中，不仅 TRF 合成调控低下，而且铁不能从贮存铁中释放出，而 Tfs 是正常的。在铁过度负荷中，贮存铁和功能铁是增加的，而血浆铁转换

减低，则 Tfs 反而 >50%。

三、可溶性转铁蛋白受体测定

可溶性转铁蛋白受体（sTfR）是一种在所有细胞中都可发现的跨膜蛋白，把负载铁的转铁蛋白黏合在细胞表面，并将其传送入细胞。sTfR 的任务是向细胞供应铁。sTfR 是细胞转铁蛋白受体的被截片段。血浆中 sTfR 的浓度与转铁蛋白受体（TfR）的量约成正比例。后者与红细胞生成的质和铁的供应有关。而 sTfR 浓度的升高和红细胞生成时所需铁的量成正比。可溶性转铁蛋白受体的测定见表 3－28。

表 3－28　可溶性转铁蛋白受体检验报告单

医院检验报告单　【生化】

姓名	性别	年龄	样本号
住院号	病区	床号	
标签联号	样本类型　血清	标本状态	临床诊断

检验项目	结果	参考值	单位
可溶性转铁蛋白受体（sTfR）		9.6～29.6	nmol/L

送检医生	检验者	审核者
接收时间	检验时间	报告时间

※本报告单仅对本标本负责※

sTfR 浓度的测定在临床上是非常重要的，在以下一些临床情况中，如红细胞过度增生、自身免疫性溶血性贫血、红细胞增多症和地中海性贫血；缺铁性贫血，特别是与慢性病贫血的区分是有关的，sTfR 是可用于评估贫血患者的辅助指标。这些患者的铁蛋白可能因为急性期的反应而升高。

缺铁性贫血时，sTfR 浓度的升高可早期指出铁供应的不足。慢性炎症如风湿性关节炎或恶性肿瘤中 sTfR 浓度不会升高，这些疾病的特征为可获得铁的不足，但体内所有铁是正常或上升的。然而在慢性病贫血致铁缺乏的情况下，sTfR 的浓度根据因可利用铁缺乏的程度而升高。维生素 B_{12}缺乏和巨幼红细胞性贫血 sTfR 浓度升高。红细胞增多症、溶血性贫血、遗传性球形红细胞症、镰状细胞贫血症时，红细胞过度增生，sTfR 最高可上升 10 倍。在自身免疫性溶血性贫血、遗传性球形红细胞症和地中海贫血、镰状细胞贫血症中可上升 5～6 倍。怀孕期间 sTfR 的浓度没有显著变化，如果功能性铁缺乏会出现浓度升高。

第七节　微量元素的生化检验

微量元素是指含量小于体重0.01%的元素，即其含量低于10^{-6}g/g体重，可以被分成必需微量元素和非必需微量元素两大类。在人体中，铜、钴、铬、铁、碘、钼、锰、镍、硒、锌属于必需微量元素，而铝、银、砷、金、钡、铋、铯、镉、铅、锑和钒属于非必需微量元素，后者尚包括没有生理功能的元素和有毒的重金属。从严格意义上说，镁不是一种微量元素，但由于电解质与微量元素的分界不是很明确，所以习惯上将其放在微量元素中一起讨论。

一、铜、铁、锌、镁测定

铜、铁、锌、镁的测定见表3－29。

表3－29　铜、铁、锌、镁检验报告单

医院检验报告单　【生化】

姓名	性别	年龄	样本号
住院号	病区	床号	
标签联号	样本类型　血清	标本状态	临床诊断

检验项目	结果	参考值	单位
血清铜（Cu）		男：11.0～22.0	μmol/L
		女：12.6～24.4	μmol/L
		儿童：12.6～29.9	μmol/L
血清铁（Fe）		男：11.0～30.0	μmol/L
		女：9.0～27.0	μmol/L
血清锌（Zn）		11.6～23.0	μmol/L
血清镁（Mg）		成人：0.6～1.1	mmol/L
		儿童：0.5～0.9	mmol/L

送检医生	检验者	审核者
接收时间	检验时间	报告时间

※本报告单仅对本标本负责※

1. 铜的测定

铜（Cu）是人体必需元素，是一组重要酶的组成部分，包括铜蓝蛋白（亚铁氧化酶）、超氧化物歧化酶、细胞色素氧化酶、赖氨酸氧化酶、多巴胺β－羟化酶以及酪氨酸酶。血浆中的铜以两种形式存在，约90%是牢固地结合在铜蓝蛋白上，它与血浆中铁与转铁蛋白的结合以及铁的利用有关。10%左右与白蛋白疏松地结合，白蛋白可作为血浆铜的载体。

下列情况需做血清铜（Cu）测定：怀疑威尔逊（Wilson）综合征（肝豆状核变

性）、门克斯（Menkes）卷发症和新生儿铜缺乏；摄入铁不能纠正的不明原因贫血，并伴有中性粒细胞减少；长期胃肠外营养者。

血清铜减少：可能是肾铜蓝蛋白丢失和在食物中有过量的铁或锌引起吸收相关竞争所致。每日锌补充量≥50mg，持续数月以上，就可能引起金属硫蛋白诱导的铜吸收紊乱，并出现营养性铜缺乏的典型信号。见于Wilson综合征、Menkes卷发症、烧伤患者、某些缺铁性贫血、蛋白质营养不良以及慢性局部缺血性心脏病等。

血清铜生理性升高可见于妊娠的最后3个月，以及摄入雌激素和口服避孕药者等。血清铜病理性升高常见于急慢性感染（包括炎症性肠病）、多种肿瘤，如肺癌、乳腺和前列腺癌，以及霍奇金病、白血病及其他许多恶性病变、巨幼红细胞贫血、再生障碍性贫血、色素沉着症、风湿热、重型及轻型地中海贫血、创伤及胶原性疾病。

2. 铁的测定

血清铁（Fe）的解释见本章第六节。

3. 锌的测定

锌（Zn）是一种地壳内广泛存在的元素，人体贮藏量成人为1.4~2.2g，每天摄入量平均15mg（婴儿5mg，哺乳妇女25mg）。锌的来源丰富，尤其在鱼、腊肠、蛋类和乳酪等食物中富含锌元素。锌经小肠吸收，受金属硫蛋白的调节，也受到其他元素，如钙、铜、锰、铁、镍和有毒重金属的影响。锌在血液中的量相对恒定，约占所有微量元素的24%，但在各器官内的浓度则依其生理功能的不同而相差很大。与其他微量元素不同，锌在肾、肝、肌肉和心脏的浓度分布平衡。但在其他体腔和各种体液中的分布却有很大差异。锌在分子水平参与很多酶反应，锌不仅影响蛋白质合成的质量和数量，而且影响脱氧核糖核酸（DNA）和核糖核酸（RNA）相关多聚酶和环腺苷酸酶以及转录酶的活性；锌既作为稳定剂又作为抑制剂控制生物膜的完整性。

在临床上，疑似有全身性微量元素缺乏，尤其是锌缺乏时，应测定锌。伤口延迟愈合或经久不愈的皮肤病是测定锌的特殊适应证。

血清锌降低见于：①肝胆疾患，如乙醇中毒性肝硬化、急性与慢性肝炎、阻塞性黄疸等。②血液病，如各种贫血、白血病、多发性骨髓瘤等。③恶性肿瘤，如各种癌症、肉瘤、淋巴瘤等。④内分泌疾病，如肾上腺皮质功能减退症、垂体前叶功能减退症、甲状腺功能减退症等。⑤肾脏病，如肾病综合征、慢性肾功能不全等。⑥胃肠病，如胃溃疡、炎症性肠病、短肠综合征等。⑦其他，如心肌梗死、心内膜炎、重症肌无力、多发性神经炎、急、慢性感染、口服避孕药等。

血清锌增高见于：①内分泌疾病，如甲状腺功能亢进症。②血液病，如溶血性贫血、嗜酸性粒细胞增多症、真性红细胞增多症等。③其他如急性锌中毒、X线照射后、低心输出量综合征等。

4. 镁的测定

在心血管疾病中，若心动过速、心律失常、室性颤动以及心电图改变；Q-T间期延长，均是重度镁缺乏的信号，并常伴有低钙和低钾，应尽早考虑测定镁（Mg）。

用利尿剂或肾毒性药物连续治疗时，慢性肠道吸收不良、戒酒时、胃肠外营养和各种类型的肾功能不全时，定期监测血清镁尤其必要。镁中毒时可出现反射减弱、容量性低血压、呼吸窘迫与昏迷。

低镁血症的临床症状与低钙血症相似，镁和钙在体内处于动态平衡状态，常互相受到影响，低镁血症可能是低钙血症的病因，因此在临床评估时要考虑钙的水平。此外，低镁也常伴低钾，其同时出现的可能性达60%以上。血清镁降低见于：①摄入不足或消化道丢失过多，如长期禁食、厌食、呕吐、腹泻、胃肠减压等。②吸收不良，如吸收不良综合征、小肠上段切除、胃肠或胆道造瘘、急性胰腺炎等。③肾脏排泄过多，如长期服用利尿剂、肾小管性酸中毒、肾炎、肾盂肾炎、肾小动脉硬化症、肾盂积水、原发性醛固酮增多症、皮质醇增多症、长期使用皮质激素治疗、糖尿病昏迷治疗后、甲状旁腺功能亢进症、转移性骨癌等。④透析失镁，如使用无镁透析液进行透析疗法时。⑤其他，如肝硬化晚期、肾病综合征、甲状腺功能亢进症、长期酗酒、哺乳期、大量维生素 D 应用后、强心苷应用后、血卟啉病等。

高镁血症常出现于急性和慢性肾功能不全，也可见于过量摄入抗酸剂，以及使用含镁灌肠液灌肠后；内分泌疾病，如甲状腺功能减退症、甲状旁腺功能减退症、肾上腺皮质功能减退症、糖尿病酸中毒早期等；其他，如多发性骨髓瘤、严重脱水、草酸中毒、肺部疾病、关节炎等。如镁浓度达到 2.5mmol/L，则可能出现临床症状；如镁达到 5mmol/L 时，则可出现呼吸肌麻痹。

二、铅、镉测定

血铅、镉的测定见表 3－30。

表 3－30　血铅、镉检验报告单

医院检验报告单　【生化】

姓名	性别	年龄	样本号
住院号	病区	床号	
标签联号	样本类型　血液	标本状态	临床诊断

检验项目	结果	参考值	单位
全血铅（Pb）		成人：<200	μg/L
		儿童：<100	μg/L
镉（Cd）		全血：0.32～2.72	μg/L
		2.85～24.2	nmol/L

送检医生	检验者	审核者
接收时间	检验时间	报告时间

※本报告单仅对本标本负责※

铅（Pb）是对人体有毒性作用的重金属，广泛存在于人的生活环境和食物链中，铅可以以铅烟、铅尘和各种氧化物形式经呼吸道和消化道摄入体内，引起以神经、消化、造血系统障碍为主的全身性疾病。在同一环境中，婴幼儿由于生理因素使其受危害的程度相对大于成人。

铅进入人体后，以各种络合物形式经血液输送至各组织器官，主要储存于软组织和骨骼中。血液中95%的铅在红细胞中，其浓度与机体铅吸收、排出、分布处于平衡状态。当生活环境不变，铅暴露基本稳定的情况下，血铅不仅反映了近期的铅接触水平，也一定程度上反映体内的铅负荷和铅对健康的危害。研究表明，血铅是当前最可行、最能灵敏地反映危害人体健康的指标。

1. 铅的测定

近期或当前一直处在接触铅的环境中，测定全血铅是估计体内铅负荷量最好的参数。血中铅浓度增加仅仅证明铅吸入，不能证明铅中毒。如一方面血中高铅水平可能存在于铅环境污染的个体，但没有中毒的症状；另一方面在短期内大量的铅摄入可能已引起急性中毒症状，但血铅水平没有明显升高。实验证明铅中毒是作用于红细胞的合成过程，当血铅 >400μg/L，红细胞 δ－氨基－γ－酮戊酸脱水酶活性首先下降；尿液排泄 δ－氨基－γ－酮戊酸和粪卟啉增多，红细胞原卟啉增高。血铅达很高水平时，外周血涂片发生改变（低色素性贫血、红细胞不均匀、异形红细胞症、嗜碱性点彩红细胞率 >100/10^4红细胞），提示有明显的铅过量。毒性大部分由铅离子引起，每天摄入量 >0.6mg，结果导致铅摄入超量，蓄积量超过排出量；每天摄入 3.5mg，4 个月后产生毒性。急性铅中毒临床症状为胃肠炎、痉挛、溶血、肝损伤、呼吸失调和瘫痪。慢性铅中毒有渐进性症状，如头痛、疲劳、烦躁、厌食等典型症状。直至铅作用于红细胞导致红细胞大小不均、异型红细胞症和嗜碱性点彩的低色素贫血出现；铅作用于肠平滑肌会引起挛缩（腹绞痛）；作用于皮肤血管肌肉引起的挛缩出现脸色灰白征象；作用于大脑和脑膜的血管引起的痉挛会致铅中毒脑病。铅中毒后由于运动神经过度损伤，会出现手伸肌软弱，这是典型的神经症状表现。近来大量的研究表明，铅水平轻微升高也会影响肾功能，引起高血压。因此，高血压者经常有铅水平的增高。

若新生儿血铅水平超过 150μg/L 必须在 6 个月后再测定。WHO 认为长期血铅水平 >200μg/L 的婴儿和幼童则视为过度升高，有可能导致脑损伤。国家对儿童血铅的相关规定《儿童高铅血症和铅中毒分级和处理原则（试行）》中“诊断与分级”规定如下：

（1）儿童高铅血症和铅中毒要根据儿童静脉血铅水平进行诊断。

（2）高铅血症：连续两次血铅水平为 100～199μg/L。

（3）铅中毒：连续两次血铅水平 ≥200μg/L。中毒程度分为轻度铅中毒（200～249μg/L）、中度铅中毒（250～449μg/L）、重度铅中毒（≥450μg/L）。儿童铅中毒可伴有某些非特异性的临床症状，如腹隐痛、便秘、贫血、多动、易冲动等；血铅≥700μg/L 时，可伴有昏迷、惊厥等铅中毒脑病表现。

2. 镉的测定

镉（Cd）主要从食物和吸烟吸收，而少量由空气和饮水吸收。每天食物中（蔬菜和水果）摄入的镉约20～50μg，取决于居住区镉含量。根据WHO推荐，每星期摄入镉500μg是允许的量。通过呼吸道摄入的可溶性镉化合物最初与肺泡组织结合，以离子镉的形式部分被吸收，肺吸收率为10%～50%。每天经过呼吸道的镉约0.2μg。进入体内的镉最先在肝脏贮藏，组织中浓度依次为肾皮质>肾髓质>肝>肺>睾丸>卵巢>淋巴>肌肉。

镉可通过抑制酶反应而影响各种代谢。长期服用镉，主要影响肾，肾是最敏感的器官。不吸烟者每克肾组织含13μg镉，吸烟者为31μg。镉中毒时，尿钙排泄增加，肠钙吸收减少，引起钙缺乏，导致骨质疏松或佝偻病，且不受甲状旁腺素（PTH）、降钙素（CT）、1，25－二羟维生素D_3的调解。镉干扰正常钙化所必需的正常胶原结构，干扰胶原的代谢。

镉抑制肠吸收铁，所以可能引起缺铁性贫血。间充质细胞是可以分化成为前成骨细胞、成骨细胞和骨细胞的，但镉损害间充质细胞的分化过程，可致全身骨痛，即所谓"骨痛病"，最后致使人的寿命缩短。

第八节　骨代谢的生化检验

骨是坚硬而有生命的组织，它不仅作为人体的支架保护脏器，同时还是造血器官。骨骼最重要的两项功能是：体内总钙和总磷的储备；提供机体机械支持和保护功能。

骨是具有新陈代谢的活性组织，破骨细胞不断吸收旧骨，成骨细胞也不断形成新骨，并且两者紧密偶联。骨组织的主要成分是无机物（钙、磷）和有机物（胶原），它们不仅具有重要而广泛的生理功能，并且直接影响骨代谢的平衡。甲状旁腺素（PTH）、活性维生素D［1，25（OH）$_2$D$_3$］、降钙素（CT）、甲状旁腺素相关蛋白（PTHrP）等通过作用于骨骼、小肠和肾脏调节骨的代谢，从而保持正常的血钙、血磷水平，使骨形成和骨吸收之间维系一种相互协调的对立统一。

一、钙、磷测定

血清总钙（Ca）由三部分组成：离子钙（Ca^{2+}），占钙总量的50%；蛋白结合钙，大部分与血浆白蛋白结合，只有少部分与血浆球蛋白结合，占钙总量的45%；复合结合钙，这部分钙与阴离子，尤其磷酸盐、柠檬酸盐和重碳酸盐结合，占钙总量的5%。

由于离子钙是体内钙的生物活性形式，且其浓度直接受PTH和1，25（OH）$_2$D$_3$调控，所以与总钙相比离子钙是反映体内钙状况的更好指标。在常规的诊断条件下，测量总钙比测量离子钙更简便易行，但其缺点是总钙的浓度明显地受到总蛋白的影响，尤其是受到白蛋白的影响。因为，白蛋白每下降10g/L将导致总钙减少大约0.25mmol/L。此时如果测量总钙且出现总蛋白浓度异常，可将测量结果校正至白蛋白浓度为40g/L

或总蛋白浓度为77.6g/L，这样可使总钙的参考值更具可比性。

根据钙总量和离子钙的量可以评定钙的代谢。如果总蛋白的量正常且无异常蛋白血症，那么钙总量和离子钙量相等。在以下疾病和状态中测定离子钙的含量更为需要：妊娠妇女、新生儿；大量输入含有枸橼酸的血液或新鲜冰冻血浆；异常蛋白质血症，例如肾蛋白丢失、吸收不良综合征、多发性骨髓瘤、慢性活动性炎症、术后、需要加强医疗护理的患者；体内 pH 改变和蛋白质丢失所致晚期肾病；恶性高钙血症，尤其当 PTH 正常时；甲状旁腺功能亢进症。

当然，只有在血浆钙的分布不受体内 pH 变化时离子钙才具有诊断意义。例如：血标本被收集后，血液的 pH 下降或酸中毒会因血细胞的代谢而导致离子钙升高，如 pH 下降0.1会导致离子钙相应升高大约0.2mg/dl（0.05mmol/L）。血液的 pH 升高或碱中毒，因标本中的 CO_2 排出而导致离子钙的下降。因此，评价离子钙的先决条件应将被测溶液调整至生理 pH（如 pH 7.45）。

1. 血清总钙

血清总钙（Ca）大于2.75mmol/L 为高钙血症。临床相关的钙离子增加常为多种机制的联合作用，例如，肠吸收的增加、溶骨作用的增强或肾排泄的减少。高钙血症的3种主要原因为：①异常蛋白血症所致蛋白结合力的增加，而致结合钙增多，但此型高钙血症中离子钙浓度正常。②PTH 引发的高钙血症起因于原发性的甲状旁腺功能亢进。③肿瘤相关的高钙血症，在恶性疾病病程的晚期出现，并以急性发作和进行性的加剧为特征。

血清钙增高见于原发性甲状旁腺功能亢进症、假性甲状旁腺功能亢进症、维生素 D 过多症、转移性骨癌、多发性骨髓瘤、变形性骨炎、分泌前列腺素 E_2 肿瘤（肾癌、肺癌等）、分泌破骨细胞刺激因子肿瘤（淋巴瘤等）、肾上腺皮质功能减退症、甲状腺功能亢进症、肉样瘤病（Sarcoidosis，类肉瘤病，又称结节病）等。当血清总钙浓度 > 3.5mmol/L 时所出现的临床症候群为高钙血症危象，表现为极度消耗、代谢性脑病和胃肠道症状。一旦血钙浓度下降症状就会缓解，常见病因为：原发性甲状旁腺功能亢进症和肿瘤相关性的高钙血症。

血清钙小于2.2mmol/L 为低钙血症。可引起神经－肌肉应激性增强而使手足抽搐，血清总钙浓度降低的主要常见原因是低白蛋白血症。但在低蛋白血症中有的离子钙浓度正常，有的则离子钙减少，并不是所有的都降低。由于尿蛋白增加使钙结合蛋白丢失而导致25（OH）D 下降；吸收不良综合征也使白蛋白减少而导致25（OH）D 下降，造成临床低钙血症较多见。低钙血症主要见于：

（1）甲状旁腺功能减退症，PTH 刺激功能的下降引起低钙血症，甲状旁腺的这种刺激功能可调节肠道对钙的吸收、骨钙的动员、肾小管对钙的重吸收。

（2）假性甲状旁腺功能减退症，以终末器官对 PTH 抵抗为特征。

（3）肾衰竭。

以下3种机制促发低钙血症：①当肾小球滤过率（GFR）< 25ml/min 时，肾脏的

磷酸盐潴留。②因1，25（OH）$_2D_3$的缺乏使肠道钙的吸收下降。反过来在大量肾单位减少时导致肾脏25－羟 Vit D_1－α 羟化酶的缺陷。③破骨细胞对 PTH 的抵抗，钙释放减少。

（4）维生素 D（Vit D）代谢缺陷和 Vit D 量的缺乏，使钙吸收障碍，血清钙、磷均偏低，如佝偻病和软骨病。

（5）低镁血症导致 PTH 分泌减少和终末器官对 PTH 抵抗。

（6）高磷酸盐血症通过抑制25－羟 Vit D_1－α 羟化酶使得1，25（OH）$_2D_3$缺乏。

（7）其他：急性胰腺炎、慢性腹泻、阻塞性黄疸、恶性肿瘤、大量输入柠檬酸盐抗凝血后等。

2. 无机磷

磷酸盐浓度和磷浓度两个概念是可以互换的，因为在临床应用中，样本的磷酸盐含量是以元素即无机磷（P）的形式进行计量的。在人体内，与生理 pH 相适应，P 只以 $H_2PO_4^-$ 或 HPO_4^{2-} 的形式存在，而不是以 H_3PO_4（强酸）或 PO_4^{3-}（强碱）的形式。pH 为7.4时，$HPO_4^{2-}/H_2PO_4^-$ 的摩尔比为4∶1。这一比值在酸中毒时为1∶1，碱中毒时9∶1。磷酸根是细胞内主要的阴离子，它的代谢与钙离子密切相关。

血磷主要是指血清中的无机磷（PHOS）。轻度的低磷血症较为常见，可出现在30%的手术患者中。严重的低磷血症，无机磷浓度 < 0.32mmol/L 非常少见。低磷血症常见的病因：①急性的磷酸根从细胞外移至细胞内，如糖尿病酮症酸中毒恢复期、输注右旋葡萄糖、禁食后恢复饮食、呼吸性碱中毒、急性呼吸性酸中毒恢复期、剧烈的体育活动（健美运动）、白血病和淋巴瘤、甲状腺功能减退、肝病、败血症、急性心肌梗死、碱中毒、妊娠等。②磷摄入和吸收不足，如不含磷的胃肠外营养、饥饿、恶病质、呕吐、吸收不良综合征、服用氢氧化铝、维生素 D 缺乏等。③肾小管丢失，如范科尼（Fanconi）综合征、血液透析、肿瘤性低磷酸血症、骨质软化症、低钾血症、低镁血症、急性痛风、肾小管性酸中毒、应用噻嗪类利尿剂、遗传性血磷过低症等。④机制不明，如乙醇中毒。严重的低磷血症的临床症状包括肌无力、肌痛、中枢神经系统相关症状如定向障碍、精神混乱、抽搐和昏迷。肌无力可发展到呼吸衰竭。血液学表现可为溶血性贫血和中性粒细胞功能不全。

高磷血症常见于甲状旁腺功能减退症、慢性肾功能衰竭、维生素 D 过多症、肢端肥大症、多发性骨髓瘤、骨折愈合期、继发性骨癌等。高磷血症可由以下情况引起：①肾小球滤过率减少或肾小管重吸收磷酸盐增加所致的肾排泄磷减少。②饮食摄入或肠道吸收磷酸盐增加，和静脉输注磷酸盐过多。③细胞内磷酸盐重分布和/或释放。如果有两个或更多高磷血症的病因同时出现，就会发生严重的高磷血症 > 3.23mmol/L。这时，就会出现急性或慢性肾衰竭。高磷血症对患者机体的影响主要表现为钙和磷结合，并以羟磷灰石的形式沉淀，引起器官异位钙化造成脏器损伤。总的来说，高磷血症的危害程度取决于细胞内磷酸盐转移至细胞外和肾清除磷酸盐的能力之间不平衡的程度。

钙、磷测定见表3－31。

表3－31 钙、磷检验报告单

医院检验报告单 【生化】

姓名	性别	年龄	样本号
住院号	病区	床号	
标签联号	样本类型 血清	标本状态	临床诊断

检验项目	结果	参考值	单位
总钙（Ca）		成人：2.03～2.75	mmol/L
		儿童：2.25～2.67	mmol/L
离子钙（Ca^{2+}）		0.94～1.26	mmol/L
无机磷（PHOS）		0.96～1.62	mmol/L

送检医生	检验者	审核者
接收时间	检验时间	报告时间

※本报告单仅对本标本负责※

二、骨代谢相关激素测定

细胞内外钙、磷平衡，特别是血钙、血磷水平的恒定，有赖于激素的调节，甲状旁腺激素（PTH）、活性维生素D［1，25（OH）$_2$D$_3$］、降钙素（CT）等通过对骨、肠、肾脏的调节使钙、磷代谢保持正常。骨代谢相关激素的测定见表3－32。

表3－32 骨代谢相关激素检验报告单

医院检验报告单 【生化】

姓名	性别	年龄	样本号
住院号	病区	床号	
标签联号	样本类型 血液	标本状态	临床诊断

检验项目	结果	参考值	单位
甲状旁腺激素（PTH）		1.6～6.9	pmol/L
PTH－相关蛋白（PTHrP）		放免法：80.81±36.18	pg/L
维生素D（Vit D）		10～150	μmol/L
降钙素（CT）		放免法：15～380	ng/L

送检医生	检验者	审核者
接收时间	检验时间	报告时间

※本报告单仅对本标本负责※

1. 甲状旁腺激素

测定甲状旁腺激素（PTH）是辅助诊断某些疾病和评价骨代谢的重要指标。增高见于原发性甲状旁腺功能亢进症、肾功能不全或肾功能衰竭；PTH 上升幅度与患者应用透析治疗的时间呈正相关，透析治疗时间越长，血中 PTH 上升越多，只有换掉病肾，改善肾功能，PTH 才能降至正常。维生素 D 缺乏、长期磷酸盐缺乏和低磷血症等引起的继发性甲状旁腺功能亢进。骨质疏松、糖尿病、单纯性甲状腺肿、甲状旁腺癌等也可有 PTH 升高。老年人随年龄增加血中 PTH 逐渐升高，是引起骨质疏松的原因之一。

PTH 降低见于甲状旁腺功能减退症、甲状腺功能低下、暴发性流脑、高钙血症及类风湿性关节炎患者。

2. 维生素 D

维生素 D 检测主要测定体内 Vit D 的活性形式，即 25（OH）D_3 和1，25（OH)$_2D_3$。25（OH）D_3是 Vit D 的主要循环形式。Vit D 的主要生理功能是维持血钙和磷的动态平衡，具有促进成骨作用，并有抗佝偻病及防龋齿的作用。活性 Vit D 检测主要应用于婴幼儿佝偻病的辅助诊断；老年性骨质疏松和体内钙、磷代谢紊乱的鉴别诊断。

Vit D 增高见于长期服用过多的 Vit D 导致的中毒，早期中毒症状有异常的口干舌燥、眼睛疼痛、皮肤瘙痒、疲倦乏力、恶心呕吐、消化紊乱、尿频、肌肉和骨骼疼痛等。晚期中毒症状则有骨质疏松、体重下降、肌肉和软组织石灰化、肾衰竭等。

Vit D 降低见于婴幼儿发生的佝偻病，成人特别是孕妇和哺乳期妇女发生的骨质软化症，老年人骨质疏松症。

3. 降钙素

降钙素（CT）升高见于：①甲状腺髓样癌、小细胞肺癌（有特异诊断价值）、支气管肺癌、胰腺癌、上颌窦癌、前列腺癌、子宫颈癌、膀胱癌及乳腺癌等。②急性肾功能不全、原发性甲状腺功能减退症、甲状旁腺功能亢进症时，CT 均有不同程度升高。

CT 降低见于先天性甲状腺萎缩或手术切除、甲状腺手术后造成的原发性甲状腺功能减退症及重度甲状腺功能亢进症。糖尿病性的骨质疏松患者 CT 含量也降低。一般认为，骨质疏松症与 CT 的水平下降有关，特别是绝经后妇女的骨质疏松症。

4. PTH－相关蛋白

PTH－相关蛋白（PTHrP）是一种肿瘤衍生的蛋白质，完整的 PTHrP 由 141 个氨基酸组成。现证实在许多正常组织也分泌 PTHrP，血循环中以多种形式的片段存在。其生理活性除了类似甲状旁腺激素外，还有促进钙的传递，抑制骨的重吸收等。在临床上测定血液中 PTHrP 的浓度，对诊断由 PTHrP 引起的高钙血症是一项很有价值的指标，同时对诊断恶性高钙血症、癌性高钙血症有重要意义，并有助于原发性甲状旁腺功能亢进症的诊断。

三、骨代谢标志物测定

骨组织的代谢有许多特殊的代谢形式，骨代谢包含了骨形成与骨吸收两种主要形式（表 3－33、表 3－34）。随着对骨代谢和代谢性骨疾病研究的不断深入，骨形成标志物与骨吸收标志物已成为诊治骨疾病和研究骨代谢十分重要的特异性指标。骨形成的标志物包括骨钙素（OC）、骨性碱性磷酸酶（BAP）和Ⅰ型前胶原羧基端前肽（PICP）；骨吸收的标志物包括吡啶交联、耐酒石酸酸性磷酸酶（TRAP）、羟脯氨酸（HYP）。

表3－33　骨形成标志物检验报告单

医院检验报告单　【生化】

姓名	性别	年龄	样本号
住院号	病区	床号	
标签联号	样本类型　血清	标本状态	临床诊断

检验项目	结果	参考值	单位
骨钙素（OC或BGP）		成人：6.4±3.4	ng/ml
骨性碱性磷酸酶（BAP）		成人：11.8±4.3	μg/L
Ⅰ型前胶原羧基端前肽（PICP）		成人：男　38～202	μg/L
		女　50～170	μg/L
		儿童　110～961	μg/L

送检医生	检验者	审核者
接收时间	检验时间	报告时间

※本报告单仅对本标本负责※

1. 骨钙素

骨钙素（OC）又称骨γ－羟基谷氨酸蛋白（BGP），是目前最特殊的非胶原骨蛋白，其合成受1，25（OH）$_2$D$_3$调节。由于BGP由成骨细胞合成，与碱性磷酸酶（ALP）不同，它具有骨特异性。BGP测定用于监测骨发育、骨代谢，水平高低与血中Ca、ALP和PTH呈正相关；与年龄呈负相关，儿童最高，随年龄增长而渐降低。

血清BGP浓度升高或降低都属异常。BGP水平升高通常存在骨转换加快，如原发性甲状旁腺功能亢进症、佩吉特（Paget）病（即畸形性骨炎）及高转换型骨质疏松症。增高见于骨外伤、骨肿瘤、更年期综合征和卵巢功能早衰、甲状旁腺功能亢进症、肝肾功能受损的尿毒症和肝癌等。

血清BGP浓度降低见于甲状旁腺功能减退症、糖尿病。

2. 骨性碱性磷酸酶

骨性碱性磷酸酶（BAP）是ALP的同工酶之一，由成骨细胞分泌，其功能是促进骨基质钙化。肿瘤骨转移，如前列腺癌的成骨细胞化和乳腺癌的溶骨化，可引起BAP升高。在转移性前列腺癌中BAP的升高大大超过具有同等转移性蔓延程度的乳腺癌。BAP浓度升高还见于佝偻病、软骨病、甲状腺功能亢进症、甲状旁腺功能亢进症、畸形性骨炎、氟骨症、骨质及高转换率的骨质疏松症患者，肝及胆管疾病时总碱性磷酸酶可以升高，但BAP正常。

3. Ⅰ型前胶原羧基端前肽

Ⅰ型前胶原羧基端前肽（PICP）是Ⅰ型前胶原肽链分子羧基端的延伸肽，能反映成骨功能。其浓度增高见于：婴幼儿及青少年、妊娠末期3个月（可升高2倍）、甲状旁腺功能亢进症、转移性骨肿瘤、畸形性骨炎、乙醇性肝炎、肺纤维化。绝经后骨质疏松症患者与年龄匹配的正常对照者血中 PICP 浓度没有明显差异。

表 3－34　骨吸收标志物检验报告单

医院检验报告单　【生化】

姓名	性别	年龄	样本号
住院号	病区	床号	发票号码
标签联号	样本类型　血清或尿液	标本状态	临床诊断

检验项目	结果	参考值	单位
		HPLC 法	
尿吡啶啉(PYD)		绝经前妇女:17～60	μmol/mol 肌酐
		2～15 岁儿童:35～380	μmol/mol 肌酐
尿脱氧吡啶啉(DPD)		绝经前妇女:1.8～9.0	μmol/mol 肌酐
		2～15 岁儿童:7.1～135	μmol/mol 肌酐
耐酒石酸酸性磷酸酶(TRAP)		ELISA 法	
		男:61～301	μg/L
		女:绝经前　41～288	μg/L
		绝经后　129～348	μg/L
		7～15 岁儿童:401～712	μg/L
尿羟脯氨酸(HYP)		HPLC 法	
		男:0～42	μmol/mol 肌酐
		女:0～35	μmol/mol 肌酐
尿羟赖氨酸糖苷(HOLG)		各实验室建立自己的参考值	
尿Ⅰ型胶原 N 末端肽(NTX)		男:5～63	nmol BCE/mmol
		女:5～65	nmol BCE/mmol
尿Ⅰ型胶原 C 端肽(CTX)		男:37～281	μg/mmol
		女:更年期前为 88～300	μg/mmol
		更年期后为 203～523	μg/mmol

送检医生	检验者	审核者
接收时间	检验时间	报告时间

※本报告单仅对本标本负责※

4. 尿吡啶啉和尿脱氧吡啶啉

骨组织中，交联邻近胶原分子的两种化合物已被明确为吡啶啉（PYD）和脱氧吡啶啉（DPD）。在酶裂解胶原的过程中，这些物质被释放入血液循环，由尿液排出，是骨吸收的生化标志物。尿液中交联物的排泄与骨吸收的组织形态学改变有关。另外，同时测量骨降解和骨形成，比单纯测量骨形成（如测量碱性磷酸酶）对确诊骨疾病的敏感性要高得多。

PYD 存在于软骨中，是成熟胶原的主要成分。DPD 主要存在于骨质中，牙质中很少，是骨的特异性标志物。尿中 PYD 和 DPD 有 40% 以游离形式存在，60% 以肽结合的形式存在，因此尿中 PYD 和 DPD 比尿 HOP 更特异和更灵敏地反映骨吸收和骨转移，参考值见表 3 – 35。

表 3 – 35　吡啶啉和脱氧吡啶啉参考值

方法	参考样本的测量对象	标本收集	参考值(μmol/mol 肌酐)
HPLC – PYD	健康的绝经前妇女	少量晨尿	17 ~ 60
HPLC – DPD	健康的绝经前妇女	少量晨尿	1.8 ~ 9.0
HPLC – PYD	2 ~ 15 岁的健康儿童	少量第一次晨尿	35 ~ 380
HPLC – DPD	2 ~ 15 岁的健康儿童	少量第一次晨尿	7.1 ~ 135
免疫反应性 PYD	健康的绝经前妇女和相应年龄的男性	少量第二次晨尿	13 ~ 93
免疫反应性 DPD	健康的绝经前妇女和相应年龄的男性	少量第二次晨尿	1.3 ~ 9.3

注:HPLC 为高效液相色谱法。

通过测定交联物可反应骨代谢的病理性改变，对骨吸收的增加具有诊断意义。尿中 PYD 和 DPD 排量增多见于：儿童、绝经后骨质疏松症、甲状旁腺功能亢进症、甲状腺功能亢进症、畸形性骨炎、恶性高血钙、转移性骨肿瘤等。老年性骨质疏松症患者增高不明显。

5. 耐酒石酸酸性磷酸酶

耐酒石酸酸性磷酸酶（TRAP）是酸性磷酸酶（ACP）的同工酶之一，具有抗酒石酸作用。在骨吸收时，破骨细胞产生并分泌 TRAP，TRAP 随后进入破骨细胞与骨表面之间的间隙，然后部分进入血浆，故 TRAP 反映破骨细胞的活性和骨吸收的状况。骨吸收增强时，血浆 TRAP 升高，但易受酶抑制剂的影响。

TRAP 在甲状旁腺功能亢进症、畸形性骨炎、恶性高血钙、转移性骨肿瘤、肾小管酸中毒和部分（20%）绝经后骨质疏松患者血中升高；甲状旁腺功能亢进症术后迅速（约 1 周）降到正常；高转化骨质疏松患者注射降钙素后也下降。

6. 羟脯氨酸

在血浆中，羟脯氨酸（HYP）有 3 种形式存在，即游离态、结合肽和结合蛋白 3 种。在尿液中，HYP 主要以结合短肽形式排出，极少数为游离氨基酸形式。如果饮食摄入 HYP 不影响结果，尿羟脯氨酸增高提示有代谢性骨病。对骨骼疾病的诊断而言，HYP 不如 ALP、放射学检查及骨扫描敏感。HYP 是估计某些骨骼活动过程和监测疗效的指标。

与尿 HYP 升高可能有关疾病：肢端肥大症、甲状腺功能亢进症、甲状旁腺功能亢进症、类风湿性关节炎、糖尿病（部分患者）、多发性骨折、软组织创伤、马方（Marfan）综合征、关节强硬性脊柱炎、银屑病、成骨不全、硬皮病和皮肌炎、浆细胞瘤和骨结核等。

可能出现 HYP 下降的疾病：甲状腺功能减退症、垂体缺陷引起的矮小症、甲状旁腺功能减退症、佝偻病、慢性消耗性疾病等。

7. 羟赖氨酸糖苷

羟赖氨酸糖苷（hyglycosidedroxylysine，HOLG）羟赖氨酸是唯一系胶原组织才含有的氨基酸，与 Hyp 类似，一旦从胶原中分解出来，就不能再被机体利用来合成胶原。羟赖氨酸在胶原组织中经赖氨酸羟化酶催化形成羟赖氨酸残基，在内质网中经半乳糖糖基转移酶及葡萄糖糖基转移酶形成羟赖氨酰半乳糖苷或半乳糖－葡萄糖苷。当骨组织溶解时，像 Hyp 一样，赖氨酸糖苷便从尿中排出，它可能是比 Hyp 更敏感的骨吸收指标，目前仅 HPLC 方法可检测。

羟赖氨酸糖苷（Ghyl/HOLG）和羟赖氨酸－半乳糖葡萄糖苷（GluGHyl）是胶原降解产物的两种主要形式，是胶原分子中羟赖氨酸翻译后的修饰产物。Ghyl 主要存在于骨中，而 GluGHyl 主要存在于皮肤中。在胶原代谢中，释放入血的 Ghyl 和 GluGHyl 全部从尿中排泄，不再被肾小管重吸收或肝脏代谢，在血液循环中代谢的程度很低，又不容易受饮食摄入影响，因而成为骨吸收指标，比 Hyp 灵敏。

临床诊断价值和评价：羟赖氨酸糖苷是Ⅰ型胶原的组成成分，以葡萄糖半乳糖苷羟赖氨酸和半乳糖苷羟赖氨酸两种形式存在，由于葡萄糖半乳糖苷羟赖氨酸也存在于皮肤和补体 Clq 中，所以半乳糖苷羟赖氨酸更具特异性。由于其糖基化形式不会产生代谢变化，亦不会被食物成分所影响，故其作为反映骨吸收的指标优于尿羟脯氨酸。

HOLG 是反映骨吸收的指标，较 HOP 更灵敏，升高见于高转化率骨质疏松症。①测定方法：反相 HPLC。②标本：24h 尿。

尿羟赖氨酸糖苷随着年龄变化有较明显的差异，目前还没有可靠的正常参考值。

8. Ⅰ型胶原 N 末端肽（NTX）

NTX 是Ⅰ型胶原交联末端肽，为总的 N 端交联物，以单克隆抗体辨别人Ⅰ型胶原吡啶啉基上的 N 端肽。该测定线性范围 200～500 nmol BCE（即相当于每升纳克分子骨胶原量，nanomoles bone collagen equivalents per liter，简写 nmol BCE）。批内、批间变异系数为 2.2% 和 11%，结果均用同时检测的尿肌酐值矫正，即 nmol BCE/mmol Cr（简写 nmol BCE/mmol）。NTX 亦是反映骨转换骨吸收特异指标。出生时尿中浓度最高，随着年龄增加逐渐下降，生长终止时处于相对恒定状态。绝经后妇女显著高于绝经前，高转换型骨质疏松症明显升高。

9. Ⅰ型胶原 C 端肽（CTX）

以多克隆抗体对Ⅰ型胶原交联 C 端肽特殊氨基酸序列反应，ELISA 板式法测定尿Ⅰ型胶原分解代谢产物碎片。本法最低检出限 50μg/L，批内变异系数 <5.7%，批间变异系数 <9.4%，与 NTX 检测相同，亦用尿肌酐值矫正，该指标与 PYD、D－Pyd 有一定相关。

第九节　心脏疾病的生化检验

冠心病是心脏疾病中最为常见、也是最重要的一种。预估动脉硬化的存在及严重程度、干预冠心病的危险因素以及早期诊断急性心肌梗死（AMI）是降低冠心病发病率和死亡率的关键所在。

发现和研究冠心病的危险因素是现代检验医学的任务之一。研究表明，血脂代谢异常与冠心病密切相关，而脂蛋白 a［Lp（a）］也是冠心病的一个独立危险因素。此外，血浆 C－反应蛋白（CRP）增高、高纤维蛋白原血症和高同型半胱氨酸血症也是冠心病的重要危险因素。

迄今为止，诊断急性心肌损伤的检验项目仍然是血清中门冬氨酸氨基转移酶（AST/GOT）、肌酸激酶（CK）及其同工酶肌酸激酶 MB（CKMB）的活性增高。酶活性检测的心肌敏感性和特异性都较差，特别是在心电图（ECG）表现为小的无 Q 波的心肌梗死（AMI）、不稳定型心绞痛、心肌炎或中毒性心肌损伤以及伴有肾功能衰竭、多器官功能不全或伴骨骼肌损伤等疾病时难以准确诊断。显然，如果心肌损伤后血清中特异性标志物增加是最理想的。近年来，新的实验室检测指标在心力衰竭及心肌缺血临床诊断中的应用受到广泛关注。心肌损伤标志物检测对 AMI 的诊断有重要意义。根据心肌损伤标志物的特点，大致上可分为血清酶标志物（心肌酶谱）、早期标志物和确诊标志物等。目前或今后诊断急性心肌梗死最重要的一些标志物及其特性见表 3－36。常用心肌梗死早期检测指标的平均诊断敏感性见表 3－37。

表 3－36　诊断心肌梗死的检验项目的一些理化特性

检验项目	分子量	生物半衰期（h）	开始升高（h）	到达峰值*（h）	回复正常（d）
AST（GOT）	93 000	20	6～12	18～36	3～4
LDH－1（HBDH）	135 000	110	6～12	48～144	7～14
CK	86 000	17	3～12	12～24	3～4
CKMB 活性	86 000	13	3～12	12～24	2～3
CKMB mass	86 000	13	2～6	12～24	3
Myoglobin	17 800	0.25	2～6	6～12	1
cTnI	22 500	2～4	3～8	12～24	7～10
cTnT	37 000	2～4	3～8	12～96	7～14
GPBB	188 000	4～6	1～4	10～20	1～2
H－FABP	15 000	0.3	2～5	6～12	1

* 主要取决于梗阻血管的再灌注时间。

表 3－37　心肌梗死常用早期检测指标的平均诊断敏感性（%）

项目	胸痛发生后时间（h）		
	0～2	3～4	5～6
CK 活性	15	35	70
CKMB 活性	10	25	55
CKMB mass	30	70	90
CK－MM 亚型比率	25	60	85
CKMB 亚型比率	25	60	90
Myoglobin	35	80	95
cTnI	25	60	80
cTnT	25	55	80

一、心肌酶谱测定

心肌酶谱测定（表3－38）对急性心肌梗死（AMI）的诊断、判断梗死发生的时间、面积、梗死的扩展及有无心肌再灌注均具有一定的价值。近年来酶学检查虽逐渐被心肌蛋白测定所取代，但由于酶学检查方法简便，不需特殊仪器设备，目前仍为广大医院所应用。

1. 肌酸激酶

血清肌酸激酶（CK）在组织中分布广泛，心、脑、骨骼肌、肾和肠等均含有丰富的CK。CK分子是由肌型亚单位（M）及脑型亚单位（B）组成的二聚体，CK同工酶有CK－MM、CK－MB和CK－BB 3种。CK－MM主要存在于骨骼肌；CK－MB主要分布在心肌；CK－BB主要存在于脑、肺、平滑肌和前列腺中。正常血清中绝大部分为CK－MM，CK－MB不超过总活力的5%，CK－BB含量极微。

表3－38　心肌酶谱检验报告单

医院检验报告单　【生化】

姓名	性别	年龄	样本号
住院号	病区	床号	
标签联号	样本类型　血清	标本状态	临床诊断

检验项目	结果	参考值	单位
肌酸激酶（CK）		男：38～174	U/L
		女：26～140	U/L
肌酸激酶同工酶MB（CK－MB）测定		<10	U/L
CK－MB/总CK		<5	%
肌酸激酶MB蛋白浓度		<5	μg/L
谷草转氨酶（AST）		8～40	U/L
乳酸脱氢酶（LDH）		109～245	U/L
乳酸脱氢酶同工酶		琼脂糖电泳法：	ng/ml
		LD_1　28.4±3.0	%
		LD_2　41.0±5.0	%
		LD_3　19.0±4.0	%
		LD_4　6.6±3.5	%
		LD_5　4.6±～3.0	%
α－羟丁酸脱氢酶（HBDH）		72～182	U/L

送检医生	检验者	审核者
接收时间	检验时间	报告时间

※本报告单仅对本标本负责※

CK增高见于心肌梗死、病毒性心肌炎、各种类型的进行性肌萎缩、皮肌炎及脑膜炎等。CK、LDH和AST活力增高为诊断心肌梗死的重要指标，其中CK优于LDH和

AST，为急性心肌梗死早期诊断的首选指标。因 CK 半衰期较短，故急性心肌梗死后期其测定意义不大。

2. 肌酸激酶同工酶 MB

肌酸激酶同工酶 MB（CK－MB）几乎全部存在于心肌，急性心肌梗死时，CK－MB 增高较 CK 总活力为早，对急性心肌梗死的诊断，CK－MB 灵敏度高、特异性强，仅次于心电图，且无假阴性。血清中 CK 和 CK－MB 的酶活性在心肌梗死发生后 4～10h 升高，未接受溶栓治疗的患者大约在 24h 达到高峰，比梗死冠脉得到早期再灌注的患者早 10h 达到高峰。大约在胸痛 36～72h 后 CK－MB 可回复到参考值内。由于生物半衰期短而回复快，因此 CK－MB 不适于晚期诊断。此外，CK－MB 下降后再度增高，则提示有新的心肌梗死发生；如 CK－MB 持续增高，则提示预后不良。CK－MB 不仅在心肌损伤时释放，在某些疾病时也会增高或在剧烈运动后由骨骼肌释放。这使得其在诊断心肌损伤时的特异性有限。计算 CK－MB/CK 的比率可以提高在伴有骨骼肌损伤时急性心肌损伤的 CK－MB 诊断特异性，但在微小心肌坏死时敏感性减低可能被遗漏。

3. CK 与 CK 同工酶的关系

CK 升高还见于病毒性心肌炎、多发性肌炎、皮肌炎、进行性肌营养不良发作期、肌肉损伤、酒精中毒、脑血管疾病等。此外，剧烈运动、各种插管及手术、肌内注射氯丙嗪和抗生素亦会引起 CK 增加。神经肌肉疾病，如肌营养不良等，CK 总活力和 CK－MM 均增高。肝豆状核变性、骨骼肌创伤、脑膜炎和外源性毒物中毒时，CK 和 CK－MM 增高。前列腺癌、急性脑损伤和白血病伴有并发症（肾衰、肺部感染）等，CK－BB 明显增高。前列腺癌 CK－BB 增高较 CK 总活力为早。急性脑损伤时，如CK－BB 增高，则死亡率往往较高，故有预后意义。缺氧性神经系统疾病，缺氧后 48～72h 内脑脊液 CK－BB 升高。

4. 肌酸激酶 MB 蛋白浓度

利用酶免疫分析技术检测肌酸激酶 MB 蛋白浓度（CKMB mass）提高了 CK－MB 在 AMI 早期诊断和微小心肌梗死患者中的诊断敏感性（表 3－37）。CKMB mass 检测适用于：①诊断无骨骼肌损伤的心肌梗死，亦适于早期诊断。②监测溶栓治疗。③估计不稳定型心绞痛患者的预后。

对于心肌梗死患者，在胸痛发作的最初 6h 内 CKMB mass 的敏感性明显优于 CKMB 活性检测。在胸痛发作的最初 6～7h 内 CKMB mass 的诊断敏感性同肌红蛋白相似（表 3－37）。CKMB mass 的临床特异性高于肌红蛋白。在不同的时间重复此项检测有助于确诊 AMI。溶栓治疗 90min 和治疗前相比，若 CKMB mass 增加 >24μg/（L·h）或测定值增加 >4 倍，提示梗阻的血管再灌注成功。

对于心绞痛患者，由于 CKMB mass 检测的高敏感性，其对微小心肌梗死（如可能为严重的不稳定型心绞痛）的诊断价值明显优于传统的酶活性测定。伴有 CKMB mass 增加的不稳定型心绞痛患者数月后心肌梗死的发生和死亡都明显高于 CKMB mass 正常的不稳定型心绞痛患者。

对于肌损伤患者，由于 CKMB mass 在骨骼肌损伤时也会增加，因此询问病史和观察症状时要加以注意。CKMB mass 同 CK 活性比率的决定水平取决于检测方法。骨骼肌损伤时 37℃测定 CK 活性的比率为 <0.025（2.5%）。

5. 谷草转氨酶

门冬氨酸氨基转移酶（AST，俗称谷草转氨酶，GOT）及其同工酶广泛存在于心、肝、肾、脑等组织内。电泳可将 AST 分离为胞浆 AST（s－AST）和线粒体 AST（m－AST）两种同工酶。AST 增高常见于心肌梗死，AST 在发病后 6～12h 显著升高，48h 达到高峰，约 3～5 天恢复正常。有些心肌梗死患者血清 AST 总活性正常，而 m－AST 增高，故 m－AST 可作为诊断心肌梗死的敏感指标。此外，AST 增高还可见于：①肝脏疾病，如急性与慢性病毒性肝炎 AST 可达 1 200U，肝硬化、原发性肝癌、中毒性肝炎 AST 可更高。②胆道疾病，如胆囊炎、胆石症、胆管炎等。③肌内疾患，如皮肌炎、进行性肌营养不良等。④其他，如组织损伤、大手术后、肾坏死、脑坏死、一些药物和毒物中毒等。

6. 乳酸脱氢酶

乳酸脱氢酶（LDH）广泛存在于人体组织中，属于氢转移酶类，催化乳酸氧化成丙酮酸，组织中此酶活力约比血清高 1 000 倍，只要人体组织中有少量组织坏死，所释放的酶就能使血液中乳酸脱氢酶活力升高。乳酸脱氢酶同工酶（LDH Isoenzyme）通过琼脂糖电泳按区带依次分为 LDH_1、LDH_2、LDH_3、LDH_4 及 LDH_5。按 LDH 同工酶的分布可将组织分为 3 类：① LDH_1 为主者，以心肌为代表，其 LDH_1 活力占该组织酶活力 50% 以上，肾、胰、膈肌与红细胞次之。② LDH_5 为主者，以肝脏为代表，其 LDH_5 占该组织总活力的 50% 以上，皮肤、骨髓、关节滑液、白细胞、血小板和胆汁次之。③ LDH_3 为主者，以肺、脾为代表，脑、肠、淋巴液与内分泌腺等次之。

LDH 显著升高见于广泛癌转移、恶性贫血、霍奇金病、淋巴肉瘤、白血病等；中度升高见于心肌梗死、肺栓塞、传染性单核细胞增多症及进行性肌营养不良；轻度升高见于肝炎、肝硬化、阻塞性黄疸、肾炎肾变期等。

急性心肌梗死后早期血清中 LDH_1 和 LDH_2 活性均增高，但 LDH_1 增高更早、更明显，可导致 LDH_1/LDH_2 比值升高；溶血性疾病、巨幼红细胞贫血、肾坏死及假性肥大性肌营养不良血清 LDH_1 及 LDH_2 的活性亦可增高；肝炎、急性肝细胞损伤及骨骼损伤 LDH_5 增高；恶性肿瘤 LDH_3 常增高；急性肺损伤、白血病、胶原性疾病、心包炎和病毒感染 LDH_2 及 LDH_3 增高；心肌梗死并发充血性心力衰竭时，LDH_5 亦增高。

7. α－羟丁酸脱氢酶

α－羟丁酸脱氢酶（HBDH）与 LDH、AST、CK 及 CK－MB 一起组成心肌酶谱，对诊断心肌梗死有重要意义。血清 HBDH 活性代表乳酸脱氢酶同工酶 LDH_1 和 LDH_2 活性。健康人血清 LDH/HBDH 比值为 1.2～1.6。心肌梗死患者，血清 HBDH 活性增高，LDH/HBDH 比值下降，为 0.8～1.2。而肝脏实质细胞病变时，可升高到 1.6～2.5。但这些比值与各实验室的测定方法或测定条件有关，必须确立本实验室的比值。此外，活动性风湿性心肌炎、急性病毒性心肌炎、溶血性贫血等因 LDH_1 活性增高，故 HBDH 活性亦增高。

二、心肌损伤早期标志物测定

一般认为，心肌梗死（AMI）症状出现后 6h 内，血中就有升高的生化标志物称为早期标志物（表3－39）。目前较好的早期标志物是肌红蛋白，但对心肌的特异性不高，主要用于早期除外 AMI 诊断。

1. 肌红蛋白

血清中的肌红蛋白来源于骨骼肌或心肌组织的损伤。大量的骨骼肌损伤时还可在尿液中检测到肌红蛋白。肌红蛋白是非心肌特异性的。肌红蛋白的优势在于诊断心肌梗死的早期敏感性较高（快速、可靠地除外 AMI 的可能），同时可作为快速评估溶栓疗效的指标。

表3－39　心肌损伤早期标志物检验报告单

医院检验报告单　　【生化】

姓名	性别	年龄	样本号
住院号	病区	床号	
标签联号	样本类型　血液	标本状态	临床诊断

检验项目	结果	参考值	单位
肌红蛋白		<70	μg/L
心脏脂肪酸结合蛋白（H－FABP）		<5	μg/L

送检医生	检验者	审核者
接收时间	检验时间	报告时间

※本报告单仅对本标本负责※

血清肌红蛋白在胸痛发生后 1～2h 在患者血清中的浓度迅速增高，诊断 AMI 的界值为 75μg/L，6～9h 达到高峰，比 CK－MB 的释放早 2～5h。快速敏感的肌红蛋白检测可与 ECG 同时早期诊断心肌梗死。CK 和 CKMB 活性最早可在胸痛发生后 4～6h 增高，只有 CKMB mass 和 CK 同工酶亚型比率的检测具有和肌红蛋白相似的早期诊断心肌梗死的敏感性。深入的研究表明，无心电图（ECG）改变的肌红蛋白增高提示心肌梗死发生的可能性极大。当肌红蛋白的预期值检测阴性时，除外心肌梗死的诊断其可靠性明显优于检测阳性时，也就是假阴性的可能性很小。急性胸痛发生后 6～10h 肌红蛋白检测正常可基本除外心肌梗死的可能。因此，同时进行 ECG 检查和肌红蛋白快速检测可以对心肌梗死作出可靠的早期诊断。

由于肌红蛋白也存在于骨骼肌中，而且仅从肾脏清除，所以急性肌损伤、急性或慢性肾衰竭、严重的充血性心力衰竭、长时间休克及各种原因引起的肌病患者、肌内注射、剧烈的锻炼、某种毒素和药物摄入后，肌红蛋白都会升高。因此，采用血清肌红蛋白水平作为诊断 AMI 的早期指标，仅限于那些没有上述有关疾病的患者。

为鉴别肌红蛋白的增高是由于心肌梗死还是骨骼肌损伤（肌肉损伤降解、复合性创伤、肌内注射、高强度运动）必须结合临床病史。随着病程的进展，可以结合肌钙蛋白 T（cTnT）、肌钙蛋白 I（cTnI）的检测作出评估。

肌红蛋白检测可对心肌梗死的程度、范围及预后作出判断。一旦患者诊断为 AMI 且已进行相应治疗，主要的是进一步评价患者在住院期间是否有并发症及再梗死。此时用肌钙蛋白可能是不适宜的，因为疾病发作后肌钙蛋白的长期释放模式可能掩饰发生额外新的损伤。而肌红蛋白在发作后第一天内即返回到基线浓度，当有再梗死时，则又迅速上升，形成“多峰”现象，可以反映局部缺血心肌、周期性自发的冠脉再梗死和再灌注。

最近，提出了 AMI 的新诊断策略：联合检测血清肌红蛋白和一种心肌特异的标志物（肌钙蛋白 I，cTnI），可达到最高的诊断效率；连续测定血清肌红蛋白，计算肌红蛋白释放的起始速率，界值为每小时 20μg/L，是 AMI 的良好指征。在急诊科足以鉴别 AMI 患者。在有急性症状的患者中，4h 内肌红蛋白水平不升高，AMI 的可能性是极低的。另外，在神经肌肉疾病如肌营养不良、肌萎缩和多肌炎时血清肌红蛋白水平亦升高。心脏外科手术患者血清肌红蛋白升高，可以作为判断心肌损伤程度及愈合情况的一项客观指标。

2. 心脏脂肪酸结合蛋白

心脏脂肪酸结合蛋白（H－FABP）不是心肌特异标志物，也存在于骨骼肌和肾脏中。H－FABP 在心肌细胞中参与长链脂肪酸的摄取和转运。心肌梗死后 H－FABP 可在血清和尿中检测到，时间与肌红蛋白相似。H－FABP 与肌红蛋白在心肌梗死发生后2～4h 同时增高，几小时后达到峰值。24h 回复到参考值内。同时检测血清中的 H－FABP 可提高肌红蛋白的诊断特异性。与肌红蛋白不同，H－FABP 在心肌中的含量大于骨骼肌，因此计算肌红蛋白/ H－FABP 的比值可以鉴别诊断心肌损伤或骨骼肌损伤。骨骼肌中肌红蛋白/ H－FABP 的比值 >20，肌肉损伤后的血清中此模式仍不变。比值 <10 提示可能为心肌梗死或心肌损伤。

三、心肌损伤确诊标志物测定

心肌损伤确诊标志物（表 3－40）是指心肌梗死（AMI）发病后 6～9h 血中出现升高并持续数天、对心肌损伤的敏感性和特异性都较高的生化标志物。目前一致认为心肌肌钙蛋白（cTn）灵敏度高、特异性强、发病后出现较早，并可持续 4～10d，是目前诊断心肌损伤较好的确诊标志物。

（1）肌钙蛋白（Tn）是肌肉组织收缩的调节蛋白，主要存在于骨骼肌和心肌等横纹肌中，平滑肌中无肌钙蛋白。肌钙蛋白是心肌的结构蛋白，由三个亚单位组成，即 cTnI、cTnT 及 cTnC。cTnI 和 cTnT 在临床广泛应用于检测心肌损伤；心肌中的 cTnC 与骨骼肌中的肌钙蛋白相同，没有心肌特异性，较少应用于心肌损伤检查。心肌肌钙蛋白T（cTnT）是横纹肌的肌原纤维蛋白，与心肌肌钙蛋白I（cTnI）和心肌肌钙蛋白C（cTnC）共同构成的肌钙蛋白复合物。人类cTnT的分子量为37 000。大约5%的cTnT以游离形式存在于细胞质中。当心肌损伤时游离形式的cTnT与细胞质中的CKMB和肌红蛋白一起从细胞浆中快速释放，然而作为结构蛋白的cTnT在AMI后的第二天释放，后者反映了坏死的心肌细胞量。

表3-40　肌钙蛋白检测检验报告单

医院检验报告单　【生化】

姓名	性别	年龄	样本号
住院号	病区	床号	
标签联号	样本类型　血清	标本状态	临床诊断

检验项目	结果	参考值	单位
肌钙蛋白T（cTnT）		<0.1	μg/L
肌钙蛋白I（cTnI）		<0.8	μg/L

送检医生	检验者	审核者
接收时间	检验时间	报告时间

※本报告单仅对本标本负责※

心肌肌钙蛋白检测可用于：①诊断AMI，监测AMI的病程发展。②评估溶栓治疗的效果。③估计不稳定型心绞痛患者的预后。④诊断小面积心肌梗死，如侵入性心脏治疗后。⑤诊断伴有骨骼肌损伤的心肌损伤，如围手术期心肌梗死、心脏创伤等。此外，cTnI检测还可用于：监控心脏移植后慢性或亚急性排斥反应，以及诊断伴有肌病、肾或多器官功能衰竭的心肌损伤。

（2）血清cTnT阳性结果高度提示存在心肌损伤。阴性结果时建议2h后重复测定。如果胸痛发生8h后结果仍为阴性，则心肌损伤的可能性很小。大约有50%的AMI患者在胸痛发生3～4h后cTnT增高。在胸痛发生后10h～5d内，cTnT诊断AMI的临床敏感性为100%。cTnT的临床特异性也优于肌红蛋白和CKMB mass。由于CKMB活性和CKMB mass可非特异性增高，结合检测cTnT可以排除骨骼肌损伤的可能。心肌损伤后cTnT增高平均可超过参考值上限的100倍，比CKMB和肌红蛋白明显。因此cTnT是诊断不稳定型心绞痛、心脏创伤和心外科手术后伴有小面积心肌梗死的最可靠检测标志物。持续增高的cTnT表明存在不可逆的心肌坏死。仅仅局部或间质浸润的心肌炎患者较少出现cTnT的增高。

血清cTnT是从坏死的心肌组织中释放的特异性心肌结构蛋白，心肌梗死后第三天、第四天的cTnT测定值可用以估计梗死面积。细胞质cTnT在早期被大量清除，因此对不可逆的心肌损伤的诊断敏感性并不优于其他细胞质标志物（肌红蛋白和CK-MB）。cTnT的诊断窗口期约为2～3周，因此可诊断胸痛发生后1～2周内的亚急性心肌梗死和隐匿性心肌梗死。

血清 cTnT 可用于监测溶栓治疗，心肌梗死后的梗死血管再灌注会使肌钙蛋白大量释放。因此接受溶栓治疗的患者心肌梗死后第一天血清中的 cTnT 值明显不同，36h 后的 cTnT 测定值已与是否接受过治疗无差异。溶栓治疗后第一天测定值的大小取决于再灌注的成功和再灌注前的缺血时间。早期成功的再灌注会使 cTnT 急剧增加。计算溶栓治疗后 90min cTnT 值的增加比率［>0.2μg/(L·h) 或 cTnT 值增加 >6.8 倍］提示治疗有效。溶栓成功者血清 cTnT 呈双峰改变，首峰多出现在 AMI 发病后 24h 内，并很快降至平台期，第二个峰低于首峰，常出现在 AMI 后第四天左右。

部分不稳定型心绞痛患者也会出现 cTnT 的增高。近 1/3 严重的不稳定型心绞痛患者（Braunwald 分级 3 级）存在微小心肌梗死，但未达到 WHO 的心肌梗死诊断标准。稳定型心绞痛患者 cTnT 未见增高。cTnT 阳性的不稳定型心绞痛患者住院期间及随后的几个月中 AMI 的发生和死亡明显高于 cTnT 阴性的患者。重复检测 cTnT 不增高的结果可除外 AMI 和微小心肌梗死的可能，但不能评估冠状动脉疾病（CAD）的病变程度。大量临床研究发现 cTnI 诊断心肌损伤包括 AMI 的模式与 cTnT 相似。无排斥反应的心脏移植中，cTnI 回复到参考值较快（2～3 周），而 cTnT 为 2～3 个月。

（3）与 cTnT 不同，cTnI 在骨骼肌中无基因表达，婴儿和成人的骨骼肌中不存在 cTnI，心肌损伤时释放 cTnI。目前商品化的 cTnI 的检测试剂盒与骨骼肌纤维无任何交叉反应，也不会引起骨骼肌疾病假阳性结果，肾脏疾病患者的 cTnI 也不会增高，故 cTnI 是 100% 的心肌特异性标志物。因此 cTnI 是伴肌病或肾病时诊断心肌坏死的首选标志物。同 cTnT 相似，cTnI 一般在胸痛发生后 3～4h 出现增高，12～24h 达到峰值（受梗阻冠脉再灌注的影响，可有所不同），5～10 天回复到参考值（稍早于 cTnT）。cTnI 在 AMI 早期的诊断敏感性与 cTnT 相当。AMI 患者血中的 cTnI 与 CKMB mass、CK 同工酶亚型比率和肌红蛋白几乎同时升高。与 cTnT 不同，cTnI 的增高多呈单峰形式。与 cTnT 相同，cTnI 的释放受梗阻区域早期再灌注的影响。在这种情况下血中 cTnI 值升高更快更高，峰值提前到达。cTnI 水平升高预示有较高的短期死亡危险性，连续监测 cTnI有助于判断血栓溶解和心肌再灌注。

（4）在 AMI 时，所有生化标志物的敏感度都与时间有关。对于胸痛发作 4h 以内的患者首先测定肌红蛋白水平；3h 后得到的血液标本，应同时评价肌红蛋白和 cTnI。所有阳性结果，都可确认为 AMI；所有阴性结果都可排除心肌损伤。当结果不一致时，需进一步联合检查至胸痛发作后 9h，此时所有的生化标志物都达到最大的敏感度。

近年发展的心肌梗死诊断仪，利用干片分析技术，可定量测定 MB、CK-MB 质量及 cTnI，但此仪器价格昂贵，尚未普及。目前常用电化学发光法的专门仪器和配套试剂已在临床应用。

四、心力衰竭标志物测定

心力衰竭是导致疾病和 65 岁以上的患者住院的首要原因之一。长期以来，心力衰竭的诊断主要依靠临床（如患者主诉）和物理仪器（如超声心动和X线检查）等。近年来，钠尿肽又称脑钠肽这一新的实验室检测指标在心力衰竭临床诊断中的应用受到广泛关注。钠尿肽是调节体液、体内钠平衡、血压的重要激素，当心血容量增加和左室压力超负荷时即可大量分泌。

当前可用于诊断心力衰竭的检查是两种钠尿肽：B－型钠尿肽（B－type natriuretic peptide，BNP）和N－末端前B－型钠尿肽即NT－proBNP（表3－41）。BNP是一种含32个氨基酸的多肽，主要从心室分泌，反映心室过劳。分泌时，BNP的贮存型前BNP（proBNP）分解为无活性的NT－proBNP和有内分泌活性的BNP，它促进钠从尿排泄、利尿和血管扩张。心室是BNP最主要的储存和释放部位。然而心室储存BNP的能力非常有限，心衰时心室和心房肌细胞中的BNP浓度会明显升高，由于BNP是心室最重要的利钠肽，与其他利钠肽及其前体相比，BNP是心室超负荷（如左心室舒张末压升高）时更敏感和特异的指标。临床研究和应用表明，BNP或NT－proBNP两者应用价值基本相同，都是较好的心力衰竭时的心脏标志物。对有相应的临床症状、疑为心力衰竭的患者，检测BNP或NT－proBNP有助于确立心力衰竭的诊断。

临床最常用检测BNP或NT－proBNP来鉴别充血性心力衰竭和肺功能不全。如果没有这些物质的升高，那么表明患者可能不是心源性的呼吸困难。对于不同程度的心力衰竭，这些标志物水平变化是很灵敏的。同时，在几天时间内连续测定BNP或NT－proBNP，可使医生能调整对充血性心力衰竭的药物治疗，使其更精确有效。

表3－41　心力衰竭标志物检验报告单

医院检验报告单　【生化】

姓名	性别	年龄	样本号
住院号	病区	床号	
标签联号	样本类型　血清	标本状态	临床诊断

检验项目	结果	参考值	单位
B－型钠尿肽（BNP）		1.5～9	pmol/L
N－末端前B－型钠尿肽（NT－proBNP）		<65岁：男<78	ng/L
		女<78	ng/L
		≥65岁：男<148	ng/L
		女<220	ng/L

送检医生	检验者	审核者
接收时间	检验时间	报告时间

※本报告单仅对本标本负责※

AMI时BNP水平可快速升高，超过正常水平的60倍，一般在梗死后20h达到高峰。BNP水平达到峰值后可以两种方式发生变化：①单时相方式，即升高的BNP逐渐恢复。②双时相方式，即梗死后5天血清中BNP水平形成第二次峰值，以后逐渐恢复。由于AMI后血中BNP水平升高较早，故可作为早期AMI和心肌缺血的一项指标。

AMI后测定BNP不仅可识别有无左心室收缩功能不全，而且在识别进行性左心室扩张，心衰和死亡方面可能优于心脏超声诊断。BNP可作为心衰患者预后的标志物。从理论上讲血浆中BNP浓度和存活率密切相关。在对人群中心衰调查的初步结果显示血浆BNP和NT－proBNP浓度与存活率呈负相关。但是目前在我国检测BNP或NT－proBNP尚未得到广泛推广和应用，并不作为诊断心力衰竭的必要条件，也还不能替代目前常用的各种辅助检查（如超声心动和X线检查等）。

五、心肌缺血标志物测定

急性冠状动脉综合征（acute coronary syndrome，ACS）是由于急性心肌缺血导致胸部不适和其他症状的一大类病征，是临床上常见的心脏、血管急症，也是造成急性死亡的主要原因。心肌缺血是ACS最常见的发病原因，临床上往往有相当一部分症状隐匿的患者被漏诊而未入院治疗，这些漏诊患者实际上是心肌缺血患者，其死亡危险性比住院者高1倍。心肌缺血的临床表现常常是模糊而多样的，症状可能包括胸痛（绞痛）、上腹部和臂部不适、喘气、恶心和呕吐。然而，这些症状可能难以捉摸且不易识别，因此，寻找一种既经济快速又准确灵敏的心肌缺血早期生化诊断指标，具有非常重要的意义。心肌缺血标志物测定见表3－42。

表3－42　心肌缺血标志物检验报告单

医院检验报告单　【生化】

姓名	性别	年龄	样本号
住院号	病区	床号	
标签联号	样本类型　血清	标本状态	临床诊断

检验项目	结果	参考值	单位
缺血修饰白蛋白（IMA）		<85	U/ml

送检医生	检验者	审核者
接收时间	检验时间	报告时间

※本报告单仅对本标本负责※

缺血修饰白蛋白（ischemia modified albumin，IMA）是急性冠脉综合征和心肌缺血理想的早期生化诊断指标。ACS患者血清中，其白蛋白结合外源性钴Co^{2+}的能力降低，这种白蛋白与心肌缺血密切相关，这种因心肌局部缺血而改变的白蛋白，称之为缺血修饰白蛋白（IMA）。

IMA测定作为早期心肌缺血的生化标志物，用于对ACS低危患者的辅助诊断。IMA≥85U/ml考虑为心肌缺血阳性，对急性缺血性胸痛诊断灵敏度为82%，特异性为69%。

六、同型半胱氨酸测定

同型半胱氨酸（Hcy）是蛋氨酸（methionine，Met）和半胱氨酸（cysteine，Cys）代谢过程中一个重要的中间产物。目前认为同型半胱氨酸血症与动脉粥样硬化性心脑血管疾病密切相关。叶酸及维生素 B_6、维生素 B_{12} 等营养素可以通过参与蛋氨酸和半胱氨酸代谢调节血中同型半胱氨酸的浓度。同型半胱氨酸测定见表3－43。

表3－43　同型半胱氨酸检验报告单

医院检验报告单　【生化】

姓名	性别	年龄	样本号
住院号	病区	床号	
标签联号	样本类型　血清	标本状态	临床诊断

检验项目	结果	参考值	单位
同型半胱氨酸（Hcy）		3.0～6.0	μmol/L

送检医生	检验者	审核者
接收时间	检验时间	报告时间

※本报告单仅对本标本负责※

高同型半胱氨酸血症是一种少见的隐匿型疾病，其患者的血浆中，同型半胱氨酸的水平可比参考值高出20～30倍。因Hcy对血管内皮细胞有直接毒性作用，并可促进血栓形成及低密度脂蛋白（LDL）的氧化。故Hcy的增高可使血管疾病加速或提前形成。

同型半胱氨酸增高见于：①高同型半胱氨酸血症。血中Hcy浓度升高往往与高血压、高血脂、高血糖、吸烟、酗酒等密切相关，被认为是心脑血管疾病的危险因素之一。②心脑血管疾病。当血清Hcy浓度＞15.5μmol/L时，冠心病（CHD）的危险性大大增加。Hcy浓度也与CHD的严重程度有关。冠脉介入治疗后，Hcy浓度较低者心血管事件发生率较低。Hcy增加常伴有同型半胱氨酸尿症。随着年龄增长，Hcy有增加的趋势。③肾衰竭。

七、糖原磷酸化酶同工酶

糖原磷酸化酶（glucongen phoslhorylase，GP），以二聚体形式存在，三种类型糖原磷酸化酶同工酶，依据组织命名为GPBB（脑型）、GPLL（肝型）、GPMM（肌型）。由三个独立基因编码，分别定位于20、14、11号染色体。成人骨骼肌仅有GPMM同工酶，GPLL由肝脏和除心脏、脑、骨骼肌以外其他组织表达。糖原磷酸化酶同工酶BB（GPBB）为胎儿时期主要同工酶，成年后有脑和心脏表达。人体心脏可同时表达GPBB

和 GPMM，但 GPBB 表达量占绝对优势。故在排除了脑损伤及伴随的血 - 脑屏障功能紊乱的情况下，GPBB 在外周血中的增加对诊断心肌缺血性损伤具有相当的特异性。GPBB 是心肌糖原酵解的限速酶，与心肌能量代谢密切相关。心肌缺氧、缺血时抑制线粒体 ATP 的生成，引起代偿反应，糖原分解迅速增加，生成的葡萄糖进行无氧糖酵解。生理状态下，GPBB 与糖原结合于肌浆网形成大分子肌浆网 - 糖原降解复合物。GPBB 与糖原结合的程度主要依赖于心肌细胞的代谢状态，组织缺氧时，GPBB 和糖原分离后，细胞膜因缺氧渗透性增高，GPBB 极易进入血中，血中 GPBB 含量与心肌缺氧程度相关。GPBB 比目前临床应用的其他心肌标志物出现得更早，据国外资料报道，GPBB 是 AMI 早期诊断最理想的指标之一，AMI 患者胸痛发作后 4h 内，GPBB 与 CK、CK - MB、Mb 等指标比较，GPBB 增加频率最高，阳性率也最高，超过正常值上限（URL）的时间均值分别为：GPBB 3h，Mb 4h，CK - MB 4. 5h，CK 6h，故 GPBB 是最早达到病理浓度的生化指标，且达高峰时间早，是诊断尚处在血栓形成和心肌缺血阶段的患者的灵敏指标（表 3 - 44）。

表 3 - 44　糖原磷酸化酶同工酶报告单

医院检验报告单　【生化】

姓名	性别	年龄	样本号
住院号	病区	床号	
标签联号	样本类型　血液	标本状态	临床诊断

检验项目	结果	参考值	单位
糖原磷酸化酶同工酶 BB（GPBB）		0 ~ 7. 0	μg/L

送检医生	检验者	审核者
接收时间	检验时间	报告时间

※本报告单仅对本标本负责※

当缺血性心肌损伤时，急性心肌梗死（AMI）胸痛发作 4h 内，血清 GPBB 即显著增高，较 CK - MB、肌红蛋白（MG）、心肌肌钙蛋白 T（cTnT）等指标升高早，是最早达到病理浓度的标志物。GPBB 的量达峰值时间早于 CK、CK - MB、cTnT，一般在 AMI 发作后 1 ~ 2 天内回落至正常参考范围，GPBB 变化的时间过程显著受梗死动脉早期再灌注影响。成功溶栓治疗后可引起 GPBB 快速上升至峰值。因此 GPBB 可作为非侵入的评估溶栓治疗有效性标志物。

GPBB 在不稳定型心绞痛（UA）早期可升高，并随 UA 患者反复出现的缺血事件波动，能反应心肌的损伤程序，可对 UA 患者早期危险程度分层处理。

冠状动脉旁路移植（CABG）时，GPBB 是监测 CABG 患者手术期间心肌损伤或梗死的敏感标志物。

在胃肠道癌症病因学研究中，肠型胃癌的癌组织中 GPBB 表达阳性显著高于弥漫型胃癌。

GPBB 实验室检测主要包括酶活性测定和免疫学测定。GPBB 免疫学检测方法有免疫抑制法和免疫酶法。免疫酶法较为常用有较好的应用前景。

第十节　炎症的生化检验

在健康状况下，当身体的完整性未受到实质性威胁时，面对稍微变化的情况体内的平衡机制仍能保持稳定的内环境。一旦机体组织遭受破坏的刺激能诱导炎症。这一过程包括初期的局限性炎症反应，同时伴随大量系统性及代谢性改变，称为急性时相反应。

炎症代表了血管化组织的保护性应答，在宿主防御机制中起着重要作用，通过下列方式保证了机体的生存：①破坏入侵微生物或外来物质。②制止微生物的活动，使其不能发挥生物作用，如患结核病时。这一制止过程需要连续的炎症反应。

一、急性时相反应蛋白测定

炎症的早期被称为急性时相反应（APR），狭义地说，APR 指大量血浆蛋白浓度的改变，反映了炎症反应时分泌蛋白的基因表达改变。增加及降低均可出现。在人类，合成量降低的有：前白蛋白、白蛋白、甲胎蛋白、转铁蛋白等，并称为负急性时相反应蛋白。合成增加的有：血浆铜蓝蛋白（CER），补体成分 C_3、C_4（均增加 50%）；α_1－蛋白酶抑制物、α_1－抗凝乳蛋白酶及纤维蛋白原（均增加 2～5 倍）；C 反应蛋白（CRP）、血清淀粉样蛋白 A（SAA）（均增加 1000 倍），称为正急性时相反应蛋白。

在急性炎症反应病例中，血浆中急性时相反应蛋白（APRP）的浓度增加与炎症反应活动力有关。在无炎症反应的器官功能异常中不可能产生 APRP 的上升。因此 APRP 是区分炎症和功能性器官病变的一个重要标准。急性时相反应蛋白检验见表 3－45。

1. C－反应蛋白

C－反应蛋白（CRP）是一种糖蛋白，由肝细胞合成，能结合肺炎球菌细胞壁 C 多糖蛋白质，故称为 C－反应蛋白，为急性时相反应蛋白。CRP 具有激活补体和促进粒细胞及吞噬细胞的吞噬作用。在急性创伤和感染时，CRP 的血浓度会急剧升高，是目前临床上最常用的急性时相反应指标。

临床上 CRP 测定主要用于：①器质性疾病筛查。增高见于如细菌感染引起的急、慢性炎症；自身免疫病或免疫复合物病；组织损伤坏死和恶性肿瘤。②并发感染的鉴别。CRP＞100mg/L 为细菌感染，革兰阴性菌感染可高达 500mg/L，≤50mg/L 为病毒感染。③评价疾病活动性和疗效监控。CRP 10～50mg/L 表示轻度炎症（膀胱炎、支气管炎、脓肿）、手术、创伤、心肌梗死、深静脉血栓、非活动性风湿热、恶性肿瘤、病毒感染；CRP≥100mg/L 提示为较严重的细菌感染，治疗需静脉注射抗生素；治疗过程中 CRP 仍维持高水平提示治疗无效。④用于器官移植排异反应的检测。排异反应时血清 CRP 水平持续升高。⑤CRP 在病后 12 ~36h 即见增高，病变好转时可迅速降至正常。

表 3 -45 急性时相反应蛋白检验报告单

医院检验报告单 【生化】

姓名	性别	年龄	样本号
住院号	病区	床号	
标签联号	样本类型 血清	标本状态	临床诊断

检验项目	结果	参考值	单位
C - 反应蛋白（CRP）		<8.0	mg/L
α_1 - 酸性糖蛋白（AAG）		0.5 ~1.2	g/L
α_1 - 抗胰蛋白酶（AAT）		2.0 ~4.0	g/L
铜蓝蛋白（CER）		0.2 ~0.4	g/L
结合珠蛋白（Hp）		0.3 ~2.0	g/L
血清淀粉样蛋白 A（SAA）		<10	mg/L
超敏 C - 反应蛋白（hs - CRP）		<3	mg/L

送检医生	检验者	审核者
接收时间	检验时间	报告时间

※本报告单仅对本标本负责※

2. α_1 - 酸性糖蛋白

α_1 - 酸性糖蛋白（AAG）含糖量高（40%），分子量 40 000。它在肝脏合成，也由白细胞合成，是主要的急性时相反应蛋白。炎症、类风湿关节炎、某些肿瘤、大手术患者以及孕妇血清中 AAG 浓度会升高。肝细胞癌患者 AAG 大多升高，AAG 如低于正常则可有效地排除肝细胞癌，AAT 与 AFP 联合检测，可提高对肝细胞癌、肝硬化和肝炎的鉴别能力。由于 AAG 可在白细胞中合成，伴有白细胞增生的疾病，AAG 含量可升高。AAG 能结合类固醇和碱性药物如孕酮、奎尼丁、喹啉和双嘧达莫等，AAG 浓度增加可减少血清中此类药物的浓度，影响药物的作用。在急性心肌梗死时 AAG 作为一种急性时相反应蛋白可以升高，但由于 AAG 还可结合利多卡因和心得安，从而干扰此类药物的有效浓度。此外，AAG 还能抑制二磷酸腺苷和肾上腺素诱导的血小板聚集作用。在营养不良、严重肝病等情况下，AAG 含量下降。

3. α_1 - 抗胰蛋白酶

α_1 - 抗胰蛋白酶（AAT）是一种分子量为 54 000 的糖蛋白，主要由肝脏合成，广泛分布于正常人血清和体液中，是血清中最主要的蛋白酶抑制剂，也是一种急性时相反应蛋白。在急性或慢性活动性感染时血浆内浓度可升高几倍。

AAT 浓度增高见于下列情况：①急、慢性感染性疾病。在急性反应期，通常 AAT 含量最多可增加 3 倍。②恶性肿瘤。肺鳞状细胞癌和腺癌患者其 AAT 可 >5g/L。③其他疾病，如脑外伤、系统性红斑狼疮、甲状腺炎等。④外科手术后、妊娠、妇女长期服用避孕药。

AAT 浓度降低见于下列情况：①丢失过多，如肾病综合征、蛋白丢失性胃肠病。②肝脏疾病导致的合成减少。③分解代谢增强，如急性呼吸窘迫综合征、急性胰腺炎、肺气肿、甲状腺功能亢进症等。④遗传性 AAT 缺乏症。在白种人群中，AAT 缺乏是常见的致死性遗传性疾病之一。从实验诊断角度来看，仅是 AAT 浓度降低，而临床上 AAT 缺乏与肺气肿的危险性相关，偶尔与肝硬化有关。

4. 铜蓝蛋白

血浆铜蓝蛋白（CER）是一种 α－糖蛋白，主要由肝脏合成。其功能包括：①血浆铜的转运。②具有铁氧化酶活性。③抗氧化作用，是由于其可以防止细胞膜中的脂质被金属离子催化而氧化。④急性时相反应蛋白。

细菌感染时的 CER 浓度可升高至参考值上限的 3 倍。增高还见于矽肺、恶性葡萄胎、绒毛膜上皮癌。

血清中 CER 浓度的降低具有诊断意义，与血清 CER 浓度减少有关的疾病包括：①非常罕见的原发性（遗传性）铜蓝蛋白缺乏症，是一种常染色体隐性遗传病，仅有少数家族被报道。机体中没有过多的铜。这是由于染色体 3q25 上铜蓝蛋白的基因突变造成的。患者可能会伴有脸痉挛、视网膜变性、糖尿病或痴呆。②继发性铜蓝蛋白的缺乏，见于 Wilson 病（肝豆状核变性）、Menkes 卷发症或营养性铜缺陷。Wilson 病是一种常染色体隐性遗传疾病，肝脏能够产生一种脱铜铜蓝蛋白，使铜不能结合，不能形成铜蓝蛋白，铜就积聚在组织中，如果细胞浆中的铜累积到一定的阈值，铜就会重新分配到溶酶体中，由于大量的铜释放到血浆中引起了血管内溶血，导致肝炎、肝衰竭和肝细胞坏死。而门克斯（Menkes）卷发症，即头发－灰质营养不良，为伴性隐性遗传，见于早产男婴。对铜之吸收有缺陷，血铜及铜蓝蛋白减少。

5. 结合珠蛋白

血清结合珠蛋白（亦名触珠蛋白，Hp）是一种急性时相反应蛋白和转运蛋白。其功能是运输血管内游离的血红蛋白到巨噬细胞系统降解。它具有基因多态性。Hp 浓度升高或降低都具有临床意义。

血清 Hp 浓度升高主要是由于结合珠蛋白急性时相的作用，与炎性疾病相关。见于肝外阻塞性黄疸、感染、组织损伤、恶性肿瘤等。

Hp 大幅度降低最具有意义，因为它提示有血管内溶血。检测血管内溶血性疾病时，Hp 浓度≤0.2g/L，其临床灵敏度为 83%、特异性 96%。由各种因素引起的血管内溶血，Hp 都是降低的，如免疫性溶血、微血管病性、机械性（心脏瓣膜替换）或感染性的（疟疾）原因以及治疗药物引起葡萄糖－6－磷酸脱氢酶（G－6－PD）缺陷。此外肝细胞损害性病变、传染性单核细胞增多症、先天性无结合珠蛋白血症等亦可降低。

6. 血清淀粉样蛋白 A

血清淀粉样蛋白 A（SAA）是一种急性时相蛋白，属于载脂蛋白家族中异质类蛋白质，相对分子量约 12 000，功能亦与高密度脂蛋白中第三成分（HDL_3）相关。在急性期反应中，经白细胞介素 1（IL－1）、白细胞介素 6（IL－6）和肿瘤坏死因子

（TNF）的刺激，SAA在肝脏中由激活的巨噬细胞和纤维母细胞合成。

血清中的SAA浓度是反映早期炎症的敏感指标，与CRP相仿，用以评估急性时相反应进程。它在炎性反应大约8h后开始升高。轻微感染，如许多病毒感染，SAA因此而升高要比CRP更为常见。在感染性疾病中，SAA的绝对上升要高于CRP，因此SAA测定，尤其对“正常”与微小急性时相反应可提供更好的佐证。通常约2/3感冒患者SAA升高，但<1/2的患者表现CRP升高。在病毒感染病例中，SAA和CRP浓度升高见于腺病毒感染者。SAA和CRP的表现形式在急性感染的恢复阶段是平行的，且同时适用于细菌和病毒感染。红斑狼疮和溃疡性结肠炎SAA并不升高。恶性肿瘤转移阶段的SAA通常比肿瘤非转移阶段时显著升高。

器官移植不可逆排斥反应、转移性恶性肿瘤患者血清SAA增高幅度显著高于移植可逆性排斥反应和肿瘤未转移患者。类风湿性关节炎、结核病或麻风病患者的SAA浓度呈缓慢升高，可能与合成SAA－淀粉纤维，引起组织或器官继发性的淀粉样蛋白变性有关，因此对继发性淀粉样变有诊断价值。

7. 超敏C－反应蛋白

高灵敏度CRP又称超敏C－反应蛋白（hs－CRP），能检测到<3mg/L水平的CRP时，称为超敏C－反应蛋白。检测方法的开发和应用研究结果表明，原先认为正常的血清CRP水平（例如<3mg/L）的高低却同未来的心血管病的发生密切相关。我国健康人群hs－CRP水平的中位数范围为0.58～1.13mg/L。多数研究认为hs－CRP在3mg/L以下，冠状动脉事件发生危险较低。hs－CRP一般可检测到<0.20mg/L的水平，以便于区分低水平的炎症状态，这对于确定冠心病的危险性很重要。关于C－反应蛋白与心血管类疾病的关系，美国心脏病协会和美国疾病控制和预防中心定义了hs－CRP三级分类来预测远期心血管危险事件。具体分类为：低危组：<1mg/L；中危组：1～3mg/L；高危组：3～10mg/L。hs－CRP>10mg/L时为因素不确定的升高，可能与感染、炎症等因素有关，不能作为评价心血管危险事件的危险因素。血清hs－CRP水平增高是远期心血管事件（包括心肌梗死、缺血性脑卒中、周围血管疾病、心脏性猝死等）的一个强有力的独立预测因子。近年来研究表明，超敏C－反应蛋白位于动脉粥样硬化斑块内，诱导单核细胞产生组织因子，激活补体，诱导内皮细胞产生黏附因子，使内皮细胞功能受损，加速动脉硬化进展。超敏C－反应蛋白也能与脂蛋白结合，由经典途径激活补体系统，继而产生大量终末复合物，造成血管内皮细胞损伤。由于慢性微量炎性因子激活补体而引发脂质沉积于血管壁，通过浸润、聚集，造成血管损伤而导致动脉粥样硬化。

研究发现，血清hs－CRP水平与冠心病的发生、发展及预后有直接联系。高水平的hs－CRP使心肌梗死的危险性增加3倍；hs－CRP是急性冠脉综合征（CAD）的重要危险因子，其水平对CAD患者的生存有独立预测价值。hs－CRP可能成为心血管疾病危险性评价中极有价值的指标。炎症反应促使动脉粥样硬化的发生和发展，血清hs－CRP是反映动脉粥样硬化患者临床病情的一个敏感指标。其作为反映血管炎症状况的非特异性指标在评估脑血管疾病患者危险性及预后方面有一定价值。与急性脑卒中患病显著相关。

二、细胞因子测定

细胞因子以自分泌、旁分泌、内分泌的方式调节炎性细胞的生长、分化及其功能。细胞因子可分为白细胞介素（IL）、干扰素（IFN）、肿瘤坏死因子（TNF）、生长因子（GF）以及集落刺激因子（CSF）。辅助T细胞（Th）是细胞因子的重要来源。除了T细胞，巨噬细胞、单核细胞、成纤维细胞和角化细胞也可分泌细胞因子。

在急性时相反应期，细胞因子主要由被激活的巨噬细胞和血管内皮细胞分泌。它们作为第二介质促使内皮细胞和白细胞合成和表达黏附分子，导致白细胞吸附至血管内皮和白细胞的迁移。在许多已知的细胞因子中，仅有少数体液中细胞因子（尤其是IL-6、IL-8、TNF-α）的检测对常规的诊断有重要意义。它们是细菌脂多糖引起的炎症反应的重要介质。这些检测的目的是测定异常过度的炎症反应的程度。由于多效性和细胞因子网络的冗余性，不能将细胞因子作为诊断疾病特异性标志物。

细胞因子在评价一些疾病活动程度中非常重要。对于与获得性免疫或先天性免疫有关的系统性疾病，如慢性心力衰竭或全身性炎症反应综合征（SIRS），血清中细胞因子浓度明显升高。同样，一些细胞因子也用来评价某些疾病的预后和评估治疗的效果。检测体液中（尿液、脑脊液、支气管肺泡灌洗液）区域性的炎性细胞因子对诊断也有参考价值（表3-46）。

表3-46　细胞因子检验报告单

医院检验报告单　　【生化】

姓名	性别	年龄	样本号
住院号	病区	床号	
标签联号	样本类型　血清	标本状态	临床诊断

检验项目	结果	参考值	单位
白细胞介素-6（IL-6）		<10	ng/L
白细胞介素-8（IL-8）		<10	ng/L
肿瘤坏死因子-α（TNF-α）		<20	ng/L
可溶性IL-2受体（sIL-2R）		<1000	U/ml

送检医生	检验者	审核者
接收时间	检验时间	报告时间

※本报告单仅对本标本负责※

1. 白细胞介素-6

白细胞介素-6（IL-6）的检测是评价毒血症、创伤和心力衰竭的预后和新生儿毒血症的早期诊断指标。在一些慢性炎症性疾病活动程度的评价方面的应用还没有完全建立起来，如类风湿性关节炎。一些研究显示尿检测适合于对肾脏移植后的移植物排斥反应进行早期诊断。IL－6浓度的升高并不能得出任何鉴别诊断的结论。相反，它只是由多种原因引起的进行性炎症反应的一个指标。在评价过程中，我们必须考虑到IL－6可以由免疫细胞主要是单核细胞/巨噬细胞、非免疫细胞如内皮细胞或上皮细胞产生。检测到IL－6和TNF－α平行性高浓度，表明单核细胞/巨噬细胞的过度活化，如在SIRS中所见。单核细胞/巨噬细胞与细菌或细菌毒素接触几个小时（<6h）后分泌IL－6，这与TNF－α不同，后者常发生于24～48h内。高危新生儿脐带血液中IL－6的分泌是评价新生儿毒血症的一个很好的指标，如果用C－反应蛋白（CRP）检测，新生儿毒血症只有在24～36h后才可以诊断。前者的诊断可以使我们及时地用抗生素进行干预。

组织缺氧和组织损伤可引起非免疫细胞大量释放IL－6。检测IL－6可用来评价器官损伤和（或）周边缺氧的程度。所以，IL－6可作为评价心脏病患者和重症监护患者的非常重要的指标。

除新生儿毒血症和损伤或毒血症引起的IL－6极度升高外，跟踪测定通常比单次测定更有价值。IL－6测定与延迟反应、间接炎性标志物如CRP或白细胞计数相比，并无什么优点，所以在对慢性炎症活动程度的检测上，参考价值不大。一般来说，IL－6的浓度>1 000ng/L与高死亡率相关。

2. 白细胞介素－8

白细胞介素－8（IL－8）的测定不仅非常适于作为毒血症、创伤和心力衰竭的预后指标，而且也可对新生儿毒血症进行早期诊断。它的应用和IL－6的应用相似。而且，支气管肺泡灌洗液中IL－8的浓度测定对由创伤或烧伤引起的成人呼吸窘迫综合征的早期诊断和预后都很有意义。评价新生儿毒血症时将IL－8和IL－6结合起来测定可以提高临床预测的灵敏度，这样可以及时用抗生素进行干预。

组织缺氧和组织损伤也可引起非免疫细胞大量释放IL－8。和IL－6相似，检测IL可用来评价器官损伤和（或）周边缺氧的程度，也是评价心脏病患者和重症监护患者非常重要的指标。既然IL－8有趋化性，全身性的高浓度的IL－8将会导致组织和血液中的浓度梯度消失，所以干扰粒细胞，特别是中性粒细胞进入炎症区域，反而使机体的防御效应大大地减弱。通常，IL－8浓度>500ng/L与高死亡率相关。

和别的细胞因子一样，除新生儿毒血症和发生ARDS导致支气管肺泡灌洗液中高浓度的IL－8外，IL－8的跟踪检测要比单次测定更有意义。支气管肺泡灌洗液中IL－8浓度>200ng/L表明有发生ARDS的危险。

3. 肿瘤坏死因子－α

肿瘤坏死因子－α（TNF－α）的测定是与毒血症、创伤和心力衰竭相联系的全身性炎症反应综合征的一个指标。此种试验很少应用在检测慢性炎症反应如类风湿性关节炎方面。一些研究表明脑脊液中TNF－α的浓度与多发性硬化症的严重程度相关，另外，TNF－α的测定可将细菌性脑膜炎和别的原因导致的脑膜炎区别开来。

TNF－α浓度的升高是多种原因引起的进行性炎症反应的指标。TNF－α水平的升高表明过度的和（或）延长的炎性反应并伴有全身症状，如非典型肺炎（SIRS）。在心力衰竭患者中，TNF－α水平的升高是有明确恶病质亚群患者的特征，表明其预后极差。TNF－α明显升高见于恶性肿瘤（尤其是恶病质者）、严重感染（脓毒血症、败血症等）如革兰阴性菌引起的内毒素休克，且与高死亡率密切相关。增高还见于脑膜炎球菌感染、自身免疫病、寄生虫感染、广泛性骨髓坏死、无症状艾滋病病毒感染者、重症乙型肝炎、急性结肠坏死等。

4. 可溶性IL－2受体

可溶性IL－2受体（sIL－2R）浓度的升高表明一个活动的细胞免疫过程。它只是由于许多原因引起的细胞免疫反应活动程度的标志物，检测血清中sIL－2R的浓度不能得出任何鉴别诊断结论。在临床上，sIL－2R是：①非侵入性检测良性淋巴肉芽肿病患者疾病活动程度的一个有意义的参数（优于血管紧张素转化酶）。②器官移植后并发症发作的早期征象，但是无法得出是何种类型的并发症（感染、排斥反应）。③这意味着单次的检测价值有限，如果进行跟踪测定，可以提供临床相关数据。

sIL－2R水平增高见于霍奇金病晚期、成人T细胞白血病、B细胞白血病、白细胞增多伴异型单核细胞（Sezary，塞扎赖）综合征、传染性单核细胞增多症、麻风病、移植物抗宿主病、艾滋病等。血中sIL－2R含量与肿瘤患者存活率呈负相关。

三、降钙素原测定

降钙素原（PCT）是一种蛋白质，当严重细菌、真菌、寄生虫感染以及脓毒症和多脏器功能衰竭时它在血浆中的水平升高。自身免疫、过敏和病毒感染时PCT不会升高。局部有限的细菌感染，轻微的感染和慢性炎症也不会导致其升高。细菌内毒素在诱导过程中担任了至关重要的作用。降钙素原测定见表3－47。

表3－47　降钙素原检验报告单

医院检验报告单　【生化】

姓名	性别	年龄	样本号
住院号	病区	床号	
标签联号	样本类型　血清	标本状态	临床诊断

检验项目	结果	参考值	单位
降钙素原（PCT）		<0.5	μg/L

送检医生	检验者	审核者
接收时间	检验时间	报告时间

※本报告单仅对本标本负责※

PCT是严重细菌性炎症和真菌感染的特异性指标，而且也是脓毒血症和炎症活动有关的多脏器衰竭的可靠指标。给予足够的刺激，免疫抑制的患者将产生PCT。PCT不仅是用于鉴别诊断的急性指标，而且是监控炎症活动的参数。即使因急性鉴别诊断而进行单次检测，也应该继续做随后的监控，所以 PCT 的检测应是一系列的，即每天检测或在特殊病例中每隔 8～12h 检测 1 次。

在不明原因的炎性疾病中，PCT 可表明由细菌引起的可能。在非细菌性疾病中，相对于临床的严重程度，PCT 的浓度是低的。在疾病的进一步发展中 PCT 浓度的升高可能是细菌重复感染或出现脓毒症。PCT 在细菌性炎性疾病中的鉴别诊断见表 3－48。

表 3－48　PCT 在细菌性炎性疾病中的鉴别诊断

疾　　病	评　　　价
病毒感染	即使在严重的病毒性疾病中，PCT 也不会升高。PCT 浓度的升高仅见于在合并细菌重复感染或脓毒症（PCT <1μg/L）；PCT 浓度不升高，见于类风湿关节炎、节段性回肠炎、溃疡性结肠炎、皮肌炎 Ⅰ～Ⅳ型过敏反应、进行性硬皮病、类肉瘤病、系统性红斑狼疮
细菌或非传染引起的 ARDS	细菌性感染时 PCT 浓度 >5μg/L；非感染引起的 PCT 浓度只轻度升高，浓度 <0.3μg/L。鉴别不同的病因，采用 PCT 比采用 CRP、IL－6 和新蝶呤显然更明确。在吸入性肺炎时通常 PCT 浓度升高
胆管或毒性引起的急性胰腺炎	胆管引起的胰腺炎 PCT 浓度 >2μg/L；毒性引起的胰腺炎（如酗酒），PCT 不升高或稍微升高到 <2μg/L
细菌或病毒引起的脑膜炎	急性细菌性脑膜炎，PCT 浓度 >5μg/L；而在病毒性脑膜炎中 PCT 不升高或仅轻微升高，浓度 <2μg/L
新生儿感染	新生儿脓毒症 PCT 浓度 >5μg/L。局部微生物移植感染 PCT 正常或轻微升高。不明原因的高热，脓毒性发热 PCT 浓度很高。病毒引起的发热和自身免疫性疾病 PCT 正常（<0.5～2μg/L）
肿瘤性疾病，白血病	肿瘤并不能引起降钙素原升高，从属于肿瘤的 C－cell 甲状腺癌和小细胞肺癌其 PCT 和降钙素（CT）可能升高
局部细菌感染，黏膜与皮肤的移植细菌感染	局部有浆膜的细菌感染，如脓肿或细菌移植引起的浅表感染，PCT 不升高或轻微升高，浓度 <2μg/L
全身性的真菌病	全身性真菌感染 PCT 浓度升高，如念珠菌属的脓肿、曲霉病

可以通过 PCT 监控对有感染危险的患者重点监护。由于 PCT 只能在全身细菌性感染或脓毒症时合成，而不能在局部炎症和轻微感染中合成。大多数肺炎患者 PCT 不升高，所以在监控严重感染时，PCT 是比 CRP、IL－6、体温、白细胞计数、红细胞沉降率更好的检测手段。PCT 在充分刺激下，于 2～6h 内产生。可用 PCT 作为感染监控的疾病：①重危患者，PCT 浓度会因为细菌感染而升高。大手术后监控复合外伤、大面积软组织损伤、恶性疾病、使用免疫抑制剂、需重点监护（长期人工换气支持）等的患者。②小或中型的外科手术后，PCT 浓度正常。大外科手术，如食管切除和心血管手术，PCT 浓度升高，几乎要 >10μg/L。术后 1～4 天中不下降，或小手术后反而升高，必须考虑感染并发症。③器官移植、免疫抑制患者，如果没有感染，PCT 不升高；如果 PCT 升高，提示细菌或真菌感染。在移植前，PCT 可以提示细菌或真菌感染存在的线索。

在严重的细菌性感染疾病中如脓毒症和多器官功能紊乱综合征（MODS），PCT 升高的程度是炎症活动的反映。PCT 相比较于其他炎症指标的优点在于：严重的感染引起 PCT 浓度显著升高（浓度 > 10μg/L）；而较轻的感染或临床不太严重的脓毒症仅引起 PCT 中度升高。但 PCT 的绝对水平不能作出疾病严重性的结论。如果重症炎症经有效地控制感染后，PCT 在几天内恢复到正常参考值内，可视为预后良好。腹膜炎患者在治疗过程的前 3 天，PCT 水平持续降低，提示患者预后良好。临床灵敏度达 84%，特异性为 91%。同样，对于 MODS 或脓毒症患者，PCT 水平持续升高或持久升高，往往提示持续的炎性感染，同时也是预后不良的指标。在临终患者中，可察及 PCT 水平持久升高。

第十一节　内分泌疾病的生化检验

在体内，内分泌系统通过合成或分泌的激素对机体发挥着重要的调控作用。除固有的内分泌腺（如垂体、甲状腺、甲状旁腺、胰岛、肾上腺、性腺等）外，几乎全身所有的组织器官都有内分泌组织和细胞。内分泌疾病的诊断与疗效评估往往需借助于相关的生化检验结果。

一、下丘脑 - 垂体 - 肾上腺系统疾病的诊断

下丘脑 - 垂体 - 肾上腺系统疾病的诊断包括两个步骤：①确诊病理性皮质醇增多或皮质醇不足。②鉴别诊断病变部位是下丘脑、垂体、肾上腺或异位性分泌。

（一）促肾上腺皮质激素及皮质醇测定

促肾上腺皮质激素及皮质醇测定见表 3 - 49。

表 3 - 49　下丘脑 - 垂体 - 肾上腺系统检验报告单（血液）

医院检验报告单　【内分泌生化】

姓名	性别	年龄	样本号
住院号	科室	床号	
标签联号	样本类型　血液	标本编号	临床诊断

检验项目	结果	参考值	单位
促肾上腺皮质激素（ACTH）		0 ~ 46	pg/ml
皮质醇（F）		化学发光法： 0.17 ~ 0.44	μmol/L

送检医生	检验者	审核者
接收时间	检验时间	报告时间

※本报告单仅对本标本负责※

1. 促肾上腺皮质激素

促肾上腺皮质激素（ACTH）及皮质醇由于昼夜节律有变化，只能规定 24h 中特定

时间（早晨8时）的参考值。ACTH主要促进肾上腺皮质合成分泌皮质醇，也促其分泌雄激素和雌激素，对醛固酮作用较弱。ACTH测定主要用于：①鉴别诊断皮质醇增多症。②鉴别诊断肾上腺皮质功能减退症。③疑有异位ACTH分泌，如肿瘤患者伴低钾和代谢性碱中毒；任何小细胞肺癌患者临床可有皮质醇增多症的体征。

ACTH增高见于：①原发性肾上腺皮质功能减退症。由于双侧肾上腺皮质萎缩、结核、肿瘤、手术切除或自身免疫有关因素等所致肾上腺皮质分泌皮质激素不足，对下丘脑-垂体的反馈抑制作用减弱，以致垂体分泌ACTH增加。②功能不全即艾迪生病、先天性肾上腺皮质增生。③垂体性皮质醇增多症（库欣综合征）。④异源性ACTH综合征。异位ACTH分泌增高（如肺癌、胸腺癌、胰腺癌、严重刺激如手术、创伤、电休克、低血糖等）。⑤肾上腺切除。⑥遗传性肾上腺皮质对ACTH不反应综合征。

ACTH降低见于：①肾上腺腺瘤及皮质的恶性肿瘤。肿瘤自主分泌过多的皮质醇，对垂体ACTH分泌产生负反馈抑制。②继发性肾上腺皮质功能减退症。如产后大出血引起的垂体坏死或萎缩的希恩综合征、垂体瘤或垂体旁肿瘤压迫、手术、放射损伤、脑外伤、感染、垂体梗死等引起的垂体前叶功能减退症、下丘脑肿瘤等均可使垂体分泌ACTH减少。③医源性ACTH减少。临床治疗使用大剂量的糖皮质激素，负反馈作用于下丘脑和垂体，使ACTH分泌减少。

2. 皮质醇

皮质醇（F）代表了血中80%的17-羟皮质类固醇。90%皮质醇与皮质激素转运蛋白结合，7%与白蛋白结合，余下为游离皮质醇。引起皮质激素转运蛋白浓度改变的情况可使皮质醇水平发生相应的变化。为诊断下丘脑-垂体-肾上腺系统疾病，和其他皮质类固醇或ACTH相比，总皮质醇（这里简称皮质醇）的测定是首选参数。

皮质醇升高或节律异常常见于皮质醇增多症、高皮质醇结合球蛋白血症、肾上腺癌、垂体促肾上腺皮质激素腺瘤、异位促肾上腺皮质激素综合征、休克或严重创伤所致的应激反应（如心肌梗死、休克或手术等）等。其他如肥胖、肝硬化、妊娠、异位肿瘤（如燕麦型肺癌、胰腺癌、甲状腺癌、甲状旁腺癌、卵巢癌、睾丸癌、大肠癌、胆囊癌和纵隔肿瘤等）等亦可有血中皮质醇水平的升高。

皮质醇降低常见于肾上腺皮质功能减退症、Graves病［格雷弗病，同Basedow（巴塞道）综合征，为原发性甲状腺功能亢进症］、家族性皮质醇结合球蛋白缺陷症。服用苯妥英钠、水杨酸钠等可使皮质醇的水平降低；严重的肝病、肾病和低蛋白血症也可有皮质醇水平的降低。

无库欣综合征而基础皮质醇水平高于参考值，并常伴有昼夜节律异常的可见于：①酒精中毒。戒酒4周后可恢复正常。②自发性抑郁症。症状缓解后皮质醇水平恢复正常。③神经性厌食。患者的皮质醇分泌模式类似于中枢性库欣综合征，但没有任何临床表现。④严重急性或慢性全身性疾病。需在病情缓解后重复测定皮质醇水平。⑤肥胖症。⑥雌激素浓度升高，如妊娠、雌激素治疗、口服避孕药。雌激素可使皮质激素转运蛋白的浓度升高。皮质醇测定还可用于鉴别诊断男性儿童性早熟、女性男性化。

（二）尿 17 – 羟皮质类固醇、17 – 酮皮质类固醇测定

尿 17 – 羟皮质类固醇、17 – 酮皮质类固醇测定见表 3 – 50。

表 3 – 50 下丘脑 – 垂体 – 肾上腺系统检验报告单（尿液）

医院检验报告单 【内分泌生化】

姓名	性别	年龄	样本号
住院号	科室	床号	
标签联号	样本类型 尿液	标本编号	临床诊断

检验项目	结果	参考值	单位
尿 17 – 羟皮质类固醇（17 – OH）		成人 男：27.88 ±6.60	μmol/24h
		女：23.74 ±4.47	μmol/24h
尿 17 – 酮类固醇（17 – KS）		成人 男：28.50 ±61.80	μmol/24h
		女：20.80 ±52.10	μmol/24h

送检医生	检验者	审核者
接收时间	检验时间	报告时间

※本报告单仅对本标本负责※

1. 尿 17 – 羟皮质类固醇

尿液中 17 – 羟皮质类固醇（17 – OH）增高见于：肾上腺皮质功能亢进，如库欣综合征、肾上腺皮质瘤及双侧增生、肥胖症和甲状腺功能亢进症等。尤以肾上腺皮质肿瘤增生最为显著。

17 – OH 减低见于：肾上腺皮质功能不全，如艾迪生病和西蒙德综合征；某些慢性病，如肝病、结核病等。当注射 ACTH 后，正常人和皮质腺癌、双侧增生患者，尿液中 17 – OH 可显著增高；而肾上腺皮质功能减退症和肾上腺癌患者，则变化不明显。

2. 尿 17 – 酮类固醇

17 – 酮类固醇（17 – KS）是由肾上腺、睾丸分泌前体的一种代谢物。尿液中 17 – KS 的排泌，指示肾上腺和性腺皮质类固醇合成的速率。成年男性 2/3 的皮质类固醇全部来自肾上腺。主要的酮类固醇包括雄酮、脱氧表雄酮和还原性睾酮。酮类固醇的大部分是雄激素，它们刺激男性的第二性征。因此 17 – KS 主要用于测定雄激素的产生，尤其来自肾上腺的部分。该试验主要价值在于筛查肾上腺和卵巢功能的失衡。

尿液中 17 – KS 减低见于：男性原发性性腺功能减退症，如克氏综合征（又称先天性睾丸发育不全综合征）、继发性性腺功能减退（全垂体功能减退）以及妇女垂体性肾上腺功能减退症（Addsion 病）。某些慢性病如结核、肝病和糖尿病等。给予皮质类固醇、雌激素、口服避孕药、吗啡、苯妥英钠、羧苯磺胺、吡嗪酰胺和地塞米松后发现尿液 17 – KS 水平也下降。

尿液中 17 – KS 增高见于：睾丸肿瘤患者（间质细胞瘤）、肾上腺增生、肾上腺癌、库欣综合征以及多毛症的某些妇女。给予 ACTH 促性腺激素及甲吡丙酮也可出现酮类

固醇升高。

（三）催乳素测定

催乳素（PRL）测定见表 3 - 51。

表 3 - 51　催乳素检验报告单

医院检验报告单　【内分泌生化】

姓名	性别	年龄	样本号
住院号	科室	床号	
标签联号	样本类型　血清	标本编号	临床诊断

检验项目	结果	参考值	单位
催乳素（PRL）		成人　男：0 ~ 20	μg/L
		女：2 ~ 25	μg/L

送检医生	检验者	审核者
接收时间	检验时间	报告时间

※本报告单仅对本标本负责※

催乳素（PRL）又称泌乳素，由垂体嗜酸细胞所分泌。主要的生理作用是促进乳腺的发育与泌乳，另外它在性腺的发育与调节水盐代谢中都起着重要的作用。PRL 分泌的调节主要受下丘脑分泌的 PRL 释放抑制激素（PRIH）的控制，是唯一在正常生理条件下处于抑制状态的腺垂体激素。PRL 测定主要用于检测垂体微小 PRL 癌。

下丘脑病变如颅咽管瘤、异位松果体瘤与转移性肿瘤等使下丘脑催乳素抑制激素生成下降，会使 PRL 的分泌增多。垂体泌乳素瘤由于催乳素细胞自主性分泌 PRL 增多，使血中 PRL 浓度升高。垂体生长激素瘤如库欣综合征、空蝶鞍等使 PRL 的释放增多。原发性甲状腺功能减退症、肾上腺功能减退症等疾病对于下丘脑的反馈作用减弱亦使 PRL 的分泌增加。肝、肾疾病使 PRL 的代谢清除减少也会使血中 PRL 的浓度升高。此外，药物也对测定结果产生一定的影响，如口服避孕药、西咪替丁等，多囊卵巢综合征、原发性性功能减退症、男性乳房发育症也有 PRL 的增高。PRL 升高的女性常伴有闭经泌乳、性功能下降、月经不调等症状。患 PRL 瘤的男性中，91% 性功能低下。因此对于无生育能力的妇女、闭经泌乳的妇女和男性性功能低下的患者都应该测 PRL。近来发现，糖尿病患者其空腹 PRL 可高达正常值的 2 ~ 3 倍，这可能是高血糖抑制中枢神经多巴胺递质的活性所致。垂体前叶功能减退如希恩综合征、垂体嫌色细胞瘤等 PRL 的分泌减少，并常伴有其他垂体激素减少。部分药物如溴隐亭、降钙素、左旋多巴、去甲肾上腺素等可间接或直接抑制 PRL 的分泌与释放，使血中 PRL 浓度下降。

（四）肾上腺髓质激素

肾上腺髓质激素测定见表 3 - 52。

表3－52 肾上腺髓质激素检验报告单

医院检验报告单 【内分泌生化】

姓名	性别	年龄	样本号
住院号	科室	床号	
标签联号	样本类型 尿液	标本编号	临床诊断

检验项目	结果	参考值	单位
尿儿茶酚胺（CA）		81.9～109.2	nmol/24h
尿香草扁桃酸（VMA）		5～45	μmol/24h

送检医生	检验者	审核者
接收时间	检验时间	报告时间

※本报告单仅对本标本负责※

由肾上腺髓质分泌的激素称为肾上腺髓质激素，主要包括肾上腺素（E）、去甲肾上腺素（NE）及微量的多巴胺（DA）。它们在化学结构中均含有儿茶酚，又称儿茶酚胺类激素。这些化合物及其代谢产物的测定对于交感肾上腺系统肿瘤的诊断和监测至关重要。肿瘤所致的这些物质合成和释放增多将导致儿茶酚胺（CA）及其代谢产物的血浆浓度和尿排泄率增高。嗜铬细胞瘤和神经母细胞瘤是最主要的交感肾上腺系统肿瘤。

1. 尿儿茶酚胺

嗜铬细胞瘤患者尿儿茶酚胺（CA）明显增高，高血压型嗜铬细胞瘤在发作期明显升高，在非发作期可正常或轻度升高。进行性肌营养不良症、重症肌无力和大面积烧伤患者或健康人于剧烈运动之后亦可增高。

2. 尿香草扁桃酸

香草扁桃酸（VMA）是儿茶酚胺的主要代谢产物，体内肾上腺素和肾上腺素代谢产物的60%是VMA。尿液中VMA排泄增多主要见于嗜铬细胞瘤患者，但在非发作期间亦可正常或仅略高于正常。神经母细胞瘤和交感神经节细胞瘤患者，尿液VMA排泄亦增高。非常严重的疾病如呼吸功能不全、休克或恶性肿瘤也引起VMA排泄增加。应当注意：一些药物如*L*－多巴会使VMA的排泄增加。尿中VMA排泄降低见于家族性自主神经功能障碍。这种障碍被认为是儿茶酚胺代谢异常所致。

二、生长激素测定

生理性生长贯穿于从受精卵到成人的体型、大小和功能的整个过程。然而，因为许多细胞不断地复制以替代凋亡的细胞或被疾病、损伤而破坏的细胞，所以即使是成年人，生长也并没有停止。生长激素测定见表3－53。

表3－53　生长激素检验报告单

医院检验报告单　【内分泌生化】

姓名	性别	年龄	样本号
住院号	科室	床号	
标签联号	样本类型　血液	标本编号	临床诊断

检验项目	结果	参考值	单位
生长激素（GH）		男：0.34±0.3	μg/L
		女：0.38±0.98	μg/L
胰岛素样生长因子Ⅰ（IGF－Ⅰ）		见表3－54	μg/L
胰岛素生长因子结合蛋白3（IGFBP－3）		成人：2～5	mg/L
		儿童：新生儿0.4～1.4；然后持续上升，青春期达峰值为2.3～4.9	mg/L

送检医生	检验者	审核者
接收时间	检验时间	报告时间

※本报告单仅对本标本负责※

在生长过程中有各式各样的激素参与。重要的激素有：①生长激素（GH）。②胰岛素样生长因子（IGFs），又称生长介素；其中胰岛素样生长因子Ⅰ（IGF－Ⅰ）尤为重要。③重要代谢性激素，如甲状腺激素、胰岛素、糖皮质激素、雄激素和雌激素。出生后，GH和IGF－Ⅰ是控制骨骼和躯体生长的关键激素。这些激素分泌量的变化（增加或减少）和（或）组织对激素的不适当反应，是儿童和成人生长异常的重要原因。

1. 生长激素

生长激素（GH）由垂体前叶嗜酸性细胞合成，从细胞内贮存颗粒分泌，该过程受下丘脑生长激素释放激素（GHRH）和生长激素释放抑制因子（SRIF）调节。GH的分泌呈脉冲状，但由于生长激素结合蛋白（GHBP）能减弱GH的波动，故成人血浆GH浓度稳定。在餐后3h或体育锻炼后，成人血浆GH浓度呈“标志性”上升。儿童和成人入睡90min后GH开始上升，在深睡眠期达到高峰。半衰期为20min。GH的参考值依赖于测定方法和用来校准的参考物。建议注意每个试剂盒特定的参考值，单位采用μg/L。多数方法，成人未激发的GH浓度应＜4μg/L。＞10μg/L为生长激素过多综合征，成年人患肢端肥大症，儿童患巨人症。糖尿病患者亦有高GH症。对于垂体腺瘤患者，＞10μg/L有诊断意义；术后45min未降至正常，说明有残留肿瘤；治疗后降至5μg/L或＜10μg/L，表示治愈。垂体性侏儒和垂体功能不全时GH分泌不足。

2. 胰岛素样生长因子Ⅰ

胰岛素样生长因子Ⅰ（IGF－Ⅰ）和IGF－Ⅱ是多肽激素，与胰岛素原和胰岛素具有结构同源性，能促进生长，具有胰岛素样的作用。IGF－Ⅰ包含70个氨基酸，分子量为7 500，在GH的影响下，主要由肝脏合成，但其他组织亦可产生。IGF－Ⅰ通过循环到达靶器官，介导GH的代谢和有丝分裂活性。血浆IGF－Ⅰ浓度显著依赖于GH的分泌，是临床评估GH相关疾病的重要参数。除了经典的内分泌作用，IGF－Ⅰ还可在局部组织发挥自分泌和旁分泌的作用。因为IGF－Ⅰ是GH效应的介质，故又称生长介素。IGF－Ⅱ由67个氨基酸组成，在组织局部产生，主要依赖于GH。它的功能不像IGF－Ⅰ那样十分清楚，IGF－Ⅱ作为生长和分化因子，以自分泌和旁分泌形式发挥作用。IGF－Ⅰ随年龄的增长参考值随之变化，这是它的特征之一。同时IGF－Ⅰ的参考值随试剂盒不同而变化，各实验室应建立各自的参考值（表3－54）。

表3－54 胰岛素样生长因子Ⅰ（IGF－Ⅰ）参考值

组别	年龄（岁）	参考值（μg/L）
成人	21～30	165～434
	31～40	155～329
	41～50	115～286
	51～60	100～285
	61～72	69～262
儿童	6～8	50～250
	11～16	180～800

3. 胰岛素生长因子结合蛋白3

关于胰岛素生长因子结合蛋白3（IGFBP－3）在体液中，IGF－Ⅰ和IGF－Ⅱ与6个胰岛素生长因子结合蛋白（IGFBPs）结合。IGF－Ⅰ蛋白与IGFBP－3的结合超过85%。血循环中IGFBP－3以三元复合物存在，与其他IGFBPs相比，IGFBP－3的产生与IGF－Ⅰ一样依赖于GH的浓度。与IGF－Ⅰ不同的是，IGFBP－3的变化不依赖于营养状况，所以IGFBP－3是初步诊断GH所致儿童生长异常的重要参数。

4. 测定GH、IGF－Ⅰ和IGFBP－3用于评价生长异常

IGF－Ⅰ和IGFBP－3均依赖于GH的分泌，但它们的应答缓慢。这些蛋白质可反映出数天内分泌的生长激素与GH的整合情况，但没有24h节律。静脉给予GH 16～18h后IGFBP－3上升。

严重的生长迟缓既可因GH缺乏，也可因GH失敏感（GHI）综合征引起。GH失敏感综合征可分为原发性和继发性紊乱。IGF－Ⅰ和IGFBP－3检测可用于青春期儿童GH缺乏的筛选。80%的GH缺乏病例和61%的神经内分泌异常病例同时检测IGF－Ⅰ和IGFBP－3，其水平下降。GHI可以是先天性的，又称为Laron综合征，也可以是获得性的，例如糖尿病、尿毒症或营养不良。GHI不存在GH缺乏或GH升高，但IGF－Ⅰ和（或）IGFBP－3仍会降低。

肢端肥大的特征是GH分泌过度，常为垂体大腺瘤所致。临床检测GH、IGF－Ⅰ和IGFBP－3的浓度升高。儿童特发性中枢性青春期早发，垂体－性腺轴过早活化，导致生长速率增加、骨骼成熟提前、第二性征发育和最终身高受影响。与同龄的儿童相比，IGF－Ⅰ和IGFBP－3的浓度显著升高。

三、甲状腺功能测定

甲状腺是人体内最大的内分泌腺，内含有许多大小不等的圆形或椭圆形腺泡。腺泡上皮细胞是甲状腺激素的合成与释放的部位，而腺泡腔的胶质是激素的储存库。甲状腺激素对细胞中许多生理和生化作用都有影响，包括生长的调节和对各种食物代谢的调节，它们主要调节代谢率，尤其在肝、心、肾中活性特别高。

根据临床的要求，评价甲状腺功能和甲状腺疾病的分类方法是不同的。大部分患者能通过不同的检测项目来诊断或排除甲状腺疾病或甲状腺功能障碍。在许多国家，国家医疗协会已建立了诊断甲状腺疾病和甲状腺功能障碍的规定。

（一）促甲状腺激素的测定

促甲状腺激素（甲状腺刺激激素，TSH）的作用是促进甲状腺激素的合成与释放。如果下丘脑和垂体前叶功能正常，TSH 浓度反映了组织中甲状腺激素的状态。TSH 浓度与游离甲状腺素（FT_4）浓度成反相指数级关系，FT_4结果的微小改变即可引起 TSH 分泌的显著改变。TSH 测定是对甲状腺功能评估的重要手段之一。若 TSH 浓度在参考值内，临床上没有甲状腺功能亢进、甲状腺功能减退或其他类型甲状腺功能紊乱存在，无需再做其他他检查。促甲状腺激素测定见表 3－55。

表 3－55　促甲状腺激素检验报告单

医院检验报告单　【内分泌生化】

姓名	性别	年龄	样本号
住院号	科室	床号	
标签联号	样本类型　血清	标本编号	临床诊断

检验项目	结果	参考值	单位
促甲状腺激素（TSH）		化学发光法： 0.340～5.600	mIU/L

送检医生	检验者	审核者
接收时间	检验时间	报告时间

※本报告单仅对本标本负责※

对原发性甲状腺功能减退症患者，因甲状腺激素分泌减少，对垂体的反馈抑制减弱，TSH 分泌增多；轻度慢性淋巴细胞性甲状腺炎、甲状腺功能亢进接受^{131}I 治疗后和某些严重缺碘或地方性甲状腺肿流行地区的居民中，亦可伴有 TSH 升高。异位或异源促甲状腺激素综合征与极个别垂体肿瘤患者也会分泌 TSH 过多，引起甲状腺功能亢进。

继发性甲状腺功能减退症患者、甲状腺功能亢进症患者 TSH 值正常或减低。在原发性甲状腺功能减退症患者用甲状腺制剂替代治疗期间，可测定 TSH 作为调节药量的参考，最佳的治疗会引起 TSH 浓度下降至参考值内的较低值。在甲状腺功能亢进症的抗甲状腺药物治疗中，TSH 会升至参考值。

（二）甲状腺激素测定

甲状腺激素是由甲状腺合成分泌的，包括甲状腺素（T_4）和三碘甲状腺原氨酸（T_3）。几乎所有的血清中可测的甲状腺激素都与转运蛋白结合，甲状腺激素是处于代谢非活性的状态。小部分是不结合的，是代谢活性状态，如游离甲状腺素（FT_4）、游离三碘甲状腺原氨酸（FT_3）。甲状腺激素的测定见表 3－56。

表 3－56　甲状腺激素检验报告单

医院检验报告单　【内分泌生化】

姓名	性别	年龄	样本号
住院号	科室	床号	
标签联号	样本类型　血清	标本编号	临床诊断

检验项目	结果	参考值	单位
甲状腺素（T_4）		78.4～157.4	nmol/L
三碘甲状腺原氨酸（T_3）		1.34～2.73	nmol/L
游离甲状腺素（FT_4）		0.58～1.64	pmol/L
游离三碘甲状腺原氨酸（FT_3）		3.67～10.43	pmol/L
3，3′，5′－三碘甲状腺素（rT_3）		0.35～0.95	μg/L

送检医生	检验者	审核者
接收时间	检验时间	报告时间

※本报告单仅对本标本负责※

对甲状腺功能障碍诊断的筛查检测是 TSH 测定，而不是用甲状腺激素测定。检测 TSH 和 FT_4是疑为甲状腺功能障碍患者主要的实验室检测手段，其检测结果一般解释如下：①发现血清中 FT_4↓、TSH↑能确定是甲状腺本身疾病引起的甲状腺功能减退，如果血清 TSH 浓度↑，FT_4正常或低于正常表示患者处于甲状腺功能减退发生的早期阶段。②血清 FT_4浓度低于正常，TSH 正常或低于正常提示患者可能是继发性甲状腺功能减退，而使 TSH 分泌降低，应该进行垂体－下丘脑轴的检查。③FT_4浓度↑，TSH↓＜0.1mIU/L 提示甲状腺功能亢进。有些患者 TSH↓，但血清 FT_4在参考值内，如果游离三碘甲状腺原氨酸（FT_3）水平↑将证明甲状腺功能亢进，FT_3↑是三碘甲状腺原氨酸（T_3）分泌增加的结果。TSH 的分泌由游离甲状腺激素（FT_4、FT_3）浓度调节，TSH 是循环的甲状腺激素总体状态的指示，它比甲状腺激素（T_4、T_3）更好地反映甲状腺功能亢进或甲状腺功能减退，因为它的浓度超出参考值更早。T_4、T_3的测定是作为 TSH 水平不正常的进一步检测，反映了甲状腺功能障碍的存在。

如果转运蛋白的结合能力不受甲状腺以外的因素所影响，总 T_4（TT_4）和总 T_3（TT_3）的浓度正确地反映了 T_4、T_3的分泌方式和代谢。然而，由于转运蛋白往往会受到各种因素的影响，不正常结合状态会经常发生，特别是住院患者，如果只检测 TT_4 和 TT_3 经常会得出错误的诊断，对于一些合并症多的患者、重症监护的患者以及用某些药物治疗的患者，检测游离激素 FT_4 和 FT_3 在诊断上很重要。简言之，总 T_4 为 T_4 与 FT_4 之和；总 T_3 为 T_3 与 FT_3 之和。其临床意义应根据临床需求，给予综合分析。

由于 T_4 向 T_3 的生物转化受代谢控制调节，T_4 可以直接脱碘形成无活性的 3，3′，5′ 三碘甲状腺素（rT_3）。血浆 rT_3 浓度间接反映了组织中 T_4 向 T_3 的转化。rT_3 测定主要用于未知原因的低水平 T_3（FT_3）或 T_4（FT_4）的评估。

（1）甲状腺素（T_4）测定是评估甲状腺激素分泌的基本参数，因为游离甲状腺素（FT_4）并不依赖于人群和个体内转运蛋白结合能力的差异，T_4 比 TT_4 测定更具临床意义。FT_4 水平代表了血清中 T_4 的代谢活性部分，反映了激素产生（甲状腺分泌、甲状腺外 T_4 向 T_3 的转化）和激素清除（血管外转运、代谢）的真实状态。当 T_4 浓度位于参考值的边缘时，FT_4 比 TT_4 有更高的辨别价值。

FT_4 和（或）TT_4 升高见于：甲状腺功能亢进症、甲状腺腺瘤和（或）分散的自身激素产物、格雷弗（Graves）病、初期桥本甲状腺炎或亚急性甲状腺炎的早期、T_3 毒血征、大量服用甲状腺素、慢性甲状腺炎急性恶化期、甲状腺结合球蛋白结合力增高征等患者。罕见于垂体瘤。部分无痛性甲状腺炎、重症感染发热、重危患者、应用某些药物如肝素、乙胺碘呋酮等，亦会引起 FT_4 的升高。

FT_4 和（或）TT_4 降低见于：原发或继发性（垂体）甲状腺功能减退症（如慢性甲状腺炎、甲状腺肿外科手术或放射活性碘治疗的医源性事件、呆小病）、晚期桥本甲状腺炎、抗甲状腺药物治疗期间、极端碘缺乏、甲状腺结合球蛋白结合力降低、肾病综合征、重症肝病患者及服用某些药物（如苯妥英钠、柳酸制剂等）时。

（2）近 80% 的外周 T_3 是由外周 T_4 转化而来，20% 是由甲状腺直接分泌。在血浆中，T_3 主要结合于甲状腺素结合球蛋白（TBG），与甲状腺转运蛋白结合较少。FT_3 的代谢活性是 FT_4 的 5 倍。血清中 TT_3 和 FT_3 浓度反映了 T_4 向 T_3 的转化状况。

甲状腺功能亢进，包括弥散性毒性甲状腺肿、毒性结节性甲状腺肿时，血清中 T_3 显著升高，且早于 T_4；而 T_3 型甲状腺功能亢进症，如功能亢进性甲状腺腺瘤、缺碘所致的地方性甲状腺肿与 T_3 毒血征等血清中 T_3 值也较 T_4 升高明显；亚急性甲状腺炎、使用甲状腺制剂治疗过量，甲状腺结合球蛋白结合力增高征等血清中 T_3 值也明显升高。在妊娠时，血清中 T_3 值升高。

轻型甲状腺功能低下时，血清中 T_3 值下降不如 T_4 明显；黏液性水肿、呆小病、慢性甲状腺炎、甲状腺结合球蛋白结合力下降、非甲状腺疾病的 T_3 综合征等患者血清中 T_3 值均明显降低。当应用皮质激素、含碘药物等时血清中 T_3 值下降。

甲状腺功能亢进包括甲状腺功能亢进症危象时，FT_3 明显升高；缺碘也会引起 FT_3 浓度的代偿性升高。此外 T_3 甲状腺功能亢进症、弥散性毒性甲状腺肿（Graves 病）、初期慢性淋巴细胞性甲状腺炎（桥本甲状腺炎）等 FT_3 也明显升高。而甲状腺功能减退症、低 T_3 综合征、黏液性水肿、晚期桥本甲状腺炎等 FT_3 则明显降低。应用糖皮质激素、苯妥英钠、多巴胺等药物治疗时可出现 FT_3 降低。

（3）在有严重的非甲状腺疾病存在时，T_3 浓度可能下降并伴有 3，3′，5′－三碘甲状腺素（rT_3）浓度几乎完全成反比例的增加。这种低 T_3 症发生在新生儿时期、严重疾病的成人，糖类的禁食期间、肝脏疾病和各种各样治疗患者，如皮质类固醇、抗心律失常药等。TT_4 在大多数非甲状腺疾病重症患者中也可能下降，然而 FT_4 可长期保持正常，有时甚至会上升。因而这时的 rT_3 被认为是 T_4 脱碘的调节因子。

对非甲状腺疾病重症患者病情的恶化和监测疗效方面检测 TT_3 和 rT_3 有诊断价值。一般来说，对于甲状腺疾病的常规诊断，检测 rT_3 无任何价值。

（三）甲状腺素结合球蛋白测定

甲状腺素结合球蛋白（TBG）为肝细胞合成的一种 α－球蛋白，由 395 个氨基酸和四条精氨酸连接的寡聚糖链构成，分子量 54 000。TBG 是人血浆中甲状腺激素的主要转运蛋白，人血浆中约 70% 的 T_4、T_3 与其结合。TBG 浓度改变对 TT_4、TT_3 的影响十分显著。甲状腺素结合球蛋白的测定见表 3－57。

表 3－57　甲状腺素结合球蛋白检验报告单

医院检验报告单　【内分泌生化】

姓名	性别	年龄	样本号
住院号	科室	床号	
标签联号	样本类型　血清	标本编号	临床诊断

检验项目	结果	参考值	单位
甲状腺素结合球蛋白（TBG）		1.0～1.5	μg/L

送检医生	检验者	审核者
接收时间	检验时间	报告时间

※本报告单仅对本标本负责※

血清 TBG 升高见于孕妇、遗传性高 TBG 症、病毒性肝炎、急性间歇性卟啉病、使用雌激素或含雌激素的口服避孕药等药物者。而使用雄激素等同化激素、糖皮质激素、苯妥英钠等药物，以及库欣综合征、肾病综合征、严重营养不良、肝功能衰竭及应激等均可致 TBG 降低。

先天性 TBG 紊乱，可能是由于 TBG 部分或完全缺乏，或有时原发性的 TBG 升高也会引起紊乱。完全缺乏状态曾在 12 个日本家族中发现，它是一种基因缺失造成的。

TBG 测定用于与 TSH 水平或临床症状不相符合的 TT_4 和 TT_3 浓度的评估，为排除 TBG 浓度改变对 TT_4、TT_3 的影响，可用 TT_4/TBG 比值进行判断。若 TT_4/TBG 比值为 3.1～4.5，提示甲状腺功能正常；比值为 0.2～2.0，应考虑存在甲状腺功能减退；而比值为 7.6～14.8 时，应考虑为甲状腺功能亢进。

（四）甲状腺抗体测定

甲状腺功能紊乱往往与自身免疫反应有关，患者血中常可测得多种针对甲状腺自身抗原的抗体。最重要的是：①TSH－受体抗体（TRAb），它们可与TSH受体结合，通过刺激作用，能诱发格雷弗（Graves）病。②甲状腺过氧化物酶抗体（TPOAb），此酶在微粒体部分，故亦称抗甲状腺微粒体抗体。TPOAb在自身免疫性甲状腺炎中常会产生。③甲状腺球蛋白抗体（TGAb），在自身免疫性甲状腺炎中占优势。甲状腺抗体测定见表3－58。

表3－58　甲状腺抗体检验报告单

医院检验报告单　【内分泌生化】

姓名	性别	年龄	样本号
住院号	科室	床号	
标签联号	样本类型　血清	标本编号	临床诊断

检验项目	结果	参考值	单位
促甲状腺素受体抗体（TRAb）		按测定方法不同而不同	
甲状腺过氧化物酶抗体（TPOAb）		按测定方法不同而不同	
甲状腺球蛋白抗体（TGAb）		按测定方法不同而不同	

送检医生	检验者	审核者
接收时间	检验时间	报告时间

※本报告单仅对本标本负责※

（1）促甲状腺素受体抗体（TRAb）与甲状腺细胞上的促甲状腺激素受体结合后引起以下作用：①兴奋腺苷酸环化酶活性，激活第二信使cAMP的分泌。②甲状腺激素的产生和分泌的增加。

TRAb测定主要用于：①甲状腺功能亢进症的鉴别诊断。②内分泌性眼病的评估。③有Graves病病史的孕妇随访。④Graves病治疗随访。⑤是否有阻断抗体存在时甲状腺功能减退症的评估。⑥临床症状变化的甲状腺功能障碍的患者。

甲状腺功能亢进患者TRAb阳性率高达69%～100%。用抗甲状腺药物治疗，若TRAb持续存在，一旦治疗中止，便有复发的危险。

在80%未治疗的Graves病患者中可检测到TRAb，有助于Graves病的诊断及病程的评估。较罕见的在桥本甲状腺炎和原发性黏液性水肿的患者中也可发现。因为TRAb属IgG，它们可以母婴传播，如果患Graves病的孕妇在围产期最后3个月中TRAb浓度较高，胎儿就有发生新生儿甲状腺功能亢进症的危险。

（2）甲状腺过氧化物酶（TPO）是一种与膜结合的血红素蛋白，分子量约为100 000，在甲状腺激素的生物合成中TPO参与两种不同的反应：甲状腺素残基的碘化，以及甲状腺球蛋白上两个碘化甲状腺残基的氧化偶联。故甲状腺过氧化物酶抗体（TPOAb）是甲状腺激素合成用的必需过氧化物酶的自身抗体。

TPOAb 主要以 IgG 类为主，该抗体主要见于自身免疫性甲状腺病，如桥本甲状腺炎（85% ~100%）、Graves 病（65%）、原发性黏液性水肿患者。目前认为，TPOAb 为人类自身免疫性甲状腺炎较理想的标志抗体，阳性结果可支持自身免疫性甲状腺疾病的诊断。

TPOAb 轻度上升在非免疫性甲状腺功能障碍中也有发现，如甲状腺处于自身免疫功能初期状态、甲状腺肿；同样其他一些自身免疫性疾病也有发现，如艾迪生病（31%）、恶性贫血（55%）、1 型糖尿病（14%）、白塞（Bechect）综合征或可激活免疫系统的疾病（如慢性活动性肝炎、原发性胆囊纤维化症或丙肝等）。

（3）桥本甲状腺炎、甲状腺功能亢进症血清中均有高效价甲状腺球蛋白抗体（TGAb），桥本甲状腺炎患者检出率可达 60% ~70%；甲状腺功能减退虽有抗体出现，但效价不高（ <1∶20）。其他疾病，如艾迪生病、重症肌无力、肝脏病、糖尿病、各种胶原血管病、恶性贫血等，亦可出现 TGAb。有些正常人特别是妇女亦可检出 TGAb，且阳性率随年龄而增加，文献报告 40 岁以上妇女 TGAb 检出率可达 18%，这可能是自身免疫性甲状腺病的早期反应。此外，应用抗甲状腺药物可产生一过性甲状腺功能减退，这与 TGAb 密切相关，应予注意。

TGAb 检测可鉴别原发性甲状腺功能减退症（TGAb 升高）与继发性甲状腺功能减退症（TGAb 不升高）。

（4）TGAb 与 TPOAb 联合检测，自身免疫性甲状腺疾病的检出率（≥1 种抗体阳性）可提高至≥98%。外表正常的人群该类抗体阳性被认为存在将来易患自身免疫性甲状腺病的危险因子。高滴度抗体拟与疾病的严重程度无明确关系，随着病程延长或缓解，抗体滴度可下降。如在疾病的缓解期抗体水平再度升高，提示有疾病复发的可能。

四、性腺功能测定

生殖是生物绵延和繁殖种系的重要生命活动。睾丸是男性的主要生殖器官之一，具有生成精子和分泌睾酮（T）的生理功能；而卵巢是女性的主要生殖器官之一，是产生卵子和雌激素（E）的地方。卵巢和子宫的相应变化，均是在下丘脑 - 垂体 - 卵巢性腺轴的控制下完成的。卵巢和睾丸虽然通过其分泌的性激素控制着副性器官和第二性征，但它们本身的发育和维持功能活动，又受到腺垂体的控制，如黄体生成素（LH）控制 T 的分泌，反过来血中 T 与 E 又通过反馈抑制控制腺垂体 LH 与下丘脑促性腺激素释放激素（GnRH）的分泌，E 降低垂体对 GnRH 的反应性，而 T 不改变垂体的反应性。因此，E 作用于垂体而 T 则作用于下丘脑。

性激素除少量由肾上腺皮质网状带产生外，男性主要在睾丸生成，非妊娠期女性主要由卵巢产生，妊娠期则主要由胎盘合成分泌。目前已知的性激素基本都是类固醇激素，包括雄性激素、雌激素和孕激素（即孕酮）三类，后两类合称雌性激素。雄性激素主要为睾酮（T）及少量的脱氢表雄酮（DHEA）和雄烯二酮。雌激素则主要为雌二醇（E_2）及少量雌三醇（E_3）和雌酮。

性激素的检测有助于性腺功能异常性疾病的诊断和鉴别诊断。同时检测性激素和促性腺激素可对性激素紊乱作出初步判断。

（一）卵泡刺激素和黄体生成素测定

卵泡刺激素（FSH）与黄体生成素（LH）是由垂体前叶分泌的糖蛋白激素，两者共同构成促性腺激素（GTH），呈脉冲式分泌。LH 参与 FSH 的促卵泡成熟、排卵，促使睾丸间质细胞增殖并合成分泌雄性激素。FSH 促卵泡发育成熟，与 LH 一起促进雌激素（E）分泌，协同睾酮（T）促进睾丸精曲小管的生长及精子生成。下丘脑的促性腺激素释放激素（GnRH）调节 GTH 的分泌。卵泡刺激素和黄体生成素测定见表 3－59。

表 3－59　促性腺激素检验报告单

医院检验报告单　【内分泌生化】

姓名	性别	年龄	样本号
住院号	科室	床号	
标签联号	样本类型　血清	标本编号	临床诊断

检验项目	结果	参考值	单位
卵泡刺激素（FSH）		化学发光法	
		女：卵泡期　5～20	U/L
		排卵期　12～30	U/L
		黄体期　6～15	U/L
		绝经期　20～320	U/L
		男：成人　5～20	U/L
黄体生成素（LH）		化学发光法	
		女：卵泡期　2～30	U/L
		排卵期　40～400	U/L
		黄体期　0～20	U/L
		绝经期　40～200	U/L
		男：成人　5～20	U/L

送检医生	检验者	审核者
接收时间	检验时间	报告时间

※本报告单仅对本标本负责※

卵泡刺激素（FSH）一般与黄体生成素（LH）联合测定，两者的测定是判断下丘脑－垂体－性腺轴功能的常规检查方法。主要用于：异常月经周期的评估；不孕诊断的评价；围绝经期激素替代治疗的评估。

如 FSH 和 LH 持续升高，表明为原发性卵巢衰竭。若 FSH（和 LH）水平降低或低于参考值以下，此闭经为继发性卵巢衰竭。大多数原发和继发促性腺激素分泌不足的闭经系下丘脑促性腺激素释放激素（GnRH）分泌紊乱或无脉冲式分泌所致，在这种情况下雌二醇（E_2）总是降低的。

血清中两者增高的疾病有：垂体促性腺激素细胞腺瘤、卵巢功能早衰、性腺发育不全、细精管发育障碍、真性卵巢发育不全、完全性（真性）性早熟症儿童等。血清中两者水平降低的疾病一般因下丘脑－垂体病变而引起，包括垂体性闭经、下丘脑性闭经、不完全性（假性）性早熟症儿童（性腺或肾上腺皮质病变所致）等。

通过静脉或肌内注射促黄体释放激素（LHRH）50～100μg 后，观察 LH、FSH 的浓度变化，可以动态地测定垂体分泌 LH 的储备功能。正常人注射后浓度可提高 3 倍以上。反应减弱或无反应的疾病有：垂体病变、未经甲状腺激素治疗的原发性甲状腺功能减退伴继发性闭经等。反应正常或延迟的疾病有下丘脑功能紊乱等。反应增高的疾病有原发性性功能低下及性早熟症等。

在不孕症治疗的过程中，连续测定 LH 对预测排卵很重要，月经中期 LH 快速升高刺激排卵，此时快速增加的 LH 峰称为“LH 峰”。绝大多数妇女排卵发生在此后的 14～18h 后，这段时间妇女最易受孕。因此可通过检测“LH 峰”，明确排卵功能是否正常以提高受孕率。

（二）性激素结合球蛋白测定

血浆中性激素 90% 以上都和血浆蛋白可逆结合。雄性激素和雌激素主要与性激素结合球蛋白（SHBG）结合，孕酮及少量 E_2 可与皮质醇类固醇结合球蛋白结合，部分性激素可和白蛋白等结合运输。SHBG 主要由肝细胞合成和分泌，是血浆中的微量蛋白质，其含量比糖皮质激素结合球蛋白（CBG）低 10 倍。有活性的 SHBG 分子是由两个氨基酸序列相同的单体所组成的同型二聚体，其性激素结合区域位于两个单体之间。SHBG 多肽链的 C－端具有明显的疏水性，且位于分子内部，是构成激素结合区域的重要部分。性激素结合球蛋白测定见表 3－60。

表 3－60　性激素结合球蛋白检验报告单

医院检验报告单　【内分泌生化】

姓名	性别	年龄	样本号
住院号	科室	床号	
标签联号	样本类型　血清	标本编号	临床诊断

检验项目	结果	参考值	单位
性激素结合球蛋白（SHBG）		成年男性：11～71	nmol/L

送检医生	检验者	审核者
接收时间	检验时间	报告时间

※本报告单仅对本标本负责※

临床上检测性激素结合球蛋白主要用于睾丸功能检测。血中睾酮与 SHBG 结合，游离睾酮仅 2%。当具有生物活性的游离睾酮正常时，为解释低值或高值的睾酮，建议测定 SHBG。甲状腺功能减退症患者或服用抗癫痫药时 SHBG 升高。

SHBG 水平的升降与下列某些病理状态有关。①肥胖症：不论男女，SHBG 都和肥胖程度呈负相关，体重增加，SHBG 下降，随着体重减轻，SHBG 也逐渐恢复。男性肥胖症患者 SHBG 降低同时，血浆总睾酮水平也下降。肥胖致 SHBG 下降，可能受胰岛素的影响。②多囊卵巢症和女性男性化：多囊卵巢症的三大症状是肥胖、多毛和不育。高度肥胖的患者 SHBG 比偏瘦的患者明显低。SHBG 降低是卵巢分泌雄性激素增加的结果。③乳腺癌：乳腺癌患者的 SHBG 水平比未患病者低，同时伴游离雌二醇水平偏高。提示 SHBG 可能在乳腺癌的发生发展过程中起作用。④甲状腺疾病：甲状腺素降低患者 SHBG 水平降低，甲状腺功能亢进患者 SHBG 水平增高；甲状腺素恢复正常时，SHBG 也随之转为正常。甲状腺激素抵抗症患者的甲状腺素水平是升高的，但 SHBG 却是降低的，因此有助于本病的诊断。⑤血脂质代谢异常：由于 SHBG 和高密度脂蛋白胆固醇（HDL－C）都是由肝细胞产生的，两者的同步变化可能受着相似机制的调控，故 SHBG 水平和 HDL－C 呈正相关关系。⑥肝脏疾病：肝硬化、脂肪肝和慢性肝炎患者的 SHBG 水平增高，是因雌二醇在肝细胞中转化为雌三醇的途径受阻，造成雌二醇堆积和它与睾酮的比值改变的结果。⑦糖尿病：胰岛素可能对 SHBG 水平起重要的调节作用，空腹胰岛素与 SHBG 水平呈负相关。

（三）雄性激素测定

雄性激素主要为睾酮（T）及少量的脱氢表雄酮（DHEA）。成年男子早晨 T 水平 $<3\mu g/L$（10nmol/L）为异常，提示患者性腺功能减退。分析 T 水平高低时，必须考虑 24h 波动（上午平均高于晚上 20%）。短暂强烈的身体活动能引起血中浓度的增加，而持续疲劳的身体活动能引起血清浓度下降。几乎所有严重疾病，尤其肝、肾、心血管病以及紧张、麻醉、药物（海洛因、美沙酮）和其他药物治疗如抗真菌药酮康唑能引起 T 下降。尼古丁不影响 T。经常发现老年男子处于较低水平，仅部分属生理原因。在老年期，低 T 水平常见原因是其他多发病影响睾丸功能，必须考虑随着增龄性腺功能减退症发生率较高等因素。如考虑上述影响，通常单测血清 T 水平就已可代表常规诊断。雄性激素的测定见表 3－61。

1. 睾酮

睾酮（T）分泌不足致性腺功能减退可见于垂体病变时，因促性腺激素减少使间质细胞发育不良所致。手术、感染、病理损伤等因素造成睾丸功能低下，T 分泌也减少。此外，男性性功能低下、先天性睾丸发育不全综合征、阳痿、甲状腺功能减退症、高催乳素血症、部分男性乳腺发育、肝硬化、慢性肾功能不全等患者血中 T 均减低。

病理情况下，T 分泌过多见于睾丸良性间质细胞瘤，此时 T 可比正常高 100 倍；先天性肾上腺皮质增生症、女性皮质醇增多症、女性男性化肿瘤、女性特发性多毛症、多囊卵巢综合征、睾丸女性化综合征、中晚期孕妇等血中 T 均增加，肥胖者也可稍增加。

表 3－61 雄性激素检验报告单

医院检验报告单 【内分泌生化】

姓名	性别	年龄	样本号
住院号	科室	床号	
标签联号	样本类型 血清	标本编号	临床诊断

检验项目	结果	参考值	单位
睾酮（T）		化学发光法	
		男：9.4～37.1	mmol/L
		女：0.18～1.78	mmol/L
脱氢表雄酮（DHEA）		成人：13.9～24.3	μmol/L
硫酸脱氢表雄酮（DHEAS）		成人：2.5～7.5	μmol/L

送检医生	检验者	审核者
接收时间	检验时间	报告时间

※本报告单仅对本标本负责※

2. 硫酸脱氢表雄酮

硫酸脱氢表雄酮（DHEAS）在肾上腺或腺外组织由脱氢表雄酮（DHEA）经磺酸化合成。血浆 DHEA 浓度昼夜节律模式与皮质醇相似。相反，含量占多数的 DHEAS，由于半衰期长达 7～9h，几乎不显示任何昼夜节律波动。由于 DHEA 和 DHEAS 互相处于平衡稳定状态，仅须测定 DHEAS，因为它易于测定且受昼夜变化影响小。

血清 DHEA 和 DHEAS 的参考值取决于年龄和性别。随着年龄的增长，参考值下降。同龄男性较女性的测定值高，尤其是 DHEAS 的水平。

血清 DHEA 和 DHEAS 测定适用于：①鉴别诊断多毛症与女性男性化。②疑为肾上腺皮质肿瘤，特别是肾上腺皮质腺癌者。③先天性肾上腺增生症。

如果女性患者 T 水平升高，DHEA 或 DHEAS 测定有助鉴别是肾上腺还是卵巢功能紊乱。只有当基础病因在肾上腺，DHEA 和 DHEAS 才升高，如产生雄激素的肾上腺皮质肿瘤、双侧肾上腺皮质增生、下丘脑－垂体性库欣综合征和伴有 21－羟化酶、11β－羟化酶或 3β－羟基类固醇脱氢酶（3β－HSD）缺乏的先天性肾上腺增生症。

肾上腺肿瘤合成的雄性激素往往高于其他类固醇，合成的雄性激素以 DHEAS 为主要代表。与其他肾上腺皮质类固醇相比 DHEAS 浓度越高，越应怀疑肾上腺癌。在这些病例中，DHEAS 可被作为肿瘤诊断，并作为唯一监测的标记物。

（四）雌性激素测定

雌激素和孕激素即孕酮（P）两者合称雌性激素。雌激素则主要为雌二醇（E_2）及少量雌三醇（E_3）。雌性激素测定见表 3－62。

表 3－62　雌性激素检验报告单

医院检验报告单　【内分泌生化】

姓名	性别	年龄	样本号
住院号	科室	床号	
标签联号	样本类型　血清	标本编号	临床诊断

检验项目	结果	参考值	单位
孕酮（P）		化学发光法	
		女：卵泡期　0.2～1.2	μg/L
		排卵期　0.6～2.6	μg/L
		黄体期　5.8～22.1	μg/L
		绝经期　0.2～0.9	μg/L
		男：成人　0.4～1.1	μg/L
雌二醇（E_2）		化学发光法	
		女：卵泡期　0.18～0.27	nmol/L
		排卵期　0.34～1.55	nmol/L
		黄体期　0.15～1.08	nmol/L
		绝经期　0.01～0.14	nmol/L
		男：成人　0.19～0.24	nmol/L

送检医生	检验者	审核者
接收时间	检验时间	报告时间

※本报告单仅对本标本负责※

1. 孕酮

孕酮（P）是最重要的天然孕激素。在排卵期，血清中仅能检测到很小量（$<1\mu g/L$）的孕酮。与黄体生成素（LH）峰一起，在排卵前 P 发生短暂的上升，接着黄体产生大量重要的 P。P 引起子宫内膜的分泌型改变，在妊娠期，有助于维持子宫内膜分泌型状态。P 是黄体分泌的主要产物，黄体必须维持 P 的分泌，直到怀孕第八周，随后胎盘才完全替代此功能。在血浆中，排卵后 6～8 天，达到最高水平（LH 峰）时，然后大约在月经前 3 天急剧下降，在黄体期 P 呈脉冲式分泌。P 的检测主要用于黄体功能的评价和证实排卵期。

孕酮（P）增高见于葡萄胎、轻度妊娠高血压综合征、肾上腺癌、库欣综合征、多发性排卵、多胎妊娠、原发性高血压、先天性 17α－羟化酶缺乏症、先天性肾上腺皮质增生症、卵巢颗粒层膜细胞瘤、卵巢脂肪样瘤等患者及患糖尿病的孕妇。

血中 P 降低见于排卵障碍、卵巢功能减退症、无排卵性月经、闭经、全垂体功能减退症、艾迪生病、先兆流产、黄体功能不全、胎儿发育迟缓、死胎、严重的妊娠高血压综合征等患者。

2. 雌二醇

雌二醇（E_2）是最有效的卵巢雌激素，在促卵泡激素（FSH）作用下，主要在成熟的卵泡中合成。主要作用是：子宫内膜增生，影响阴道和乳房，预防骨质疏松，减少心血管的危险，对垂体下丘脑起调节作用。血清 E_2测定是检查丘脑下部－垂体－生殖腺轴功能的指标之一，主要用于青春期前内分泌疾病的鉴别诊断和闭经或月经异常时对卵巢功能的评价，也是男性睾丸或肝脏肿瘤的诊断指标。

肾上腺皮质增生或肿瘤时，血中 E_2水平异常增高。卵巢肿瘤、原发性或继发性性早熟、无排卵功能性子宫出血、男性女性化、多胎妊娠、肝硬化、系统性红斑狼疮和冠心病等患者血清 E_2水平也明显升高。肥胖男子血中 E_2水平较高，男性吸烟者 E_2水平也明显高于非吸烟者。

下丘脑病变、垂体前叶功能减退症、原发性或继发性卵巢功能不足（如垂体卵巢性不孕或闭经、卵巢囊肿等）、绝经期、皮质醇增多症等患者血中 E_2水平降低；葡萄胎、无脑儿、妊娠期吸烟妇女等血中 E_2水平也显著降低；重症妊娠高血压综合征患者血中 E_2水平往往较低。若血中 E_2水平特别低，则提示有胎儿宫内死亡的可能。

五、肾素－血管紧张素－醛固酮系统

肾素－血管紧张素－醛固酮系统（RAA 系统，表 3－63）的激素是由肾脏和肾上腺分泌的。RAA 有以下调节功能：①使钠的内环境稳定和细胞外体液容量稳定。②使钾的内环境稳定。③动脉血压的维护。

表 3－63　肾素－血管紧张素－醛固酮检验报告单

医院检验报告单　【内分泌生化】

姓名　　性别　　年龄　　样本号
住院号　　科室　　床号
标签联号　　样本类型　血液　　标本编号　　临床诊断

检验项目	结果	参考值	单位
醛固酮（Ald）		普食卧位：59～174	ng/L
		普食立位：65～296	ng/L
		低盐卧位：122～370	ng/L
		低盐立位：139～634	ng/L
肾素（AT－1）		普食倒立：0.42±0.37	μg/（L·h）
		普食立位：2.97±1.02	μg/（L·h）
		低钠卧位：2.85±3.28	μg/（L·h）
		低钠立位：4.62±3.49	μg/（L·h）

送检医生　　检验者　　审核者
接收时间　　检验时间　　报告时间
※本报告单仅对本标本负责※

RAA 系统对所有改变其 3 个参数的内部及外部因素起作用，如它们包括体位和有效循环血量改变，氯化钠的排出、出血、休克、体液不足或氯化钠的摄入等做出反应。在这些情况下，肾脏分泌的肾素会发生变化，随之导致醛固酮分泌改变。肾素和醛固酮的血浆浓度会随钠负荷的增加而下降。该现象也能通过尿钠排泄和血浆肾素浓度或醛固酮排出之间的关系反映出来。很少量的钾的摄入也会增加肾素分泌，而大量的钾摄入反而会抑制肾素分泌。

血管紧张素Ⅱ能刺激醛固酮合成，肾单位的远曲小管和集合管是醛固酮的靶器官，醛固酮在该处刺激钠的重吸收及钾和氢离子的排出。肾素通过血管紧张素Ⅱ调节醛固酮的分泌，钠吸收量增加会伴有肾素和醛固酮分泌平行下降，而钠排出会伴有其平行上升。若已经预先确定钠的排出率，那么血浆醛固酮浓度就要看钾的排出，钾的排出率越低，醛固酮浓度也就越低。在血内肾素过多和（或）醛固酮增多症的情况下，醛固酮的保钠作用和血管紧张素Ⅱ引起的血管收缩会使高血压有所加重。

血浆肾素和醛固酮是用于诊断 RAA 系统功能紊乱的基本参数，了解影响该系统的生理因素是很重要的。在醛固酮或肾素测定前必须知道的基本参数是血清钠、钾浓度、尿钠排出量，以及可能的钾排出量。

（1）醛固酮（Ald）分泌增加（醛固酮增多症）见于：①原发性醛固酮增多症。该病的特征是肾上腺皮质自发性醛固酮分泌过量。以下类型较为显著：醛固酮腺瘤，罕见的肾上腺皮质恶性肿瘤；双侧肾上腺增生（先天性醛固酮增多症）；肾上腺激素可治疗的醛固酮增多症。②伴有高血压的继发性醛固酮增多症。肾上腺腺外原因引起的肾素和继发性醛固酮刺激。恶性高血压、肾素瘤、肾血管性高血压；水肿，如合并心力衰竭、肝硬化、肾病综合征。③不伴高血压的继发性醛固酮增多症。肾脏疾患中钠丢失、肾小管性酸中毒、巴特综合征（先天性肾小球旁细胞增生症）；血容量或钠排出引起的生理性醛固酮过多，如使用利尿剂和轻泻药、出汗、呕吐或腹泻所致。④假性醛固酮增多症。见于明显的肾上腺皮质激素过多症状、库欣综合征、肾上腺（性）性征综合征等。

醛固酮分泌减少（醛固酮过少症）见于：原发性则由 18－羟化酶缺乏引起的血内肾素过多引起的醛固酮减少症；继发性则为血内肾素减少引起的醛固酮过少症。

（2）肾素（AT－1）增加见于运动、低钠摄入、直立位、血容量减少、肾血流量减少、失钠、低血钾及使用利尿剂、转化酶抑制剂、口服避孕药等。降低见于高钠饮食、卧位、高龄、血容量增加，羟化酶缺乏及使用 β 受体阻滞剂、甘草等。

肾素病理性增高见于：原发性高血压病（80%）、继发性醛固酮增多症、Bartter 综合征（肾小球旁细胞增生症）、血容量减少、肾血管瘤、单侧肾动脉狭窄、慢性肾功能不全、肾小球旁细胞肿瘤，产生肾素的异位肿瘤如肺癌等，Desmit 综合征、口服避孕药（部分人升高）、其他疾病如肝硬化、肾炎、充血性心力衰竭；甲状腺功能亢进症、特发性水肿、嗜铬细胞瘤。

降低见于：原发性高血压病（20%）、继发性高血压病（20%）。

肾素测定前必需停用利血平，不可停药者改服胍乙啶。停用血管扩张药、利尿剂、β受体阻滞剂、激素、甘草。静脉采血后低温离心分离血浆，-20℃保存送检或赴实验室采血。并注明检前3天普食或低盐饮食。

药物对RAA系统影响相当较大，见表3-64。

表3-64 影响RAA系统的药物

检查结果	药物名称
肾素和醛固酮水平升高	①抗高血压药：钙拮抗剂、钠、硝苯地平、肼苯哒嗪、双肼苯哒嗪、桂利嗪 ②螺内酯、内酯、利尿剂 ③轻泻剂 ④β肾上腺素受体激动剂 ⑤高剂量锂 ⑥抗生素：庆大霉素、紫霉素、卷曲霉素 ⑦口服避孕药 ⑧开搏通刺激肾素
肾素和醛固酮水平下降	①抗高血压药：β肾上腺素受体阻滞剂、利血平、α-甲基多巴、可乐定、胍乙啶 ②甘草、生胃酮等制酸剂 ③强心苷 ④抗风湿药、消炎药 ⑤肝素 ⑥加压素、生长抑素 ⑦地塞米松、氢化泼尼松、氟氢可的松 ⑧镇静催眠药：氨鲁米特 ⑨低剂量锂 ⑩开搏通抑制醛固酮

第十二节 妊娠与生殖的生化检验

妊娠是胎儿在母体内发育成长的复杂生理过程。妊娠期间，母体的各器官系统均处于应激状态，母体的营养需求、物质代谢及内分泌状态都将发生很大的变化。母体将作一系列的生理和代谢调整，以适应胎儿的生长发育要求，保证妊娠过程的顺利进行。孕妇机体发生变化是正常妊娠和胎儿正常发育的重要的先决条件。就目前所知，这些几乎影响了孕妇全身的适应性变化过程主要由不断发育的胎儿调控的。孕妇进行产前监测的目的在于诊断高危孕妇，以尽可能降低围产期发病率和死亡率。早期诊断出高危妊娠和高危分娩，以便对母婴都采取适当的措施，从而针对某些目标加强宫内监测，可以为分娩及新生儿监护作充分准备。

近年来生化检验在妊娠的监测上发挥着越来越重要的作用，利用孕妇的血、尿及羊水等标本，不仅能作出早孕诊断，还可了解胎儿在宫内发育成熟状态以及发现遗传性疾病，并对各种妊娠并发症做出诊断。

一、人绒毛膜促性腺激素测定

人绒毛膜促性腺激素（HCG）检测（表3－65）主要用于诊断早孕、监测孕早期（异位妊娠、流产）、监测滋养层肿瘤的，也是三联试验［甲胎蛋白（AFP）、人绒毛膜促性腺激素（HCG）和非结合型雌三醇（UE_3）合称为“三联试验”］的参数之一。

表3－65　人绒毛膜促性腺激素检验报告单

医院检验报告单　【妊娠生化】

姓名	性别	年龄	样本号
住院号	科室	床号	
标签联号	样本类型　血清	标本编号	临床诊断

检验项目	结果	参考值	单位
人绒毛膜促性腺激素（HCG）		化学发光法：<50	U/L

送检医生	检验者	审核者
接收时间	检验时间	报告时间

※本报告单仅对本标本负责※

人绒毛膜促性腺激素（HCG）的参考值因孕妇的孕周不同而不同。

化学发光法：正常情况下血清HCG浓度为<50U/L。

0.2～1孕周为5～50U/L；

1～2孕周为50～500 U/L；

2～3孕周为100～5 000 U/L；

3～4孕周为500～10 000 U/L；

4～5孕周为1 000～500 000 U/L；

5～6孕周为10 000～100 000 U/L；

6～8孕周为15 000～200 000 U/L；

8～12孕周为10 000～100 000 U/L。

各实验室应根据方法学的不同建立自己的参考值。

确定妊娠最重要的标志是定量测定血和尿HCG，它是妊娠试验的基础。HCG在月经延期3天左右即可测出，孕期9～12周血中浓度达高峰；此后逐渐下降，18周时降至最低水平约为12 000～28 000U/L（化学发光法），直至分娩后4天达正常水平。HCG测定的其他临床价值为：①若血HCG含量高于一般妊娠1倍以上，提示可能为孪生子。②若血HCG水平低或连续测定呈下降趋势，预示有先兆流产的可能。③血HCG测定可用于诊断异位妊娠或异常宫内妊娠，阴性可排除异位妊娠，异位妊娠时HCG低于同期正常妊娠值，结合临床表现和超声检查，可提高诊断的准确性。④血HCG测定可用于监测来源于滋养层的组织、器官肿瘤，其中HCG明显升高可能为滋养层细胞疾病，可用于绒癌、恶性葡萄胎等作为辅助诊断及治疗后随访的观察指标。因为血中 HCG 变化较快，能及时反映出绒毛的分泌活动。⑤男性非精原细胞的睾丸肿瘤患者血中 HCG 值也很高。

二、胎盘和胎儿 - 胎盘复合体功能检查

胎盘和胎儿 - 胎盘复合体功能检查见表 3 - 66。

表 3 - 66 胎盘和胎儿 - 胎盘复合体功能检验报告单

医院检验报告单 【妊娠生化】

姓名	性别	年龄	样本号
住院号	科室	床号	
标签联号	样本类型 血清	标本编号	临床诊断

检验项目	结果	参考值	单位
孕酮（P）		化学发光法（CLIA 法）	
		女：卵泡期 0.2 ~ 1.2	μg/L
		排卵期 0.6 ~ 2.6	μg/L
		黄体期 5.8 ~ 22.1	μg/L
		绝经期 0.2 ~ 0.9	μg/L
		男：成人 0.4 ~ 1.1	μg/L
人胎盘催乳素（HPL）		未妊娠：0.5	mg/L
		妊娠：22 周 1.0 ~ 3.8	mg/L
		30 周 2.8 ~ 5.8	mg/L
		42 周 3.0 ~ 8.0	mg/L
		产后 7h 即不能测到	
雌三醇（E_3）		化学发光法	
		26 ~ 28 周 4.1 ~ 7.3	μg/L
		28 ~ 32 周 7.4 ~ 8.5	μg/L
		32 ~ 36 周 9.3 ~ 13.7	μg/L
		36 ~ 38 周 16.7 ~ 23.7	μg/L
		38 ~ 40 周 17.7 ~ 25.4	μg/L
		>40 周 19.3 ~ 30.0	μg/L

送检医生	检验者	审核者
接收时间	检验时间	报告时间

※本报告单仅对本标本负责※

1. 孕酮

孕酮（progesterone，P）为类固醇激素。胎盘能利用母血中的胆固醇及孕酮的前体孕烯醇酮合成孕酮。妊娠早期，母体卵巢黄体可分泌足量孕酮来维持妊娠，黄体的这种持续分泌孕酮的功能由人绒毛膜促性腺激素（HCG）刺激产生，一直持续到妊娠约第八周胎盘能够产生足够的孕酮为止。若妊娠 3 个月胎盘还不能产生足够的孕酮，而

此时 HCG 的分泌已迅速下降，难以维持胎儿－胎盘复合体的需要，就会导致流产。

血中 P 降低还见于严重的妊娠高血压综合征、黄体功能不全、胎儿发育迟缓、死胎、排卵障碍、卵巢功能减退症、无排卵性月经、闭经、全垂体功能减退症、艾迪生病等患者。

P 增高见于葡萄胎、轻度妊娠高血压综合征、肾上腺癌、库欣综合征、多发性排卵、多胎妊娠、原发性高血压、先天性 17α－羟化酶缺乏症、先天性肾上腺皮质增生症、卵巢颗粒层膜细胞瘤、卵巢脂肪样瘤等患者及患糖尿病的孕妇。

2. 人胎盘催乳素

人胎盘催乳素（HPL）又称人类绒毛膜促乳腺生长激素（HCS），为多肽类激素。增高见于：双胎、糖尿病孕妇、胎盘大、母子血型不合（Rh 因子），过期妊娠综合征、巨大儿、镰状红细胞危象及妊娠黄疸等；降低见于：葡萄胎、先兆流产、妊娠高血压合并胎盘病变、胎儿宫内发育迟缓、小胎盘、死胎及早产。

3. 雌三醇

孕妇产前应连续测定雌三醇（estriol，E_3）以观察胎儿－胎盘功能的动态变化，而不限定于一个数值作为临界线。因胎儿先天性肾上腺发育不全或胎儿畸形（如无脑儿）而影响肾上腺功能者，E_3 值仅为正常量的 1/10；胎儿宫内生长迟缓或孕妇吸烟过多、营养不良而影响胎儿发育，E_3 值下降；胎盘功能不良、死胎、妊娠高血压综合征、糖尿病等患者 E_3 值也显著下降；高龄妊娠者，如 E_3 值逐步下降，提示妊娠过期；明显降低则为胎儿窘迫的表现。

三、甲胎蛋白测定

甲胎蛋白（AFP）是单链糖蛋白，属于胎瘤蛋白，具有产前诊断的临床意义，并作为一种肿瘤标志物用于监测某一恶性肿瘤。作为产前诊断可用于：孕中期时产前诊断神经管和腹壁缺陷；早期监测其他的围产期并发症，也可能作为唐氏综合征的指征之一。甲胎蛋白的测定见表 3－67。

表 3－67 甲胎蛋白检验报告单

医院检验报告单 【妊娠生化】

姓名	性别		年龄		样本号	
住院号	科室		床号			
标签联号	样本类型	血清或羊水	标本编号		临床诊断	

检验项目	结果	参考值	单位
甲胎蛋白（AFP）		<20	μg/L

送检医生	检验者	审核者
接收时间	检验时间	报告时间

※本报告单仅对本标本负责※

妊娠第六周在胎儿的未分化肝细胞、卵黄囊和胃肠道开始合成 AFP，第十三周达到高峰后逐渐降低，出生后不久即降至成人水平。正常人血清中 AFP 的含量很低。原发性肝细胞癌、肝炎和肝硬化及某些生殖细胞肿瘤等患者，AFP 升高。血清中 AFP 含量测定是诊断原发性肝癌和判断预后的重要指标，通过测定母体血液和胎儿羊水中 AFP 的含量，对判断胎儿畸形及先天性愚型有一定的价值。

（1）无脑畸形、神经管和腹壁缺陷的产前诊断：中枢神经系统最常见畸形是神经管缺陷，也称为神经管闭合不全。不同国家这些缺陷的发生率明显不同。患脊柱裂的畸形胎儿有严重的神经损伤或伴有无脑畸形。通过超声检查可筛选无脑畸形，但脊柱裂（1000 名新生儿中发生 1 例）则很难检出。为了筛选开放性神经管缺陷，建议在孕 16～20 周时检测孕妇的血清 AFP。选定这几个孕周 AFP 平均值的 2.5 倍作为诊断值。用来识别脊柱裂胎儿的临床敏感性为70%。由于其发生率低，阳性预测值为3%。这就意味着 100 个 AFP 超过基线水平中仅有 3 个可能患脊柱裂的胎儿。

如果测出孕妇血清 AFP 升高，其中 2/3 的假阳性可通过重复检测及超声检查而排除。如果血清水平仍高，胎儿可能发生神经管缺陷的危险性为5%～10%。两次检测孕妇血清 AFP 浓度均高，又不能超声检查，需要检测羊水 AFP，可能还要结合检测乙酰胆碱酯酶（ACHE）。根据英国合作研究取得的经验，如果羊水 AFP 值高于平均值 3 倍，单胎妊娠发生神经管缺陷的可能性为 24∶1。

一项研究表明，孕 16～20 周血清 AFP 筛选结果中约 96% 的无脑畸形和 71% 的开放性神经管缺陷可以识别，但完整皮肤覆盖的神经管缺陷（脊髓脊膜突出症）不能识别；通过进一步检查，两次血清 AFP 检查均升高，仅有 37% 的神经管缺陷（不包括无脑畸形）可筛选出来。

AFP 升高而不出现神经管缺陷的原因包括：①错误的怀孕日期，占 30%。②多胎妊娠，占 20%。死胎或双胎妊娠流产，不仅超声检查难以识别，而且可能引起羊水乙酰胆碱酯酶阳性。③新生儿出生体重低于 2 500g，例如，由于宫内营养不良（占 10%）。④其他原因（占 30%），如糖尿病、先兆子痫、羊水过少，孕程中胎血或组织进入母体循环（在羊膜穿刺、取绒毛标本、损伤、阻止流产术、胚胎植入术或胎儿死亡后）。

血清 AFP 上升，羊水 AFP 浓度在 3 倍均值的范围内下降则排除开放性神经管缺陷。

（2）血清 AFP 和异常妊娠：孕 10 周后，即使 HCG 浓度不是明显降低，异常的低 AFP 浓度也应考虑为不可逆妊娠损伤的信号。孕 14 周后，只要没有双胎妊娠的可能，AFP 浓度明显上升也应考虑异常妊娠的可能。孕末期，AFP 下降与出血、宫内生长迟缓以及胎盘功能不足有关，应考虑由此导致的疾病。总之，妊娠中出现非特异的血清 AFP 水平上升往往导致流产、新生儿常常为低体重儿。

四、唐氏综合征的产前筛查

唐氏综合征的产前筛查检验报告单见表 3－68。

表 3-68　唐氏综合征的产前筛查检验报告单

医院检验报告单　【妊娠生化】

姓名	性别	年龄	样本号
住院号	科室	床号	
标签联号	样本类型　血清	标本编号	临床诊断

检验项目	结果	参考值	单位
人绒毛膜促性腺激素（β-HCG）			MOM
甲胎蛋白（AFP）			MOM
非结合型雌三醇（UE_3）			MOM

送检医生	检验者	审核者
接收时间	检验时间	报告时间

※本报告单仅对本标本负责※

21 三体型综合征（唐氏综合征）是最常见的常染色体畸变（表 3-68）。除了种族和地理因素外，其发生率与孕妇年龄密切有关，孕妇超过 35 岁，21 三体型综合征发生率明显上升。因此，40 岁孕妇生育患唐氏综合征婴儿的危险性比小于 30 岁的孕妇高 5~10 倍。

在 20 世纪 80 年代，各地的研究发现，婴儿为 21 三体型综合征的孕妇孕中期平均血清甲胎蛋白（AFP）和非结合型雌三醇（UE_3）浓度明显低于正常孕妇，而人绒毛膜促性腺激素（β-HCG）浓度明显高于正常孕妇。为了筛选唐氏综合征而同时测定孕妇血清 AFP、HCG 和 UE_3浓度，称之为“三联试验”。当 AFP 和 UE_3浓度的中位数约为正常中位数的 0.7 倍时，HCG 则约为正常中位数的 2 倍。

通过测定孕 15~22 周时的这些参数（三联试验），可以修正年龄相关的预测危险率，并可计算分娩唐氏综合征婴儿的个体危险性。

测定结果以“中位数的倍数”（MOM）表示。为了测定中位数基线水平，必须至少检查 100 位正常孕妇，每个孕周 1 次。这不仅补偿了人群中的区域差异，而且弥补了由于不同方法对结果造成的影响。根据 3 个 MOM，通过三相分布计算出可能性比率；年龄相关的预测危险性是此比率的倍数。孕 15~22 周中 HCG、AFP 和 UE_3的平均浓度并不恒定，因此测定标本时的精确孕周对可靠计算危险性来说至关重要。与以末次月经为依据计算孕周相比，超声检查将临床敏感性提高了 4%~9%。

尽管三联试验仅仅能计算危险性，诊断还靠检查羊膜穿刺或脐带穿刺取得的胎儿标本，但三联试验仍广泛应用。因为这三种分析的结果对检测的精确度要求很严格，要准确测定参考组别的中位数，并要周期性地重复测定，还必须做好质量控制。

年龄低于 35 岁的孕妇，其血清 AFP 的平均值约为 0.8MOM 时，约 25% 检出 21 三体型综合征。21 三体型综合征妊娠者，其平均 HCG 水平约为 2.5MOM，而 UE_3 约为 0.75MOM。有研究表明，孕妇 <35 岁检测 AFP、HCG 和 UE_3这三个标志物，约有 60%

的21三体型综合征的高风险率；而生产畸形儿的危险率（以三联试验筛查阳性率计）约为1/270。

在筛查21三体型综合征时，如孕妇三联试验结果有异常，接下来第一步应进行超声生物统计测量以确定胎龄。如果胎龄估计过高，则应重新计算风险；如果原始标本采集得太早，应在恰当的孕周再取1次。与神经管筛选结果阳性相反，如果21三体型综合征筛查结果阳性则不必再做重复检查，患者应接受遗传咨询并作羊膜穿刺以明确诊断。

在所有筛选方法中，临床特异性和敏感性互成反比例。假设危险性阈值为1∶250，假阳性率为5%，则此方法的临床敏感性>60%。来自不同的调查数据的可比性是有局限性的，不同组别的孕妇年龄分布、选用的生化参数、确定孕周的方法以及使用的统计方法均存在着相关的差异。因此，至今大部分的临床经验仍依赖于三联试验的筛选结果，作为分析21三体型综合征的可能性。

至于18三体型综合征（Edward综合征）孕妇筛查则包括3个标志物：孕妇血清AFP<0.6MOM，HCG<0.55MOM及UE_3<0.5MOM，它可检出约60%～80%的18三体型综合征胎儿，其假阳性为0.4%。已有报道根据3个标志物和孕妇年龄，18三体型综合征检出率为60%，并伴有计算风险为≥1%，其假阳性为0.2%。其中已有1个18三体型综合征胎儿的孕妇接受遗传咨询和做羊膜穿刺术。

三联试验的定量分析也用于筛选神经管缺陷（脊柱裂、无脑畸形）。

五、妊娠相关性蛋白测定

妊娠期孕妇蛋白质代谢呈正氮平衡，此外胎儿-胎盘复合体成熟，妊娠期内分泌、血容量、血凝和纤溶系统的变化等，均使孕妇血浆蛋白与非孕妇有所不同，并出现妊娠相关性蛋白。妊娠相关性蛋白测定见表3-69。

表3-69 妊娠相关性蛋白检验报告单

医院检验报告单 【妊娠生化】

姓名	性别	年龄	样本号
住院号	科室	床号	
标签联号	样本类型 血清	标本编号	临床诊断

检验项目	结果	参考值	单位
妊娠特异性 β_1-糖蛋白（$PS\beta_1G$）		孕36周：>100	mg/L
妊娠相关性血浆蛋白A（PAPP-A）		167.5±56.2	μg/L

送检医生	检验者	审核者
接收时间	检验时间	报告时间

※本报告单仅对本标本负责※

1. 妊娠特异性 β_1-糖蛋白

妊娠特异性 β_1-糖蛋白（$PS\beta_1G$）是胎盘合体滋养层细胞产生的一种特异性蛋白，

仅见于孕妇血中，自妊娠第一周即可检出，$PS\beta_1G$ 测定已成为围产期诊断重要指标之一，亦是衡量胎盘功能的一种指标。$PS\beta_1G$ 的分泌量随妊娠月份的不同而不同。其临床意义：①可作为早期妊娠诊断。②能较好地反映胎盘的功能状态，间接了解胎儿状况。$PS\beta_1G$ 值下降提示：胎盘功能低下，胎儿宫内生长迟缓、死胎、分娩低体重儿和妊娠中毒等。

2. 妊娠相关性血浆蛋白 A

妊娠相关性血浆蛋白 A（PAPP－A）是由胎盘合体滋养层产生的 α_2－球蛋白，抑制补体及纤溶酶活性。PAPP－A 与免疫和纤溶有关，在滋养层局部保护胎儿免遭免疫排斥危害。在怀孕期间，PAPP－A 由蜕膜大量产生并释放到母体血循环中。血中 PAPP－A 浓度随着孕期的增加而不断升高直到分娩。母体血清 PAPP－A 的水平与胎儿的出生体重呈正相关，PAPP－A 的水平越高，胎儿生长越好，而且高水平的人胎盘泌乳素和 PAPP－A 预示胎盘成熟度好且即将分娩。但是在唐氏综合征和 18 三体型综合征患者的孕妇血中 PAPP－A 浓度却明显降低。第一孕期唐氏综合征孕妇血 PAPP－A 平均水平是 0.44MOM，而健康孕妇为 1.0MOM。PAPP－A 是目前最有前途的唐氏综合征筛查标志物。

很多报道已证实，在滋养层细胞肿瘤患者的血清中 PAPP－A 的水平极低，可作为诊断和治疗的辅助指标。

六、羊水的生化检验

羊水是羊膜囊内包围着胎儿的液体，是胎儿在子宫内生活的环境，有利于胎儿的活动，保护胎儿免受各种外部力量的冲击和震荡及减少母体因胎动引起的不适感。随妊娠进展，羊水的来源、容量和组成均有变化。妊娠早期的羊水组成类似于母体血清的透析液，只是蛋白质含量低，但 AFP 含量高；妊娠 11～14 周后，胎儿尿液是羊水主要成分；妊娠中期羊水在多方面发生了很大变化，渗透压降低，尿素、肌酐和尿酸增高。由于羊水与母体、胎儿的关系密切，羊水检测是诊断胎儿各种遗传疾病，判断胎儿成熟程度，了解胎儿安危状况的一种安全、可靠的检测手段（表 3－70）。

1. 甲胎蛋白

孕妇羊水中甲胎蛋白（AFP）的参考值与孕周有关，呈区域性差异。孕 12～15 周时最高，在孕 16～22 周持续下降。孕 9 周时硬脑膜开始覆盖；到孕 12 周时结束。开放性神经管缺陷时大量 AFP 随脑脊液（CSF）释放入羊水中，导致羊水 AFP 浓度升高。羊水 AFP 的检测研究发现，90% 以上的胎儿神经管缺损和 100% 的无脑儿羊水 AFP 测定明显高于正常值。羊水中 AFP 升高还可见于：开放性脊柱裂、脑膨出和开放性腹壁缺损。脊柱裂有完整的皮肤覆盖，AFP 水平并不升高。AFP 假阳性主要是由于羊水标本被胎血污染，可根据正常的胆碱酯酶（ChE）值和完整的超声检查排除。如孕 15 周的孕妇血液中 AFP 升高为正常的 3～20 倍，提示胎盘早期剥离、先兆流产和胎死宫内。降低则可能是葡萄胎。

2. 胆碱酯酶

胆碱酯酶（ChE）根据对底物特异性的差别可分为乙酰胆碱酯酶（又称胆碱酯酶

Ⅰ或称真性胆碱酯酶，AChE）和拟胆碱酯酶（又称胆碱酯酶Ⅱ或假性乙酰胆碱酯酶，PChE）两类。AChE、PChE 主要来自胎儿的兴奋性细胞，反映神经系统成熟度。神经管缺损时可渗透进入羊水中，致使羊水中 ChE 活性显著增高，约为正常的 3～4 倍。此酶含量较稳定，不受孕期和胎血污染影响，且可弥补羊水 AFP 测定的不足。约 2/3 的脐疝和肤裂畸胎，其羊水 ChE 亦可达正常值的 4 倍。AChE/ PChE 比值可区分两种缺陷：>0.27 者为神经管缺损；≤1.0 者为开放性腹壁缺损。

表 3－70　羊水生化检验报告单

医院检验报告单　【羊水生化】

姓名	性别	年龄	样本号
住院号	科室	床号	
标签联号	样本类型　羊水	标本编号	临床诊断

检验项目	结果	参考值	单位
甲胎蛋白（AFP）		<30	mg/L
胆碱酯酶（ChE）		5～70	U/L
卵磷脂/鞘磷脂比值（L/S）		阈值：>2.0	
胆红素		孕 37 周后：<0.02	ΔA_{450}
肌酐（Cr）		>176.8	μmol/L

送检医生	检验者	审核者
接收时间	检验时间	报告时间

※本报告单仅对本标本负责※

3. 卵磷脂/鞘磷脂

卵磷脂（L）是胎儿肺泡表面维持肺稳定性的主要脂类活性物质，孕 34～38 周时合成明显增加。而神经鞘磷脂（S）并不影响表面张力，其合成也比较稳定。卵磷脂/鞘磷脂比值（L/S）与肺发育是否成熟有关：①L/S≤1.49 提示胎肺尚未成熟。②L/S <1.0 则提示胎肺发育不健全，娩出的新生儿易发生呼吸窘迫综合征（RDS）。③L/S 1.5～1.99 时为临界值。④L/S >2.0 则提示胎肺已成熟。肺成熟的延缓也许与糖尿病、严重的胎儿红细胞增多症或孕妇服用苯巴比妥有关。

4. 胆红素

羊水胆红素主要来自衰老红细胞及红细胞破坏产生的，多数胆红素是非结合型的。羊水胆红素测定主要用于：监测新生儿溶血病及其严重程度；了解胎儿肝脏的成熟情况。羊水胆红素采用分光光度法测定 450nm 处吸光度差（ΔA_{450}）来表示。孕 37 周后 ΔA_{450} 多在 0.02 以下，可根据胆红素水平与孕期的关系，画一个线性统计图来估计胎儿溶血或新生儿溶血及其严重程度。妊娠晚期胆红素浓度接近于 0，如妊娠晚期仍可在羊水中查到胆红素，应考虑有无 Rh 血型系统或 ABO 血型系统的不合。此时应做胎儿和孕妇的血型检查，若确诊母婴血型不合，胆红素检测可作为了解胎儿溶血程度的一种有效方法。

羊水胆红素是胎儿肝脏成熟指标。它可以了解胎儿肝脏成熟情况，帮助决定分娩时机。胎儿肝脏成熟：ΔA_{450}在0.02以下。胎儿肝脏未成熟：ΔA_{450}在0.04以上。临界值为ΔA_{450}在0.02~0.04之间。

5. 肌酐

羊水中的肌酐（Cr）来自于胎尿，随着妊娠的进展而逐渐增高。可用于检查胎儿肾脏成熟程度，其准确率为90%。孕37周时>176.8μmol/L为胎儿肾成熟；132.6~176.7μmol/L为临界值；≤132.5μmol/L表示胎儿肾未成熟。

七、羊水染色体检查

于出生前诊断胎儿疾病，是围产医学的一项重要内容。羊膜腔穿刺羊水检查是产前诊断的一种方法。羊水染色体检查（表3-71）虽不属生化检测范畴，但其是产前诊断胎儿各种遗传疾病的必要手段，故在本节羊水检查中作介绍。

表3-71 羊水染色体检验报告单

医院检验报告单 【羊水染色体】

姓名	性别	年龄	样本号
住院号	科室	床号	
标签联号	样本类型 羊水	标本编号	临床诊断

检验项目	结果	参考值	单位
羊水染色体检查		男：46，XY 女：46，XX	

送检医生	检验者	审核者
接收时间	检验时间	报告时间

※本报告单仅对本标本负责※

通过羊水细胞培养，进行染色体核型分析，可发现染色体疾病。病种与核型的关系见表3-72、表3-73。

表3-72 常染色体病

疾病	核型	疾病	核型
21三体型综合征（唐氏综合征）	47，XX（XY），21^{+}	18三体型综合征（Edwards综合征）	47，XX（XY），18^{+}
13三体型综合征（Patau综合征）	46，XX（XY），13^{+}	$5P^{-}$部分单体综合征（猫叫综合征）	46，XX（XY），del（5）（pl5）
$4p^{-}$综合征	46，XX，49^{-}	$18p^{-}$综合征	46，XX，$18p^{-}$

表 3－73 性染色体病

疾病	核型	疾病	核型
Turner 综合征（先天性卵巢发育不全综合征）	45，X	Klinefelter 综合征（先天性睾丸发育不全综合征）	47，XXY
Super Female 综合征（多 X 综合征，又称超雌综合征）	47，XXX	超 Y 综合征	47，XYY
肾上腺性综合征（女性假两性畸形——先天性肾上腺皮质增生）	46，XX	睾丸女性化综合征（男性假两性畸形）	46XY
真两性畸形	46XX/47XXY 46XX 46XY		

八、精液的生化检验

精液检查采集方法及注意事项：检查前应向患者解释精液标本采集方法、禁欲时间（2～5 天）、排尿等事项。标本采集室最好在实验室附近，室温控制在 20～35℃。不能用乳胶避孕套作为容器，以免影响精子活力。

（1）标本采集 精液标本采集以手淫法为宜。将一次射出的全部精液收入干净的容器内；采集微生物培养标本需无菌操作。

（2）标本的运送 精液收集后应立即保温（20～35℃）在 1h 内送检。

为查明男性不育症病因，常需做精液的有关检验，包括精浆锌、α－葡萄糖苷酶、顶体酶活力、果糖、酸性磷酸酶、弹性硬蛋白酶、柠檬酸等项目，见表 3－74。

表 3－74 精液的生化检验报告单

医院检验报告单 【精液生化】

姓名　　性别　　年龄　　样本号
住院号　　病区　　床号
标签联号　　样本类型 精液　　标本状态　　临床诊断

检验项目	结果	参考值	单位
精浆锌（Zn）		比色法：≥2. 4	μmol/1 次射精
精浆 α－葡萄糖苷酶		比色法：≥20	mU/1 次射精
精液顶体酶活力		36. 72 ±21. 43	U/L
精浆果糖		间苯二酚法：9. 11～17. 67	mmol/L
精浆酸性磷酸酶（ACP）		吲哚法：≥13	μmol/L
		磷酸苯二钠法：48. 8～208. 6	U/ml
		速率法：80～1000	U/ml
精浆弹性硬蛋白酶		酶免法：<290	ng/ml
精浆柠檬酸		≥52	μmol/1 次射精

送检医生　　检验者　　审核者
接收时间　　检验时间　　报告时间
※本报告单仅对本标本负责※

1. 精浆锌

锌是人体内多种酶的辅酶，参与多种代谢活动。前列腺是体内含锌量最多的器官之一。正常人精浆内锌含量平均为2.1mmol/L（1.2～3.8mmol/L），为血浆中含量的100倍。这反映精浆锌对维持精子功能和活力的重要性。锌含量的测定也反映前列腺的功能。

临床意义：

（1）锌缺乏能明显抑制脑垂体促性腺激素的释放，使性腺发育不良或使性腺的生殖和内分泌功能发生障碍。

（2）精浆锌减少可致精子生成减少、死精症等，严重缺锌可致不育症。

（3）锌不足可影响到酶的活性，如乳酸脱氢酶、醇脱氢酶及羧肽酶A的组成，进而影响生殖及内分泌的功能。

2. 精浆α－葡萄糖苷酶

精浆α－葡萄糖苷酶大部分来源于附睾，是附睾功能的特异酶及标志酶。

精浆α－葡萄糖苷酶分泌可因附睾后的输精管、射精管梗阻而被阻，故在梗阻性无精子症患者中精浆α－葡萄糖苷酶应显著降低。活性与精子密度、精子活力正相关，有助于鉴别输精管阻塞、睾丸生精障碍所致的无精症。

3. 精液顶体酶活力

精子顶体酶常被称为类胰蛋白酶，它能增强精子的活动性和促进精子的移动。哺乳动物精子在受精过程中，除了头部发生形态学的变化之外，还包含着顶体酶的激活与释放。精子顶体是由精子细胞核附近的高尔基复合体所形成，顶体内富含多糖及各种水解酶，其中顶体酶最为重要。它是与精子顶体膜相连的胰蛋白酶样丝氨酸蛋白酶，以酶原的形式合成并储存在顶体内，是受精过程中的一种重要的蛋白水解酶，为精卵结合提供条件。顶体反应开始后，顶体酶原被激活成顶体酶并被释放出来，溶解透明带，通过精子的强烈的活动力及楔样作用协助精子穿透透明带，完成受精过程。顶体酶活性低下会影响卵丘的分解及对透明带的穿透，顶体酶活性是判断精子生育力很有价值的一项指标。

临床意义：精子顶体酶活力不足可以导致男性不育。精子顶体酶活力与精子密度及精子顶体完整率呈正相关。

4. 精浆果糖

精浆中富含果糖，是精子能量的主要来源，是由精囊腺所分泌。果糖含量高低直接影响精子活力，同时睾酮的水平也影响精囊果糖的分泌。因此，精浆果糖含量不仅能反映精囊腺的分泌功能，而且还可以反映睾丸内分泌功能。

（1）衡量精囊腺的功能　精囊腺炎症时，果糖含量下降；假如糖为零，应考虑精囊腺缺如。

（2）鉴别无精子症的病因　目前主要用于鉴别单纯性输精管阻塞和输精管、精囊腺缺如引起的无精子症。前者若精囊腺功能正常，在精浆中仍可测到一定含量的果糖。

由于果糖分子量小，尽管输精管阻塞，但小分子果糖仍可通过。而后者精浆中几乎测不到果糖。

（3）间接反映睾丸间质细胞分泌睾酮的功能。

（4）精浆中果糖是由血液中葡萄糖在精囊转变而成的，如精浆中果糖含量明显高于正常，则应留意排除患者有无糖尿病。

5. 精浆酸性磷酸酶

精浆中酸性磷酸酶（ACP）主要来自前列腺，属前列腺酸性磷酸酶。检测精浆中的 ACP 有助于了解前列腺功能和对前列腺疾病的诊断。

精浆酸性磷酸酶参考值尚有 β－硝基酚法：≥200U/1 次射精。

精浆中酸性磷酸酶减低见于前列腺炎，可使精子活动减弱，受精率下降。

精浆中酸性磷酸酶增高见于前列腺癌和前列腺肥大。

6. 精浆弹性硬蛋白酶

精浆弹性硬蛋白酶正常为＜290ng/ml，隐性感染为 290～1000ng/ml，确诊感染为＞1000ng/ml，精浆弹性硬蛋白酶临床上主要用于检查男性生殖道感染。精浆弹性硬蛋白酶是检测炎症的手段之一，精浆弹性硬蛋白酶可作为静止型生殖道感染的诊断及愈后检测指标。

7. 精浆柠檬酸

精浆中柠檬酸含量较高，几乎全部来源于前列腺。柠檬酸参与维持精浆的渗透压，与精子存活有关。此外它与血清睾酮相关，它的含量也反映血清睾酮水平。

精浆中柠檬酸含量测定对检测前列腺功能和男子性功能有一定参考价值。

九、新生儿的筛查项目

新生儿若患有遗传代谢病、先天性内分泌异常以及某些危害严重的遗传性疾病时需进行筛查。最新的遗传代谢病筛查技术可以实现即采几滴新生儿足跟血，便迅速检测出 4 种大分子遗传代谢病、48 种小分子遗传代谢病。目前，我国大陆地区主要筛查两种疾病，即苯丙酮尿症和先天性甲状腺功能低下。个别地区如广东省还增加了对葡萄糖－6－磷酸脱氢酶（G－6－PD）缺乏症的筛查（表 3－75）。

1. 苯丙氨酸

苯丙氨酸（phenylalanine，Phe）增高常见于高苯丙氨酸血症、苯丙酮尿症、先天性氨基酸代谢障碍性疾病、肝脏疾病、充血性心功能不全、外伤及严重感染，以及其他如继发性新生儿酪氨酸血症、四氢蝶呤缺乏等。

而苯丙酮尿症（phenylketonuria，PKU），是一种常染色体隐性遗传代谢病，我国 PKU 患病率约为万分之一。本病是由于体内苯丙氨酸羟化酶活性降低或缺乏，不生成酪氨酸，而大量苯丙氨酸脱氨后生成苯丙酮酸，随尿排出，故称“苯丙酮尿症”。PKU 患儿出生时表现正常，无明显临床症状。当患儿未经治疗 3～4 个月后逐渐有临床症状出现，如多动，发育、智力低下，年长后发展为智力障碍等。

临床意义：检测血苯丙氨酸水平，一般正常人均小于120mmol/L，超过120mmol/L判断为阳性，应再行进一步诊断。

表3－75 新生儿筛查检验报告单

医院检验报告单 【新生儿】

姓名	性别	年龄	样本号
住院号	病区	床号	
标签联号	样本类型 血液	标本状态	临床诊断

检验项目	结果	参考值	单位
苯丙氨酸（Phe）		<120	mmol/L
		荧光显色法：成人46～109，	μmol/L
		新生儿73～206	μmol/L
		离子交换层析法：成人37～	μmol/L
		88，新生儿42～110	μmol/L
促甲状腺激素（甲状腺刺激激素，TSH）		化学发光法：0.2～7.0	mIU/L
葡萄糖－6－磷酸脱氢酶（G－6－PD）		20～30	μmol/L

送检医生	检验者	审核者
接收时间	检验时间	报告时间

※本报告单仅对本标本负责※

苯丙酮尿症分型的尿液蝶呤谱分析：苯丙酮尿症是先天代谢性疾病的一种，为常染色体隐性遗传，由于基因突变导致肝脏中苯丙氨酸羟化酶（PAH）缺陷从而引起苯丙氨酸（Phe）代谢障碍所致，引起中枢神经系统的损伤。苯丙氨酸羟化酶活性降低或四氢生物蝶呤缺乏，均可导致苯丙氨酸不能转变为酪氨酸，从而导致苯丙氨酸及其旁路代谢产物苯丙酮酸、苯乙酸和苯乳酸显著增加，引起脑损伤而发病。本病根据病因不同分为典型和缺乏型两类：典型苯丙酮尿症、四氢生物蝶呤缺乏型（tetrahydrobiopterin，BH_4）。绝大多数为典型PKU，约10%～15%左右为BH_4缺乏型。

由于引起本病的发病机制不同导致苯丙酮尿症的类型也不同，治疗方法也不同，一旦确诊是PKU，需要及早分型。经尿蝶呤谱分析和红细胞二氢蝶啶还原酶活性测定分为四氢蝶呤代谢正常和异常两大类。采用高效液相色谱仪进行尿蝶呤谱分析，主要检测尿新蝶呤（N）、生物蝶呤（B），为鉴别BH_4缺乏症的主要方法。尿生物蝶呤及生物蝶呤百分比是诊断BH_4合成酶PTPS缺乏的关键指标。

四氢蝶呤代谢正常的PKU有如下4种类型。①经典型PKU：苯丙氨酸浓度>1200mmol/L，对四氢生物蝶呤治疗无效。②中度高苯丙氨酸血症（360～1200mmol/L）。③轻度高苯丙氨酸血症（120～360mmol/L）。④四氢生物蝶呤反应性苯丙酮尿症：对四氢生物蝶呤治疗有效的苯丙酮尿症。

四氢蝶呤代谢异常的 PKU 有 3 类。①6 - 丙酮酰四氢蝶呤合成酶缺乏型（6 - PTPS）：尿新蝶呤浓度升高，生物蝶呤浓度下降，血苯丙氨酸升高，对四氢生物蝶呤治疗有效。②二氢蝶啶还原酶缺乏型（DHPR）：血红细胞二氢蝶啶还原酶活性下降，血苯丙氨酸升高或正常，升高者对四氢生物蝶呤治疗有效。③鸟苷三磷酸环化水解酶 I 缺乏型（GTP - CH）：尿新蝶呤浓度及生物蝶呤浓度均下降，血苯丙氨酸升高或正常，升高者对四氢生物蝶呤治疗有效。

6 - PTPS 缺乏者：尿蝶呤增高，生物蝶呤极低，生物蝶呤百分比极低。近 97% 6 - PTPS缺乏症患儿尿生物蝶呤百分比 <5%，尿生物蝶呤多明显低于正常。BH_4合成酶 GTPCH 缺乏：新蝶呤、生物蝶呤均明显降低，N/B 正常。BH_4还原酶 DHPR 缺乏：新蝶呤可正常或增高，生物蝶呤明显增加，生物蝶呤百分比增高或正常。

2. 促甲状腺激素（TSH）

本书第三章第三节已有叙述。此处的 TSH 测定是诊断原发性甲状腺功能减退症最灵敏的指标，这类患者由于甲状腺和垂体间的负反馈作用减少，因此 TSH 常明显升高。

测定出生 72h 新生儿的 TSH 是先天性甲状腺功能减退症的筛查指标，若此类患者的血清 TSH 低于 0.2mIU/L，应考虑该病。地方性甲状腺肿患者的血清 TSH 均高于正常人。

先天性甲状腺功能减退症（congenital hypothyroidism，CH），是由于患儿甲状腺先天性缺陷或因患儿母亲孕期饮食中缺碘所致。主要原因是甲状腺不发育或发育不全。由于 CH 发病率高，早期对神经系统功能损害严重，但其治疗容易、疗效佳。我国将本病列为新生儿筛查疾病之一，用于血滴检测促甲状腺激素（TSH）浓度作为初筛。若结果可疑再检测血清甲状腺素（T_4）、三碘甲状腺原氨酸（T_3）、TSH 以确诊。

正常参考值：TSH：0.2 ~ 7.0mIU/L；T_4：70 ~ 167nmol/L；T_3：1.8 ~ 3.0nmol/L。（T_4、T_3 见本书第三章第三节甲状腺功能测定）。

血清 T_4 降低而 TSH 明显升高，亦可诊断 CH。

若血清 T_4、TSH 均低，疑分泌不足，进一步做 TRH（促甲状腺激素释放激素）刺激试验，判断是否有垂体病变、下丘脑病变。

3. 葡萄糖 -6 - 磷酸脱氢酶（G -6 - PD）

葡萄糖 -6 - 磷酸脱氢酶测定主要用于溶血性贫血的诊断。

临床意义：葡萄糖 -6 - 磷酸脱氢酶减少主要见于 G -6 - PD 缺乏症，是指红细胞 G -6 - PD 活性降低和（或）酶性质改变导致的溶血性贫血，临床可表现为先天性非球形红细胞性溶血性贫血、新生儿黄疸、蚕豆病、药物性溶血、感染性溶血等。

第十三节　维生素、氨基酸测定

一、维生素测定

1. 血清维生素 A

维生素 A（V_A）有两种。一种是维生素 A 醇，另一种是 β-胡萝卜素，在人体的小肠和肝脏中可以转变为具有活性的维生素 A。

维生素 A 具有广泛的生理作用，能促进生长发育，维持上皮组织的正常结构与功能，并参与视觉作用，增强皮肤黏膜屏障抵抗力。维生素 A 缺乏时可引起生长发育障碍、上皮组织细胞干燥、表皮角化等，以眼、消化道、呼吸道等上皮组织尤为明显。

（1）血清维生素 A 增高见于：婴儿自发性高钙血症、维生素 A 中毒、慢性肾小球肾炎、肾病综合征、糖尿病、黏液性水肿等。

（2）血清维生素 A 降低见于：夜盲症、干眼病、肝炎、肝硬化、胰腺功能降低、吸收不良综合征等。

维生素测定见表 3-76。

表 3-76　血液维生素检验报告单

医院检验报告单　【维生素生化】

姓名	性别	年龄	样本号
住院号	病区	床号	
标签联号	样本类型　血液	标本状态	临床诊断

检验项目	结果	参考值	单位
血清维生素 A（V_A）		0.5～2.1	μmol/L
血清维生素 B_1（Vit B_1）		94～271	μmol/L
血清维生素 B_2（Vit B_2）		荧光法：70～100	μmol/L
血浆泛酸（Vit B_3）		比色法：1.74～2.49	μmol/L
血浆维生素 B_6（Vit B_6）		酶法：120～540	μmol/L
血清维生素 B_{12}（Vit B_{12}）		148～660	pmol/L
血浆维生素 C（Vit C）		比色法：30～110	μmol/L
血浆维生素 D（Vit D）		竞争蛋白结合法：10～150	μmol/L
血清维生素 E（Vit E）		荧光法：11.6～46.4	μmol/L
血清维生素 K（Vit K）		荧光法、高效液相色谱法：1.4～4.4	μmol/L
血清叶酸（FA）		成年男性：8.61～23.8	nmol/L
		成年女性：7.93～20.4	nmol/L
红细胞叶酸		成人：340～1020	nmol/L

送检医生	检验者	审核者
接收时间	检验时间	报告时间

※本报告单仅对本标本负责※

2. 血清维生素 B_1

（1）血清维生素 B_1（Vit B_1）在肝脏与焦磷酸反应生成硫胺酸焦磷酸脂（TPP），TPP 是 α－酮酸氧化脱羧酶系的辅酶，参与 α－酮酸氧化脱羧作用，对维持正常糖代谢和神经、肌肉功能具有重要意义。

（2）血清维生素 B_1 缺乏时糖代谢中间产物丙酮酸因氧化受阻而聚集，产生机体神经组织的能量来源障碍，出现脚气病，表现为肢端麻木、肌肉萎缩、下肢水肿等。此外，还能使胆碱酯酶的活性增高，影响神经传导，引起胃肠蠕动减慢、消化液分泌降低，出现食欲不振、消化不良等症状。

（3）血清维生素 B_1 缺乏症患者主要发生在以精米为主食的地区。

（4）血清维生素 B_1 降低见于：脚气病、多发性神经炎、心力衰竭、甲状腺功能亢进症、腹泻等。

3. 血清维生素 B_2

血清维生素 B_2（Vit B_2）在体内活性形式有两种，即黄素单核苷酸和黄素腺嘌呤二核苷酸，是体内氧化－还原酶的辅酶，在生物氧化过程中起着递氢体的作用。能促进蛋白质、糖、脂肪的代谢，也能降低心脑血管病的发病率，利尿消肿，防治癌症。

血清维生素 B_2 降低常见于：角膜血管化、脂溢性皮炎、阴囊炎、口角炎、舌炎、唇炎、口腔黏膜溃疡等。

4. 血浆泛酸

血浆泛酸（Vit B_3）是构成辅酶 A 的成分，对体内糖、脂类、蛋白质的代谢有非常重要的影响。能维持人体细胞的正常发育，维持和控制肾上腺的正常功能。

血浆泛酸降低见于贫血、皮炎、肾上腺皮质功能减退，也是引起过敏的主要原因，还可引起血糖过低、持续疲倦、眩晕、紧张、头痛等症状。

5. 血浆维生素 B_6

血浆维生素 B_6（Vit B_6）包括吡哆醛、吡哆醇和吡哆胺，是氨基酸和蛋白质代谢酶系的辅酶，参与氨基酸转氨酶和脱羧酶的活动。

（1）血浆维生素 B_6 降低可引起贫血、惊厥、结膜炎、舌炎、脂溢性皮炎、神经炎、免疫力低下等症状。

（2）孕期缺乏维生素 B_6，常引起婴儿体重不足、生长缓慢、智力发育迟缓、痉挛、贫血等现象。

（3）长期使用异烟肼的患者，可引起维生素 B_6 缺乏，表现为惊厥、中枢兴奋不安、失眠等症状。

6. 血清维生素 B_{12}

血清维生素 B_{12}（Vit B_{12}）又叫钴胺素，是惟一含金属元素的维生素，在甲基四氢叶酸转变成叶酸过程中，参与甲基的转移，促进叶酸的利用，增加叶酸的合成。食物是人体维生素 B_{12} 主要来源，但在人体中不能直接吸收，需与胃黏膜分泌的内因子结合成复合物后才能被肠黏膜吸收。

（1）血清维生素 B_{12}减少见于：巨幼红细胞性贫血（应用本试验进行诊断与鉴别诊断）、胃黏膜内因子（IF）缺乏所致的恶性贫血、恶性肿瘤所致的继发性贫血、萎缩性胃炎、胃大部或全部切除后、慢性胰腺炎、肠吸收功能障碍、营养不良、妊娠等；遗传性腺苷钴胺素或甲基钴胺素合成障碍，所产生的甲基丙二酸尿或甲基丙二酸尿合并同型半胱氨酸尿症。

（2）血清维生素 B_{12}增高见于：骨髓增生异常综合征、慢性粒细胞白血病、肾性贫血、真性红细胞增多症、急性肝炎、肝坏死等肝细胞急性损伤。

7. 血浆维生素 C

维生素 C（Vit C）参与羟化反应，促进胶原蛋白、5-羟色胺、去甲肾上腺素、胆汁酸的合成。可促进免疫蛋白的合成，增强机体的抵抗力，保护巯基酶中-SH 免受氧化破坏，常用于重金属的解毒。

（1）当血浆维生素 C 缺乏时胶原蛋白合成障碍，导致微血管壁通透性和脆性增加，易破裂出血，主要表现为皮肤黏膜、皮下组织、肌肉及骨膜下组织发生出血现象，临床上称为坏血酸病。

（2）血浆维生素 C 有助于骨骼的钙质密实、牙齿的发育、口腔健康，维护正常视力、促进伤口愈合、预防心脑血管疾病、降低妊娠并发症的危险。

（3）血浆维生素 C 降低见于：风湿热、结核、恶性肿瘤、胃肠道疾病的吸收障碍、肝脏疾病、肾脏疾病患者，服用醋柳酸或乙醚麻醉后排泄增多者，磺胺类药物的应用等。

8. 血浆维生素 D

维生素 D（Vit D）检测主要用于婴幼儿佝偻病的辅助诊断，老年性骨质疏松和体内钙、磷代谢紊乱的鉴别诊断。维生素 D 的主要生理功能是维持血钙和磷的恒定，具有促进成骨的作用，并有抗佝偻病和防止蛀牙的作用。

（1）血浆维生素 D 增高见于　长期服用过多的维生素 D 可发生中毒，早期中毒症状有异常口干舌燥、眼睛疼痛、皮肤痒、恶心、疲倦、呕吐、消化紊乱、尿频、肌肉和骨头疼痛等。晚期中毒症状有骨质疏松、体重下降、肌肉和软组织石灰化、肾功能衰竭等。

（2）血浆维生素 D 降低见于　婴幼儿易发生佝偻病，成人特别是孕妇和哺乳妇女易发生骨质软化症。

9. 血清维生素 E

维生素 E（Vit E）又称生育酚，广泛存在于动植物中，具有抗氧化作用，能保护细胞膜完整性、增强生殖功能、减少瘢痕形成、预防凝血，增强肝细胞解毒功能、增强免疫功能等。维生素 E 的保健作用：防止脑血管疾病，抗肿瘤、调节免疫，防治糖尿病及其并发症、延缓衰老，延缓老年痴呆症和中枢神经功能失调，美化皮肤等。早产儿维生素 E 缺乏综合征表现为水肿、贫血、血小板溶解、红斑丘疹等。

（1）血清维生素 E 增高见于：肾炎。

（2）血清维生素 E 降低见于：病毒性肝炎初期、溶血性贫血、肌肉老化等。

10. 血清维生素K

维生素K（Vit K）主要有维生素K_1、维生素K_2两种，维生素K_1主要存在于绿叶植物和动物的肝脏，维生素K_2是肠道细菌的代谢产物。一般情况下不易缺乏，但是长期服用抗生素的患者可使肠道细菌合成维生素K减少。维生素K主要参与凝血作用，在肝内促进凝血因子Ⅱ、凝血因子Ⅶ、凝血因子Ⅸ、凝血因子Ⅹ等的合成，并使凝血酶原转变为凝血酶。

血清维生素K缺乏主要表现为凝血时间延长，易发生皮下及胃肠道出血。

11. 叶酸

叶酸（FA）系水溶性维生素，存在于蔬菜、水果、蛋类、乳类、酵母菌等食物中，并可由肠道细菌合成，它是一碳基团转移酶的辅酶，在体内转变为四氢叶酸及其衍生物，而后才具有辅酶功能。在核酸和蛋白质的生物合成中有重要作用，参与人体几乎所有的生长代谢过程，促进红细胞的再生，与维生素B_{12}统称为红细胞成熟因子。临床上与巨幼红细胞贫血密切相关。

由于许多食品存在叶酸，又有多种药物影响吸收，故血清叶酸测定不如红细胞内叶酸测定的可信性高，所以评价叶酸缺乏应两者同时测定。血清中叶酸水平低下仅反映近期叶酸摄入量不足，或近期叶酸吸收不良，不能肯定组织内缺乏叶酸。只有红细胞内叶酸缺乏，才可确定组织内叶酸缺乏。红细胞与血清中的叶酸浓度相差几十倍，红细胞叶酸测定对判断叶酸缺乏尤有价值。

叶酸降低见于营养性巨幼红细胞性贫血、溶血性贫血、白血病；营养不良和长期腹泻会影响叶酸的吸收。维生素B_1、维生素B_6、维生素B_{12}及维生素C缺乏症、妇女哺乳期、儿童生长期，肾性贫血及孕妇贫血（可导致早产或胎盘早期剥离）；患恶性肿瘤如肺癌、肠癌、乳腺癌时均对叶酸的需要量相对增加，常会引起叶酸缺乏。

叶酸增高见于骨髓增生异常综合征患者、素食者。

二、氨基酸测定

1. 亮氨酸、异亮氨酸

（1）血浆中亮氨酸（leucine，Leu）、异亮氨酸（Isoleucine，Ileu）升高常见于：①高亮氨酸-异亮氨酸血症，本病为一种少见的氨基酸代谢病；②枫糖尿症（支链酮酸尿症，maple syrup urine disease，MSUD），本病是一种体染色体隐性遗传的氨基酸代谢异常疾病，主要是由于线粒体中支链酮酸脱氢酶的功能发生障碍，而导致血尿中支链氨基酸（尤其是异亮氨酸明显升高）的堆积。由于患者尿中有枫糖浆（像焦糖）的味道，因而命名为枫糖尿症。欧洲白人发生率约为1/12万，美国为1/25万。一般症状：慵懒、喂食减少、体重增加迟缓、肌张力增加或减少、呕吐、哭声频率高、抽搐、含枫糖浆味的尿。血中和尿中均有亮氨酸、异亮氨酸以及缬氨酸浓度升高。

（2）血浆中亮氨酸、异亮氨酸降低常见于：①亮氨酸降低常见于婴儿腹泻；②异亮氨酸降低可见于婴儿腹泻、慢性肾衰竭等（表3-77）。

表 3-77 血液氨基酸检验报告单

医院检验报告单 【氨基酸生化】

姓名	性别	年龄	样本号
住院号	病区	床号	
标签联号	样本类型 血液	标本状态	临床诊断

检验项目	结果	参考值	单位
亮氨酸（Leu）		气相色谱结合质谱分析法：15～30	mg/L
异亮氨酸（Ileu）		气相色谱结合质谱分析法：8～15	mg/L
缬氨酸（Val）		气相色谱结合质谱分析法：血浆 20～30	mg/L
酪氨酸（Tyr）		荧光法：成人 0.44 ～0.72	mmol/L
		酪氨氧化酶法：早产儿 3.9 ～13.3；新	mmol/L
		生儿 0.88～2.04	mmol/L
甘氨酸（Gly）		120 ～554	μmol/L
丝氨酸（Ser）		65 ～193	μmol/L
羟脯氨酸（Hyp）		男：0～42	μmol/L
		女：0～35	μmol/L
脯氨酸（Pro）		102 ～336	μmol/L
组氨酸（His）		32 ～107	μmol/L

送检医生	检验者	审核者
接收时间	检验时间	报告时间

※本报告单仅对本标本负责※

2. 缬氨酸

（1）血浆中缬氨酸（valine，Val）浓度增高称为高缬氨酸血症，见于：①婴幼儿高缬氨酸血症。患儿血浆和尿中缬氨酸浓度升高，但无酮酸尿症，比较罕见。②枫糖尿症为一种常见的支链氨基酸代谢病，同时可伴有血和尿中的异亮氨酸和亮氨酸浓度升高。

（2）减低常见于：蛋白质营养不良、类癌综合征、慢性肾衰竭、婴儿腹泻等。

3. 酪氨酸

（1）血浆中酪氨酸（tyrosine，Tyr）低于正常范围常见于：苯丙酮尿症患者，多囊肾、低温慢性肾衰竭、类癌综合征、重症甲状腺功能减退症等疾病时亦可降低。

（2）血浆中酪氨酸高于正常罕见于：遗传性高酪氨酸血症患儿、常染色体隐性遗传的遗传性慢性型酪氨酸血症、Chner - Hanhart 综合征及新生儿急性型酪氨酸血症，肝脏疾病、充血性心功能不全、甲状腺功能亢进症。酪氨酸血症是一种先天代谢障碍性疾病，其发病机制是由于体内缺乏延胡索酸乙酰乙酸水解酶，导致体内酪氨酸降解障碍，从而使酪氨酸及其旁路产物不断积蓄，最终累及全身各器官。酪氨酸血症分为急性型和慢性型。急性型常发生在婴儿期，该病常于新生儿期即表现为呕吐、腹泻、肝大、低血糖、出血倾向、慢性肝硬化等特征，部分有黄疸，90%可迅速死亡。慢性型多发生在6个月后婴儿，有肝硬化及高磷酸盐尿、低磷酸盐血症及软骨病。有报道指该病预后较差，死亡率高并可并发各种畸形或智力低下。

4. 甘氨酸

（1）血浆中甘氨酸（glycine，Gly）减低常见于：糖尿病、痛风等。

（2）血浆中甘氨酸增高常见于：特发性高甘氨酸血症、败血症、低血糖、血氨增高等。

5. 丝氨酸

（1）血浆中丝氨酸（serine，Ser）增高见于：痛风、婴儿腹泻。

（2）血浆中丝氨酸减低见于：糖尿病。

6. 羟脯氨酸（见本书第三章第八节骨代谢的生化检验——骨代谢标志物测定。）

（1）血浆中羟脯氨酸（hydroxyproline，Hyp）增高见于：肢端肥大症、甲状腺功能亢进症、甲状旁腺功能亢进症、糖尿病、多发性骨折、软组织创伤等。

（2）血浆中羟脯氨酸降低见于：侏儒症、甲状腺功能减退症、单纯性肥胖等。

7. 脯氨酸

血浆中脯氨酸（proline，Pro）增高见于：遗传性高脯氨酸血症。

8. 组氨酸

（1）血浆中组氨酸（histidine，His）增高见于：组氨酸血症。

（2）血浆中组氨酸减低见于：类风湿性关节炎。

第十四节　其他生化检验

一、胎儿纤维连接蛋白测定

早产是新生儿发病和死亡的主要原因之一，准确预测早产的发生是降低早产发病率和新生儿死亡率的关键，目前认为胎儿纤维连接蛋白（fFN）与早产有密切关系。fFN是在绒毛膜滋养层细胞产生的，是一种存在于绒毛膜和羊膜之间的细胞外基质蛋白，主要分布在羊水、胎盘组织及绒毛蜕膜交界面，对保护羊膜起重要作用，见表3－78。

fFN阳性：阴道分泌物中胎儿纤维连接蛋白含量≥50ng/ml，提示胎膜与蜕膜分离，有早产风险。

fFN阴性：阴道分泌物中胎儿纤维连接蛋白含量<50ng/ml，早产风险较低。

表3－78　胎儿纤维连接蛋白检验报告单

医院检验报告单　【阴道分泌物】

姓名	性别	年龄	样本号
住院号	病区	床号	
标签联号	样本类型　阴道分泌物	标本状态	临床诊断

检验项目	结果	参考值	单位
胎儿纤维连接蛋白(fFN)		阴性：<50	ng/ml

送检医生	检验者	审核者
接收时间	检验时间	报告时间

※本报告单仅对本标本负责※

二、唾液酸苷酶测定

唾液酸苷酶是由阴道菌丛中的加德纳菌和其他一些厌氧菌及兼性厌氧菌分泌产生的，这些病原体进入阴道后能否致病，往往取决于阴道微生态菌群的平衡，当正常的微生态平衡遭到破坏后，这些产唾液酸苷酶的致病菌会进入阴道后并过度繁殖并最终导致细菌性阴道病，见表3－79。

唾液酸苷酶阳性：提示细菌性阴道病。

表3－79　唾液酸苷酶检验报告单

医院检验报告单　【阴道分泌物】

姓名	性别	年龄	样本号
住院号	病区	床号	
标签联号	样本类型　阴道分泌物	标本状态	临床诊断

检验项目	结果	参考值	单位
唾液酸苷酶		阴性	

送检医生	检验者	审核者
接收时间	检验时间	报告时间

※本报告单仅对本标本负责※

三、血管紧张素转化酶测定

血管紧张素转化酶（ACE）也称激肽酶Ⅱ，它的主要活性是肽基二肽水解酶。这个酶主要位于血管内皮细胞腔内的表面，同时也存在单核巨噬系统的细胞。作为血管紧张肽原酶——血管紧张素系统的关键酶，ACE 能使血管紧张素Ⅰ转变成有效能的、有血管加压素作用的血管紧张素Ⅱ，同时从血管紧张素Ⅰ的羧基末端释放二肽组氨酰-亮氨酸。血浆 ACE 水平的评价可见于许多疾病，特别是肉样瘤病等疾病。血管紧张素转化酶的测定见表 3-80。

表 3-80　血管紧张素转化酶检验报告单

医院检验报告单　【其他生化】

姓名	性别	年龄	样本号
住院号	科室	床号	
标签联号	样本类型　血清	标本编号	临床诊断

检验项目	结果	参考值	单位
血管紧张素转化酶（ACE）		Neels 法：115～420	U/L

送检医生	检验者	审核者
接收时间	检验时间	报告时间

※本报告单仅对本标本负责※

肉样瘤（Sarcoidosis）是一种不明原因的多系统疾病。受累器官可见类上皮细胞，无干酪样的肉芽肿。肉样瘤病亦称类肉瘤病或结节病和其他的疾病时 ACE 活性增高。血清 ACE 可作为下列情况有价值的参数：①肉样瘤病的确定诊断。②估计疾病的活动期和散布性。③疾病病程的评价。④皮质类固醇治疗反应的评价。ACE 升高 25% 以上见于以下疾病：戈谢病、甲状腺功能亢进症、视网膜病变的糖尿病、肝硬化、硅沉着病、石棉沉着病、淋巴管肉瘤、铍中毒以及慢性疲劳综合征。

对于肉样瘤病，血清 ACE 活性增高的阳性预示值在 75%～90%。ACE 活性升高的临床灵敏度如果结合 ^{67}Ga（镓）扫描的射线照片Ⅱ型或Ⅲ型，则确诊可达到 100%。ACE 活性阴性，结合镓元素扫描也阴性可高度排除肺肉样瘤病。正常的 ACE 水平不能排除肉样瘤病，如急性肉样瘤病伴结节性红斑，一般 ACE 在正常水平或略高。

ACE 总活性增高，有时不考虑局部器官的受损，而应考虑散布于全身其他部位的肉样瘤病，如孤立的神经或心脏的肉样瘤病 ACE 活性不升高；ACE 值的升高并没有很高的临床特异性，亦可见于其他肉芽肿疾病，如粟粒性肺结核、肺外肉芽肿。而 ACE 升高的可能性在于血管形成不良，如大的纵隔淋巴瘤。

在疾病初期低 ACE 活性说明预后较好，如果增高 2～3 倍，提示预后不良。随着疾病的进展而 ACE 活性升高。在皮质类固醇治疗初期，ACE 的水平一般并不作为疗效判断标准，如酶活性远远高于参考值上限，这种征兆提示必须治疗并预示有良好的反应，起始的 ACE 水平愈高，需使用皮质类固醇治疗的持续时间愈长，直至使 ACE 水平达到正常及改善临床症状。肺肉样瘤病 ACE 的下降先于放射学方面的改善。ACE 不下降表明剂量不足，或患者缺乏配合或检测 ACE 时发生分析前或分析中的误差。当治疗结束和 ACE 水平正常以后，ACE 活性再次增高，提示是复发的最早预兆，它先于临床症状的出现。

ACE 活性下降，与血管内皮功能障碍有关，如中毒性肺损害或甲状腺功能减退症。对于血清 ACE 活性下降的临床意义还缺乏足够的调查，有待进一步研究。

四、酸性磷酸酶测定

酸性磷酸酶（ACP）是指 pH 7.0 以下、酶活性最大的磷酸酶。所有的 ACP 在血清中可测定，它由几种不同的酶混合而成，它的主要来源是血小板、红细胞和骨、网状内皮系统的细胞和前列腺。衍生于前列腺的同工酶，在诊断前列腺癌时起重要作用，前列腺 ACP 可作为肿瘤标志物。来自于前列腺和血小板的 ACP 活性可以被酒石酸盐抑制。因此被酒石酸盐抑制的那部分 ACP，可称作为前列腺酸性磷酸酶（PAP）。酸性磷酸酶测定见表 3－81。

表 3－81　酸性磷酸酶检验报告单

医院检验报告单　【其他生化】

姓名	性别	年龄	样本号
住院号	科室	床号	
标签联号	样本类型　血清	标本编号	临床诊断

检验项目	结果	参考值	单位
酸性磷酸酶（ACP）		≤4.7	U/L
前列腺酸性磷酸酶（PAP）		0.5～1.9	U/L

送检医生	检验者	审核者
接收时间	检验时间	报告时间

※本报告单仅对本标本负责※

总 ACP 升高可作为前列腺癌、骨疾病或网状内皮系统疾病的指标。血清中前列腺酸性磷酸酶（PAP）升高主要见于前列腺癌，特别当癌转移时，PAP 可明显升高。前列腺癌患者 PAP 阳性率为 95%；前列腺癌术后，PAP 可降至正常水平，故 PAP 可用于术后监测；前列腺增生患者，PAP 阳性率为 8%～20%，且其值与前列腺大小有关。

对于可疑的前列腺癌及其治疗的评价，前列腺特异性抗原（PSA）的免疫化学测定比检测总 ACP 活性或经酒石酸抑制的 ACP 活性更常用。伴恶性肿瘤和 ALP 水平升高的患者，ACP 的升高是累及骨骼的信号。

五、糖缺失性转铁蛋白测定

酗酒是危及公众健康的一个重要问题。可通过临床判断、询问、测试呼气中乙醇浓度等作出初步判断；还可作进一步的实验室检查，如：γ－谷氨酰基转移酶（GGT）、门冬氨酸氨基转移酶（AST）或红细胞平均体积（MCV）。但这些试验缺乏敏感性和特异性，所以需寻求一种更特异的标志物。糖缺失性转铁蛋白（CDT）是比其他酗酒常规生化试验更为有效的一种检验（表3－82）。

CDT作为慢性乙醇中毒的标志物，其资料来自11个不同实验室所采用的第一代测定方法，统计了约2 500名患者CDT测定结果，其临床敏感性达82%，特异性达97%。

表3－82　糖缺失性转铁蛋白检验报告单

医院检验报告单　【其他生化】

姓名	性别	年龄	样本号
住院号	科室	床号	
标签联号	样本类型　血清	标本编号	临床诊断

检验项目	结果	参考值	单位
糖缺失性转铁蛋白（CDT）		取决于采用的方法	

送检医生	检验者	审核者
接收时间	检验时间	报告时间

※本报告单仅对本标本负责※

联合应用CDT和GGT试验是对戒酒者的一种监督手段。通常戒酒治疗在1～3周内即有效，CDT和GGT的浓度相对稳定并分别降至基础水平。往往GGT比CDT回复至正常的时间更长些；CDT和GGT的半衰期分别为9.1天和21天。在治疗期间的饮酒状况与GGT相比，CDT似乎更为敏感，戒酒治疗不会干扰血清CDT水平。CDT与GGT分别与重度酒精耗量有关，因此，两者联合应用可增加对酗酒检测的敏感性。

在非酒精性肝病时可能会出现CDT假阳性结果。在某些原发性胆汁性肝硬化，患者可较早地引起轻微升高。与不饮酒者相比，酒精性肝硬化CDT可增加3.8倍（平均增高1.8倍），病毒性肝硬化为2倍。在肝细胞性肝癌时CDT平均水平增加2.5倍，但可有近50%的患者为假阳性。因此在非酒精性肝硬化和肝细胞性肝癌时，CDT试验的临床应用有其一定的局限性。

近来CDT试验已被建议用于鉴别慢性乙醇中毒，预防与酒精相关的并发症。

六、自由基相关指标的检测

自由基（free radical）又称游离基，就是在原子、离子、分子或其基团的外层轨道上，具有不配对的电子，这种原子、离子、分子及其基团都称为自由基。通常在某一符号边标记圆点（·）来表示，如氢自由基（H·）、羟自由基（OH·）、甲基自由基（CH_3·）、脂质过氧化自由基（Loo·或Roo·，L及R均代表脂质）、超氧负离子自由基（$O_2^{\cdot-}$）等。自由基相关指标的检测见表3－83。

表 3－83　自由基相关指标的检测报告单

医院检验报告单　【血液】

姓名	性别	年龄	样本号
住院号	病区	床号	
标签联号	样本类型　血液	标本编号	临床诊断

检验项目	结果	参考值	单位
超氧化物歧化酶（SOD）		邻苯三酚自氧化法：	
		MnSOD　17.0 ±3.6	μg/g（Hb）
		CuZnSOD　35.4 ±7.9	μg/g（Hb）
		T－SOD　52.4 ±8.9	μg/g（Hb）
		黄嘌呤氧化酶抑制法：	
		65、74 ±12.82	U/ml
		比色法：555～633	μg/g（Hb）
谷胱甘肽－过氧化物酶（GSH－Px）		26.6 ±3.83	HafemanU/mg（Hb）
过氧化氢酶（CAT）		6	mg/L
Na^+，K^+－ATP 酶		酶活力 30～40	μmolPi/(mgPr · h)
脂质过氧化物(LPO)		比色法：	
		男　4.14 ±0.78	μmol/L
		女　3.97 ±0.77	μmol/L
		荧光法：	
		18～39 岁，3.07 ±0.94	μmol/L
		40～59 岁，3.69 ±0.86	μmol/L
		60 岁以上，4.45 ±1.14	μmol/L
		平均：男　3.33 ±0.49	μmol/L
		平均：女　3.45 ±0.53	μmol/L
丙二醛（MDA）		PY 处理前：0.474 ±0.03	nmol/mg 蛋白
		PY 处理后：0.666 ±0.05	nmol/mg 蛋白
脂褐素（LF）		各实验室应建立自己的参考值	
黄嘌呤氧化酶（XOD）		2.8	U/L
羟脯氨酸（Hyp）		男　0～42；女　0～35	μmol/L
单胺氧化酶（MAO）		<36	U/L
6－酮－前列环素 $F_{1\alpha}$（6－keto－$PGF_{1\alpha}$）		血浆（成人）　103.49 ±6.22	pg/ml
血栓素 B_2（TXB_2）		血浆（成人）　136.5 ±51	pg/ml
TXB_2/6－keto－$PGF_{1\alpha}$		1.0～1.2	

送检医生	检验者	审核者
接收时间	检验时间	报告时间

※本报告单仅对本标本负责※

自由基虽有参与新陈代谢及贮能作用、防御解毒作用、转化排废作用及抗癌作用，但其危害性是多方面的。

（1）脂质过氧化作用破坏细胞膜的结构和功能，可导致细胞的坏死。

（2）ROO · 可与细胞膜上的不饱和脂肪酸作用产生丙二醛（MDA），MDA 的强交联作用，能与含游离氨基的磷脂酰乙醇胺、蛋白质或核酸等交联成 Schiff 碱，且在细胞内堆积起来，妨碍了细胞的功能活动，故而认为 MDA 是衰老的诱因，与脂褐质（LF）一起作为检测老化程度的指标。

（3）损害核酸作用　OH·等使脂质过氧化产生的脂自由基（R·），易进入胞核或核糖体，通过与胸腺嘧啶或胞嘧啶5位、6位的双链氧化、交联及基因突变，形成另一类型的核酸自由基，若自由基不能及时清除灭活，这种反应可持续进行下去，导致遗传信息的改变，其后果是诱发癌变、子代畸形、影响酶的正常代谢功能、导致自身免疫性疾病的发生等。

（4）破坏蛋白质的作用　非脂质自由基（如 OH·）以及脂质自由基（如 ROO·）可以抽取核酸与蛋白质上的 H^+ 或引起加成反应，形成核酸自由基和蛋白质自由基；蛋白质自由基与另一蛋白质发生作用，形成二聚体、三聚体或多聚体蛋白质自由基，这种交联的多聚蛋白质大分子，溶解度降低，原有结构的破坏，造成蛋白质变性和酶蛋白失活，导致线粒体变形、微粒体膜受损、溶酶体膜受损，造成细胞功能损伤或死亡。结缔组织中的胶原蛋白交联成巨大的不溶性分子，从而使其坚韧性减低，羟脯胺酸含量降低，皮肤会出现皱纹，这就成为老化的指标。

（5）破坏糖类的作用　OH·与核酸分子上的戊糖作用而形成核糖自由基，可导致 DNA 突变。使 DNA 或 RNA 交联或断链；还可使透明质酸降解，破坏了细胞间的黏合，从而使微血管通透性增加，细菌容易入侵，感染容易扩散。

（6）花生四烯酸（AA）是细胞膜磷脂的重要组成成分，在血管内皮细胞中，可代谢产生前列环素（PGI_2），而 ROO·抑制前列环素合成酶，从而抑制 PGI_2 的合成。导致 PGI_2 对抗 TXA_2（血栓素 A_2，为血小板内 AA 的代谢产物）的比例失衡。TXA_2 使小动脉平滑肌收缩，血小板黏附、聚集及微循环障碍，甚至发生弥散性血管内凝血（DIC）。

经研究，目前与自由基相关的疾病有炎症、心脑血管疾病、衰老、肿瘤、缺血性疾病、中毒、放射性疾病等。有人提出现代医学新理论，认为人体诸多疾病的发病过程，主要是由人体内过剩的自由基所引起的，且往往是多器官受损。

自由基的特点：①化学活性强，极不稳定，是常见的化学反应的中间产物。②在生物体内浓度低，约为 $10^{-9}\sim10^{-4}$ mol/L。③存在时间短，约为 10^{-3} s。④具有磁场，可应用电子自旋共振或磁共振的方法测定。⑤具有连锁反应，只要加入少量引发剂（如 Fe、Mn），整个反应就可启动；只要加入少量清除剂，整个反应就可受到抑制。鉴于自由基的特点，直接检测目前只有应用于科学研究，如电子顺磁共振直接检测及超微量发光测定。

自由基相关指标检测的项目较多，大致分为两类，一类是检测项目值增高表示机体清除自由基的能力强大，低于参考值则表示清除自由基的能力较弱，如超氧化物歧化酶（SOD）、谷胱甘肽－过氧化物酶（GSH－Px）、过氧化氢酶（CAT）、Na^+，K^+－ATP 酶、羟脯氨酸（HYP）等；另一类指标增高表示机体内自由基较为活跃，机体清除自由基能力较弱，如脂质过氧化物、脂褐素、丙二醛、黄嘌呤氧化酶、单胺氧化酶等。此外，自由基能抑制前列环素（PGI_2）的合成，从而使血栓素 A_2 相对增高，造成微循环障碍；6－酮－前列环素 $F_{1\alpha}$ 与 TXB_2 分别是 PGI_2 与 TXA_2 稳定的代谢产物，测定它们的值，可直接反映 PGI_2 与 TXA_2 的水平。

（1）超氧化物歧化酶（SOD）具有清除自由基的作用。主要作用是将超氧负离子自由基（O_2^-）歧化成 H_2O_2，测定 SOD 可以了解机体抗氧化、抗衰老、抗辐射的能力。

人体 SOD 因含金属离子不同，可分为 CuZn SOD 和 Mn SOD 两类，前者存在于所有组织的细胞液内；后者存在于除红细胞外的所有微粒体和细胞液内。检测时常规取抗凝静脉血 2ml，由于 CuZn SOD 在 1～2mmol/L NaCN 的存在下完全失活，而 Mn SOD 活力不变，因此，可测定出总 SOD（T－SOD）、Mn SOD、CuZn SOD。

SOD 降低见于：休克、DIC、严重感染、血栓病等导致氧自由基增加的各种病理状态。此外，老年或体弱多病者、恶性肿瘤、肝硬化、溶血性贫血、免疫复合性疾病、放射性辐射后等导致脂质过氧化的病理状态，亦可使 SOD 降低。

SOD 增高见于：生长发育期、高脂血症、高血压、冠心病。

（2）谷胱甘肽－过氧化物酶（GSH－Px）是机体内广泛存在的一种含硒抗氧化酶。主要在胞浆及线粒体内，主要作用是使 H_2O_2 还原为 H_2O，对清除自由基和抑制自由基反应，特别重要的是防止体内自由基引起膜系统脂质过氧化作用。

GSH－Px 分布于肝脏、胃肠、睾丸等组织中，肝脏中含量高，它能催化还原型谷胱甘肽（GSH）氧化与过氧化物（如 H_2O_2）还原反应。

（3）过氧化氢酶（CAT）是机体内防御自由基攻击细胞的主要抗氧化酶之一。故测定血清中 CAT，就可知道机体抗氧化的能力。CAT 主要在过氧化物内，将 H_2O_2 酶解为 H_2O，以防止 H_2O_2 的破坏作用。

（4）Na^+,K^+－ATP 酶为生命活动提供能源物质，为机体的各种运动提供能源，主动运输、调节细胞内外离子浓度差——离子泵，为体内合成大分子物质提供能量。研究表明，体内某些脏器的 Na^+,K^+－ATP 酶，随年龄增长而降低，故而研究补益气血的中药，对调节 Na^+,K^+－ATP 酶活性，对延缓衰老有重要意义。

（5）脂质过氧化物（LPO）又称过氧化脂质，是生物膜中脂类（以磷脂和胆固醇为主）所含的多元不饱和脂肪酸被自由基损伤氧化而形成的过氧化产物。它可引起膜损伤、酶抑制、溶酶体释放、蛋白质交联、DNA 和 RNA 结构破坏等生化毒性反应，造成机体衰老和多种疾病。LPO 含量随人的年龄增长呈正相关。

（6）丙二醛（MDA）为脂质过氧化的降解产物，应用微量荧光法可直接检出其含量，因邻苯三酚（PY）在碱性条件下（pH 8.4）能自氧化产生 O_2^-，用其处理分离红细胞膜，可使膜不饱和脂肪酸、花生四烯酸过氧化，其脂质过氧化的降解产物即为 MDA，MDA 可引起细胞膜结构和功能的严重损伤。

（7）脂褐素是 MDA 与磷脂乙醇胺和蛋白质交联，生成无活性的大分子复合物称为脂褐素（亦名脂褐质，lipofuscun，LF）。LF 的化学本质是膜脂质和蛋白质过氧化后的一种复合产物，即 Schiff 碱，测定 Schiff 碱的含量，即可知道细胞被自由基损伤的程度，即过氧化的程度，甚至由此可推断细胞衰老的程度。LF 集中沉积在皮肤、神经、心肌、肝、肾、睾丸等组织细胞内，造成细胞机械性损害，挤压细胞内的超微结构，扰乱营养物质进行细胞内的弥散通道，最终引起细胞功能衰竭和死亡。脂褐素沉积在皮肤细胞内，形成皮肤褐斑即老年斑。

（8）黄嘌呤氧化酶（XOD）主要存在于毛细血管内皮细胞和肠上皮细胞内，正常时只有 10% 呈氧化型。缺氧时，由于 ATP（三磷酸腺苷）减少，使还原型嘌呤酶变为氧化型嘌呤酶。缺氧时 ATP 不能产生机械能，而降解为 ADP（二磷酸腺苷）、AMP（腺苷酸）及次黄嘌呤。所以，在缺氧后再灌注前的组织中，聚集了大量的次黄嘌呤，一旦再灌注时，由于 XOD 的作用而产生黄嘌呤，再产生尿酸，与此同时，就产生大量的超氧负电子自由基。XOD 升高，临床上常见于创伤、休克、烧伤、酸中毒的抢救过程中，间接地说明机体组织产生较多的超氧负电子自由基。

（9）6-酮-前列环素 $F_{1\alpha}$（6-keto-$PGF_{1\alpha}$）是前列环素的水解产物，测定 6-keto-$PGF_{1\alpha}$可反映 PGI_2的水平，PGI_2是最强的血小板聚集抑制剂，主要由血管内皮细胞和中性粒细胞合成和释放。各实验室参考值有差别，从（0.62 ± 0.008）~1.849 nmol/L［（23 ± 3）~690pg/ml］，（pg/ml 乘以系数 0.00268 即为 nmol/L），血浆（成人）（103.49 ± 6.22）pg/ml；尿液（成人）234.6pg/ml。①血浆 6-keto-$PGF_{1\alpha}$降低见于急性冠状动脉功能不全，急性心肌梗死、心绞痛、陈旧性心肌梗死；高血压病、系统性红斑狼疮合并血栓形成者；白塞（Bechcet）综合征；糖尿病高凝状态。②尿中6-keto-$PGF_{1\alpha}$含量增高见于巴特（Bartter）综合征。③急性心肌梗死、心绞痛时血浆血栓素 B_2（TXB_2）升高，6-keto-$PGF_{1\alpha}$降低，两者比值增大，经治疗后比值缩小，可作为观察疗效的指标之一。④可作为血栓病防治研究和发病机制探讨的观察指标。

（10）血栓素 B_2（TXB_2）可反映前列腺素由过氧化物在血小板中生成（TXA_2）的含量。其参考值为：血浆（成人）（136.5 ± 51）pg/ml；尿液（成人）（174.1 ± 50.2）pg/ml。①血浆 TXB_2增高见于动脉粥样硬化、缺血性心脏病、脉管炎；急性脑血管疾病时，脑组织、脑脊液、血浆及尿中 TXB_2均升高；糖尿病伴血管病变，有微血栓形成时，血浆、尿中 TXB_2均升高；肝硬化、炎症细胞浸润、肝细胞广泛损伤坏死，TXB_2升高。②肝肾综合征，尿中 TXB_2排出增多；慢性肾衰竭则明显减少；尿毒症时极度降低。

羟脯氨酸、单胺氧化酶见本书相关章节。

七、环核苷酸检测

第一信使的激素、神经递质把某种调节信息由分泌细胞带到靶细胞，如蛋白质、肽类、胺类激素，它们本身并不进入细胞内部，而是作用于靶细胞上的特殊受体。

1965 年，Sutherland 提出了第二信使学说，当激素与受体结合反应，激活细胞内层的腺苷酸环化酶，从而使细胞膜内部表面上的 ATP（三磷酸腺苷）大量转变为 cAMP（环磷酸腺苷），cAMP 的直接作用是使细胞不活动状态的蛋白激酶转变为激活状态，发挥其催化作用，以调节酶的活性、基因表达、细胞分裂分化等生理效应。同样，三磷酸胞啶（CTP）会大量转化为环磷酸鸟苷（cGMP）。在组织细胞中 cGMP 的含量约为 cAMP 的 1/50 ~ 1/100；但在小脑、胸腺、肺和精液中的含量与 cAMP 的浓度一致。

cAMP 与 cGMP 是一对拮抗物，在细胞与体液中的浓度保持较为恒定的比例。它们共同调节和控制着细胞的生长、分化和繁殖，是调控机体生理、生化和物质代谢功能的重要因子。亦可能是中国中医药学阴阳学说的物质基础。

环核苷酸检测见表 3 - 84。

表 3 - 84　环核苷酸检验报告单

医院检验报告单　【血液等】

姓名	性别	年龄	样本号
住院号	科室	床号	
标签联号	样本类型　血液等	标本编号	临床诊断

检验项目	结果	参考值	单位
环磷酸腺苷（cAMP）		^{3}H - cAMP：血浆　23.5 ± 5.8	nmol/L
		(23.5 ± 5.8)	pmol/ml
		脑脊液　8.7	nmol/L
		(8.7)	pmol/ml
		尿液　3.85 ± 0.67	μmol/L
		(3.85 ± 0.67)	nmol/ml
		^{125}I - cAMP：血浆　23.1 ± 7.7	nmol/L
		(23.1 ± 7.7)	pmol/ml
环磷酸鸟苷（cGMP）		^{3}H - cGMP：血浆　4.75 ± 0.32	nmol/L
		(4.75 ± 0.32)	pmol/ml
		脑脊液　3400 ± 100	pmol/L
		(3.4 ± 0.1)	pmol/ml
		尿液　210 ± 100	nmol/L
		(0.21 ± 0.1)	nmol/ml
		^{125}I - cGMP：血浆　4600 ± 700	pmol/L
		(4.6 ± 0.7)	pmol/ml

送检医生	检验者	审核者
接收时间	检验时间	报告时间

※本报告单仅对本标本负责※

（1）环磷酸腺苷（cAMP）与环磷酸鸟苷（cGMP）对疾病的重要意义：它们对活体细胞的生理效应是能调节其生化代谢；它们在体内的相对浓度与适当比例是维持机体动态平衡的重要因素。

（2）心肌梗死时，cAMP 增高，cGMP 增高更显著。

（3）甲状腺功能亢进症的血、尿 cAMP 明显增高，cGMP 正常或略高；甲状腺功能减低时，其血、尿 cAMP 与 cGMP 均降低。

（4）慢性肾炎尿毒症，其血 cAMP 与 cGMP 均增高，尿毒症时 cGMP 增高更显著，cAMP/cGMP 的比值降低。

（5）使血小板聚集的药物，能使血小板内 cAMP 浓度降低；而抑制血小板聚集的药物可使 cAMP 增高，故可作为研究血栓形成与观察溶栓药物疗效的指标。

（6）恶性肿瘤患者尿中 cGMP 的平均值较正常人高 4 倍，而 cAMP 无明显变化。治疗有效者尿中 cGMP 降低；无效者不降低，故尿中 cGMP 含量可作为监测肿瘤疗效的指标之一。急性白血病患者血浆 cAMP 明显低于参考值，而 cGMP 明显高于参考值，cAMP/cGMP 比值明显下降，为正常人的 1/3。

（7）环核苷酸调控着免疫反应的发动和效应过程，特别受 cAMP/cGMP 比值变动的影响，凡能增加 cAMP 含量的制剂，均能抑制 T 细胞杀伤靶细胞作用；而能增加 cGMP 含量的物质，则有加强 T 细胞杀伤靶细胞的作用，并能促进单核细胞变成巨噬细胞和增强其吞噬能力，同时增强中性粒细胞的吞噬作用，而 cAMP 的效应则相反。

（8）中医阴虚者血浆 cAMP 明显升高，cGMP 下降，其比值升高；阳虚者相反，而 cGMP 升高很显著。阴虚者服用滋阴药后，可使 cAMP 下降，比值恢复正常。

（9）cAMP 有拮抗麻醉作用，而 cGMP 有加强麻醉作用，针刺麻醉是促使脑内生成大量的 OLS（内源性阿片样物质），其效应可能是通过降低 cAMP，提升 cGMP 水平而发挥作用的。

八、血管内皮细胞生长因子

血管内皮细胞生长因子（vascular endothelial growth factor，VEGF）是研究最广泛、最彻底的促血管生成因子，它是一种有效的血管形成和通透性诱导因子，又称血管通透因子（vascular permeability factor，VPF）。VEGF 属于糖基化分泌性多肽因子，由两个分子量相同的多肽链通过二硫键构成的同源二聚体糖蛋白［与血小板来源的生长因子（PDGF）的基因具有同源性，作用于成纤维细胞和平滑肌，与肝素的亲和力低］。它是血管内皮细胞特异性与肝素结合的生长因子，与肝素有高度的亲和力，特异地作用于血管内皮细胞，引起细胞增殖，在体内诱导血管新生。VEGF 基因定位于第六对染色体 P21.3，全长为 14kb，其基因组由 8 个外显子和 7 个内含子构成。由于 VEGF mRNA 剪接的不同方式产生出 VEGF121、VEGF145、VEGF165、VEGF185、VEGF206 等至少 5 种蛋白形式，其中 VEGF121、VEGF145、VEGF165 是分泌型可溶性蛋白，可直接作用于血管内皮细胞，使其增殖。VEGF 与血管内皮细胞受体结合，使细胞内钙离子浓度升高，激活细胞内基因使细胞表达水解酶、蛋白酶和相应的组织因子等，从而使血管内皮细胞增殖、分化，形成新的血管；其还可以通过增加细胞外基质促进血管形成。人血管内皮细胞生长因子正常参考值见表 3 - 85。

血管对于肿瘤的生长起巨大的作用，新生的血管形成或增殖可使肿瘤（如骨肉瘤）迅速生长及向远处转移。因此肿瘤血管的生长无疑是肿瘤发生侵袭和转移的重要因素。

而许多 VEGF 在肿瘤中均有表达，介导血管新生。Schoeffner 等研究表明，VEGF 主要通过自分泌和旁分泌的方式使肿瘤的血管化丰富，促进肿瘤细胞的增殖而抑制肿瘤细胞的凋亡，从而促进肿瘤的生长，同时也是肿瘤发生血循环转移的决定性因素之一，是影响肿瘤细胞进入血循环、发生远处转移的物质基础。因此，用肿瘤组织标本做免疫组化分析，可检出 VEGF。如 Kaya 等在研究 VEGF 与骨肉瘤关系时利用免疫组化法发现 27 例原发恶性骨肿瘤之中 17 例阳性（62.9%），明显高于 VEGF 染色阴性的标本组织切片。

表 3-85 血管内皮细胞生长因子检验报告单

医院检验报告单 【血液】

姓名	性别	年龄	样本号
住院号	病区	床号	
标签联号	样本类型 血液	标本状态	临床诊断

检验项目	结果	参考值	单位
血管内皮细胞生长因子（VEGF）		<351.7	pg/ml

送检医生	检验者	审核者
接收时间	检验时间	报告时间

※本报告单仅对本标本负责※

而从另一角度来看，不少从事心血管疾病的研究人员发现，组织器官在缺血、缺氧刺激下，会发生血管增殖，其间有许多血管生长因子参与，而 VEGF 是高特异性促血管内皮细胞有丝分裂的因子。尽管某些情况下离体和在体组织细胞 VEGF mRNA 表达会迅速增加，但是这种内生性的 VEGF 表达增加常常不足以尽快建立侧支循环，或恢复内皮细胞的完整性，当给予外源性 VEGF 后，则发现新生血管明显增加，侧支血流供应改善，内皮细胞依赖性功能和结构恢复。因此，VEGF 在治疗缺血性疾病方面有三大好处：①促进侧支血管生长，发挥“自身搭桥”作用；②促进内皮细胞再生和减轻内膜增厚，防止再狭窄，恢复内皮依赖性功能；③减轻心肌缺血再灌注损伤及防止血栓形成等。另外，VEGF 基因治疗对创伤性脑损伤组织的血流动力学改变和微循环障碍有一定的保护作用。

在 2002 年也有学者应用 ELISA 法检测血清中 VEGF 的浓度，比较了 27 例恶性肿瘤（术前）患者的血清 VEGF 与 129 例健康对照组血清 VEGF，结果无统计学差异，由此得出结论，血清 VEGF 不适合用作恶性骨肿瘤的检测。可见检测 VEGF 对恶性肿瘤（尤其是骨肉瘤等）的诊断、预后、转移等还存在争议，有待进一步研究。

九、胃蛋白酶原Ⅰ和胃蛋白酶原Ⅱ

胃蛋白酶原（PG）是胃蛋白酶的前体，根据其生化性质和免疫源性将其分成 2 个亚群，1～5 组分的免疫源性相同，称为胃蛋白酶原Ⅰ，主要由胃底腺的主细胞和黏液颈细胞分泌；组分6和7被称为胃蛋白酶原Ⅱ，胃蛋白酶原Ⅱ除由胃底腺的主细胞和黏液颈细胞分泌外，贲门腺和胃窦的幽门腺的黏液颈细胞以及十二指肠上段也能产生胃蛋白酶原Ⅱ。通常情况下，进入血液循环的PG在血液中非常稳定。血清PGⅠ和PGⅡ反映胃黏膜腺体和细胞的数量，也间接反映胃黏膜不同部位的分泌功能。当胃黏膜发生病理变化时，血清PG含量也随之改变。因此，监测血清中PG的浓度可以作为监测胃黏膜状态的手段。血清PG水平反映了不同部位胃黏膜的形态和功能：PGⅠ是检测胃泌酸腺细胞功能的指针，胃酸分泌增多PGⅠ升高，分泌减少或胃黏膜腺体萎缩PGⅠ降低；PGⅡ与胃底黏膜病变的相关性较大（相对于胃窦黏膜），其值升高与胃底腺管萎缩、胃上皮化生或假幽门腺化生、异型增殖有关；PGⅠ/Ⅱ比值进行性降低与胃黏膜萎缩进展相关。

萎缩性胃炎与胃癌有很强的相关性，普遍认为萎缩性胃炎为胃癌癌前病变，在胃癌的发病机制中起着相当重要的作用，在萎缩性胃炎的疾病进程中，胃蛋白酶原Ⅰ/Ⅱ的比值会不断降低，因此，检测胃蛋白酶原Ⅰ/Ⅱ的比值会早期发现高危人群，大大提高此病的检出率，对胃癌的早诊断早治疗有重要意义，其正常参考值见表3-86。

表3-86 胃蛋白酶原Ⅰ和Ⅱ检验报告单

医院检验报告单 【血液】

姓名	性别	年龄	样本号
住院号	病区	床号	
标签联号	样本类型 血液	标本状态	临床诊断

检验项目	结果	参考值	单位
胃蛋白酶原Ⅰ（PGⅠ）		70	ng/ml
PGⅠ/PGⅡ		<3	

送检医生	检验者	审核者
接收时间	检验时间	报告时间

※本报告单仅对本标本负责※

单一PGⅠ和PGⅡ阴性或阳性临床意义不大。PGⅠ/Ⅱ在萎缩性胃炎中的判断标准：阳性的基准值PGⅠ≤70ng/ml并且PGⅠ/Ⅱ<3；疑似阳性PGⅠ≤40ng/ml并且PGⅠ/Ⅱ<2.5；强阳性PGⅠ≤30ng/ml并且PGⅠ/Ⅱ<2。

胃癌切除术后患者的PGⅠ/Ⅱ水平显著低于术前，胃癌复发PGⅠ/Ⅱ显著升高，未复发者无明显变化。

胃溃疡初发者PGⅠ升高明显，胃溃疡复发者PGⅡ升高明显，十二指肠溃疡复发PGⅠ/Ⅱ显著升高。

十、胃泌素释放肽前体

胃泌素释放肽前体（ProGRP）是胃泌素释放肽（GRP）的前体结构。GRP为哺乳动物的蛙皮类似物，存在于正常人脑、胃肠的神经纤维和胎儿的神经内分泌组织中。

胃泌素释放肽前体是一种新发现的小细胞肺癌（SCLC）的特异性的肿瘤标志物，小细胞肺癌（SCLC）占肺癌的20%～25%，是一种未分化、恶性程度高、病因复杂的恶性肿瘤。由于在肺良性疾病及其他肿瘤没有产生或产生很少量的ProGRP，而SCLC是神经内分泌肿瘤，因此分泌产生大量ProGRP。因此ProGRP的检测不仅可用于SCLC的早期诊断，还有助于判断治疗效果及早期发现肿瘤复发，正常参考值见表3-87。

表3-87 胃泌素释放肽前体检验报告单

医院检验报告单 【血液】

姓名	性别	年龄	样本号
住院号	病区	床号	
标签联号	样本类型 血液	标本状态	临床诊断

检验项目	结果	参考值	单位
胃泌素释放肽前体（ProGRP）		< 46	ng/L

送检医生	检验者	审核者
接收时间	检验时间	报告时间

※本报告单仅对本标本负责※

检测结果大于46ng/L以上，表明有助于癌症的诊断，但是需要结合其他相关检查与症状进行全面综合考虑，才能确诊。ProGRP>300ng/L（肾功能正常情况下），SCLC诊断的可能性大。

十一、胃泌素

胃泌素（gastrin，GAS）是胃窦和十二指肠G细胞分泌的一种消化道激素，具有促进胃液分泌，促进胃窦、胃体收缩，增加胃肠道的运动，同时促进幽门括约肌舒张，使胃排空减慢；促进胃及上部肠道黏膜细胞的分裂增殖；促进胰岛素和降钙素的释放等作用。胃泌素还能刺激胃泌酸腺区黏膜和十二指肠黏膜的DNA、RNA和蛋白质合成，从而有促进其生长及营养胃肠黏膜等生理功能。胃泌素检验项目及参考值见表3-88。

高胃酸性高胃泌素血症见于胃泌素瘤、胃窦黏膜过度形成、慢性肾功能衰竭患者。肾功能恢复后，胃泌素水平大多恢复正常，如果不能恢复，常提示有萎缩性胃炎的可能。低胃酸性或无酸性高胃泌素血症见于胃溃疡、A型萎缩性胃炎、迷走神经切除术后、甲状腺功能亢进患者。低胃泌素血症见于B型萎缩性胃炎、胃食管反流、切除胃窦的患者。

萎缩性胃炎有A、B两型，A型系自身免疫性，损伤壁细胞，胃体腺被破坏而萎缩，泌酸功能降低乃至无酸，GAS明显增高；B型属非自身免疫性，病变在胃窦，发病与十二指肠反流及幽门螺杆菌（HP）有关，泌酸功能尚正常，故GAS可正常、减少或轻度升高。

胃泌素瘤，又称卓－艾综合征（Zollinger － Ellison syndrome），主要发生在胰岛 D 细胞，少数在十二指肠 G 细胞，释放大量 GAS（高 GAS 血症）可达 3000ng/L 以上，使胃酸分泌亢进，引起顽固的消化性溃疡和溃疡并发症。

表 3－88　胃泌素检验报告单

医院检验报告单　【血液】

姓名	性别	年龄	样本号
住院号	病区	床号	
标签联号	样本类型　血液	标本状态	临床诊断

检验项目	结果	参考值	单位
胃泌素（GAS）		15～105	ng/L
胃泌素蛋白餐试验		峰值：基础值＝1.5～4.0 （高峰反应在 30～60min）	

送检医生	检验者	审核者
接收时间	检验时间	报告时间

※本报告单仅对本标本负责※

GAS 增高还见于甲状旁腺功能亢进、胃窦残留综合征、肝胃功能障碍性疾病、贲门失弛缓症、十二指肠溃疡病。

胃泌素反应性减弱还有见于皮肤硬化症。

胃癌时，胃泌素的变化与病变部位有关，胃体癌时血清胃泌素明显升高，而胃窦癌时，胃泌素分泌减少。

十二、胃泌素蛋白餐试验

胃窦 G 细胞释放 GAS 的主要刺激剂为食物中蛋白质消化产物多肽及氨基酸，正常人服用 60～85g 蛋白餐，高峰反应在 30～60min，峰值：基础值＝1.5～4.0。

非 GAS 瘤的高 GAS 血症，主要是胃窦 G 细胞增生分泌过多，故 GAS 在蛋白餐后更见升高；而胃泌素瘤餐后因蛋白质不刺激胰腺内 D 细胞，故 GAS 未见升高或轻度升高。

第四章　临床免疫学检验

机体免疫系统是由中枢淋巴器官、外周淋巴器官、免疫细胞和免疫分子所组成。免疫应答过程有赖于免疫系统中细胞间的相互作用，包括细胞间直接接触和通过释放细胞因子或其他介质的相互作用。免疫细胞间或细胞与介质间相互识别的物质基础是免疫细胞膜分子，包括细胞表面的多种抗原、受体和其他用分子。细胞膜分子通常也称为细胞表面标记（cell surface marker）。免疫细胞膜分子的研究对于深入了解免疫应答的本质以及临床某些疾病的诊断、预防和治疗都具有十分重要的意义。免疫细胞膜分子的种类相当繁多，主要有T细胞受体、B细胞识别抗原的膜免疫球蛋白、主要组织相容性复合体抗原、白细胞分化抗原、黏附分子、结合促分裂素的分子、细胞因子受体、免疫球蛋白Fc段受体以及其他受体和分子。白细胞分化抗原是白细胞（还包括血小板、血管内皮细胞等）在分化成熟为不同谱系（lineage）和分化不同阶段以及活化过程中，出现或消失的细胞表面标记。它们大都是穿膜的蛋白或糖蛋白，含胞膜外区、穿膜区和胞浆区；有些白细胞分化抗原是以糖基磷脂酰肌醇（glycosylphosphatidylinositol，GPI）连接方式“锚”在细胞膜上。少数白细胞分化抗原是碳水化合物半抗原。白细胞分化抗原参与机体重要的生理和病理过程：①免疫应答过程中免疫细胞的相互识别，免疫细胞抗原识别、活化、增殖和分化，免疫效应功能的发挥；②造血细胞的分化和造血过程的调控；③炎症发生；④细胞的迁移如肿瘤细胞的转移等。

第一节　细胞免疫相关指标测定

一、血液淋巴细胞亚群测定

第9届国际人类白细胞分化抗原专题会（9th International Conference on Human Leukocyte Differentiation Antigens，HLDA9）于2010年3月11～13日在西班牙巴塞罗那召开。国际免疫学联合会（IUIS）命名委员会负责人、HLDA国际组织主席对HLDA/HCDM研究工作作了展望，并介绍了近三年来美国FDA和欧共体等国家批准进入市场的新的治疗性抗体。人类白细胞分化抗原（HLDA）以分化群（cluster of differentiation CD）统一命名。已经命名了CD_1～CD_{363}抗原群。可大致划分为T细胞、B细胞、髓系细胞、NK细胞、血小板、激活抗原、黏附分子、内皮细胞和细胞因子受体等九个组（见附表）。

附表　白细胞分化抗原群

名称	主要细胞分化抗原（CD）
T细胞	CD_1 ~ CD_8、CD_{27}、CD_{28}、CD_{38}、CD_{39}、CDw_{60}、CD_{45}、CD_{45} RA、CD_{45} RB、CD_{45} RO、CD_{98}、CD_{99}、CD_{99}R、CD_{100}、CDw_{101}
B细胞	CD_{10}、CD_{19} ~ CD_{24}、CD_{37}、CD_{40}、CD_{53}、CD_{72} ~ CD_{75}、CDw_{76}、CD_{77}、CD_{78}、CD_{79}a、CD_{79}b、CD_{80} ~ CD_{83}、CDw_{84}、CD_{85}、CD_{86}
髓系细胞	CDw_{12}、CD_{13} ~ CDw_{17}、CD_{32} ~ CD_{35}、CD_{64}、CDw_{65}、CD_{66}a ~ CD_{68}、CD_{87} ~ CD_{93}
NK细胞	CD_{56}、CD_{57}、CD_{94}
血小板	CD_9、CD_{31}、CD_{36}、CD_{41}a、CD_{41}b、CD_{42}a ~ CD_{42}d、CD_{61}、CD_{63}、CD_{107}a、CD_{107}b、CD_{26}、CD_{30}、CD_{69}、CD_{70}、CD_{71}、CD_{95} ~ CD_{97}
激活抗原	CD_{26}、CD_{30}、CD_{69}、CD_{70}、CD_{71}、CD_{95} ~ CD_{97}
黏附分子	CD_{11}a ~ CD_{11}c、CD_{15}s、CD_{18}、CD_{29}、CD_{43}、CD_{44}、CD_{44}R、CD_{48}、CD_{49}a ~ CD_{49}f、CD_{50}、CD_{51}/CD_{61}、CD_{54}、CD_{55}、CD_{58}、CD_{59}、CD_{62}E、CD_{62}L、CD_{62}P、CD_{102} ~ CD_{104}、CDw_{108}
内皮细胞	CD_{105}、CD_{106}、CDw_{109}
细胞因子受体	CD_{25}、CD_{115}、CDw_{116}、CD_{117}、CDw_{119}、CD_{120} a、CD_{120} b、CDw_{121} a、CDw_{121} b、CD_{122}、CDw_{124}、CD_{126}、CDw_{127}、CDw_{128}、CDw_{130}

淋巴细胞在机体免疫应答过程中起核心作用。淋巴细胞是不均一性的细胞群体，包括许多具有不同免疫功能的免疫表型（亚群）。循环血液中淋巴细胞主要包括T细胞、B细胞和自然杀伤（NK）细胞。淋巴细胞亚群的检测已作为临床辅助诊断与研究的一种重要手段，对疾病的发生、发展、预后估价和临床治疗均具有极其重要的意义。T细胞主要具有辅助或诱导免疫应答、杀伤靶细胞和抑制免疫应答的功能，对介导细胞免疫和局部炎症反应，清除细胞内病原体起重要作用。B细胞的主要功能是产生特异性抗体，介导体液免疫。NK细胞主要功能是识别和杀伤某些肿瘤细胞和病毒感染细胞。目前，淋巴细胞亚群测定方法有流式细胞术（FCM）测定、免疫荧光法测定、AP - AAP桥联酶免疫法测定（表4 - 1）。

（1）血液中T淋巴细胞亚群的检测是观察机体细胞免疫水平的重要方法，对恶性肿瘤、自身免疫性疾病、免疫缺陷病、血液系统疾病的诊断、治疗及预后判断有重要作用。主要用于了解遗传性免疫缺陷、自身免疫病、恶性肿瘤、重症病毒感染等患者机体的免疫功能是否处于平衡状态以及用于白血病细胞免疫表型分析。某种细胞亚群所占百分比过高或过低，都提示存在免疫功能紊乱。

T细胞主要测定细胞膜上的分化抗原群（cluster of differentiation，CD）：CD_3、CD_4、CD_8。CD_3 为所有T细胞的特有标志，成熟的T淋巴细胞表面均可表达 CD_3 分子，CD_4 是辅助性T细胞的标志、CD_8 是细胞毒T细胞或抑制性T细胞的标志，它们不能同时表达于成熟的T淋巴细胞表面，故可将成熟的T淋巴细胞分为 CD_4^+ T细胞和 CD_8^+ T细胞两个亚群。CD_3 的百分比上升则见于慢性活动性肝炎、重症肌无力等。CD_3 下降常见于：恶性肿瘤；自身免疫性疾病，如系统性红斑狼疮、类风湿关节炎等；先天性免疫缺陷病、艾滋病；接受放疗、化疗或者使用肾上腺皮质激素等免疫抑制剂。CD_3^+/CD_4^+ 细胞百分比或绝对值、CD_4^+/CD_8^+ 比值在获得性免疫缺陷综合征（AIDS）患者显著下降，常作为该病诊断、病情观察和预后判断的重要指标。CD_4^+/CD_8^+ 的比值作为免疫调节的一项指标，正常值约1.4~2.0，若其比值>2.0或<1.4，表明细胞免疫功能紊乱。CD_4^+/CD_8^+ <1.4常见于：免疫缺陷病，如艾滋病的比值常小于0.5；恶性肿瘤；再生障碍性贫血、某些白血病；某些病毒感染。CD_4^+/CD_8^+ >2.0常见于自身免疫性疾病，如系统性红斑狼疮、类风湿关节炎等。

表4-1 淋巴细胞亚群检验报告单

医院检验报告单 【免疫】

姓名	性别	年龄	样本号
住院号	科室	床号	
标签联号	样本类型 血液	标本编号	临床诊断

检验项目	结果	参考值	单位
淋巴细胞亚群		免疫荧光法：65~80	%
CD_3^+ 细胞		71.5±6.2	%
CD_3^+、CD_4^+ 细胞		45.7±5.3	%
CD_3^+、CD_8^+ 细胞		27.9±5.0	%
CD_4^+ 细胞/CD_8^+ 细胞比值		1.66±0.33	
NK细胞		5~7	%
B细胞		16~28	%
CD_{34}^+		外周血0.001~0.1	%
		骨髓0.5~1.5	%
		脐血0.5~3.5	%

送检医生	检验者	审核者
接收时间	检验时间	报告时间

※本报告单仅对本标本负责※

用于白血病细胞免疫表型分析。如T系急性淋巴细胞性白血病细胞CD_2、CD_3、CD_4、CD_5、CD_8特异表达；B系急性淋巴细胞性白血病细胞CD_{19}、CD_{20}、CD_{24}阳性表达；慢性淋巴细胞性白血病多表达CD_5、CD_{19}、CD_{20}；毛细胞性白血病CD_{19}、CD_{20}、CD_{22}呈阳性；NK细胞白血病细胞80%~90% CD_{16}阳性，>95% CD_{56}阳性。

（2）B细胞分为B_1细胞和B_2细胞两个亚群。B_1细胞表面有CD_5、CD_{11}、CD_{19}等分化抗原，B_1细胞与机体的免疫调节、自身免疫病及B细胞源性肿瘤密切相关；B_2细胞表面有CD_{19}、CD_{23}等分化抗原而无CD_5分化抗原，主要是外周成熟的常规检测的B细胞，是执行体液免疫的主要细胞，通常在接受多数外来抗原的刺激后经活化、增殖、分化以及伴随的体细胞突变和亲和力成熟的过程中，产生高亲和力抗体。采用与不同分化阶段相关的B细胞单克隆抗体，在流式细胞仪上进行检测，即可获得B_1、B_2细胞亚群的表达。对B细胞及其亚群的检测是研究自身免疫性疾病和疾病中免疫调节紊乱的重要指标。

在低丙种球蛋白白血病和无丙种球蛋白白血病时，可以是先天性或获得性免疫缺陷病，往往伴有免疫球蛋白分泌的紊乱，有必要分析B细胞。非霍奇金病的淋巴瘤，

80%来源于 B 细胞。B 细胞性 CD_{19}^{+} 可升高或 T 细胞 CD_{3}^{+} 可升高。若来源于单核细胞（CD_{11}^{+}）或裸细胞，则表现出非 T 非 B 淋巴瘤。

（3）自然杀伤（NK）细胞是参与机体免疫应答反应特别是肿瘤免疫应答的重要淋巴细胞。NK 细胞主要以检测 NK 细胞活性来了解 NK 细胞的功能。NK 细胞表面有 CD_{16}、CD_{56} 等分化抗原，目前多以 CD_{3}^{-}、CD_{16}^{+}、CD_{56}^{+} 作为 NK 细胞的典型标志。NK 细胞数量升高见于多发性骨髓瘤、实体瘤、肺结核、艾滋病和某些病毒感染；NK 细胞数量下降见于抗移植反应。

（4）髓系细胞 CD_{34}^{+} 细胞在正常外周血中占有核细胞的 0.00001 ~ 0.0001（0.001% ~ 0.01%），骨髓 0.005 ~ 0.015（0.5% ~ 1.5%），脐血 0.005 ~ 0.035（0.5% ~3.5%）。检测 CD_{34}^{+} 细胞的目的是用来有效性地监测外周血造血干细胞（PBSC）不断开的单采术进行与否，一般来说，外周静脉血有核细胞中 CD_{34}^{+} 细胞达到 0.001（0.10%）以上时，则行 PBSC 单采术，否则应继续动员。CD_{34}^{+} 细胞剂量还用作控制各种造血干细胞移植物（脐血干细胞）CD_{34}^{+} 细胞的剂量，如 PBSCT 的 CD_{34}^{+} 细胞剂量 $>2\times10^{6}/kg$。CD_{34}^{+} 细胞的测定还可以判断化疗的强度，观察造血干细胞受损的程度，控制好杀伤细胞的比例而非所有 CD_{34}^{+} 细胞为度。再生障碍性贫血由于细胞受累，则 CD_{34}^{+} 细胞明显降低（<0.01），缺铁性贫血时，CD_{34}^{+} 细胞数量在正常范围之内。基因治疗中 CD_{34}^{+} 的 HSC 作为缺陷基因的靶细胞有它独特的优点，因为 HSC 具有自我更新的能力，因此，缺陷基因导入此类细胞后能维持终身，从而彻底治愈疾病。显然，CD_{34}^{+} HSC 的精确测定显得非常重要［注：造血干细胞（hemopoietic stem cell，HSC）又称多能干细胞。CD_{34}^{+} 为髓系细胞 CD 分子标志，是存在于造血组织中的一群原始造血细胞。也可以说它是一切血细胞（其中大多数是免疫细胞）的原始细胞。由造血干细胞定向分化、增殖为不同的血细胞系，并进一步生成血细胞。人类造血干细胞首先出现于胚龄第二 ~ 第三周的卵黄囊，在胚胎早期（第二 ~ 第三个月）迁至肝、脾，第五个月又从肝、脾迁至骨髓。在胚胎末期一直到出生后，骨髓成为造血干细胞的主要来源。具有多潜能性，即具有自身复制和分化两种功能。在胚胎和迅速再生的骨髓中，造血干细胞多处于增殖周期之中；而在正常骨髓中，则多数处于静止期（G_0 期），当机体需要时，其中一部分分化成熟，另一部分进行分化增殖，以维持造血干细胞的数量相对稳定。造血干细胞进一步分化发育成不同血细胞系的定向干细胞。定向干细胞多数处于增殖周期之中，并进一步分化为各系统的血细胞系，如红细胞系、粒细胞系、单核吞噬细胞系、巨核细胞系以及淋巴细胞系。由造血干细胞分化出来的淋巴细胞有两个发育途径，一个受胸腺的作用，在胸腺素的催化下分化成熟为胸腺依赖性淋巴细胞，即 T 细胞；另一个不受胸腺，而受腔上囊（鸟类）或类囊器官（哺乳动物）的影响，分化成熟为囊依赖性淋巴细胞或骨髓依赖性淋巴细胞，即 B 细胞。并分别由 T 细胞、B 细胞引起细胞免疫及体液免疫。如机体内造血干细胞缺陷，则可引起严重的免疫缺陷病］。

二、T－淋巴细胞转化试验

T 细胞在体外培养时，受到有丝分裂原［如植物血凝素（PHA）、刀豆蛋白

(ConA)］刺激后，可出现细胞体积增大，代谢旺盛，蛋白和核酸合成增加，即向淋巴母细胞转化和增殖。淋巴细胞转化率的高低可以反映机体的细胞免疫水平，因此可作为测定机体免疫功能的指标之一。淋巴细胞转化试验结果的读取方法有形态计数法、全血微量培养法（MTT）和放射性核素法3种（表4-2）。

T-淋巴细胞转化试验常用于：估计疾病的预后，如恶性肿瘤患者经治疗后，若转化率升高，则存活时间较长；反之，则预后不良；观察药物的疗效，如慢性白色念珠菌病，给予转移因子治疗后，若有效，转化率升高；了解细胞免疫功能状态，若功能低下，转化率可明显下降，见于肺结核、重症真菌感染、瘤型麻风、尿毒症、梅毒、肝炎、肝硬化、麻疹、胸腺发育不全综合征、运动失调性毛细血管扩张症、全身性红斑狼疮、霍奇金病、恶性淋巴瘤、淋巴肉芽肿、Sjögren综合征（肖格伦综合征，亦称口眼干燥关节炎综合征）、急性或慢性淋巴细胞白血病等；器官移植前选择供体；寻找迟发型变态反应的变应原。

表4-2　淋巴细胞转化试验报告单

医院检验报告单　【免疫】

姓名	性别	年龄	样本号
住院号	科室	床号	
标签联号	样本类型　血液	标本编号	临床诊断

检验项目	结果	参考值	单位
淋巴细胞转化试验		转化率　60.1±7.6 刺激指数(SI)<2	%

送检医生	检验者	审核者
接收时间	检验时间	报告时间

※本报告单仅对本标本负责※

三、E-花环形成试验

T细胞表面具有能与绵羊红细胞（SRBC）结合的受体，称为E受体（CD_2）。已证实E受体是人类T细胞所特有的表面标志。当T细胞与SRBC混合后，SRBC便黏附于T细胞表面，呈现花环状。通过花环形成检查T细胞的方法，称为E-花环形成试验。根据花环形成的多少，可测知T细胞的数目，从而间接了解机体细胞免疫功能状态，判断疾病的预后、考核药物疗效等（表4-3）。

E-花环形成百分率增高见于重症肌无力、桥本甲状腺炎、甲状腺功能亢进症、器官移植后（将发生排斥反应）等。E-花环形成百分率降低表示细胞免疫功能低下，见于原发性T淋巴细胞缺陷症，T、B淋巴细胞联合缺陷症、恶性肿瘤、病毒感染、全身性红斑狼疮、皮肌炎、放射病、使用免疫抑制剂等。

表4－3 细胞花环试验报告单

医院检验报告单 【免疫】

姓名		性别		年龄		样本号	
住院号		科室		床号			
标签联号		样本类型	血液	标本编号		临床诊断	

检验项目	结果	参考值	单位
E－花环试验		8～12	%

送检医生	检验者	审核者
接收时间	检验时间	报告时间

※本报告单仅对本标本负责※

四、吞噬细胞功能检测

1. 中性粒细胞趋化功能检测

中性粒细胞是正常人外周血中数量最多的髓系细胞的一种细胞，占白细胞总数的40%～75%。中性粒细胞具有活跃的吞噬功能和有效的杀菌能力，也能对趋化性刺激物产生强烈反应，在急性炎症性疾病时，受趋化因子的吸引，聚集于炎症部位，是病损处的主要具有免疫活性的细胞。中性粒细胞具有趋化功能、黏附功能、吞噬和杀菌功能。

中性粒细胞的趋化功能用琼脂糖胶板法或滤膜法测定其在趋化因子吸引下作定向移动的能力，用趋化指数表示；黏附功能是观察其黏附于尼龙纤维表面的能力，用黏附率表示；吞噬和杀菌功能用白色念珠菌法、葡萄球菌法等测定，观察其对念珠菌、葡萄球菌的吞噬情况，用吞噬率、杀菌率表示（表4－4）。

（1）中性粒细胞趋化功能缺陷，可见于奇迪克－东综合征（系一种常染色体隐性遗传性疾病）、懒惰白细胞综合征（lazy leukocyte syndrome）、肌动蛋白功能不全症、膜糖蛋白缺陷症、高IgE综合征、先天性鱼鳞癣、糖尿病、烧伤患者及新生儿等。

（2）中性粒细胞黏附功能，依赖于其细胞表面的黏附结构CD_{18}/CD_{11}与相应细胞上的配体结合。白细胞黏附综合征（LAD）是一种常染色体隐性遗传病，有2种，LADⅠ患者CD_{18}/CD_{11}表达下调；1992年发现另一种NPG（嗜中性粒细胞）黏附缺陷病LADⅡ，是由于NPG表面CD_{15}（与蛋白质岩藻糖化有关）缺陷所致。

（3）中性粒细胞吞噬和杀菌功能的缺陷，常见于肌动蛋白功能不全症、慢性肉芽肿、膜糖蛋白缺陷症、低磷血症、抗体缺陷症、急性白血病、粒细胞减少症、病毒感染、较严重的白色念珠菌感染与恶性肿瘤等；增高见于炎症。

2. 单核吞噬细胞功能检测

单核细胞及由单核细胞演变而来的具有吞噬功能的巨噬细胞，统称为单核吞噬细胞系统（mononuclear phagocytic system，MPS）。单核细胞发生于骨髓的多能干细胞，循环于血液中，穿透血管内皮进入组织内，转变为巨噬细胞。单核吞噬细胞系统在体内分布广，细胞数量多，主要分布于疏松结缔组织、肝、脾、淋巴结、骨髓、脑、肺以及腹膜等处，并依其所在组织的不同而有不同的名称。单核吞噬细胞具有抗感染、抗肿瘤、参与免疫应答和免疫调节作用。因能捕捉、加工处理抗原，将抗原呈递给具抗原特异性淋巴细胞，故又称呈递抗原细胞。当单核吞噬细胞系的生理功能失调时，可引起多种疾病。将待测单核吞噬细胞与某种可被吞噬而又易于计数的颗粒作用后，根据吞噬细胞吞噬颗粒物质的多少，计算吞噬率和吞噬指数了解单核吞噬细胞的吞噬功能（表4－5）。

表4－4 中性粒细胞功能检验报告单

医院检验报告单 【免疫】

姓名	性别	年龄	样本号
住院号	科室	床号	
标签联号	样本类型 血液	标本编号	临床诊断

检验项目	结果	参考值	单位
中性粒细胞趋化功能		新生儿：2.0～2.5 成人：3.0～3.5	
中性粒细胞黏附功能		65±9	%
中性粒细胞吞噬与杀菌功能		白色念珠菌法：	
		吞噬率 91.0±5.8	%
		杀菌率 32.7±7.8	%

送检医生	检验者	审核者
接收时间	检验时间	报告时间

※本报告单仅对本标本负责※

表4－5 单核吞噬细胞功能检验报告单

医院检验报告单 【免疫】

姓名	性别	年龄	样本号
住院号	科室	床号	
标签联号	样本类型 血液	标本编号	临床诊断

检验项目	结果	参考值	单位
单核吞噬细胞功能		吞噬率 61.4～64.2	%
		吞噬指数 1.01～1.11	

送检医生	检验者	审核者
接收时间	检验时间	报告时间

※本报告单仅对本标本负责※

检测单核吞噬细胞吞噬功能对于了解机体的特异性和非特异性免疫状态有重要作用。单核吞噬细胞功能降低主要见于原发和继发的吞噬细胞功能缺陷、食管癌、胃癌、肠癌、乳腺癌、宫颈癌及其他恶性肿瘤，其吞噬百分率均在45%以下。本测定可作为肿瘤疗效的观测指标。手术切除肿瘤后，吞噬功能可有不同程度的回升。

第二节　体液免疫的检测

一、免疫球蛋白测定

免疫球蛋白（Ig）是由浆细胞合成、分泌的一组具抗体活性而功能多样的蛋白质，能够与抗原发生特异性结合，是体液免疫反应的主要反应物质。Ig的抗原结合点的结构取决于所反应抗体的抗原构型。免疫球蛋白有以下效应功能：①与抗原形成免疫复合物。②结合膜受体并具生物活性。③与血浆蛋白质反应，如补体成分，并激活这些蛋白质以排斥抗原。

人类的免疫球蛋白分为五类，即IgG、IgA、IgM、IgD和IgE，其中IgD和IgE含量很低，故我们常规所测定的Ig主要为IgG、IgA、IgM三项。IgG、IgA、IgM的测定，均可用免疫沉淀法（单向环状免疫扩散法）和免疫比浊法（表4－6）。

表4－6　免疫球蛋白检验报告单

医院检验报告单　【免疫】

姓名	性别	年龄	样本号
住院号	科室	床号	
标签联号	样本类型　血液	标本编号	临床诊断

检验项目	结果	参考值	单位
免疫球蛋白G（IgG）		新生儿：9.70±4.00	g/L
		7个月婴儿：5.40±2.34	g/L
		成人：12.87±1.35	g/L
免疫球蛋白A（IgA）		新生儿：0.008±0.005	g/L
		7个月婴儿：0.23±0.18	g/L
		成人：2.35±0.34	g/L
免疫球蛋白M（IgM）		新生儿：0.13±0.07	g/L
		7个月婴儿：0.56±0.32	g/L
		成人：1.08±0.24	g/L

送检医生	检验者	审核者
接收时间	检验时间	报告时间

※本报告单仅对本标本负责※

1. 免疫球蛋白G

免疫球蛋白G（IgG）是人血清中含量最多的抗体，占血清免疫球蛋白的70%～80%。IgG主要由脾脏和淋巴结中的B细胞合成，是唯一能通过胎盘进入胎儿血液内的抗体。血清IgG增高见于IgG型多发性骨髓瘤、淋巴瘤、各种转移癌、各种类型肝病、各种感染、肝硬化、系统性红斑狼疮、风湿病、类风湿性关节炎、过敏性紫癜、银屑病、肾炎、肺结核、恶急性细菌性心内膜炎、骨髓炎和传染性单核细胞增多症等；IgG降低见于原发性体液免疫缺陷（血清IgG＜2g/L）及继发性体液免疫缺陷（血清IgG＜5g/L）。后者如肾病综合征、淋巴肉瘤、肠淋巴扩张症、放射损伤、免疫抑制剂治疗后、剥脱性皮炎、胃肠道病变（如吸收不良综合征）、肠梨形鞭毛虫感染等；脑脊液麻疹病毒IgG滴度超过1/3 200，可确诊为亚急性硬化性全脑炎（其他神经系统疾病仅为1/20～1/400）。多发性硬化症，其血清或脑脊液风疹病毒IgG增高。

2. 免疫球蛋白A

免疫球蛋白A（IgA）分血清型和分泌型两种，血清型IgA占血清免疫球蛋白的10%～15%；分泌型IgA存在于泪液、乳汁、汗液及胃肠道、呼吸道、泌尿生殖道等分泌物中，具有防御病原微生物侵害的作用，因其存在于黏膜局部，故称局部抗体。IgA增高见于肝硬化、急性和慢性肝炎、系统性红斑狼疮、风湿病、过敏性紫癜、肺结核、IgA型多发性骨髓瘤、类风湿性关节炎；IgA降低见于免疫缺陷病、选择性IgA缺陷病、后天性低丙种球蛋白血症、肾病综合征、慢性淋巴细胞白血病、霍奇金病等；IgA缺乏的患者几乎没有血清型IgA与分泌型IgA（SIgA），但个别病例缺乏SIgA，而血清IgA水平正常。

3. 免疫球蛋白M

免疫球蛋白M（IgM）是分子量最大的免疫球蛋白，主要存在于血管内，占血清免疫球蛋白的5%～10%。当机体受到细菌、病毒等抗原刺激后，IgM是人体内最先出现的抗体，它具有沉淀、凝集、溶解、补体结合和中和病毒等多种功能，其作用比IgG要强100倍。IgM增高常见于巨球蛋白血症、系统性红斑狼疮、类风湿性关节炎、肝脏疾病、黑热病、伤寒、梅毒、恶性肿瘤、传染性单核细胞增多症等；IgM降低见于免疫缺陷病、IgA或IgG型多发性骨髓瘤、霍奇金病、慢性淋巴细胞白血病、先天愚型、蛋白丧失性胃肠病、Wiscott－Aldrich（威斯科特－奥尔德里奇）综合征（先天性血小板功能缺陷疾病之一，皮肤黏膜出血，伴湿疹及多发性感染，血小板减少，易感染致死）等。

二、IgG亚型测定

IgG由4种亚型组成，这是根据具有不同生物学性质H链的某些结构及抗原性差异来分类。各种IgG亚型的特异性抗体产生具有抗原依赖性。T细胞依赖性抗原如病毒和细菌毒素引起IgG_1、IgG_3免疫反应。T细胞依赖性抗原如流感杆菌和肺炎球菌多聚糖荚膜大多引起IgG_2限制性免疫反应。变应原－特异性抗体（蜂的毒物）主要有IgG_4形成。

IgG 亚型在血清中的百分比分布为 IgG_1 60% ~75%、IgG_2 15% ~25%、IgG_3 3% ~6%、IgG_4 2% ~6%（表 4 -7）。

表 4 -7 免疫球蛋白 G 亚型检验报告单

医院检验报告单 【免疫】

姓名	性别	年龄	样本号
住院号	科室	床号	
标签联号	样本类型 血液	标本编号	临床诊断

检验项目	结果	参考值	单位
免疫球蛋白 G_1（IgG_1）		60 ~ 75	%
免疫球蛋白 G_2（IgG_2）		15 ~ 25	%
免疫球蛋白 G_3（IgG_3）		3 ~ 6	%
免疫球蛋白 G_4（IgG_4）		2 ~ 6	%

送检医生	检验者	审核者
接收时间	检验时间	报告时间

※本报告单仅对本标本负责※

IgG 亚型缺陷发生概率在儿童期男孩比女孩多 3 倍；青春期发生改变，以致成人女性和男性发病比例为 2∶4。在儿童中 IgG_2 缺陷最为常见，而成人 IgG_1 和 IgG_3 缺陷最常见。

IgG 亚型浓度升高在慢性抗原刺激中较为常见。HIV 感染患者 IgG_1、IgG_3 多克隆升高较为典型。胰囊性纤维化和过敏性患者可呈现 IgG_4 多克隆升高。

IgG 亚型浓度降低临床可能表现为感染性疾病如：中耳炎、肺炎、鼻窦支气管综合征、脑膜炎、支气管扩张、内源性支气管哮喘、抗支气管哮喘治疗、IgA 缺陷、抗癫痫治疗、慢性肠道疾病、自身免疫性疾病。也可能出现在类固醇、磺胺类、卡马西平治疗后复发。

（1）IgG_1 下降常伴随 IgG_2、IgG_3 下降，各种免疫缺陷综合征患者可检出低浓度的 IgG_1 和 IgG_2。继发性免疫缺陷可见于肾病综合征患者。

（2）IgG_2 缺陷病例中，上、下呼吸道感染为主要的临床表现。自身免疫性疾病和自身免疫性细胞减少症与 IgG_2 缺陷相关。某些 IgG_2 缺陷患者易发生具有荚膜的细菌感染，如肺炎链球菌和流感嗜血杆菌。1/3 IgG_2 缺陷儿童同时伴低浓度或不可检出的 IgG_4 水平。1/5 IgA 缺陷患者中可检出 IgG_2 缺陷。

（3）IgG_3 被认为是最有效的中和病毒的抗体，在一项包括6 580例反复或严重感染患者的调查中，4. 8% 有 IgG_3 缺陷，其中 60% 为单一的 IgG_3 缺陷，而 36% 合并 IgG_1 下降。主要的临床诊断有：反复上呼吸道感染、腹泻、支气管哮喘。

（4）IgG_4 缺陷无明显的临床相关，在 5. 6% 健康人群中可检出。感染患者 IgG_4 缺陷合并其他 Ig 或 IgG 亚型缺陷，特别是 IgG_2 以及（或）多糖特异性免疫反应缺陷。

三、单克隆免疫球蛋白的测定

单克隆免疫球蛋白（又称 M 蛋白）是浆细胞或 B 淋巴细胞单克隆大量增殖时所产生的一种异常免疫球蛋白，其氨基酸组成及排列顺序十分均一，空间构象、电泳特征也完全相同，本质为免疫球蛋白或其片段（轻链、重链等）。由于它产生于单一克隆（monoclone），又常出现于多发性骨髓瘤（multiple myeloma）、巨球蛋白血症（macroglobulinemia）及恶性淋巴瘤（malignant lymphoma）患者的血或尿中，故称“M”蛋白。这些 M 蛋白大多无抗体活性，又称为副蛋白。M 蛋白检验见表 4－8。

表 4－8　M 蛋白检验报告单

医院检验报告单　【免疫】

姓名	性别	年龄	样本号
住院号	科室	床号	
标签联号	样本类型　血液	标本编号	临床诊断

检验项目	结果	参考值	单位
M 蛋白		阴性	

送检医生	检验者	审核者
接收时间	检验时间	报告时间

※本报告单仅对本标本负责※

M 蛋白血症一般可分为以下两类：①恶性 M 蛋白血症，可见于多发性骨髓瘤、Waldenström 病（沃尔登斯特罗姆病，即原发性巨球蛋白血症）、重链病、轻链病、7S IgM 病、半分子病等。②意义不明的 M 蛋白血症，可见于恶性淋巴瘤、良性 M 蛋白血症等。

M 蛋白血症一般可分为以下两类：①恶性 M 蛋白血症，可见于多发性骨髓瘤、巨球蛋白血症、重链病、轻链病、7S IgM 病、半分子病等；②意义不明的 M 蛋白血症，可见于恶性淋巴瘤、良性 M 蛋白血症等。

（1）多发性骨髓瘤与巨球蛋白血症时，可用以下的方法来检测 M 蛋白，并作判断。①血清总蛋白定量：90% 患者升高，10% 患者正常或偏低。②血清蛋白醋酸纤维膜电泳：M 蛋白在 α_2 ~ γ 区形成浓密区带，呈基底较窄的、高而尖锐的蛋白峰。蛋白峰的高与宽之比，在 γ 区 >2，在 β 区和 α 区 >1。③血清 Ig 定量：85% ~90% 患者 M 蛋白所属 Ig 均显著升高，其他类 Ig 则正常或显著降低。④免疫电泳：M 蛋白由单一种类（亚类）重链和单一型别轻链构成，与相应的抗重链血清、抗轻链血清形成迁移范围十分局限的浓密的沉淀弧。⑤尿本周蛋白：可用以下两种方法：轻链－白蛋白－戊二醛交联免疫电泳法，阳性检出率为 100%，假阳性检出率为 4%。热沉淀再溶解法，如果为阴性，需用聚乙二醇将尿浓缩 10 倍后重试。

（2）重链病时，方法与（1）相同，但尚需做选择性免疫电泳，阳性结果为重链片段于阳极端形成单一沉淀弧。

（3）7S IgM 病时，方法与（1）相同，但尚需证实 7S IgM 的存在，可采用 7S IgM 绝对值测定法或植物血凝素选择电泳法。后者的阳性结果为 7S IgM 于阳极端形成单一沉淀弧。

（4）所谓半分子，系指此种 M 蛋白仅由一条重链及一条轻链组成。检测方法除与多发性骨髓瘤时相同外，还需：①用免疫电泳法鉴定半分子 M 蛋白的电泳迁移率。②用十二烷基磺酸钠－聚丙烯酰胺凝胶电泳，推算 M 蛋白的分子量。③用超速离心分析，测定 M 蛋白的沉淀系数。④用相应的抗重链血清做免疫电泳，将患者的“M 蛋白”与正常人相应的 Ig 作对比。

四、补体测定

补体是存在于正常人和脊椎动物血清及组织液中一组具有酶样活性、不耐热和功能上连续反应的蛋白质，是机体免疫防御系统的重要组成成分。补体系统由大约 20 种血浆蛋白和血细胞受体组成。它可通过经典激活途径、甘露聚糖结合凝集素激活途径和旁路激活途径激活，形成 C_3 转化酶，导致补体成分激活，产生多种补体成分的复合物和游离的补体裂解片断，有以下生物学作用：①溶菌、溶细胞作用。②调理作用。③免疫黏附与清除免疫复合物。④中和及溶解病毒。⑤炎症介质作用。

补体系统按生物学功能分为三类：①参与补体级联反应的固有成分包括 C_3、C_4、B 因子等。②参与补体活化的调控因子包括 C_1－酯酶抑制物（C_1－INH）等。③补体受体 CR_1 等。C_3、C_4、C_1－INH、B 因子的测定见表 4－9。

表 4－9　补体测定检验报告单

医院检验报告单　【免疫】

姓名	性别	年龄	样本号
住院号	科室	床号	
标签联号	样本类型　血液	标本编号	临床诊断

检验项目	结果	参考值	单位
补体 C_3		0.79～1.52	g/L
补体 C_4		0.16～0.38	g/L
C_1－酯酶抑制物（C_1－INH）		0.025～0.05	g/L
B 因子（B－F）		0.10～0.40	g/L

送检医生	检验者	审核者
接收时间	检验时间	报告时间

※本报告单仅对本标本负责※

（1）补体 C_3 在补体系统中含量最丰富，作用最关键，是连接补体经典途径（CP）

与旁路途径（AP）的枢纽。C_3含量增高见于许多炎症性疾病、阻塞性黄疸、急性心肌梗死、急性风湿热、糖尿病及原发性肝癌等；C_3含量降低见于系统性红斑狼疮（SLE）、急性与慢性肾小球肾炎、慢性肝炎、类风湿性关节炎、冷球蛋白血症、先天性C_3缺陷病等。

（2）补体C_4是一种多功能蛋白质，C_4和C_2均为C_1酯酶的天然底物。C_4含量增高见于风湿热急性期、结节性动脉周围炎、皮肌炎、心肌梗死、各种类型的多关节炎等；C_4含量降低见于慢性肝炎、SLE、多发性硬化症、类风湿性关节炎、糖尿病、1gA 缺乏症、麻风病等；在 SLE，C_4的降低常早于其他补体成分，且较其他补体成分回升迟，这对于 SLE 的诊断、疗效观察和预后判断均具有重要意义；此外，C_4值正常与否可用于鉴别狼疮性肾炎和非狼疮性肾炎。

（3）C_1－酯酶抑制物（C_1－INH）可与活化的C_{1r}和C_{1s}以共价键结合成稳定的复合物，使C_{1r}和C_{1s}失去酶解正常底物的能力。

（4）B 因子是补体旁路激活途径中的一个成分，其测定用于观察补体旁路途径溶血活性的改变。补体旁路途径溶血活性显著增高见于自身免疫性疾病、肾病综合征、慢性肾炎、肿瘤、感染等；补体旁路途径溶血活性降低见于肝硬化、慢性肝炎、增生型肾小球肾炎、内毒素休克等。

五、游离轻链测定

免疫球蛋白轻链分为 κ（Kappa）、λ（Lambda）两个型别。每个 Ig 分子上只有一个型别的轻链，人类 κ∶λ 为 2∶1。轻链为能自由通过肾小球基底膜的小分子蛋白，在肾小管被重吸收回到血循环中。血轻链 κ、血轻链 λ、尿轻链 κ、尿轻链 λ 的测定见表 4－10。

表 4－10　游离轻链检验报告单

医院检验报告单　　【免疫】

姓名　　性别　　年龄　　样本号
住院号　　科室　　床号
标签联号　　样本类型　血液、尿液　　标本编号　　临床诊断

检验项目	结果	参考值	单位
血轻链 κ		1.7～3.7	mg/L
轻链 λ		0.9～2.1	mg/L
κ∶λ		1.35～2.65	
尿轻链 κ		0～7.91	mg/L
轻链 λ		0～4.10	mg/L

备注：不同试剂盒参考值不同

送检医生　　检验者　　审核者
接收时间　　检验时间　　报告时间
※本报告单仅对本标本负责※

正常人尿中只有少量轻链存在。当代谢失调和多发性骨髓瘤（MM）时，血中出现大量游离轻链，即异常 M 蛋白，并由尿中排出，即 Bence - Jones（本周）蛋白体（BJP）。由于是单克隆恶性增生，所以只为单一型轻链增多，即 κ 增多或 λ 增多，故测定血或尿中的轻链对 MM 的诊断、分型及病情监测有重要意义。如患者血或尿中出现单一型轻链异常增多，而另一型往往减少，破坏了 κ∶λ = 2∶1 的比值，则应高度怀疑 MM 的可能。此外，自身免疫性疾病、感染、肿瘤、急慢性肝炎、肝硬化等血中轻链也可增多，但一般均表现为 κ、λ 同时增多；肾病、自身免疫病、糖尿病等患者尿中也可出现 κ、λ 同时增多。

六、循环免疫复合物测定

循环免疫复合物（CIC）由抗原与抗体特异性结合形成免疫复合物。在正常情况下循环中的免疫复合物大多被单核吞噬细胞系统清除。但在某些情况下，体内形成的免疫复合物不能被及时清除，或沉积于机体某一部位，如在皮肤、血管壁及脏器沉积的免疫复合物称为局部免疫复合物；游离于体液中的免疫复合物称为可溶性免疫复合物；随血液循环的免疫复合物称为循环免疫复合物，这是指狭义上的循环免疫复合物。免疫复合物沉积可引起一系列病理生理反应，形成免疫复合物病。检测体内免疫复合物，对某些疾病的诊断、病情演变、发病机制的探讨、疗效观察和预后判断等具有重要意义。

循环免疫复合物的测定方法有聚乙二醇沉淀比浊法及酶联免疫吸附法（表 4 - 11）。

CIC 阳性见于某些自身免疫性疾病（如全身性红斑狼疮、类风湿性关节炎、结节性多动脉炎等）、膜增殖性肾炎、急性链球菌感染后肾炎、传染病（如慢性乙型肝炎、麻风、登革热、疟疾等）以及恶性肿瘤等。CIC 的消长一般可反映病情的严重性和监测治疗效果。但一次测定意义不大，WHO 建议，首次检测后数周必须复检才能证实其与疾病的相关性。ELISA 法所测 CIC 阳性率在系统性红斑狼疮为 75% ~80%；类风湿性关节炎为 80% ~85%；脉管炎为 73% ~78%。

表 4 - 11 循环免疫复合物检验报告单

医院检验报告单 【免疫】

姓名	性别	年龄	样本号
住院号	科室	床号	
标签联号	样本类型 血液	标本编号	临床诊断

检验项目	结果	参考值	单位
循环免疫复合物（CIC）		阴性	

送检医生	检验者	审核者
接收时间	检验时间	报告时间

※本报告单仅对本标本负责※

第三节　自身抗体检测

一、系统性风湿性疾病的自身抗体测定

系统性风湿性疾病系以包括肌肉骨骼系统在内的多器官损伤为特征的自身免疫性疾病，这组疾病包括：①系统性红斑狼疮（SLE）及其变异型。②原发性干燥综合征。③各种类型的系统性硬化症。④特发性肌炎（多包括皮肌炎）。⑤这类疾病的典型特征是存在各种变异体（亚型）和重叠综合征。由于风湿性关节炎也具有这类疾病的共同特征，即自身免疫现象，故也被认为是自身免疫性疾病中的一种，但该病的原发病灶位于肌肉骨骼系统。

系统性风湿性疾病（SRD）的诊断以特定的症状以及检出特定的自身抗体为依据，目前惯用的分类和诊断标准在表 4－12 中列出，对诊断有一定指导意义，但使用时应考虑到灵敏度和特异性的不足带来的局限性。

表 4－12　与自身抗体相关的重要的系统性风湿性疾病

疾病	分类或诊断标准	年发病人数（$\times 10^5$）	流行性（$\times 10^5$）	年龄	性别比 女：男
类风湿性关节炎	美国风湿学会 1987 年分类标准修订版	约 30	约 500	40 岁后呈上升趋势	（2～3）：1
系统性红斑狼疮	美国风湿学会 1982 年分类标准修订版	约 5	15～50	平均发病年龄约为 30 岁	（6～10）：1
原发性干燥综合征	欧洲研究团体 1993 年分类标准	未明；与 SLE 相似	未明；女性约为 80	平均发病年龄约为 50 岁	约 9∶1
系统性硬化症	美国风湿学会 1980 年分类标准	1～2	10～20	发病年龄通常为 40～50 岁	（3～4）：1
多发性皮肌炎	Bohan & Pater 1975 年诊断标准	0.2～1.0		所有年龄组	约 2.5∶1 儿童约为 1∶1
重叠综合征	包括混合结缔组织性疾病和其他自身抗体阳性的综合征的多种标准	未明	未明；MCTD * 约为 10	平均发病年龄约为 20～40	MCTD（8～9）：1

* MCTD＝混合结缔组织性疾病。

SRD 患者中常能检测到一些非器官特异性自身抗体，且与典型症状相关。这些自身抗体的病理意义大都尚未阐明，但有证据表明某些自身抗体的合成与特定的免疫源性密切相关，提示它们与各种症状的病因相关。自身抗体的检测对 SRD 的诊断有重要意义，是具鉴别诊断作用的医疗性分类及预后判断的依据。它们通常在疾病的初期即可查及，并可伴随整个病程。表 4－13 列出了具有重要诊断意义的 24 种自身抗体。

表 4－13　与系统性风湿性疾病密切相关的自身抗体

名称	检测抗原本质	检测方法	临床相关 *
类风湿因子（RF）	人 IgG、兔 IgG 或其他哺乳动物类 IgG 的 Fc 段	颗粒凝集法、免疫比浊法、ELISA	风湿性关节炎约为 80%；Ⅱ型混合冷球蛋白血症可达 100%；其他多种疾病可达 95%

续表

名称	检测抗原本质	检测方法	临床相关*
抗核抗体（ANA）	有核细胞细胞核中的多种分子（哺乳类动物细胞，最好是人类）	间接免疫荧光法	SLE达95%～100%（活动期）或80%～100%（静止期）；圆盘形狼疮10%～50%；MCTD 100%；系统硬化症85%～98%；其他各种炎性风湿性疾病15%～95%
抗dsDNA抗体	天然、双链DNA	鞭毛虫免疫荧光法、Farr试验、ELISA	SLE 60%～90%（与疾病活动程度相关）
抗组蛋白抗体	H_1、H_{2a}、H_{2b}、H_3和其他类组蛋白或各种组蛋白复合物	ELISA、免疫印迹	SLE 50%～80%；药物介导LE达95%，因药物而异；系统性硬化症30%；风湿性关节炎中罕见
抗Sm抗体	细胞核核糖核蛋白颗粒U_1－、U_2－、U_4/U_6－和U_5－中的蛋白B、B′、D	免疫扩散、反相免疫电泳、ELISA、免疫印迹	SLE 10%～30%
抗U_1－RNP	细胞核核糖核蛋白颗粒U_1－中的蛋白（A、C，70 000）	免疫扩散、反相免疫电泳、ELISA、免疫印迹	MCTD100%；SLE 25%～40%；系统硬化症2%～12%；多发性肌炎12%～16%
抗SS－A（Ro）抗体	细胞浆核糖核蛋白颗粒中的蛋白（60 000、52 000）	免疫扩散、反相免疫电泳、ELISA、免疫印迹	SLE 24%～60%；亚急性皮肤性LE 70%～90%；新生儿狼疮95%～100%；原发性干燥综合征70%～100%；继发性干燥综合征合并风湿性关节炎15%；多发性肌炎约10%
抗SS－B.（La）抗体	与RNA多聚酶Ⅲ转录子结合的含磷蛋白	免疫扩散、反相免疫电泳、ELISA、免疫印迹	SLE 9%～35%；新生儿狼疮75%；原发性干燥综合征40%～94%，继发性干燥综合征合并风湿性关节炎5%
抗核糖体P蛋白抗体（ARPA）	核糖体大亚基的3种相关含磷蛋白（38 000、16 000、15 000）	间接免疫荧光法、免疫印迹、ELISA	SLE 10%～20%
抗心磷脂抗体（ACA）	心磷脂和其他阴离子磷脂以及β_2－糖蛋白Ⅰ	ELISA、狼疮抗凝集试验	SLE 15%～70%；原发性磷脂抗体综合征95%～100%
抗增殖细胞核抗原抗体（PCNA）	DNA－聚合酶δ的辅助蛋白	免疫扩散、反相免疫电泳、ELISA、免疫印迹	SLE 3%
抗SL（Ki）抗体	功能未明的一种核蛋白	免疫扩散、反相免疫电泳、ELISA、免疫印迹	SLE 6%～12%，其他炎症性风湿性疾病≤8%
抗Scl－70抗体（topo－1）	DNA拓扑异构酶－1	免疫扩散、反相免疫电泳、ELISA、免疫印迹	系统性硬化症20%～59%；疾病扩散期70%～76%
抗着丝粒抗体（ACA）	着丝粒蛋白CENP－A、－B和－C	间接免疫荧光法、ELISA、免疫印迹	限制性硬皮症或CREST综合征40%～80%；扩散性硬皮症约8%；原发性胆汁性硬化10%～30%
抗原纤维蛋白抗体	核仁U_3－RNP颗粒的蛋白（34 000）	免疫印迹	系统性硬化症3%～6%
抗RNA－多聚酶抗体	RNA多聚酶Ⅰ、Ⅱ和Ⅲ	免疫沉淀	系统性硬化症1%～20%，绝大多数在疾病扩散期
抗Th（To）抗体	核仁蛋白、与7－2－和8－2－RNAs结合的复合物	免疫沉淀	系统硬化症4%～10%
抗Pm－Scl抗体	多种核仁蛋白，特别是100 000和75 000	免疫扩散、反相免疫电泳、ELISA、免疫印迹	系统硬化症1%～16%；多发性肌炎合并硬皮病约25%
抗Ku抗体	DNA结合蛋白二聚体（70 000和80 000）	免疫扩散，反相免疫电泳、ELISA、免疫印迹	SLE 1%～19%；原发性干燥综合征1%～20%；系统性硬化症1%～14%；多发性肌炎合并硬皮症26%～55%；原发性肺高压23%

续表

名称	检测抗原本质	检测方法	临床相关*
抗 NOR－90 抗体	核仁组织区蛋白，与 RNA 多聚酶 1 激活因子 hUBF 相同	间接免疫荧光法、免疫印迹	罕见；偶见于硬皮病、SLE、干燥综合征、其他风湿性疾病
抗 Jo－1 抗体	组氨酰－tRNA 合成酶	免疫扩散、反相免疫电泳、ELISA、免疫印迹	多发性和（或）皮肌炎 20%～40%；纤维化肺泡炎；关节炎
抗 PL－7，抗 PL－12，EJ－，OJ－抗体	苏氨酰－、丙氨酰－、甘氨酰－、异亮氨酰－tRNA 合成酶	免疫扩散、反相免疫电泳、ELISA、免疫印迹	多发性肌炎 1%～3%，皮肌炎 1%～3%
抗 SRP 抗体	信号识别颗粒蛋白	免疫沉淀	多发性肌炎/皮肌炎 4%～5%
抗 Mi－2 抗体	螺旋酶 218 000	免疫扩散，反相免疫电泳、ELISA、免疫印迹	皮肌炎可达 20%

*各种疾病中抗体阳性率。

24 种抗体测定见表 4－14。

1. 类风湿因子

类风湿因子（RF）是一种以变性 IgG 为靶抗原的自身抗体。80% 的类风湿性关节炎（RA）患者 RF 阳性。因此，RF 测定是美国风湿病学会 1987 年类风湿关节炎诊断标准之一。但 RF 阴性不能排除 RA 诊断。除 RA 外，还有其他很多疾病 RF 亦可阳性，如干燥综合征、混合性结缔组织病、2 型混合性冷球蛋白血症、慢性活动性肝炎、亚急性细菌性心内膜炎、全身性红斑狼疮、多种细菌、真菌、螺旋体、寄生虫、病毒感染。因此 RF 阳性时应结合临床全面检查，对其意义作出综合分析。健康人群中约有 5% 的人 RF 阳性，70 岁以上的人阳性率甚至高达 10%～25%，但临床意义不太明确。有人认为，RF 阳性常早于临床症状许多年出现，这些人患 RA 的风险较 RF 阴性的人要高 5～40倍。胶乳凝集法和免疫比浊法测定的主要是 IgM 类 RF（IgG、IgA 类 RF 极少），而双抗原夹心 ELISA 法测定的是各类 RF 的总和，为总的 RF。IgG、IgM、IgA 类 RF 的分类测定成本较高。有人认为 IgM 类 RF 水平与 RA 的活动性无关；IgG 类 RF 与 RA 患者的关节滑膜炎、血管炎有关；IgA 类 RF 与 RA 患者关节外症状有关；IgG 类、IgA 类 RF 水平升高对进行性关节侵蚀有预测价值。但对这些尚存在不同的看法。

2. 抗核抗体

抗核抗体（ANA）是以真核细胞的核成分为靶抗原的自身抗体的总称。ANA 的检测目前大多采用灵长类肝组织和 HEp－2 细胞联合测定，以确保抗核抗体的正确诊断。ANA 阳性多见于系统性红斑狼疮（SLE）、药物性狼疮（普鲁卡因胺、肼苯达嗪、异烟肼、苯妥英钠等）、重叠综合征、混合性结缔组织病（MCTD）、全身性硬皮病、皮肌炎、Sjögren 综合征、类风湿性关节炎、自身免疫性肝炎（狼疮样肝炎）、桥本甲状腺炎、重症肌无力等。其中，SLE 的阳性率可达 80%～100%。用荧光法检查 ANA 时，有几种荧光图谱。①均质型：此型与抗组蛋白抗体有关，几乎所有活动的 SLE 均可测出此种 ANA，但其他多种自身免疫性疾病的检出率亦可达 20%～30%，故特异性不高。②周边型：此型相关的抗体为抗双链 DNA 抗体，多见于 SLE，特别是有狼疮性肾小球性肾炎者。③斑点型：此型相关的抗体为抗 U_1 – RNP、抗 Sm、抗 Scl – 70、抗 SS – A（Ro）、抗 SS – B（La）、抗 Ki、抗 Ku 及抗其他非组蛋白的抗体。最多见于 MCTD 且滴度高；亦可见于 SLE、Sjögren 综合征和 60% 以上的进行性多发性硬化症。④核仁型：此型与针对核的核糖体、U_3 – RNP、RNP 聚合酶的抗体有关。硬皮病患者阳性率可达 40%，偶见于 SLE 患者。⑤着丝点型：多见于硬皮病、雷诺现象者。⑥细胞增殖型：见于 2% ~ 10% SLE 及恶性肿瘤患者。

表 4 – 14　诊断系统性风湿性疾病的 24 种自身抗体检验报告单

医院检验报告单　　【免疫】

姓名	性别	年龄	样本号
住院号	科室	床号	
标签联号	样本类型　血液	标本编号	临床诊断

检验项目	结果	参考值	单位
类风湿因子（RF）		<20	U/ml
抗核抗体（ANA）		阴性	
抗双链 DNA 抗体（dsDNA – Ab）		阴性	
抗组蛋白抗体		阴性	
抗 Sm（Smith）抗体		阴性	
抗核糖核蛋白抗体（抗 U_1 – RNP）		阴性	
抗 SS – A（Ro）		阴性	
抗 SS – B（La）		阴性	
抗核糖体 P 蛋白抗体（ARPA）		阴性	
抗心磷脂抗体		阴性	
抗 PCNA 抗体		阴性	
抗 SL（Ki）抗体		阴性	
抗 Scl – 70 抗体（topo – 1）		阴性	
抗着丝粒抗体（ACA）		阴性	
抗原纤维蛋白抗体		阴性	
抗 RNA 多聚酶抗体		阴性	
抗 Th（To）抗体		阴性	
抗 Pm – Scl 抗体		阴性	
抗 Ku 抗体		阴性	
抗 NOR – 90 抗体		阴性	
抗 Jo – 1 抗体		阴性	
抗 PL – 7、PL – 12、EJ、OJ 抗体		阴性	
抗 SRP 抗体		阴性	
抗 Mi – 2 抗体		阴性	

送检医生	检验者	审核者
接收时间	检验时间	报告时间

※本报告单仅对本标本负责※

3. 抗双链 DNA 抗体

抗双链 DNA 抗体（dsDNA 抗体）几乎仅在系统性红斑狼疮患者中发现，因使用的实验方法和疾病活动度的不同，其发生率为 60% ~90%。由于其特异性高，抗dsDNA抗体为该病的重要诊断标准之一。如果健康人血清中检测到此抗体，其中85%的人在5年内发展为系统性红斑狼疮。由于抗体滴度与疾病活动度存在相关性，因此抗体滴度的测定为监控治疗提供了有效的依据。但不能因为检测不到抗 dsDNA 抗体而排除系统性红斑狼疮的诊断。抗 dsDNA 抗体主要为 IgG，少数为 IgM 和 IgA。抗体的免疫球蛋白类型可能与 SLE 的活动性和预后有关，如 IgM 型的肾脏损害较 IgG 型轻，预后较好。其他结缔组织病、药物性狼疮、慢性活动性肝炎等，抗 dsDNA 抗体亦可呈阳性。

4. 抗组蛋白抗体

抗组蛋白抗体的相应抗原为组蛋白。组蛋白是主要的核蛋白，5 种组蛋白都有各自对应的自身抗体，它与抗 DNA 的自身免疫反应间具有一定的连锁性，抗 DNA 抗体阳性的患者常同时能检出抗组蛋白抗体，但抗组蛋白抗体阳性的患者并不一定伴有抗 DNA 抗体。抗组蛋白抗体主要出现于 95% 药物（如盐酸普鲁卡因胺、卡马西平、青霉胺、肼苯达嗪、异烟肼等）诱导的狼疮患者中，其抗原为 H_2A、H_2B 和 H_2A-H_2B 复合物。盐酸普鲁卡因胺诱导产生抗 H_2A-H_2B 组蛋白二聚体的自身抗体，肼苯达嗪主要诱导抗 H_3、抗 H_4抗体。当患者血清中仅检出抗组蛋白抗体而无其他抗核抗体时，强烈支持药物性狼疮的诊断，抗 H_2A-H_2B 二聚体的 IgG 类抗体与疾病的临床活动性相关。此外，抗组蛋白抗体还见于 30% ~70% 的非药物诱导的红斑狼疮以及 15% ~50% 的 RA 患者，但与病情是否活动及临床表现无关。在 Felty（费尔泰）综合征（有些晚发型 RA）患者中，抗组蛋白抗体检出率可达 83%，RA 相关的血管炎患者阳性率为 75%，青年型类风湿性关节炎（JRA）患者阳性率为 20%。在非风湿性自身免疫病中，原发性胆汁性肝硬化患者约有 76% 抗组蛋白抗体阳性，且大部分是抗 H_1抗体。

5. 抗 Sm 抗体

抗 Sm 抗体对系统性红斑狼疮具有高度特异性，与抗 dsDNA 抗体一起，被认为对系统性红斑狼疮具有确诊价值。Sm 抗原属于一组小核糖核蛋白，由低分子量的 RNA 和多种蛋白质组成。抗 Sm 抗体在系统性红斑狼疮患者中的发生率为 10% ~30%。

6. 抗核糖核蛋白抗体

抗核糖核蛋白抗体（抗 U_1-RNP）高滴度为混合性结缔组织病的特征，抗体的滴度与疾病的活动度相关。U_1-RNP 抗原也属于一组小核糖核蛋白。抗 U_1-RNP 也出现于系统性红斑狼疮患者，但几乎总是与抗 Sm 抗体同时出现。

7. 抗 SS－A 抗体

抗 SS－A（Ro）抗体最常见于干燥综合征，也见于 SLE 及原发性胆汁性肝硬化，偶见于慢性活动性肝炎。此外，抗 SS－A 抗体也可见于 RA、进行性全身性硬皮病（PSS）、多发性肌炎、盘状 LE（红斑狼疮）的患者及 0.1% 的正常人群中。

8. 抗 SS－B 抗体

抗 SS－B（La）抗体几乎仅见于女性患者（男∶女为 1∶29），可出现在干燥综合征及 SLE 患者。在干燥综合征抗 SS－A 抗体和抗 SS－B 抗体几乎总是同时出现；其他风湿病只有少数患者可检测到抗 SS－B 抗体，大部分情况下检测不到。因此抗 SS－A 和抗 SS－B 又被认为是干燥综合征的标志性抗体。

9. 抗核糖体 P 蛋白抗体

抗核糖体 P 蛋白抗体（ARPA）其靶抗原为细胞质中 60S 核糖体大亚基上 3 个磷酸化蛋白，目前常用免疫印迹法检测。抗核糖体 P 蛋白抗体几乎只对 SLE 有特异性，SLE 患者伴有狼疮性脑病时，此抗体阳性率可达 56%～90%。在抗核抗体阴性的 SLE 患者，抗核糖体 P 蛋白抗体阳性有重要诊断价值。

10. 抗心磷脂抗体

抗心磷脂抗体（anti－cardiolipin antibodies，ACA）主要存在于各种自身免疫疾病（如 SLE、RA、干燥综合征、皮肌炎、硬皮病、白塞综合征等）的风湿病患者中，在某些恶性肿瘤、药物诱发性和感染性疾病中也多见，如梅毒、麻风、AIDS、疟疾感染者及淋巴细胞增生障碍性疾病。也存在于抗磷脂抗体综合征（包括血栓形成、自发性流产、血小板减少和中枢神经系统病变，其 ACA 的敏感性为 86%、特异性为 75%）以及复发性动静脉血栓形成、反复自然流产、血小板减少症、脑卒中和心肌梗死患者。在风湿病中，以 IgG 型 ACA 为主，亚型为 IgG_2 和 IgG_4，且滴度高、亲和力高。在 SLE 患者中枢神经系统血栓形成与 ACA 阳性显著相关。在肿瘤、感染及药物不良反应等情况下，以 IgM 型 ACA 为主。在脑血栓患者中，IgG 型 ACA 阳性率最高并与临床症状密切相关。约 70% 未经治疗的 ACA 阳性孕妇可发生自然流产和宫内死胎，尤其是 IgM 型 ACA 可作为自然流产的前瞻性指标。ACA 阳性者血小板减少发生率均明显高于阴性者，以 IgG 型抗体多见，并与血小板减少程度有关。

11. 抗 PCNA 抗体

抗增殖性细胞核抗原抗体（抗 PCNA 抗体），其抗原是增殖性细胞核抗原（PCNA），是 DNA 聚合酶 δ 的辅助蛋白，它可能在控制细胞周期中起关键作用。抗 PCNA 抗体为系统性红斑狼疮特异性抗体，但其发生率仅为 3%。抗 PCNA 抗体也可能与 SLE 患者发生弥散性增殖性肾小球肾炎相关。

12. 抗 SL 抗体

抗 SL（Ki）抗体采用免疫扩散（ID）法检测时，Ki 抗体对 SLE 的特异性达 11.8%、重叠综合征 19.4%；免疫双扩散法检测对 SLE 特异性 6%～12%、混合性结缔组织病（MCTD）2%～14%。此外，Ki 抗体与类风湿关节炎、硬皮病、干燥综合征有相关性。

13. 抗 Scl－70 抗体

抗 Scl－70 抗体主要见于进行性系统性硬化症（PSS）的弥散型，是该病的标志性抗体。其自身抗原为 DNA 拓扑异构酶－1，分子量为 100 000。该抗体在重型弥散型硬皮病患者可高达 76%。在 Crest 综合征［钙质沉着、雷诺现象、食管功能失常、指（趾）硬皮病和毛细血管扩张综合征］患者抗 Scl－70 抗体检出率仅 4%～11%，此抗体阳性者抗着丝粒抗体多为阴性。局限型硬皮病患者，此抗体检出率很低，仅约20%。

14. 抗着丝粒抗体

抗着丝粒抗体的靶抗原为着丝粒（点）中3种不同的蛋白质，即着丝点蛋白A、着丝点蛋白B、着丝点蛋白C，其中主要抗原为着丝点蛋白B。抗着丝点抗体对进行性系统性硬化症（PSS）局限型有确诊意义。

15. 抗原纤维蛋白抗体

抗原纤维蛋白抗体的靶抗原为原纤维蛋白，它是位于核仁原纤维上分子量为34 000的基础蛋白，是核糖核蛋白颗粒 U_3 - nRNP 的组成成分。抗原纤维蛋白抗体仅见于3% ~6% 的进行性系统性硬化症患者。

16. 抗 RNA 多聚酶抗体

抗 RNA 多聚酶抗体其抗原 RNA 多聚酶是一种核仁酶复合体，该抗体仅见于进行性系统性硬化症患者。

17. 抗 Th 抗体

抗 Th（To）抗体的靶抗原是核糖核蛋白颗粒，由核仁蛋白与7 -2 - RNA 和8 -2 - RNA 组成的复合体。该抗体比较罕见，可出现于进行性系统性硬化症患者。

18. 抗 Pm - Scl 抗体

抗 Pm - Scl 抗体其抗原主要位于核仁，是一多肽复合体。该抗体见于重叠综合征，此病表现为多发性肌炎、皮肌炎、进行性系统性硬化症3种症状的重叠。

19. 抗 Ku 抗体

抗 Ku 抗体的靶抗原是核蛋白，分子量为70 000、80 000，以二聚体形式结合于dsDNA的自由端。该抗体见于系统性红斑狼疮、多发性肌炎、皮肌炎、干燥综合征。

20. 抗 NOR -90 抗体

抗 NOR -90 抗体的靶抗原是分子量为90 000 的一种蛋白质，该蛋白质与核仁形成中心有关。抗 NOR -90 抗体比较罕见，偶见于系统性红斑狼疮、干燥综合征。

21. 抗 Jo -1 抗体

抗 Jo -1 抗体的相应抗原只位于细胞质，为组氨酸 - tRNA 合成酶，此抗体在原发性多发性肌炎、皮肌炎患者的阳性率较高。超过70% 的抗 Jo -1 抗体阳性患者出现纤维化肺泡炎，部分出现多关节炎。因此抗 Jo -1 抗体被认为是肺病相关肌炎的标志性抗体。

22. 抗 PL -7、PL -12、EJ 及 OJ 抗体

抗 PL -7、PL -12、EJ 及 OJ 抗体的相应抗原分别是苏氨酸 - tRNA 合成酶、丙氨酸 - tRNA 合成酶、甘氨酸 - tRNA 合成酶及异亮氨酸 - tRNA 合成酶。这些抗体可见于多发性肌炎，其中抗 PL -7，抗 PL -12 两种抗体对多发性肌炎特异性强，可认为是多发性肌炎的标志性抗体，但其发生率较低。

23. 抗 SRP 抗体

抗 SRP 抗体是抗信号识别粒子抗体，信号识别粒子是一种核糖核蛋白复合物，由

RNA 和蛋白质组成。该抗体见于多发性肌炎和皮肌炎。

24. 抗 Mi－2 抗体

抗 Mi－2 抗体的相应抗原是分子量为 218 000 的螺旋酶。该抗体见于多发性肌炎和皮肌炎，其中皮肌炎的阳性率可达 20%。

二、慢性肝炎的自身抗体测定

慢性肝炎及其继发的肝硬化在世界范围内都有着较高的发病率和致死率。慢性肝炎的致病原因有多种，如感染、药物、毒物、自身免疫反应等。在同一病例中，可能有几种因素共同发挥致病作用，如慢性丙型肝炎患者饮酒，肝脏更易受到酒精损害。因此诊断慢性肝炎除了可检测自身抗体外，还应结合尽可能多的诊断指标来进行综合评价。

自身抗体的检测在慢性肝炎的治疗中有重要作用。判定疾病是否由自身免疫反应引起非常重要。排除免疫学以外的病因后，即使疾病处于晚期，使用免疫抑制剂治疗仍可收到长期的良好效果。慢性病毒性肝炎如果有继发的自身免疫现象，例如出现自身抗体，也可考虑给予免疫抑制剂治疗。在慢性肝病的诊断中，自身抗体是一个有着特殊价值的指标（表 4－15）。

表 4－15　慢性肝炎的自身抗体

英文缩写	自身抗体	表位	方法	
			基本	特殊
ANA	抗核抗体	多种核抗原	IFT	—
SMA	抗平滑肌抗体	多种，肌动蛋白（F，G）	IFT	—
SLA	抗可溶性肝抗原抗体	细胞角蛋白 8，18	—	EIA
LKM	肝肾微粒体抗体	细胞色素 P_{450} Ⅱ D6，UDP－葡萄糖醛酸转移酶	IFT	EIA
ASGPR	去唾液酸糖蛋白受体抗体	多种	—	EIA
ANCA	抗中性粒细胞胞浆抗体	多种，髓过氧化物酶	IFT	EIA
LP	抗肝胰抗体		—	EIA
LSP	抗特异性肝抗原抗体	多种，ASGPR，ADH	—	EIA
LM	抗肝膜抗体	24 000 蛋白	—	EIA
AMA	抗线粒体抗体	丙酮酸脱氢酶复合物	IFT	EIA

注：IFT（免疫荧光试验）；EIA（酶免疫法）。

慢性肝炎可出现多种自身抗体，现介绍以下 7 种抗体：①抗核抗体（ANA）、抗平滑肌抗体（SMA）、抗肝肾微粒体抗体－1（LKM－1）、抗去唾液酸糖蛋白受体抗体（ASGPR）是自身免疫性肝炎相对特异性标志。②抗可溶性肝抗原抗体（SLA）几乎只见于自身免疫性肝炎。③抗线粒体抗体（AMA），为原发性胆汁性肝硬化特异性抗体。④抗中性粒细胞胞浆抗体（ANCA）主要见于原发性硬化性胆管炎和自身免疫性肝病（表 4－16）。

表 4－16 慢性肝炎的自身抗体检验报告单

医院检验报告单 【免疫】

姓名	性别	年龄	样本号
住院号	科室	床号	
标签联号	样本类型 血液	标本编号	临床诊断

检验项目	结果	参考值	单位
抗核抗体（ANA）		阴性	
抗平滑肌抗体（SMA）		阴性	
抗肝肾微粒体抗体－1（LKM－1）		阴性	
抗去唾液酸糖蛋白受体抗体（ASGPR）		阴性	
抗可溶性肝抗原抗体（SLA）		阴性	
抗线粒体抗体（AMA）		阴性	
抗中性粒细胞胞浆抗体（ANCA）		阴性	

送检医生	检验者	审核者
接收时间	检验时间	报告时间

※本报告单仅对本标本负责※

1. 抗核抗体

抗核抗体（ANA）是Ⅰ型自身免疫性肝炎的血清学标志之一。Ⅰ型自身免疫性肝炎（“狼疮样”肝炎）以出现抗核抗体、抗平滑肌抗体、抗肝细胞膜抗体（LMA）为特征。

2. 抗平滑肌抗体

抗平滑肌抗体（SMA）为Ⅰ型自身免疫性肝炎（AIH）的血清学标志抗体。在AIH患者中该抗体的检出率可达90%。高滴度的SMA（大于1:1 000，为抗F－肌动蛋白）对诊断AIH的特异性几乎达到100%（IgG类）。IgG和IgM类SMA同时出现主要见于AIH与原发性胆汁性肝硬化（PBC）重叠的患者。低滴度的SMA（IgM类抗G－肌动蛋白）见于酒精性肝硬化，而低滴度的SMA（IgM类抗非肌动蛋白成分）与病毒性肝炎等疾病相关。

3. 抗肝肾微粒体抗体－1

抗肝肾微粒体（LKM）有3型（LKM－1、LKM－2、LKM－3），其中抗肝肾微粒体抗体－1是Ⅱ型自身免疫肝炎（AIH）的标志抗体，最具临床意义。其靶抗原为细胞色素P_{450}ⅡD6（CYP2D6），主要成分是微粒体中相对分子质量50 000 000的表位结构。Ⅱ型AIH患者多为青年女性，有高免疫球蛋白血症，病情较重，抗LKM－1阳性率可达90%。此外，抗LKM－1也见于2%～10%的慢性丙型病毒性肝炎患者。

4. 抗去唾液酸糖蛋白受体抗体

抗去唾液酸糖蛋白受体抗体（ASGPR）在自身免疫性肝炎阳性率可达50%，治疗前或活动期患者可达88%。该抗体可见于各型AIH患者。该抗体水平下降或消失则表示治疗有效，若抗体水平升高则表示病情复发。

5. 抗可溶性肝抗原抗体

抗可溶性肝抗原抗体（SLA）是Ⅲ型 AIH 最特异的指标，抗 SLA 阳性的 AIH 患者 ANA、SMA 和抗 LKM－1 多为阴性。虽然其阳性率仅约 30%，但是阳性预测值几乎为 100%，如果出现相应的临床症状，此抗体阳性基本上可诊断为 AIH。

6. 抗线粒体抗体

抗线粒体抗体（AMA）中的抗 M_2AMA 对原发性胆汁性肝硬化（PBC）患者的特异性为 97%，敏感性为 95%～98%。高滴度的抗 M_2AMA 抗体是 PBC 的标志，因此常将此项目作为该病的重要实验室诊断指标。但 AMA 与 PBC 的病期、疾病严重程度、治疗结果与预后均无明确关系。除 PBC 外，抗 M_2AMA 抗体还见于其他慢性肝病，如慢性活动性肝炎（CAH）及 HBsAg 阴性的肝病（阳性率为 30%），进行性全身性硬化症（阳性率为 7%～25%）等，但均以低滴度为主。抗 M_4AMA 抗体在 PBC 患者中的阳性率高达 55%，多见于活动期、晚期患者，常与抗 M_2AMA 抗体同时阳性，该抗体可能是疾病迅速发展的风险指标。抗 M_8AMA 抗体见于自身免疫性肝炎和闭塞性血栓性血管炎，在 PBC 患者中阳性率可高达 55%。抗 M_9AMA 抗体主要见于 PBC 疾病早期抗 M_2AMA 抗体阴性患者（阳性率为 82%），其中大约有 90% 为 IgM 型。当抗 M_2AMA 抗体为阳性时，抗 M_9AMA 抗体的阳性率下降为 37%。此外，抗 M_9AMA 抗体亦可见于其他急、慢性肝炎患者（3%～10%）。

7. 抗中性粒细胞胞浆抗体

抗中性粒细胞胞浆抗体（ANCA）主要见于Ⅰ型自身免疫性疾病、原发性硬化性胆管炎、多种系统性血管炎。

更多的自身抗体仅仅是从科研的角度来进行研究，尽管其中一些自身抗体所针对的靶抗原已被发现，但还不能应用于临床诊断。抗肝胰抗体（LP）仅在 8%～17% 的自身免疫性肝炎患者中出现，诊断价值不大，同样的情况也见于抗可溶性肝抗原抗体。而抗特异性肝抗原抗体（LSP）的临床诊断价值可能是由于其包含了自身免疫性肝病特异的抗去唾液酸糖蛋白受体抗体（ASGPR）才具有。

三、系统性血管炎的自身抗体测定

系统性血管炎俗称脉管炎（vasculitis），是指发生于血管壁及其周围的炎症性疾病。由于受累血管的大小、范围、部位和炎性程度，病因以及发病机制的不同，临床表现也多种多样，导致命名其名称繁多，分类也较混乱，目前尚无统一的分类方法。血管炎可以区分为：①原发性血管炎。其发病机制不明。②继发性血管炎。它伴有其他疾病，如结缔组织病、感染性疾病或由药物诱导所致。

目前系统性血管炎的实验室诊断中尚无高度特异的标志物。抗中性粒细胞胞浆抗体（ANCA）的检测在血管炎诊断中提供有效的血清学标志。可分为胞浆型 ANCA（cANCA）、核周型 ANCA（pANCA）、非典型 ANCA（aANCA），见表 4－17。

表 4－17　系统性血管炎的自身抗体检验报告单

医院检验报告单　【免疫】

姓名	性别	年龄	样本号
住院号	科室	床号	
标签联号	样本类型　血液	标本编号	临床诊断

检验项目	结果	参考值	单位
抗中性粒细胞胞浆抗体－胞浆型（cANCA）		阴性	
抗中性粒细胞胞浆抗体－核周型（pANCA）		阴性	
抗中性粒细胞胞浆抗体－非典型（aANCA）		阴性	

送检医生	检验者	审核者
接收时间	检验时间	报告时间

※本报告单仅对本标本负责※

1. 抗中性粒细胞胞浆抗体－胞浆型

抗中性粒细胞胞浆抗体－胞浆型（cANCA）阳性最主要见于 Wegener（韦格纳）肉芽肿以及全身性血管炎，特异性大于 97%，敏感性在初发非活动期患者为 50%，活动期患者可达 100%。

2. 抗中性粒细胞胞浆抗体－核周型

抗中性粒细胞胞浆抗体－核周型（pANCA）多见于显微镜下多血管炎、变态反应性肉芽肿性脉管炎、坏死性新月体型肾小球肾炎。

3. 抗中性粒细胞胞浆抗体－非典型

抗中性粒细胞胞浆抗体－非典型（aANCA）阳性多见于类风湿性关节炎、溃疡性结肠炎、原发性硬化性胆管炎、克罗恩（Crohn）病、自身免疫性肝炎。

四、肌肉疾病的自身抗体测定

重症肌无力（myasthenia gravis，MG）是自身免疫性疾病中研究了解较多的一种抗自身受体的神经－肌肉性疾病。致病性自身抗体可针对骨骼肌的多种不同抗原，最重要的抗原为乙酰胆碱受体（ChR），由于自身抗体的存在，使神经－肌肉接头处 AChR 的量绝对减少，妨碍神经－肌肉接头传导功能，临床表现为肌无力，倦怠。测定抗乙酰胆碱受体抗体（AChR 抗体），有助于疾病的诊断（表 4－18）。

表 4－18 肌肉疾病的自身抗体检验报告单

医院检验报告单 【免疫】

姓名	性别	年龄	样本号
住院号	科室	床号	
标签联号	样本类型 血液	标本编号	临床诊断

检验项目	结果	参考值	单位
抗乙酰胆碱受体抗体(AChR－Ab)		阴性	

送检医生	检验者	审核者
接收时间	检验时间	报告时间

※本报告单仅对本标本负责※

AChR 抗体是重症肌无力（MG）的主要自身抗体，MG 患者总阳性率在 63%～90%。抗 AChR 抗体滴度基本上与病情严重程度相关，有效治疗后该抗体水平下降，临床恶化时又可见该抗体滴度上升。抗 AChR 抗体阳性检出率除与检测方法中所用抗原有关外，还与肌无力的临床类型、人种和是否伴发其他自身免疫病等因素有关。有部分 MG 患者血清中检测不到抗 AChR 抗体，因此抗 AChR 抗体阴性不能否定 MG 的诊断。

五、1 型糖尿病自身抗体测定

1 型（胰岛素依赖型）糖尿病（IDDM）是由胰岛 β 细胞特异的慢性自身免疫过程引起的。1 型糖尿病患者亚临床期血清中，即能检测到数种直接针对胰岛细胞自身抗原的自身抗体，包括胰岛细胞自身抗体（ICA）、谷氨酸脱羧酶自身抗体（GADA）、酪氨酸磷酸酶 IA－2自身抗体（IA－2A）、胰岛素自身抗体（IAA）。对糖尿病危险性已有增高，但代谢指标仍正常的患者，这些自身抗体是最重要的指标。当临床标准不能很好鉴别2 型糖尿病与成人迟发性胰岛素依赖型（1 型）糖尿病时，检测这些自身抗体具有重要的鉴别意义。然而，临床症状明显的糖尿病就不必再检测自身抗体。

胰岛细胞自身抗体（ICA）、谷氨酸脱羧酶自身抗体（GADA）、酪氨酸磷酸酶 IA－2 自身抗体（IA－2A）、胰岛素自身抗体（IAA）的测定可用间接免疫荧光法、ELISA 法、放射免疫分析法，其中放射免疫分析法用血清结合率表示（表 4－19）。

1. 抗胰岛细胞抗体

抗胰岛细胞抗体（ICA）主要发现于 1 型糖尿病和少数非胰岛素依赖型糖尿病患者，起病初期（多为青少年）阳性率可达 85%，成人为 70%～80%。随病程的延长 ICA 检出率下降，病程达 10 年时，该抗体阳性率不到 10%。患者直系亲属如 ICA 阳性，则 5 年内发生糖尿病的风险 >50%。

表 4－19　1 型糖尿病自身抗体检验报告单

医院检验报告单　【免疫】

姓名	性别	年龄	样本号
住院号	科室	床号	
标签联号	样本类型　血液	标本编号	临床诊断

检验项目	结果	参考值	单位
抗胰岛细胞抗体（ICA）		阴性	
谷氨酸脱羧酶抗体（GADA）		阴性	
酪氨酸磷酸酶 IA－2 自身抗体（IA－2A）		阴性	
胰岛素自身抗体（IAA）		结合率 <5	%

送检医生	检验者	审核者
接收时间	检验时间	报告时间

※本报告单仅对本标本负责※

2. 谷氨酸脱羧酶抗体

谷氨酸脱羧酶抗体（GADA）是抑制性神经递质 γ－氨基丁酸的生物合成酶，具有两种同工酶形式，分子量为 65 000 和 67 000，分别被命名为 GAD 65 和 GAD 67，存在于脑和胰岛细胞中，IDDM（胰岛素依赖型糖尿病）患者血清中的 GADA 绝大多数为 GAD 65 抗体。GAD 抗原抗体复合物作用于胰岛细胞，使其遭受免疫损害。IDDM 中，GADA 可能是最先出现的免疫学指标。初发 IDDM 患者中，GADA 的检出率很高，一般为 60% ~80%，最多可达到 96%，而 NIDDM（非胰岛素依赖型糖尿病）和正常人中检出率很低（1% ~2%），因此，GADA 测定还有利于 IDDM 的诊断和鉴别诊断，从而指导治疗。GADA 检测可在 IDDM 亲属中预报 IDDM 发生的危险性。

3. 酪氨酸磷酸酶 IA－2 自身抗体

酪氨酸磷酸酶 IA－2 自身抗体在健康儿童阳性，提示将很快发生临床症状明显的 1 型糖尿病。

4. 胰岛素自身抗体

胰岛素自身抗体（IAA）可在 1 型糖尿病的亚临床期和临床期出现。<5 岁的患者 IAA 阳性率 90% ~100%；>12 岁的患者 IAA 阳性率仅 40%。成人患者阳性率则更低。

一般通过三种自身抗体（ICA、GADA、IAA）筛选高危人群，在 IDDM 临床前期（无症状），可早而准确地预报疾病的发生，最大程度地保护胰岛细胞的容量。将有助于阻止或减慢疾病的发生，干扰胰岛细胞免遭破坏。

六、血小板抗体测定

抗血小板抗体可引起血小板活化、破坏，导致血小板数目下降，出血倾向或血栓。

其作用主要通过以下几个途径。①补体介导途径：血小板-自身抗体复合物激活补体。②Fc受体介导途径：IgG类自身抗体可直接与血小板发生作用，激活血小板。③自身抗体也能阻断血小板与内皮细胞结合，从而阻止血管损伤部位血小板“塞”形成，引发出血。加速血小板的破坏从而导致血小板减少症。血小板表面相关抗体分为3种，即PAIgG、PAIgA、PAIgM（表1-19）。

血小板抗体作为诊断特发性血小板减少性紫癜（ITP）的指标之一，ITP患者的PAIgG增高达90%以上，如同时测定PAIgA、PAIgM，则阳性率可达100%；作为ITP观察疗效及估计预后的指标，ITP患者经肾上腺皮质激素治疗有效者，PAIgG会下降；血小板抗体有助于研究其他一些疾病的免疫机制，如系统性红斑狼疮、Evans综合征（埃文斯综合征）为特发性血小板减少性紫癜合并获得性溶血性贫血、慢性活动性肝炎、恶性淋巴瘤、多发性骨髓瘤和药物性免疫性疾病。

七、抗心磷脂抗体与抗 β_2-糖蛋白1型抗体测定

抗磷脂抗体是一组针对各种带负电荷磷脂的自身抗体的总称，包括抗心磷脂抗体（anti-cardiolipin antibodies，ACA）、抗磷脂酰乙醇胺、抗磷脂酰丝氨酸、抗磷脂酰甘油和抗磷脂酸等，其中又以ACA最具有代表性，它的靶抗原是存在于细胞膜和线粒体膜中带负电的心磷脂，为甘油磷脂类结构。线粒体抗原 M_1 亚型即为心磷脂。因此抗 M_1 线粒体抗体即为ACA。病理状态下这类磷脂分布到细胞膜外，当其与血清中的 β_2 糖蛋白1型（β_2-glycoprotein1，β_2-GP1）结合后即暴露出抗原位点，诱导产生相应的自身抗体。抗心磷脂抗体（ACA）与抗 β_2-GP1抗体测定（表4-20）。

表4-20 抗心磷脂抗体与抗 β_2-GP1抗体检验报告单

医院检验报告单 【免疫】

姓名	性别	年龄	样本号
住院号	科室	床号	
标签联号	样本类型 血液	标本编号	临床诊断

检验项目	结果	参考值	单位
抗心磷脂抗体（ACA）		阴性	
抗 β_2-糖蛋白1型抗体（抗 β_2-GP1）		阴性	

送检医生	检验者	审核者
接收时间	检验时间	报告时间

※本报告单仅对本标本负责※

1. 抗心磷脂抗体

抗心磷脂抗体（ACA）：主要存在于各种自身免疫病（如SLE、RA、干燥综合征、皮肌炎、硬皮病、白塞综合征等）患者中，在某些恶性肿瘤、药物诱发性和感染性疾

病中也多见，如梅毒、麻风、AIDS、疟疾感染者及淋巴细胞增生障碍性疾病。在抗磷脂抗体综合征（ACA 敏感性 86%，特异性 75%）、复发性动静脉血栓形成、反复自然流产、血小板减少症及中枢神经系统疾病患者中，ACA 均有较高的阳性检出率，且高滴度的 ACA 可作为预测流产发生及血栓形成的一种较为敏感的指标。脑血栓患者以 IgG 型 ACA 阳性率最高，且与临床密切相关；约 70% 未经治疗的 ACA 阳性孕妇可发生自然流产和宫内死胎，尤其是 IgM 型 ACA 可作为自然流产或死胎的前瞻性指标；血小板减少症则以 IgG 型 ACA 多见，且与血小板减少程度呈正相关。

2. 抗 β_2 – 糖蛋白 1 型抗体

抗 β_2 – 糖蛋白 1 型抗体（抗 β_2 – GP1）主要见于抗磷脂抗体综合征（敏感性 30% ~60%，特异性 98%）和 SLE 患者。同时测定抗 β_2 – GP1 和 ACA，可使抗磷脂抗体综合征的诊断率达 95%。

八、抗精子抗体测定

抗精子抗体（AsAb）既可在男性又可在女性体内产生，其抗原包括附着于精子表面的精子附着抗原和精子核抗原、胞质抗原等 100 余种，这些抗原均能诱发机体产生相应的抗体（表 4 – 21）。

表 4 – 21　抗精子抗体检验报告单

医院检验报告单　【免疫】

姓名	性别	年龄	样本号
住院号	科室	床号	
标签联号	样本类型　血液或精浆	标本编号	临床诊断

检验项目	结果	参考值	单位
抗精子抗体（AsAb）		阴性	

送检医生	检验者	审核者
接收时间	检验时间	报告时间

※本报告单仅对本标本负责※

检测抗精子抗体（AsAb）因采用方法不同，结果也不尽相同，通常不育症患者血清中 AsAb 检出率为 20% ~30% 左右，而在梗阻性无精症患者，AsAb 阳性率可高达 60%；不育症患者血清与精浆中 AsAb 的免疫球蛋白（Ig）种类有所不同，血清中通常以 IgG、IgM 类 AsAb 为主；而精浆中则以 IgG、IgA 类 AsAb 出现较多；AsAb 阳性亦可见于其他原因，如输精管阻塞以及睾丸和附睾的损伤和炎症。鉴于 AsAb 的异质性以及其中很多 AsAb 针对的靶抗原与生育并不相关，因此，对 AsAb 的阳性结果必须结合临床表现综合考虑。

九、抗子宫内膜抗体测定

正常情况下子宫内膜位于子宫腔内，不会引发自身免疫反应。剖宫产、刮宫术以及病理情况下在月经期含有子宫内膜碎片的经血通过输卵管逆流入盆腔，都有可能导致子宫内膜异位症，诱发自身免疫病理反应。抗子宫内膜抗体（EmAb）是由异位子宫内膜诱导产生的一种自身抗体（表4－22）。

表4－22 抗子宫内膜抗体检验报告单

医院检验报告单 【免疫】

姓名	性别	年龄	样本号
住院号	科室	床号	
标签联号	样本类型 血液	标本编号	临床诊断

检验项目	结果	参考值	单位
抗子宫内膜抗体（EmAb）		阴性	

送检医生	检验者	审核者
接收时间	检验时间	报告时间

※本报告单仅对本标本负责※

抗子宫内膜抗体（EmAb）是子宫内膜异位症的标志抗体，主要见于子宫内膜异位症（以子宫内膜异位生长于子宫外部为特征）、不孕与流产患者，阳性率可达37%～50%；在一些原因不明的不孕患者中，EmAb检出率高达73.9%。EmAb阳性可见于反复自然流产、原因不明的不孕症、子宫肌瘤、盆腔炎等。少数正常生育妇女由于经血逆流入腹腔对免疫系统的刺激，血清中有低水平的EmAb存在，阳性率为3%～7%（ELISA法），其中以中年妇女阳性率最高，闭经后EmAb水平下降，渐趋消失。

按美国生育学会（American Fertility Society）1985年分类为Ⅰ～Ⅲ期的子宫内膜异位症患者，EmAb阳性率可达44%～86%。其中Ⅰ期子宫内膜异位症伴不孕的患者阳性率90%，而Ⅳ期患者阳性率仅14%，提示子宫内膜异位症的早期新鲜病症可能更容易诱导体内的免疫反应。

由于EmAb靶抗原的本质和生理功能仍不清楚，对EmAb临床意义的评价应结合患者临床情况和其他检查综合考虑。

十、抗透明带抗体测定

透明带（ZP）为哺乳动物卵母细胞外的一层半透明的酸性糖蛋白膜。生化分析发现，许多动物包括猪、鼠、兔等的ZP都是由3～4个不同的糖蛋白组成，称为ZP_1、ZP_2、ZP_3、ZP_4。它们各具特有的生物功能，其中以ZP_3最重要，因为ZP_3有精子受体的活性。透明带能诱发机体产生全身或局部的细胞与体液免疫反应，产生抗透明带抗体

(AZP)。AZP 通过下述途径干扰生育：①封闭精子受体，妨碍精子与透明带结合。②使透明带变硬，有时即使受精，也因透明带不能自受精卵表面脱落而干扰着床。AZP 测定（表 4-23）。

不明原因不孕症女性的阳性率显著高于正常对照组，并且不孕时间愈长，抗透明带抗体阳性率愈高。因此，AZP 是不明原因不孕的一种自身免疫性病因。

表 4-23　抗透明带抗体检验报告单

医院检验报告单　【免疫】

姓名	性别	年龄	样本号
住院号	科室	床号	
标签联号	样本类型　血液	标本编号	临床诊断

检验项目	结果	参考值	单位
抗透明带抗体（AZP）		阴性	

送检医生	检验者	审核者
接收时间	检验时间	报告时间

※本报告单仅对本标本负责※

十一、抗卵巢抗体测定

抗卵巢抗体（AoAb）与相应抗原结合后，对卵巢功能的影响主要是干扰卵母细胞成熟，影响卵细胞排出或阻止精子穿入卵细胞，其靶抗原位于卵巢颗粒细胞、卵母细胞、黄体细胞和间质细胞中（表 4-24）。

表 4-24　抗卵巢抗体检验报告单

医院检验报告单　【免疫】

姓名	性别	年龄	样本号
住院号	科室	床号	
标签联号	样本类型　血液	标本编号	临床诊断

检验项目	结果	参考值	单位
抗卵巢抗体（AoAb）		阴性	

送检医生	检验者	审核者
接收时间	检验时间	报告时间

※本报告单仅对本标本负责※

抗卵巢抗体（AoAb）最早发现于卵巢功能早衰、早绝经患者，此外，也见于卵巢损伤、感染、炎症患者。

AoAb 阳性检出率在卵巢功能早衰、早绝经患者中达 50% ~70%，不孕症患者阳性率为 20%。AoAb 测定可作为监测人工授精的一项指标。在首次人工授精后的第十至第十五天，某些接受治疗者血清中的 IgM 类 AoAb 可显著升高，≥2 次授精者可产生 IgA、IgG 类 AoAb，高滴度的 AoAb 可影响治疗效果。由于 AoAb 的靶抗原本质和生理功能尚不清楚，对 AoAb 阳性结果的临床意义应结合其他检查综合考虑。

十二、抗肾小球基底膜抗体测定

肾小球基底膜是由内外透明层及中间致密层构成的，以糖蛋白为主体，主要由Ⅳ型胶原、层黏连蛋白、板层素等组成，其中Ⅳ型胶原是抗肾小球基底膜抗体（AGBMA）的主要靶抗原。抗肾小球基底膜抗体测定见表 4 – 25。

表 4 – 25 抗肾小球基底膜抗体检验报告单

医院检验报告单 【免疫】

姓名	性别	年龄	样本号
住院号	科室	床号	
标签联号	样本类型 血液	标本编号	临床诊断

检验项目	结果	参考值	单位
抗肾小球基底膜抗体（AGBMA）		阴性	

送检医生	检验者	审核者
接收时间	检验时间	报告时间

※本报告单仅对本标本负责※

AGBMA 是所有抗肾小球基底膜型肾小球肾炎的血清学标志。活动性的经典的抗肾小球基底膜病——Goodpasture 综合征（古德帕斯肺出血肾炎综合征），AGBMA 几乎 100% 阳性。另外，在临床完全缓解的患者血清中，该抗体仍可有较高的滴度，在 1 年左右缓慢下降。该病在 1 年后复发的不常见。通常，肾移植应在该抗体阴性后进行，以免复发。广义的肺肾综合征或急进型肾小球肾炎该抗体的阳性率仅为 15% ~20%，因此，需要做更多的血清学检测，如抗中性粒细胞胞浆抗体（ANCA）实验。具有该抗体的患者的预后往往较差。

第四节 传染病的免疫学检验

一、甲型病毒性肝炎血清学检测

甲型肝炎病毒（HAV）属小 RNA 病毒科中的肝病毒属，为正单链 RNA 病毒，甲型肝炎病毒主要经粪 – 口途径传播。诊断甲型肝炎的特异性血清学指标是抗 HAV – IgM

（表4－26）。

抗HAV－IgM在甲肝亚临床期已出现，且滴度在感染后3个月内维持在1∶1 000以上，为早期诊断甲型肝炎的依据。

表4－26 甲型病毒性肝炎血清学检验报告单

医院检验报告单 【免疫】

姓名	性别	年龄	样本号
住院号	科室	床号	
标签联号	样本类型 血液	标本编号	临床诊断

检验项目	结果	参考值	单位
抗HAV－IgM		阴性	

送检医生	检验者	审核者
接收时间	检验时间	报告时间

※本报告单仅对本标本负责※

二、乙型病毒性肝炎血清学检测

乙型病毒性肝炎（HBV）是目前已确认的病毒性肝炎中对人类健康危害最为严重的一种肝炎。急慢性乙型肝炎患者及血液HBsAg阳性无症状的携带者是乙型肝炎病毒的主要传染源。乙型肝炎病毒主要通过血液、性接触、母－婴垂直传播。

乙型病毒性肝炎血清学检测指标包括两对半（①HBsAg，②HBsAb，③HBeAg，④HBeAb，⑤HBcAb；其中①、③、⑤阳性俗称“大三阳”，①、④、⑤阳性俗称小三阳）、抗－HBc IgM抗体（抗HBc－IgM）、前S_1及抗前S_1抗体（表4－27）。

（1）乙型肝炎病毒表面抗原（HBsAg）是感染了HBV的一个特异性标志。血清内HBsAg阳性见于急性乙型肝炎的潜伏期和急性期、慢性HBV感染状态（包括无症状HBsAg携带者、慢性乙型肝炎）与HBV有关的肝硬化和原发性肝癌。

（2）乙型肝炎病毒表面抗体（HBsAb）是一种保护性抗体。血清内HBsAb阳性表示曾经感染过HBV，不论临床上有无肝炎的表现，现已得到恢复，并具有HBV的免疫力。注射乙肝疫苗后，产生HBsAb表示具有免疫力。

（3）乙型肝炎病毒结构抗原（HBeAg）及结构抗体（HBeAb） 急性乙型肝炎时，HBeAg呈短暂阳性，如持续阳性提示转为慢性，孕妇则可垂直传播。在慢性HBV感染时，HBeAg阳性常表示为肝细胞内HBV活动性复制；当HBeAg转阴，伴有HBeAb转阳常提示HBV复制停止或明显减弱。HBeAb还出现于急性乙型肝炎的恢复期，可持续较长时间。一般在恢复期出现，随e抗原转阴，出现e抗体提示病情转愈。

（4）乙型肝炎病毒核心抗体（HBcAb）可作为乙型肝炎病毒在体内复制的标志，其血液具有传染性，常与HBsAg阳性并存。出现于急性乙型肝炎的早期，且呈高滴度。HBsAg阳性时间越长，HBcAb滴度就越高，恢复后可持续数年或更长，滴度才逐渐下降。慢性 HBV 感染者，HBcAb 持续阳性。单项 HBcAb 阳性表示过去可能感染过 HBV，少数也可能仍有 HBV 感染，需与其他标志物结合而判断。乙型肝炎病毒核心抗原（HBcAg）存在于肝细胞核内，不释放于外周血中，故测不到 HBcAg。

表 4 - 27　乙型病毒性肝炎血清学检验报告单

医院检验报告单　【免疫】

姓名	性别	年龄	样本号
住院号	科室	床号	
标签联号	样本类型　血液	标本编号	临床诊断

检验项目	结果	参考值	单位
两对半：			
HBsAg		阴性	
抗 HBs（HBsAb）		阴性	
HBeAg		阴性	
抗 HBe（HBeAb）		阴性	
抗 HBc（HBcAb）		阴性	
抗 HBc - IgM		阴性	
前 S_1		阴性	
抗前 S_1 抗体		阴性	

送检医生	检验者	审核者
接收时间	检验时间	报告时间

※本报告单仅对本标本负责※

（5）抗 HBc 有 IgG、IgM、IgA 三类，抗 HBc - IgM 在乙型肝炎急性期或慢性肝炎活动期出现。在 HBV 感染的“窗口期，”抗 HBc 常常是唯一可测出的 HBV 血清标志物。

（6）前 S_1 蛋白作为 S 蛋白氨基端延伸的一段多肽，主要存在于大蛋白之中，参与 HBV 的组装、分泌和侵入肝细胞等生物学效应。前 S_1 抗体的出现可以使 HBV 颗粒及前 S_1 抗原颗粒减少、提高 T 细胞免疫、增强机体抗病毒免疫、参与病毒清除和预示肝病恢复。前 S_1 抗原和抗体均出现于急性 HBV 感染早期。前 S_1 蛋白在急性 HBV 感染中，无论抗原的出现和抗体的应答，都反映病变的活动程度，可通过前 S_1 抗原转阴和前 S_1 抗体转阳与否及转换的时间对治疗措施进行评价，因此，前 S_1 抗原及其前 S_1 抗体可以作为临床观察疗效和估计预后的一对较好指标。

三、丙型病毒性肝炎血清学检测

丙型肝炎病毒（HCV）曾称为肠道外传播的非甲非乙型肝炎病毒，是含脂类蛋白包膜的单正链 RNA 病毒，呈球形颗粒状，约 30 ~ 60nm，主要在肝细胞中复制。HCV 对氯仿、乙醚等有机溶剂敏感，煮沸、紫外照射及甲醛处理均可使其灭活。HCV 主要经血和血制品传播。在我国，输血后肝炎中 60% ~ 80%、散发性急性肝炎中 12% ~

24%为丙型肝炎。急性和慢性丙型肝炎患者及无症状携带者为主要传染源。发病前12d血液即有传染性，并可持续携带病毒达12年以上。HCV可与HBV或其他肝炎病毒混合感染，在致病性方面既有HCV样的直接细胞致病作用，又有HBV样免疫介导的致病作用。

丙型病毒性肝炎血清学检测指标包括抗HCV IgG抗体（抗-HCV IgG）、HCV抗原（HCV-Ag），见表4-28。

表4-28　丙型病毒性肝炎血清学检验报告单

医院检验报告单　【免疫】

姓名	性别	年龄	样本号
住院号	科室	床号	
标签联号	样本类型　血液	标本编号	临床诊断

检验项目	结果	参考值	单位
抗HCV-IgG抗体		阴性	
HCV抗原（HCV-Ag）		阴性	

送检医生	检验者	审核者
接收时间	检验时间	报告时间

※本报告单仅对本标本负责※

（1）抗HCV阳性提示感染过HCV；对大部分病例而言，抗HCV阳性常伴有HCV RNA的存在。因此，抗HCV是判断HCV感染的一个重要标志。抗HCV阳性而血清中没有HCV RNA提示既往感染。有极少数病例抗HCV阴性仍可检测到HCV RNA。另外，某些慢性HCV感染者的抗HCV可持续存在。检测抗HCV抗体最常用的方法为ELISA法，该试验是HCV感染的筛查方法。主要所测的是抗HCV-IgG。

（2）HCV抗原阳性表示HCV感染急性期。用重组HCV抗原建立的重组免疫印迹试验（RIBA），特异性强，是丙型肝炎的确诊试验。

四、戊型病毒性肝炎血清学检测

戊型肝炎病毒（HEV）为球形、无包膜的RNA病毒，该病毒主要由污染的水源经口传播。既可引起大规模的暴发流行，也可引起急性散发型流行。戊型肝炎为自限性疾病，较少发展成慢性肝炎，其临床症状最常见于青、中年患者，儿童都表现为亚临床感染。随着HEV克隆序列分析的完成，以重组蛋白及合成肽作为抗原检测血清中的抗HEV已成为戊肝诊断的主要手段。戊型病毒性肝炎血清学检测指标包括抗HEV-IgG、抗HEV-IgM（表4-29）。

HEV所致戊型肝炎的临床症状和流行病学特点都与甲型肝炎相似。抗HEV抗体以IgG类抗体为主，在戊型肝炎急性期即可检出，且滴度较高，持续约6个月。一般认为，戊型肝炎急性期第一份血清抗HEV滴度>40，以后逐渐下降，或抗HEV先阴性后转为阳性，或抗 HEV 滴度逐渐增高，均可诊断为急性 HEV 感染。抗 HEV - IgM 通常滴度不高，持续时间短（2 个月左右），部分患者感染 HEV 后，抗 HEV - IgM 始终为阴性，故目前不将抗 HEV - IgM 列入常规检查。

表 4 - 29　戊型病毒性肝炎血清学检验报告单

医院检验报告单　【免疫】

姓名	性别	年龄	样本号
住院号	科室	床号	
标签联号	样本类型　血液	标本编号	临床诊断

检验项目	结果	参考值	单位
抗 HEV - IgG		阴性	
抗 HEV - IgM		阴性	

送检医生	检验者	审核者
接收时间	检验时间	报告时间

※本报告单仅对本标本负责※

五、人类免疫缺陷病的血清学检测

人类免疫缺陷病是由于感染人类免疫缺陷病毒（HIV），HIV 属于逆转录病毒科慢病毒属中的灵长类免疫缺陷病毒亚属，主要经血液、性接触、母婴垂直传播等途径传播。HIV 感染的主要靶细胞是 CD_4^+ T 淋巴细胞、单核吞噬细胞，使该类细胞大量减少，机体免疫系统受到破坏，免疫调节紊乱，细胞免疫功能缺陷，致使机体极易合并多种微生物的机会感染或发生肿瘤。HIV 对酸性环境、消毒剂和去垢剂等敏感，病毒在 pH 2 环境下失活，50% ~70% 乙醇、2% 甲醛、5% 碳酸、0.1% 戊二醛、5g/L 次氯酸钠等均可灭活 HIV。但该病毒对碱性环境（pH 9.0 左右）、紫外线较为耐受。

HIV 实验室有初筛实验室和确认实验室两种，一般医疗单位的检验科不得从事艾滋病的相关检查。HIV 的实验室检查包括检测血清中抗 HIV 抗体、HIV 抗原和 HIV 核酸以及淋巴细胞尤其是 CD_4^+ 淋巴细胞的数量。因 HIV 感染后病毒难以清除，检测出特异性抗体即指示体内存在病毒，所以最常用的实验室诊断方法为抗体检测。

新近开发的试剂盒可检测 IgG、IgM 类抗 HIV 抗体及 HIV 核心抗原，可大大缩短 HIV 感染的窗口期，有利于早期诊断。有关 HIV 感染的确诊试验为免疫印迹法（WB）和放射免疫沉淀试验（RIPA）等，其中又以 WB 法最为常用，该法检测的是针对病毒抗原组分的抗体。这里介绍的人类免疫缺陷病毒血清学检测指标包括抗 HIV 抗体、HIV - 1 - RNA [此项采用聚合酶链反应（PCR）]，见表 4 - 30。

（1）艾滋病（AIDS）即获得性免疫缺陷综合征，系由人类免疫缺陷病毒引起的严重传染病，现已知道此病有多种型别，目前流行的主要为 1 型（HIV - 1）。HIV - 1 抗体的血清学检验一般分两步进行，即一般试验（初筛通常用酶标法）和确证试验（通常用免疫印迹法）。对阳性结果应结合其他检查项目和临床情况进行综合分析，对可疑结果应进行随访，随访期至少 6 个月。

表 4－30 抗人类免疫缺陷病毒抗体检验报告单

医院检验报告单 【免疫】

姓名	性别	年龄	样本号
住院号	科室	床号	
标签联号	样本类型 血液	标本编号	临床诊断

检验项目	结果	参考值	单位
抗 HIV－1		阴性	
HIV－1－RNA		定性：阴性 定量：$<10^3$	

送检医生	检验者	审核者
接收时间	检验时间	报告时间

※本报告单仅对本标本负责※

（2）PCR 可用来追踪 HIV 的自然感染史。可在其他血清学和病毒学标志出现前检测病毒序列，这样可判定无症状而且血清学标志物阴性患者潜在的 HIV 传播性；可用来监测长潜伏期（4～7 年）患者，以及在抗病毒治疗期间病毒的水平；也可用于出生后最初的 6～9 个月期间，他们的血液中存在母体的抗体，因此用 PCR 可确定婴儿是否真正被 HIV 感染。

血液中 HIV－1 RNA 的定量检测已被公认为可以预估患者病程，并可用于鸡尾酒抗病毒治疗效果的评估。利用病毒载量可在患者急性感染期间，处于“窗口期”时即可检测出高水平的病毒 RNA 含量。医师可利用结果判定患者疾病的进程和进展，以及可在接受抗病毒治疗过程中起监测与指导作用。可以在开始治疗前对患者进行 HIV－1 RNA 水平检测，治疗过程中通过对 HIV－1 RNA 的一系列测定来指导治疗。例如，如果 RNA 水平没有降低，那么就应该调整治疗或改变治疗方案；如果 RNA 复制受到抑制，那么就应持续治疗。

HIV－1 RNA 的定性测定用于献血员血液和血液制品检测，可大大缩短检测的“窗口期”，对于提高血液及血液制品的安全性具有重要意义。

六、TORCH 感染的血清学检测

TORCH 是引起围产期感染的一组病原体英文名称的字头组合，“To”即 Toxoplasma（弓形虫），“R”即 Rubivirus（风疹病毒），“C”即 Cytomegalovirus（巨细胞病毒），“H”即 Herpes simplex uirus（单纯疱疹病毒）。这组病原体感染孕妇后常致胎儿宫内感染，导致流产、早产、死胎、畸胎。为引起围产医学家和优生优育家的关注，日本学者片山诚将这四种病原体组合在一起，以 TORCH（torch，火炬）命名。但鉴于技术上的原因和生物学上的交叉反应，对阳性结果的意义应结合临床综合判断，不能仅以此结果作为孕妇终止妊娠的依据。TORCH 感染的血清学检测包括抗弓形虫抗体（TO）-IgG、IgM、抗风疹病毒（R）-IgM、抗巨细胞病毒（C）抗体-IgM、抗单纯疱疹病毒（H）抗体-IgM（表4-31）。

表4-31　TORCH 感染的血清学检验报告

医院检验报告单　【免疫】

姓名	性别	年龄	样本号
住院号	科室	床号	
标签联号	样本类型　血液	标本编号	临床诊断

检验项目	结果	参考值	单位
TORCH 的项目：			
抗弓形虫抗体（TO）-IgG，IgM		阴性	
抗风疹病毒抗体（R）-IgM		阴性	
巨细胞病毒抗体（C）-IgM		阴性	
抗单纯疱疹病毒抗体（H）-IgM		阴性	

送检医生	检验者	审核者
接收时间	检验时间	报告时间

※本报告单仅对本标本负责※

（1）抗弓形虫 IgM 抗体阳性提示近期感染。由于母体 IgM 类抗体不能通过胎盘，故在新生儿体内查到抗弓形虫特异性 IgM 抗体则提示其有先天性感染。IgG 抗体阳性提示有弓形虫既往感染。

（2）抗风疹病毒 IgM 抗体在发病2~5天即可测出，6~25天检出率可达高峰，常用于风疹急性期或新近感染的诊断。抗风疹病毒 IgG 抗体用于调查既往感染。

（3）血清中抗巨细胞病毒（HCMV）抗体 IgM 阳性有助于对急性或活动性 HCMV 感染的诊断，以及对移植器官供体和献血员的筛选。脐带血查出抗 HCMV-IgM 抗体说明胎儿宫内感染，若同时检测抗 HCMV-IgA 抗体可提高诊断的准确性。抗 HCMV-IgG 抗体阳性对诊断既往感染和流行病学调查有意义，若间隔3周后抽取血清该抗体阳性滴度升高4倍以上（双份血清进行对比），则对判断 HCMV 近期复发感染有意义。

（4）人群中 HSV 感染十分普遍。抗 HSV-IgM 抗体阳性提示有近期感染，但应结合临床综合分析，孕妇不能仅以抗 HSV-IgM 阳性作为终止妊娠的依据。很多人血清中抗 HSV-IgG 抗体阳性，且其滴度不随疾病复发而升高，故无重要的临床意义。

七、沙眼衣原体感染的血清学检测

衣原体是一类能通过细菌滤器、具有独特发育周期、严格细胞内寄生的原核细胞型微生物，包括沙眼衣原体（Ct）、鹦鹉热衣原体（CPs）、肺炎衣原体（CPn）和牲畜衣原体（CPe）。前3种可引起人类致病。沙眼衣原体依据主要外膜蛋白（OMP1）抗原的差异可分为18个血清型。轮状病毒中L_1、L_2、L_2a、L_3血清型是性病淋巴肉芽肿（LGV）的病原体；A、B、Ba、C血清型为人类沙眼病原体；D－K血清型引起泌尿生殖系统感染和婴儿感染。衣原体对热敏感，50～60℃ 10min即灭活，但其耐低温，－70℃可生存数年。0.5%石炭酸、75%乙醇可迅速杀死衣原体。沙眼衣原体通过直接接触、间接接触摸污染物或经性接触传播，也可经产道传播。抗沙眼衣原体抗体测定（表4－32）。

表4－32　沙眼衣原体感染的血清学检验报告单

医院检验报告单　【免疫】

姓名	性别	年龄	样本号
住院号	科室	床号	
标签联号	样本类型　血液或分泌物	标本编号	临床诊断

检验项目	结果	参考值	单位
抗沙眼衣原体抗体－IgG		阴性	
抗沙眼衣原体抗体－IgA		阴性	
抗沙眼衣原体抗体－IgM		阴性	

送检医生	检验者	审核者
接收时间	检验时间	报告时间

※本报告单仅对本标本负责※

抗沙眼衣原体（Ct）抗体阳性提示有沙眼衣原体感染，但不确定为当前感染。一般IgM抗体阳性与初次近期感染有关，IgG类抗体阳性与反复再次感染有关，IgA类抗体阳性与泌尿生殖道黏膜感染有关。此法不仅适于血清检查，还可测定泪液或泌尿生殖道分泌物中的抗体。阴性结果应结合临床表现和其他检查结果综合分析。

八、轮状病毒感染的检测

轮状病毒（RV）为双股RNA病毒，有11个RNA片段。分A～G 7个组，A、B、C组引起人类严重发病，A组与婴幼儿腹泻，B组与成人腹泻有关。根据A组中和抗原VP_7的多态性，至少可分为14个血清型。轮状病毒抗原检测见表4－33。

轮状病毒（RV）是造成婴幼儿传染性胃肠炎的主要原因，在儿童及成人也能观察到感染RV的胃肠炎患者。RV引发的肠胃炎可导致婴儿、老年人及免疫抑制患者（如AIDS患者）的死亡。RV感染主要发生在冬季，但一年四季均有散在发病。患急性肠道疾病的住院儿童50%为RV引起。RV很容易随粪便分泌而传播，新生儿区及新生儿护理区应严防RV的院内感染。

表 4－33　轮状病毒感染检验报告单

医院检验报告单　　【免疫】

姓名	性别	年龄	样本号
住院号	科室	床号	
标签联号	样本类型　粪便	标本编号	临床诊断

检验项目	结果	参考值	单位
轮状病毒抗原（RV）		阴性	

送检医生	检验者	审核者
接收时间	检验时间	报告时间

※本报告单仅对本标本负责※

九、腺病毒感染的血清学检测

腺病毒（adenovirus）是一种重要的呼吸道病毒，有 40 多个血清型，其中 3、4、7 型最易暴发流行。是 DNA 病毒，主要在细胞核内繁殖，耐温、耐酸、耐脂溶剂的能力较强，除咽、结合膜及淋巴组织外，还在肠道繁殖。抗腺病毒抗体检测见表 4－34。

表 4－34　腺病毒感染的血清学检验报告单

医院检验报告单　　【免疫】

姓名	性别	年龄	样本号
住院号	科室	床号	
标签联号	样本类型　血液	标本编号	临床诊断

检验项目	结果	参考值	单位
抗腺病毒抗体－IgG、IgM		血清 1∶10 均为阴性	

送检医生	检验者	审核者
接收时间	检验时间	报告时间

※本报告单仅对本标本负责※

腺病毒能够引起多种疾病，1～39 型腺病毒感染约占呼吸道感染的 6%。40、41 型能引起胃肠炎，在幼儿病毒感染中，仅次于轮状病毒，占第二位。通过空气和污染物传播，在感染后头几天传染性最强。正常人血清 IgG 或 IgM 类抗腺病毒抗体阴性。抗腺病毒不同血清型的抗体有交叉反应，故用 3 型腺病毒感染的细胞也适合于检测其他血清型的抗体。

十、肺炎衣原体和支原体感染的血清学检测

衣原体是介于病毒和细菌之间的一类独立微生物，需在活细胞内繁殖，不能在人

工合成的培养基中生长。现有沙眼、肺炎、鹦鹉热和牲畜衣原体4个属。支原体是一种类似细菌但不具胞壁的原核微生物，能在无生命的人工培养基上生长繁殖，能通过细菌滤器。支原体种类甚多，对人致病的有肺炎支原体（MP）、人型支原体（MH）、解脲支原体（UU）等。肺炎支原体主要在气管、支气管和细支气管的上皮细胞内增殖。抗肺炎衣原体抗体、抗肺炎支原体抗体（IgG、IgM、IgA）检测见表4－35。

表4－35 肺炎衣原体和支原体感染的血清学检验报告单

医院检验报告单 【免疫】

姓名	性别	年龄	样本号
住院号	科室	床号	
标签联号	样本类型 血液	标本编号	临床诊断

检验项目	结果	参考值	单位
抗肺炎衣原体抗体（CP）		阴性	
抗肺炎支原体抗体（MP－IgG、IgM、IgA）		阴性	

送检医生	检验者	审核者
接收时间	检验时间	报告时间

※本报告单仅对本标本负责※

（1）肺炎衣原体（chlamydia pneumoniae，CP）可引起急、慢性上呼吸道感染，肺炎（占肺炎发病率的10%）、心内膜炎、脑膜炎、结节性红斑，也参与动脉粥样硬化的发病。抗肺炎衣原体抗体阳性提示有肺炎衣原体感染，但其确切的意义尚缺乏严格的临床评价。

（2）肺炎支原体（mycoplasma pneumoniae，MP）引起的主要疾病有原发性非典型肺炎（细支气管炎、支气管周围间质性肺炎）、咽炎和气管支气管炎。在肺炎支原体感染并出现症状后的第七天即可检测到IgM类抗体，10～30天后IgM类抗体浓度即可达高峰，12～26周后IgM类抗体滴度逐渐降低直至检测不到。IgM类抗体多在初发感染时检测到，因此，高浓度的IgM类抗体多频繁地发现于年轻人身上。相反，年纪较大的人因为通常经历了重复感染，其IgM类抗体浓度常常很低或检测不到。在初次感染肺炎支原体时，IgA类抗体在发生症状后3周内出现，并达到峰值。但于发生症状的5周后该类抗体滴度即开始下降。IgG类抗肺炎支原体抗体较IgA和IgM类抗体出现迟，其浓度峰值出现在肺炎支原体感染症状发生后的第五周。少数情况下，肺炎支原体的急性感染并不伴有IgM和IgA类抗体的出现，唯有依靠IgG类抗体滴度的上升方可做出诊断。

十一、伤寒和副伤寒的血清学检测

伤寒和副伤寒是由伤寒沙门菌和甲型副伤寒沙门菌、乙型副伤寒沙门菌、丙型副伤寒沙门菌引起的肠道传染病，临床特征为长程发热、全身中毒症状、相对缓脉、肝脾肿大、玫瑰疹及白细胞减少等。主要并发症为肠出血、肠穿孔。其检查采用传统的肥达反应（表4－36）。

表4－36 伤寒和副伤寒的血清学检验报告单

医院检验报告单 【免疫】

姓名	性别	年龄	样本号
住院号	科室	床号	
标签联号	样本类型 血液	标本编号	临床诊断

检验项目	结果	参考值	单位
肥达反应：			
抗伤寒沙门菌O（TO）		滴度＜1∶80	
抗伤寒沙门菌H（TH）		＜1∶160	
抗副伤寒菌（甲、乙、丙型）（PA、PB、PC）		＜1∶80	

送检医生	检验者	审核者
接收时间	检验时间	报告时间

※本报告单仅对本标本负责※

正常人血清中可有少量抗体存在，伤寒沙门菌菌体抗原（O）其抗体（TO）凝集价＜80，其抗体（TH）凝集价＜160，甲型副伤寒沙门菌、乙型副伤寒沙门菌、丙型副伤寒沙门菌（PA、PB、PC）凝集价＜80。凝集价随各地区预防接种及疾病流行情况而有所不同，一般认为要高于正常凝集价才有诊断意义，TO＞1∶80，TH＞1∶160，PA＞1∶80，PB＞1∶80，PC＞1∶80。此外，对检测结果的评价必须结合临床，注意病程，抗O抗体与抗H抗体效价在恢复期较急性期增长4倍以上才有肯定的诊断价值。但近期接种过伤寒、副伤寒菌苗者，其凝集价也可升高。

十二、布鲁菌病的血清学检测

布鲁菌病（Brucellosis）是一种人畜共患传染病，布鲁菌的常见菌型为牛、羊、猪。布鲁菌自皮肤或呼吸道、消化道黏膜进入人体后，中性多核粒细胞首先出现，被吞噬的牛型细菌可部分被杀死，但羊型菌不易被杀死。存活的布鲁菌随淋巴液到达局部淋巴结。根据人体的抗病能力和侵入菌的数量及毒力，病菌或在局部被消灭，或在淋巴结中生长繁殖而形成感染灶。当病菌增殖达到相当数量后，即冲破淋巴结屏障而侵入血循环，此时可出现菌血症、毒血症等一系列症状，以长期发热、多汗、关节痛及全身乏力、疼痛为主要特征。抗布鲁菌抗体检测方法用试管凝聚试验、胶乳凝聚试验（表4－37）。

表4－37　布鲁菌病的血清学检验报告单

医院检验报告单　【免疫】

姓名	性别	年龄	样本号
住院号	科室	床号	
标签联号	样本类型　血液	标本编号	临床诊断

检验项目	结果	参考值	单位
抗布鲁菌抗体		阴性	

送检医生	检验者	审核者
接收时间	检验时间	报告时间

※本报告单仅对本标本负责※

发病年龄以青壮年为主，从事兽医、皮毛加工业、屠宰业的工人发病率较高。极易引起实验室感染，操作人员要倍加小心。

十三、幽门螺杆菌抗原及其感染的血清学检测

幽门螺杆菌（HP）是从慢性胃炎和消化性溃疡患者胃黏膜中分离而得，原称幽门弯曲菌。该菌约67%的菌株产生细胞空泡毒素（VacA）和细胞毒素相关蛋白A（CagA）。产毒株致病性更强，与胃溃疡、胃癌的发病存在密切关系。

幽门螺杆菌抗原检测：幽门螺杆菌（helicobacter pylori，HP）是一种单极、多鞭毛、末端钝圆、螺旋形弯曲的细菌。幽门螺杆菌的全基因序列已经测出，其中尿素酶基因有四个开放性读框，分别是UreA、UreB、UreC 和 UreD。VacA基因和CagA基因，分别编码空泡毒素和细胞毒素相关蛋白。

幽门螺杆菌抗原检测方法主要分为侵入性和非侵入性方法。侵入性方法：细菌培养、快速尿素酶试验、胃黏膜直接涂片染色；非侵入性方法：^{13}C 和 ^{14}C 尿素呼气试验、^{15}N－尿氨排泄试验、粪便幽门螺杆菌抗原检测（表4－38）。

（1）粪便幽门螺杆菌抗原检测（helicobacter pylori stool antigen，HPSA）

正常参考值：幽门螺杆菌抗原检测——阴性

粪便幽门螺杆菌抗原检测试检采用酶联免疫分析双抗体夹心法，能够特异性诊断人体内幽门螺杆菌感染。定居在胃上皮细胞表面的幽门螺杆菌，随着胃黏膜上皮的快速更新脱落，幽门螺杆菌也随之脱落，并通过胃肠道从粪便排出。该方法操作简便、省时，不需昂贵仪器，适用于婴幼儿、儿童幽门螺杆菌感染的检测、幽门螺杆菌根治疗效评价以及幽门螺杆菌感染的流行病学调查等。幽门螺杆菌感染是慢性活动性胃炎、消化性溃疡、胃黏膜相关淋巴组织、恶性淋巴瘤和胃癌的主要致病因素。传染力很强，

可通过手、不洁食物、不洁餐具、粪便等途径传染。

表 4－38　幽门螺杆菌抗原检验报告单

医院检验报告单　【免疫】

姓名	性别	年龄	样本号
住院号	病区	床号	
标签联号	样本类型　呼气、粪或尿	标本状态	临床诊断

检验项目	结果	参考值	单位
幽门螺杆菌抗原检（HP－Ag）		阴性	
^{13}C－尿素呼气试验		阴性	
^{14}C 尿素呼气试验		阴性	
^{15}N－尿氨排泄试验		阴性	
快速尿素酶试验		阴性	

送检医生	检验者	审核者
接收时间	检验时间	报告时间

※本报告单仅对本标本负责※

（2）消化道幽门螺杆菌感染检测方法　幽门螺杆菌感染的检查方法很多，主要包括细菌的直接检查、尿素酶活性测定、免疫学检测及聚合酶链反应等方法。现各医院常用主要检测方法：^{13}C－尿素呼气试验（^{14}C－UBT）、^{14}C－尿素呼气试验（^{14}C－UBT）、^{15}N－尿氨排出试验（^{15}N－urine test）、快速尿素酶试验（rapid urease test，RUT）

正常参考值均为阴性。

^{13}C－尿素呼气试验（^{13}C－UBT）、^{14}C－尿素呼气试验（^{14}C－UBT）：受试者口服一颗预先用稳定同位素^{13}C、^{14}C标记尿素的药丸，因为 HP 细菌内有尿素酶，当它在胃内遇到吞下的$^{13}C/^{14}C$－尿素，就会把它分解成$^{13}CO_2$、$^{14}CO_2$，$^{13}CO_2$、$^{14}CO_2$由胃肠道吸收经血液循环到达肺后随呼气排出。收集呼出的气体，用质谱仪或红外光谱仪检测$^{13}CO_2$，液体闪烁仪检测$^{14}CO_2$，根据检测含量结果分析 HP 感染情况。正常人没有 HP，不分解$^{13}C/^{14}C$－尿素，$^{13}C/^{14}C$－尿素经泌尿系统排出，呼出的气体中就没有$^{13}CO_2$、$^{14}CO_2$。而 HP 感染者呼出的气体中就有$^{13}CO_2$。本法是一种非创伤、安全、经济、方便、可重复性、高准确性、可全面反映胃内 HP 感染非侵入性检测方法，其灵敏度、特异性、准确率在 90% 以上。^{13}C 为稳定同位素，无放射性，但价格昂贵；^{14}C 为放射性同位素，辐射量较小，也有较高的安全性，其价格较廉，但孕妇及儿童仍不宜采用。临床上常用此法确诊 HP 现症感染和根治疗效观察。

^{15}N－尿氨排出试验：采用^{15}N 标记尿素，受试者口服后，尿素酶将其分解产生$^{15}NH_3$，并通过尿液排出，收集 2h 尿液，用质谱仪检测^{15}N－尿氨排出率，确定 HP 感染情况。其具备非侵入性、无创伤、全面反映胃内 HP 感染的优点。该法虽无创、无放射性，敏感性和特异性高，但检测结果受机体吸收、代谢、排泄等众多因素干扰，且

设备昂贵，临床应用受到一定限制。

快速尿素酶试验：利用消化内镜从胃黏膜取样，将活检样本放置快速尿素酶试验反应体系中，高活性尿素酶将分解尿素形成 NH_3，大量 NH_3 溶解其中，使 pH 升高（$pH>8.4$），指示剂如酚红（$pH<6.8$ 中呈现黄褐色）则会呈现红色或紫红色显色反应，观察显色结果间接判断活检样本 HP 感染及其感染强弱。快速尿素酶试验需依靠消化内镜取活检标本，有一定痛苦，不适用于并发严重心、脑、肺疾病患者检查，也不易被儿童患者接受。快速尿素酶试验被认为是一种简单、快速、高灵敏度、高特异性、诊断 HP 最经济的侵入性试验。

抗幽门螺杆菌抗体检测用 ELISA 法、间接免疫荧光法、免疫印迹法、PCR 法等（表 4－39）。

表 4－39　幽门螺杆菌感染的血清学检验报告单

医院检验报告单　【免疫】

姓名	性别	年龄	样本号
住院号	科室	床号	
标签联号	样本类型　血液	标本编号	临床诊断

检验项目	结果	参考值	单位
抗幽门螺杆菌抗体（HP－Ab）		阴性	

送检医生	检验者	审核者
接收时间	检验时间	报告时间

※本报告单仅对本标本负责※

感染幽门螺杆菌（HP）之后，血清中可出现 IgM、IgA 和 IgG 类抗 HP 抗体。感染后数周内 IgM 类抗体即会消失，相当长的一段时间内可检出 IgA 类抗体，而 IgG 类抗体常于 IgM 类抗体滴度下降后才升高且可持续多年。IgA 类抗体阳性与胃炎活动性相关。IgG 类抗体滴度升高提示为慢性感染，在治疗 6 个月后 IgG 类抗体滴度降低表明治疗有效。

幽门螺杆菌（helicobacter pylori，HP）是一种感染率高，家庭聚集，口－口或粪－口感染为传播途径的胃肠道病原体，其不仅引发胃肠道疾病，近年研究显示还与心血管疾病、口腔疾病、糖尿病等多种慢性疾病密切相关 。HP 感染与胃肠道疾病的关系：慢性胃炎患者中 HP 感染率超过 95%，其感染率随着年龄的增长而增加，可引起浅表性胃炎、弥漫性胃窦炎和多灶性萎缩性胃炎。80% ~100% 的十二指肠溃疡患者存在 HP 感染，世界卫生组织已将 HP 感染列入胃癌的第一级致病因子，HP 可引起胃上皮细胞凋亡致基因突变以及环氧化酶－2（COX－2）的表达，在胃癌的发生、发展过程中起着重要的作用，可能是导致胃癌的机制之一。如胃黏膜相关淋巴组织淋巴瘤（胃

MALT 淋巴瘤）：HP 感染是胃 MALT 淋巴瘤的重要病因。HP 感染后还可以引起功能性消化不良（FD）、肠易激综合征、胃食管反流病（GERD）、结肠息肉等。

十四、结核分枝杆菌病的血清学检测

结核分枝杆菌（TB）是一种细胞内寄生菌，是引起结核的病原菌，能引起多种组织器官感染，如肝结核、肾结核、肺结核、肠结核、结核性脑膜炎、胸膜炎、腹膜炎，以及脊柱结核等。其中以肺结核最为多见。进入机体后可以诱导产生抗感染的细胞免疫，也能产生抗结核杆菌的抗体反应，后者对机体无保护作用。结核病的诊断有赖于影像学检查和细菌学检查，血清学检测对结核的诊断价值不大。抗结核抗体检测见表 4－40。

表 4－40　结核分枝杆菌病的血清学检验报告单

医院检验报告单　　【免疫】

姓名	性别	年龄	样本号
住院号	科室	床号	
标签联号	样本类型　血液	标本编号	临床诊断

检验项目	结果	参考值	单位
抗结核抗体		阴性	

送检医生	检验者	审核者
接收时间	检验时间	报告时间

※本报告单仅对本标本负责※

在结核病病程中，通常发生细胞免疫和体液免疫反应的分离现象，即活动型结核（病）细胞免疫功能降低，但抗结核菌抗体滴度升高；在疾病恢复期或稳定期，细胞免疫功能增强，而抗体滴度下降。各类结核（病）患者的免疫反应规律为：病变重、受损范围大者细胞免疫功能弱，而抗体产生多。在活动性结核患者中抗 PPD（标准精制结核菌素）－IgG 抗体阳性检出率为 64% 左右。

脂阿拉伯甘露聚糖（LAM）和相对分子质量为 38 000、16 000 的蛋白质是结核杆菌的特异性抗原，这些靶抗原的抗体在活动性肺结核患者中的诊断敏感性可达 82% ~ 89.7%，特异性为 95.7% ~97.5%。但这些抗体的临床意义尚需进一步地严格评估。

十五、梅毒的血清学检测

梅毒属于一种性传播疾病，病原体为苍白密螺旋体（TP）苍白亚种，梅毒螺旋体属厌氧菌，在体外不易生成，煮沸、干燥、常用的消毒剂可致其死亡，但对潮湿、寒冷环境的耐受力较强。主要通过性接触、接吻、手术、输血等传播。人体感染梅毒螺旋体后，可产生多种抗体，主要有 IgM、IgG 类两种特异性抗梅毒螺旋体抗体。IgM 抗体持续时间短，IgG 抗体可终生存在，但抗体浓度一般较低，不能预防再感染。

非特异性抗体又称反应素，是由螺旋体破坏的组织细胞所释放的类脂样物质以及螺旋体自身的类脂和脂蛋白刺激机体产生的 IgM 和 IgG 类抗体。但这种抗体在非梅毒螺旋体感染的多种急、慢性疾病患者的血中亦检出。

梅毒的血清学检测试验（表4－41）根据抗原不同分为非特异性类脂质抗原试验如甲苯胺红不加热血清试验（TRUST）、抗梅毒螺旋体抗原试验如抗梅毒螺旋体（TP）抗体和密螺旋体颗粒凝集试验（TPPA）。

表 4－41　梅毒的血清学检验报告单

医院检验报告单　【免疫】

姓名	性别	年龄	样本号
住院号	科室	床号	
标签联号	样本类型　血液	标本编号	临床诊断

检验项目	结果	参考值	单位
甲苯胺红不加热血清试验（TRUST）		阴性	
抗梅毒螺旋体抗体（TP－Ab）		阴性	
密螺旋体颗粒凝聚抗体（TPPA）		阴性	

送检医生	检验者	审核者
接收时间	检验时间	报告时间

※本报告单仅对本标本负责※

甲苯胺红不加热血清试验（TRUST）适于筛查和治疗效果的监测，梅毒螺旋体抗体试验（ELISA、TPPA、金标记免疫层析等）在待测血清用含 Reiter 株螺旋体提取物吸收后可作为确认试验，对潜伏期和晚期梅毒敏感性更高。

梅毒血清学试验阳性，只提示所测标本中有抗类脂抗体或抗 TP 抗体存在，不能作为患者感染梅毒螺旋体的绝对依据，阴性结果也不能排除梅毒螺旋体感染，检测结果应结合临床综合分析。

由于各种梅毒血清学检测方法并不都能在梅毒的不同病期检测出抗类脂质抗体或 TP 抗体，为提高检出率，最好每次用 2 种以上的方法检测。

十六、抗人乳头瘤病毒抗体测定

人乳头瘤病毒（HPV）是乳多空病毒科乳头瘤病毒属的成员，为一种重要的 DNA 病毒。不同型别的 HPV 可引起不同部位的乳头瘤，HPV 2、4、1、7、3、10 型主要感染皮肤引起疣和疣状表皮发育不良；HPV 6、11 型侵犯黏膜引起泌尿生殖道尖锐湿疣和喉乳头瘤；HPV 16、18、31、33、35、38 型在生殖道感染多年后可引起上皮癌样变。HPV 感染范围广泛，病毒主要通过直接接触或间接接触或自身抓挠、触摸而传播。

HPV 感染的检测可用 ELISA 法测定抗 HPV 抗体（表 4－42）。有关 HPV－DNA PCR 检测见本书第六章第二节。

表 4－42 人乳头瘤病毒感染的血清学检验报告单

医院检验报告单 【免疫】

姓名	性别	年龄	样本号
住院号	科室	床号	
标签联号	样本类型 血液	标本编号	临床诊断

检验项目	结果	参考值	单位
抗人乳头瘤病毒抗体（HPV－Ab）		阴性	

送检医生	检验者	审核者
接收时间	检验时间	报告时间

※本报告单仅对本标本负责※

在人乳头瘤病毒（HPV）感染早期，体内可产生抗 HPV 抗体且抗体的持续存在及滴度高低与病毒感染数量及机体免疫反应状态密切相关，因此检测抗 HPV 抗体有助于早期发现感染者并预警相关癌症的发生。HPV 血清转换一般发生于 HPV 感染后的数个月内，许多新近感染 HPV 的患者因尚未发生血清转化而抗体检测为阴性。大多数 HPV 的感染可被机体自发清除，因此，许多 HPV DNA 检测阴性的患者因为曾经有过 HPV 感染而血清学抗体检测阳性。故 HPV 血清学阳性既可代表现存 HPV 感染，也可代表既往 HPV 感染。

十七、抗 EB 病毒抗体测定

Epstein－Barr 病毒（EBV）是疱疹病毒科（*herpesviridae*）的嗜淋巴细胞病毒，在全球范围内引起感染。感染后常终生携带，并建立潜伏感染状态。目前临床所测抗 EBV 抗体，主要是针对病毒的衣壳抗原（CA）、早期抗原（EA）和核抗原（EBNA1－6）。抗 EBV 抗体检测见表 4－43。

EB 病毒（EBV）感染与传染性单核细胞增多症、Burkitt 淋巴瘤、鼻咽癌、霍奇金病、器官移植后 B 细胞淋巴瘤、艾滋病相关淋巴瘤等都密切相关。

十八、链球菌感染的血清学检测

链球菌是人类细菌感染最常见的病原菌之一，链球菌感染诊断的重要实验室试验为抗链球菌溶血素 O（ASO）的测定（表 4－44）。

表 4-43 抗 EB 病毒抗体检验报告单

医院检验报告单 【免疫】

姓名	性别	年龄	样本号
住院号	科室	床号	
标签联号	样本类型 血液	标本编号	临床诊断

检验项目	结果	参考值	单位
抗 EBV 抗体（EBV-Ab）		阴性	

送检医生	检验者	审核者
接收时间	检验时间	报告时间

※本报告单仅对本标本负责※

表 4-44 链球菌感染的血清学检验报告单

医院检验报告单 【免疫】

姓名	性别	年龄	样本号
住院号	科室	床号	
标签联号	样本类型 血液	标本编号	临床诊断

检验项目	结果	参考值	单位
抗链球菌溶血素 O（ASO）		定性：1：80 为阴性	
		定量：<500	U/ml

送检医生	检验者	审核者
接收时间	检验时间	报告时间

※本报告单仅对本标本负责※

人感染了 A 族溶血性链球菌（A 链）后，在生长过程中可产生多种毒素和酶，如链球菌溶血素 O（SLO）、脱氧核糖核酸酶、链激酶、透明质酸酶等。检测血清中的相应抗体，有利于 A 族溶血性链球菌感染的诊断，其中 SLO 能产生 ASO 抗体（简称抗“O”），正常人血清内抗“O”效价一般不超过 400U，若抗体效价增高或显著增高时，提示机体受过链球菌感染，如细菌性心内膜炎、风湿性心脏疾病、风湿性关节炎、风湿热及急性肾小球肾炎等。故 ASO 的测定均可呈阳性或高效价的抗体滴度，有助于诊断与链球菌感染有关的疾病。

十九、呼吸道合胞病毒抗原检测

呼吸道合胞病毒（RSV）为单负链 RNA，属副黏液病毒科。该病经空气飞沫和密切接触传播在冬季暴发流行。RSV 为球形颗粒，直径 80～350nm，螺旋对称，外被包膜，刺突 G 能吸附宿主细胞，刺突 P 是融合蛋白，G 和 P 是保护性抗原，可产生中和抗体。RSV 能在多种传代细胞中增殖，抵抗力不强，在 pH 3.0 被灭活，加温 55℃ 5min 被灭活（表 4－45）。

表 4－45 呼吸道合胞病毒抗原检验报告单

医院检验报告单 【免疫】

姓名	性别		年龄		样本号	
住院号	病区		床号			
标签联号	样本类型	鼻咽分泌物或拭子	标本状态		临床诊断	

检验项目	结果	参考值	单位
呼吸道合胞病毒抗原（RSV－Ag）		阴性	

送检医生	检验者	审核者
接收时间	检验时间	报告时间

※本报告单仅对本标本负责※

标本：鼻咽分泌物或咽拭子。

检测方法主要有免疫荧光法、酶联免疫法、病毒分离培养法、核酸检测、抗体检测，常用免疫荧光法和酶联免疫法。

RSV 感染多见新生儿和 6 个月以内婴儿，潜伏期为 3～7 天。婴幼儿症状较重，可有高热、鼻炎、咽炎及喉炎，以后表现为细支气管炎及肺炎。少数病儿可并发中耳炎、胸膜炎及心肌炎等。成人和年长儿童感染后，主要表现为上呼吸道感染。老年人可致严重肺炎，并发展为成人呼吸窘迫综合征（ARDS）。继发合胞病毒感染率高达30%～50%。

第五节　变态反应的免疫学检验

一、总 IgE 测定

IgE 又称反应素，它是血清中含量最少的一种免疫球蛋白，是一种亲细胞性抗体，主要在呼吸道、消化道黏膜固有层中的浆细胞合成，故血清浓度并不能反映体内 IgE 水平。IgE 对肥大细胞及嗜碱性粒细胞具有高度亲和性，可与细胞表面的高亲和性受体 FcεRI 结合，当过敏原再次进入机体时，与致敏肥大细胞、嗜碱性粒细胞上的 IgE 结合，促使细胞脱颗粒，释放生物活性物质，引发 I 型速发型超敏反应。IgE 测定包括血清中总 IgE 及特异性 IgE，可用 ELISA、电化学发光等方法。总 IgE 测定见表 4－46。

表 4-46　总 IgE 检验报告单

医院检验报告单　【免疫】

姓名	性别	年龄	样本号
住院号	科室	床号	
标签联号	样本类型　血液	标本编号	临床诊断

检验项目	结果	参考值	单位
总 IgE		ELISA：男　31～5 500	μg/L
		女　31～2 000	μg/L

送检医生	检验者	审核者
接收时间	检验时间	报告时间

※本报告单仅对本标本负责※

IgE 增高见于变态反应性疾病（哮喘、枯草热、湿疹、荨麻疹、各种过敏性疾病）和寄生虫感染（蛔虫、丝虫和钩虫）、热带嗜酸性细胞增多症、IgE 型多发性骨髓瘤、真菌感染等。与免疫缺陷相关性疾病 IgE 也可见升高，如在 HIV 感染的某个时期，尤其是晚期 CD_4^+ 明显减少前可能会出现一种与特应性疾病类似的症状，且伴随着 IgE 水平数倍升高；与自身免疫系统激活及损害相关并伴随皮肤损害的疾病如移植物抗宿主反应及严重皮肤烧伤患者，常常会出现总 IgE 升高。

IgE 降低见于先天性或获得性丙种球蛋白缺乏症、毛细血管扩张性运动失调综合征、长期使用可的松治疗等。

多数异型变态反应患者的血清 IgE 水平较健康成人有所升高，但并不是全部，因为遗传性过敏症反应者并不是所有均由 IgE 介导的，应根据临床资料予以解释。

二、变应原特异性 IgE 测定

根据分子学及免疫反应特性对变应原进行分类已取得极大的进步，越来越多的变应原已得到分离、鉴定和纯化。常见主要变应原分为室内变应原、室外变应原、真菌、食物、昆虫、胶乳、药物。变应原特异性 IgE 的检测可以提示变态反应性致敏作用的存在。大量的筛选试验可用于变应原特异性 IgE 抗体的检测（表 4-47）。

（1）室内变应原最重要的是室内尘埃中和来自室内饲养动物身上所寄生的各种螨。一些最常见的室内变应原：螨如表皮螨属、蟑螂、动物如狗及猫等；霉如各种曲霉（黄曲霉菌、黑曲霉菌）；分支孢子菌属和毛霉菌属等。详细的病史是靶 IgE 抗体测定的基础。

（2）室外变应原常见的是树上的花粉、谷物花粉、药草或香草、野草。就花粉变应原而言，在选择用于花粉相关变态反应中特异性 IgE 抗体测定的变应原时，应注意不同种类的花粉可能会在不同季节引起症状。且随着时间的推移，由于气候条件的变化，常会出现波动。引起变态反应的几种主要花粉有豚草属植物、牧草、裸麦草、艾属植物等，而随地理因素的改变而改变，如海拔较高的山上花粉传播时间与较低区域不同。因此，在选择花粉变应原时，应考虑地域、季节、气候及个体环境因素。花粉过敏者对某些食物也容易过敏，尤其是在花粉产生季节，出现Ⅰ型变态反应症状，其原因是花粉与其他植物组织中的某些变态反应性激发蛋白相似或不同植物间存在较近的家族关系。最常见的例子是“芹菜－胡萝卜－艾属植物”综合征及不同种类的瓜果之间存在较近的家族关系。

表4－47　变应原特异性IgE检验报告单

医院检验报告单　【免疫】

姓名	性别	年龄	样本号
住院号	科室	床号	
标签联号	样本类型　血液	标本编号	临床诊断

检验项目	结果	参考值	单位
变应原特异性IgE		阴性	
过敏原：			
沙尘螨		阴性	
屋尘螨		阴性	
猫毛皮屑		阴性	
狗毛皮屑		阴性	
蟑螂		阴性	
点青霉、烟曲霉		阴性	
栎、榆、梧、桐、柳、杨树		阴性	
矮豚草		阴性	
桑树		阴性	
鸡蛋白		阴性	
牛奶		阴性	
鱼		阴性	
蟹		阴性	
虾		阴性	
牛肉		阴性	
羊肉		阴性	
青贝		阴性	
芒果		阴性	
腰果		阴性	

送检医生	检验者	审核者
接收时间	检验时间	报告时间

※本报告单仅对本标本负责※

（3）食物引起的变态反应临床表现有多种，最常见的临床表现及靶器官有：过敏性休克（全身）、特应性皮炎、荨麻疹（皮肤），鼻－眼结膜炎、喉水肿、哮喘（呼吸道），腹痛、恶心、呕吐、便秘、腹泻（消化道），中耳炎、关节炎、偏头痛（其他）。较重要的食物变应原有：鸡蛋蛋白如卵清蛋白及卵黏蛋白、牛奶如乳白蛋白及酪蛋白、黄豆、坚果如花生、海鲜、谷物如小麦及裸麦、蔬菜如土豆及芹菜等、染料如酒石黄、防腐剂如山梨酸等。约有40%的IgE介导的食物变态反应由鸡蛋蛋白及牛奶引起。近几年来，由花生引起的变态反应越来越引起了人们的关注。许多食物与其他物质间存在变态反应性交叉反应。对牛奶过敏的患者可能会对其他牛奶制品及小牛肉过敏。海鲜过敏者，可能会对新鲜淡水及海水鱼、贝及甲壳类动物产生交叉变态反应。食物过敏者的临床表现、皮试结果与特异性IgE测定结果之间的一致性较差，主要是由于许多食物变应原的不稳定性所致。IgE介导的致敏作用最可靠的检测方法是采用天然食物进行皮肤划痕试验。住院患者的双盲－安慰剂对照试验仍然是证实食物变态反应的金标准。

第六节　肿瘤标志物测定

肿瘤标志物是由肿瘤细胞直接产生或由非肿瘤细胞经肿瘤细胞诱导后而合成的物质。检测血液中或其他体液中的肿瘤标志物（体液肿瘤标志物）以及细胞内或细胞表面的肿瘤标志物（细胞肿瘤标志物），根据其浓度有可能对肿瘤的存在、发病过程和预后作出诊断。

由肿瘤细胞产生的标志物包括癌胚抗原、可被单克隆抗体识别的糖类抗原决定簇、酶、同工酶、致癌产物和受体。其分类如下：①肿瘤胚胎和肿瘤胎盘抗原，如癌胚抗原（CEA）、甲胎蛋白（AFP）、人绒毛膜促性腺激素（HCG）。②糖类分子，其抗原决定簇可被单克隆抗体识别，如糖类抗原（CA19－9）、糖类抗原（CA－125）、糖类抗原（CA15－3）等。③分化和增生抗原，如神经元特异烯醇化酶（NSE）、前列腺特异抗原（PSA）、β_2－微球蛋白（β_2－G）等。④异位产生的激素，如肺癌中的促肾上腺皮质激素（ACTH）、甲状腺癌中的降钙素（CT）。⑤异位产生的蛋白，如多发性骨髓瘤中的单克隆免疫球蛋白（M蛋白）和本周蛋白。

有关的肿瘤标志物见表4－48。

表4－48　与诊断有关的肿瘤标志物

肿瘤标志物	肿瘤标志物所预示的肿瘤	生化特性
CEA	结肠直肠癌，乳腺癌	糖蛋白，180 000，糖类占45%～60%
AFP	睾丸癌，肝细胞癌	糖蛋白，70 000，糖类占4%
CA－125	卵巢癌	糖蛋白，200 000，糖类占25%，单克隆抗体OC 125
CA19－9	胰腺癌，胆管癌	糖脂，36 000，Lewis血型的半抗原决定簇
CA72－4	胃癌，卵巢癌	黏蛋白样糖蛋白“TAG 72”，400 000
CA15－3	乳腺癌	乳脂小体黏蛋白家族的糖蛋白，300 000
CA－242	胰腺癌，直肠癌	唾液酸化的鞘糖脂
PSA	前列腺癌	糖蛋白，33 000，激肽释放酶相关的丝氨酸蛋白酶

续表

肿瘤标志物	肿瘤标志物所预示的肿瘤	生化特性
HCG	胚胎细胞癌，滋养层肿瘤	糖蛋白激素，2 个亚单位，α/β 链，14/24 000
NSE	小细胞肺癌，神经内分泌系统肿瘤	糖酵解酶，烯醇化酶，同型，87 000
SCC	鳞状细胞癌	糖蛋白，42 000，肿瘤抗原 -4 - 同型抗原
CYFRA -21 -1	非小细胞肺癌	细胞角蛋白 -19 - 片段，30 000

CEA、AFP、CA -125、CA19 -9、CA72 -4、CA15 -3、CA -242、PSA、HCG、NSE、SCC、CYFRA21 -1、端粒酶活性等 13 种肿瘤标志物的测定见表 4 -49。

表 4 -49 13 种肿瘤标志物检验报告单

医院检验报告单 【肿瘤免疫】

姓名	性别	年龄	样本号
住院号	科室	床号	
标签联号	样本类型 血清	标本编号	临床诊断

检验项目	结果	参考值	单位
癌胚抗原（CEA）		化学发光法 <5	ng/ml
甲胎蛋白（AFP）		化学发光法 <20	ng/ml
甲胎蛋白异质体（AFP - L_3）		0 ~ 15	%
糖类抗原 CA -125		化学发光法 <35	U/ml
糖类抗原 CA19 -9		化学发光法 <27	U/ml
糖类抗原 CA72 -4		化学发光法 <6.9	U/ml
糖类抗原 CA15 -3		化学发光法 <25	U/ml
糖类抗原 CA -242		ELISA 法 <12	U/ml
前列腺特异抗原（PSA）		化学发光法≤4	ng/ml
人绒毛膜促性腺激素（HCG）		ELISA 法：	
		男 <12	U/L
		女 <5	U/L
		绝经女 <10	U/L
神经元特异烯醇化酶（NSE）		化学发光法 <15.2	ng/ml
鳞癌相关抗原（SCC）		各实验室应建立自己的参考值	
骨胶素（CYFRA -21 -1）		化学发光法 <3.3	ng/ml
端粒酶活性		荧光定量 PCR 法阴性	

送检医生	检验者	审核者
接收时间	检验时间	报告时间

※本报告单仅对本标本负责※

1. 癌胚抗原

癌胚抗原（CEA）存在于胚胎胃肠黏膜上皮及某些急性肿瘤组织细胞表面。癌胚抗原是在胚胎发育过程中，作为细胞表面蛋白，主要形成于胃肠道和胰腺，并分泌于体液中。成人时 CEA 的合成未完全停止，也存在于许多与胃肠或肺来源有关的外胚层组织的癌细胞中。CEA 是由 45% ~55% 糖和 50% 蛋白质组成的瘤胚糖蛋白，由 9 个抗原决定簇。它属于细胞表面糖蛋白的一个大家族，该家族已鉴定的有 36 种之多，因此，CEA 是多种癌的一种相关抗原，而不是一种癌的特异性抗原。CEA 虽然缺少特异性，不能作为肿瘤的筛选指标，但可用于肿瘤患者的监测和疗效判断。目前检测血清 CEA 水平已成为结肠癌诊断和疗效判断的一项重要指标。结肠直肠癌、胃癌、胰腺癌、小肠腺癌、肺癌、肝癌、乳腺癌、泌尿系肿瘤呈动态升值。胃液、唾液、乳头溢液及胸腹水中 CEA 的阳性检测率更高。假阳性见于各型胃炎、消化性溃疡、慢性肝胆疾病、直肠息肉、肺部感染、肠上皮化生及乳腺病，正常人吸烟亦有一时性中度升高。CEA 增高不能独立作出肿瘤诊断，但 CEA 增高提示肿瘤不易切除，术后易复发、化疗不满意、有转移、存活期短、预后差，是一项预示或监测肿瘤复发和转移的较灵敏和可靠的指标。

2. 甲胎蛋白及其异质体 AFP/AFP - L_3

甲胎蛋白（AFP）是单链糖蛋白。妊娠第六周在胎儿的未分化肝细胞、卵黄囊和胃肠道开始合成 AFP，第十三周达到高峰后逐渐降低，出生后不久即降至成人水平。正常人血清中 AFP 的含量很低。原发性肝细胞癌、肝炎和肝硬化及某些生殖细胞肿瘤等患者，AFP 升高。血清中 AFP 含量测定是诊断原发性肝癌和判断预后的重要指标，通过测定母体血液和胎儿羊水中 AFP 的含量，对判断胎儿畸形及先天性愚型有一定的价值。原发性肝癌 >400μg/L（ >400ng/ml），阳性率 >80%，且渐升高。应排除妊娠、重症肝炎、肝硬化及睾丸癌等。病毒性肝炎可 >100μg/L（ >100ng/ml），但渐降低，AFP 值高者预后不佳；可作为肝癌手术和化疗后的预后观察。

由于 AFP 分子唾液酸含量不同，凝胶电泳时迁移率和外源性凝集素亲和力异同，将氨基酸序列相同，而糖链或蛋白质等电点不同的 AFP 称为 AFP 异质体（AFP/AFP - L_3）。其检测方法有单克隆抗体法、双向凝胶电泳法、亲和印迹法、自动分析法、亲和层析法、酶标法、直接荧光免疫法和等电聚焦电泳法。常用植物凝集素有刀豆素 A（ConA）、E 型红腰豆凝集素（PHA - E）、小扁豆凝集素（LCA）或豌豆凝集素（PSA）等，前两种应用较少，后两种使用较多。AFP 经 LCA 电泳可分成 3 个条带，依迁移率大小定为 AFP - L_1、AFP - L_2和 AFP - L_3，分别代表 LCA 非结合、LCA 弱结合和 LCA 结合型。AFP 异质体（AFP - L_3）具有临床诊断价值。

AFP - L_3诊断肝癌的敏感性为 97%，特异性为 92%。

（1）鉴别良、恶性肝病　慢性肝病，AFP - L_3百分比低，而原发性肝癌（PHC）为阳性 >15%，AFP - L_3升高与血总 AFP 无关，适用于 AFP 低浓度阳性，良、恶性肝病的鉴别诊断。约 40% 小肝癌（直径 <2cm）AFP - L_3显著升高，对肝癌有早期诊断价值。

（2）监测肝癌发生　AFP 低浓度阳性患者监测，AFP - L_3可早期预警肝癌发生。有助于鉴别影像难以确认的占位性病变。

（3）肝癌预后　AFP－L_3含量与肝癌恶性特征有关，低含量生存时间明显延长。

（4）评价疗效　肝癌根治术后，在2个月内AFP转阴，AFP－L_3消失。如AFP虽明显下降但未转阴，而AFP－L_3变化不明显，则提示手术不彻底，可能存在残癌、血管癌栓、卫星结节或肝外转移等。术后AFP－L_3阳性者复发转移率高、临床预后差。

（5）鉴别胚胎性肿瘤　胚胎性肿瘤AFP升高，但肝癌AFP异质体以ConA结合型为主，而胚胎性肿瘤以非结合性为主。

3. 糖类抗原CA－125

细胞表面的糖脂或糖蛋白在细胞的信息传递、生长和分化中起着重要作用。细胞恶变时，由于糖基转化酶的失活或某些胚胎时期活跃而成熟期趋于静止的一些转化酶被激活，从而引起细胞表面糖类的变化。糖类抗原（carbohydrate Antigen，CA）可认为是这种变化的结果，它们以神经节糖苷或结合到糖蛋白中的形式出现在细胞上，测定这些肿瘤细胞结合抗原是诊断恶性病变有用的指标。糖类抗原CA－125是一种相对分子质量大的黏蛋白型糖蛋白，相对分子质量为200 000。其抗原表位在黏蛋白的蛋白质部分而不在糖链上。CA－125是妇女卵巢浆液性囊腺癌的首选标志物。CA－125正常＜35 IU/ml。①卵巢癌＞56 IU/ml，阳性率在70%～90%，卵巢上皮癌阳性率达95%以上，但性腺间质瘤阳性率60%，卵巢良性囊肿可达30%左右。②肺癌的阳性率有30%～60%。③可作为卵巢癌、肺癌疗效观察和预后判断的指标。

4. 糖类抗原CA19－9

糖类抗原CA19－9是由5个糖单位组成的糖脂。CA19－9是人Lewis血型系统的一种被修饰的Lewis（A）半抗原，仅出现于Lewis血型抗原阳性患者（约95%～97%）。其抗原表位在糖蛋白或糖脂上，为一个重复的表面结构，其相对分子质量脂质部分为36 000，黏蛋白部分为100万。用免疫组化法已证实CA19－9分布于胎儿结肠、小肠、胰、胃和肝的细胞中。成人胃肠道器官和肺组织也可测出，但浓度极低。在含黏蛋白的体液中，如唾液、精液、胃液、羊水、尿、卵巢囊肿液以及胰腺、胆囊和十二指肠的分泌物中，CA19－9的含量极高，故只能以血清或血浆为检测标本。消化道腺癌，特别是胰腺和胆道系统恶性肿瘤；阳性率＞80%，其他疾病除大块肝坏死为58%外，一般＜20 %。对肿瘤复发和转移性癌有较高阳性率。能较好地监测化疗、放疗、手术治疗的疗效。

5. 糖类抗原CA72－4

糖类抗原CA72－4是由cc49和B 72.3单克隆抗体识别的一种血清中黏蛋白样肿瘤相关糖蛋白（TAG 72）。cc49的靶位为高纯的TAG 72；B 72.3的靶位在肝转移的乳癌细胞膜上。CA72－4的相对分子质量＞×400 000，表面结构有多种不同的表位，CA72－4对胃癌、乳腺癌、结肠癌及其他消化道恶性肿瘤的诊断有参考价值。对卵巢黏液性囊腺癌和非小细胞肺癌具有相对较高的敏感性和特异性。

6. 糖类抗原CA15－3

糖类抗原CA15－3是由单克隆抗体115D8和DF_3识别的黏蛋白型糖蛋白MUC－1

抗原上的表位。存在于乳腺、肺、卵巢、胰腺等恶性的或正常的上皮细胞膜上。MUC－1乳腺癌黏蛋白（CA15－3 抗原）由肿瘤细胞分泌，可作为乳腺癌的血清学标志。CA15－3 是监测乳腺癌特异性和灵敏度最佳的指标。卵巢癌阳性率>70%，肺癌阳性者占 50%，消化道肿瘤阳性者为 10%～20%，其他胃肠道疾病仅少数增高。

7. 糖类抗原 CA－242

糖类抗原 CA－242 是 1985 年 Lindholm 等在研究 CA50 时分离的一种糖链抗原，其抗原决定簇与 CA50 和 CA19－9 完全不同，但都位于一个大分子上。是一种与Ⅰ型糖链相关的唾液酸化的鞘糖脂。在人胰腺边缘顶端的细胞、结肠黏膜上皮和 Goblet 细胞中 CA－242 的存在部分与 CA19－9 和 CA50 相同，但在良性和恶性肿瘤中 CA－242 的表达与其他肿瘤标志物唾液酸化的黏蛋白有些区别。通常作为胰腺癌和直肠癌的肿瘤标志物，并用来与良性的肝、胆、胰及肠道疾病相区别。CA－242 在胰腺、结直肠、肝、胃癌的阳性率分别为 86.6%、62%、44.9%和 34.6%；正常人的假阳性率为 4%。

8. 前列腺特异抗原

前列腺特异抗原（prostate specific antigen，PSA）是一种与前列腺癌相关的抗原，主要由前列腺导管上皮细胞合成，分泌入精浆，微量进入血循环。近年的研究发现，PSA 并非前列腺特异的，甲状腺也可分泌 PSA。女性乳腺、卵巢、子宫内膜等组织以及血清、乳汁和胎儿羊水中都可检测到微量 PSA，与女性体内的类固醇激素尤其是孕激素和雄激素水平的调节有关。PSA 为单链糖蛋白，含 7% 糖类，由 237 个氨基酸残基组成，是一种丝氨酸蛋白酶。能溶解精液中的蛋白质，对精液的生理性液化起作用。正常人血清中 PSA≤4ng/ml。但随着年龄的增长，前列腺体积同腺体增生而增大，分泌的 PSA 也相应增多。一般正常的前列腺组织和良性前列腺增生组织，每增加 1g，可增加 PSA 0.3ng/ml，但每克肿瘤组织可使 PSA 增加 3.5ng/ml。PSA 在血液中以两种形式存在，即游离态的 PSA（free PSA，f－PSA）和结合型的 PSA（complex PSA，c－PSA），后者与不同蛋白酶抑制物，主要为 α_1抗糜蛋白酶（ACT）、α_2－巨球蛋白（AMG）、α_1抗胰蛋白酶（AAT）形成复合物，其中以 PSA－ACT 为主。f－PSA 在血中的半衰期为 100min，c－PSA 的半衰期为 2～3 天，最近也有报道为 33h。①PSA 是诊断前列腺癌的肿瘤标志物。美国食品药品管理局（FDA）已将 PSA 检测作为 50 岁以上男性的普查指标，但实验结果应结合临床综合考虑。国内有人报道认为<50 岁者一般<4ng/ml，50～55 岁为 4.4ng/ml，60～69 岁为 6.8ng/ml，>70 岁可达 7.7ng/ml。若异常升高预示有患前列腺癌的可能。②正常女性血中有低水平的 PSA，当乳腺发生良性或恶性肿瘤时，PSA 可能升高。③良性前列腺增生者，PSA 水平越高，发生急性尿潴留的风险越大。近 50% 良性前列腺增生者 t－PSA 水平增高与前列腺癌难以鉴别。目前认为良性前列腺增生者不受年龄与 t－PSA 水平的影响，c－PSA/t－PSA 比值相对稳定在 0.76～0.79（国外报道 0.78）。前列腺癌患者血清中 t－PSA 增高，c－PSA 水平也是增高的（占 90% 以上），但 f－PSA 水平低于 5%。当总 PSA 在 3.0～10.0ng/ml 时，血清中 f－PSA/t－PSA 比值低于 0.19（有的文献为<0.15，还有的报道为<0.10），前列腺癌

的可能性比较大。

9. 人绒毛膜促性腺激素

人绒毛膜促性腺激素（HCG）是孕卵着床后人体滋养层细胞分泌的一种糖蛋白激素，由 β 链和 α 链 2 条肽链组成，其中 β 链具有抗原特异性，为免疫学检测 HCG 的靶位。在胚泡植入子宫内膜后，胚泡滋养层生长时，HCG 分泌量会骤然增加。这种变化同时反映在母体的血液和尿中，因此测定 HCG 的含量及其变化可用于诊断早期妊娠、葡萄胎和绒毛膜癌等，还可用于计划生育有关药物的研究。β 亚单位（β－HCG）是诊断妊娠的有效指标，符合率 95%～100%。增高见于恶性葡萄胎、绒毛膜上皮癌、并可进行疗效观察；宫外孕，睾丸肿瘤等。降低见于先兆流产，并可进行监护。用于抗早孕药和抗早孕效果的机制研究。

10. 神经元特异烯醇化酶

神经元特异烯醇化酶（neuron specific enolase，NSE）由 Moore 等于 1965 年研究神经系统特异蛋白时发现，当时称为 14－3－2 蛋白。1975 年 Bock 等证实该蛋白具烯醇化酶的活性，故命名为 NSE。烯醇化酶（α－磷酸－D－甘油水解酶，EC4. 2. 1. 11）是一种糖醇解酶。自然界有 5 种烯醇化酶的同工酶，由免疫学性质不同的 α、β、γ 3 种亚基组成，分别为 αα、ββ、γγ、αβ 及 αγ。NSE 为 γγ 型，特异地定位于神经元及神经内分泌细胞内，无严格的种属特异性。相对分子质量 78 000，酸性氨基酸含量达 30%，等电点 4. 7。

大多数小细胞性肺癌（SCLC）患者血清 NSE 水平显著升高，且其水平与临床进程相平行。NSE 对 SCLC 的诊断具较高的特异性（92. 9%）和敏感性（83%～92%）。神经母细胞瘤患者 NSE 的水平也明显升高，以 25ng/ml 为临界值敏感性可达 85%。NSE＞100ng/ml 提示预后不佳，生存期大多＜1 年。正常人脑脊液中 NSE 含量约为 10ng/ml，脑血管病（脑梗死和一过性脑缺血）患者的血和脑脊液中 NSE 水平也明显上升。

11. 鳞癌相关抗原

鳞癌相关抗原（SCC）在食管、肺、宫颈、皮肤鳞状上皮癌有较高的阳性率；对肺癌的检出率仅占 28. 6%，但对肺鳞癌的检出率可占 44. 4%，与骨胶素（CYFRA－21－1）联合检测，可提高阳性率。

12. 骨胶素

骨胶素（CYFRA－21－1）是酸性细胞蛋白，是从癌症患者血清中发现的细胞角蛋白 19 片段（Cytokeretin 19 fragment），故名骨胶素；CYFRA－21－1 又名为非小细胞肺癌（NSCLC）抗原，为 NSCLC 的首选肿瘤标志物，对肺癌的诊断有较高的特异性。与 SCC（鳞癌相关抗原）联合检测，对小细胞肺癌（SCLC）的检出率为 21%；而对鳞癌的阳性率达 70. 4%，高于鳞癌相关抗原 SCC；腺癌阳性率为 63%；大细胞肺癌为 75%。对非小细胞肺癌（NSCLC）CYFRA－21－1 的表达水平随临床分期的进展而升高；其灵敏度，Ⅰ期、Ⅱ期肺癌在 38% 左右，Ⅲ期肺癌为 43%～79%。肺炎、肺结核等均为阴性。肺癌患者随访观察如 CYFRA－21－1＞3.6ng/ml，平均存活期仅 213 天，＜3.6ng/ml者，平均存活期为402 天。CYFRA－21－1 对头颈部癌的阳性率为24%，对宫颈癌的阳性率为 23.5%。

13. 端粒酶活性

端粒酶是由 RNA 和蛋白质组成的一种核糖核蛋白酶，它是一种逆转录酶。端粒酶在保持端粒稳定、基因组完整、细胞长期的活性和潜在的继续增殖能力等方面有重要作用。端粒酶的存在，就是把 DNA 克隆机制的缺陷填补起来，即把端粒修复延长，可以让端粒不会因细胞分裂而有所损耗，使得细胞分裂克隆的次数增加。在正常人体细胞中，端粒酶的活性受到相当严密的调控，只有造血细胞、干细胞和生殖细胞，这些必须不断分裂克隆的细胞之中才有活性的端粒酶。当细胞分化成熟后，端粒酶的活性就会渐渐地消失。

由于端粒酶在正常体细胞中不表达而在肿瘤细胞中大量表达，因此端粒酶是目前已知最为广谱的肿瘤分子标志物，在 90% 的肿瘤细胞中都表达端粒酶，因此端粒酶活性的检测可以成为肿瘤诊断和预后判断的新指标以及肿瘤治疗的新靶点。

第七节　移植免疫的实验诊断

现代科学技术几乎可以对全身任何组织或器官进行移植，但是移植的成功与否不完全取决于外科手术，在相当大程度上还与免疫学有关。研究移植与免疫的相关性以延长移植物有效存活的学科称为移植免疫学。移植排斥反应是长久困扰人们的一个大问题，1944 年 Medawar 等人以周密的实验证明了移植排斥反应是宿主和移植物之间产生的免疫应答，以后相继发现了多种与排斥反应相关的抗原，称为组织相容性抗原。在小鼠为 H－2，在人类为 HLA。

人类白细胞抗原（human leukocyte antigen，HLA）是由 HLA 基因复合体所编码的产物，是一个十分复杂的系统。HLA 复合体位于人第六对染色体的短臂上，共有 6 个位点，即 HLA－A、HLA－B、HIA－C、HLA－DR、HLA－DQ、HLA－DP。HLA 复合体共有 372 个等位基因，每个基因编码是一种特异性抗原，HLA－A、HLA－B、HLA－C 位点上的基因编码的抗原成分称为Ⅰ类抗原。Ⅰ类抗原是一种膜糖蛋白，存在于所有有核细胞的膜上，以淋巴细胞上的密度最大，是组织排斥反应的主要抗原。HLA－DR、HLA－DQ、HLA－DP 位点基因所编码的抗原成分称为Ⅱ类抗原，是由两条糖基化的跨膜多肽链构成，主要表达在 B 淋巴细胞、巨噬细胞和其他抗原递呈细胞上，与免疫应答及免疫调节有关。

确定不同个体所拥有的等位基因及其产物的特异性称为 HLA 分型。

一、HLA DNA 分型

近来已将 HLA 分型技术由经典的血清学和细胞学技术转向基因技术。目前常用的

DNA 分型方法有序列特异引物 - PCR（sequence specific primer - PCR，PCR - SSP）、限制性片段长度多态性 - 聚合酶链反应（restriction fragment length polymorphism - PCR，PCR - RFLP）、单链构象多态性 - 聚合酶链反应（single strand Conformation polymorphism - PCR，PCR - SSCP）、序列特异性寡核苷酸 - 聚合酶链反应（sequence specifc oligonucleotide - PCR，PCR - SSO）等。

临床意义：供体和受体之间 HLA 位点及碱基顺序是否一致，决定着移植器官是否能长期成活。位点不同可导致急性排斥反应，位点相同但单个或数个碱基顺序不同可导致慢性排斥反应或急性排斥反应。

二、HLA 细胞学分型检测

1. HLA - D 抗原的测定

已知型别的 HLA - D 纯合子分型细胞经过适当处理如放射线照射或丝裂霉素 C 干预后，失去免疫应答能力但仍保持刺激能力，将该细胞和受检细胞进行混合淋巴细胞培养，如受检细胞受到刺激后不发生增殖反应，表明它具有与纯合子分型细胞相同的 HLA - D 抗原。

临床意义：供受体的 HLA - D 根据 HLA - D 纯合子分型细胞得以鉴定，HLA - D 抗原是否一致，对器官移植是否成功有着重要影响。

2. HLA - DP 抗原的测定

以被检者淋巴细胞为刺激细胞，以预致敏的淋巴细胞为反应细胞，进行混合淋巴细胞培养，用 ^{3}H - TdR 掺入法观察反应细胞的增殖情况。

临床意义：选择相同的 HLA - DP 抗原的供受体，是器官移植成功的前提。

三、血清学分型技术检测

1. 微量细胞毒试验

HLA - A、HLA - B、HLA - C、HLA - DR、HLA - DQ 抗原分型，目前国际上统一采用 Terasaki 改良的微量细胞毒实验。该方法的原理为取已知 HLA 分型的血清，加入被检者淋巴细胞，在补体的参与下充分作用，根据淋巴细胞的死活判定其表面是否具有与分型血清中抗体相对应的抗原。

临床意义：供受体相同的 HLA - A、HLA - B、HLA - C、HLA - DR、HLA - DQ 抗原是防止移植器官排斥反应的基本条件。

2. 特定细胞群反应抗体（PRA）测定

特定细胞群反应抗体（panel reactive antibody，PRA）的判定是将已知抗原的淋巴细胞与患者血清及补体共同孵育，如患者血清中含有能与淋巴细胞表面特异性结合的抗体，在补体存在的情况下，可发生细胞溶解作用，从而判断患者的免疫状态及 HLA 抗体的特异性。

临床意义：实体器官移植前应测受体血清是否存在 PRA 及其致敏程度。PRA

11%～50%时为轻度致敏，PRA＞50%时为高度致敏。PRA越高，移植器官的存活率越低。

3. 淋巴细胞毒交叉配型试验

将分离纯化的供者淋巴细胞，加入受者的血清及其补体，观察淋巴细胞死亡百分率。

临床意义：在移植前检查受者血清是否存在抗供者抗原的抗体极为重要，这种抗HLA抗体具有细胞毒性，能引起移植体的超急性排斥。

第五章　临床微生物学检验

第一节　临床细菌检验

一、血液与骨髓标本的细菌培养

血液标本细菌培养与骨髓标本细菌培养见表 5-1。

表 5-1　血液与骨髓细菌培养检验报告单

医院检验报告单　【微生物】

姓名	性别	年龄	样本号
住院号	科室	床号	
标签联号	样本类型　血液或骨髓	标本编号	临床诊断

检验项目	结果	参考值	单位
血液培养		无菌生长	
骨髓培养		无菌生长	

送检医生	检验者	审核者
接收时间	检验时间	报告时间

※本报告单仅对本标本负责※

血液标本的细菌培养是诊断菌血症和败血症的基本方法，正常人的血液是无菌的，如从患者血液中检出细菌，一般应视为病原菌。为排除污染菌并提高阳性率，血培养应做到不同部位多瓶采血。当患者为骨髓炎或长期使用抗生素者，抽取骨髓培养阳性率会远高于血培养。

1. 结果报告

当人体由于感染细菌或真菌播散到血液形成菌血症，如处理不及时就会发展为败血症或毒血症，其死亡率随不同病程而增加，因此微生物室应及时将血培养结果通知临床医生，为做到快速，可采取血培养分级报告制度。

（1）一级报告　血培养如在 24h 和 48h 内未生长，可发初步报告，报告血培养 24h 未生长或 48h 未生长。无论用传统方法或自动血培养仪，一旦有迹象发现有菌生长，应立即涂片、染色镜检，并将结果及时通知临床医生（可电话报告）。

（2）二级报告　将可疑生长的培养瓶内肉汤转种血平板及巧克力平板，并做直接非标准抗菌药敏试验，经 6~8h 培养后，将结果及时通知临床医生（可电话报告），主要报告高度敏感的抗菌药物。由于美国国家临床实验室标准化委员会（CLSI）推荐的抗生素药敏试验方法中没有将血培养阳性菌列入直接抗生素药敏试验，因此该报告也只能作为初步报告。

（3）三级报告　传统方法培养 7 天，自动血培养仪培养 5 天仍无菌生长者，报告无菌生长。上述转种平板上生长出单个菌落，应立即完成鉴定及标准化的药敏试验，并发出正式的细菌检验报告单，包括菌种名和药敏报告。此两种均为最终报告。

2. 临床意义

随着医学技术的发展，广谱、超广谱抗生素的广泛使用，耐药菌株显著增加，血培养中分离出的各种微生物种类也显著增加。常见病原菌主要有如下几种。

（1）金黄色葡萄球菌　是人类感染的最主要的葡萄球菌，约占葡萄球菌菌血症的90%。金黄色葡萄球菌是该属产毒素和毒力最强的菌种。由于抗生素的大量使用，导致耐甲氧西林或耐苯唑西林的金黄色葡萄球菌（MRSA）比例显著增多，MRSA 常呈多重耐药，即使有最有效的万古霉素治疗，其死亡率仍可达10%～30%，甚至可达50%。葡萄球菌还可引起中毒性休克。

（2）凝固酶阴性葡萄球菌（CNS）　该菌为人类正常微生物丛的主要菌种组分，尤其是表皮葡萄球菌引发医源性感染，众多的菌血症病例中，与修补或置换瓣膜心内膜炎、关节术后、免疫受损患者、外科创伤、泌尿道和静脉导管感染等相关。其耐药性比金黄色葡萄球菌更高，特别是耐甲氧西林或耐苯唑西林的凝固酶阴性葡萄球菌（MRCNS），其耐药性更高，常造成临床治疗的困难。

（3）A 群链球菌　该菌有较强的侵袭力，能产生多种胞外酶和外毒素。是引起化脓性感染的主要菌种，致病力强，也是引起败血症的主要菌株之一。

（4）B 群链球菌　又称无乳链球菌。该菌是正常寄居于妇女阴道和人体肠道，带菌率高达 30% 左右，因此该菌是引起新生儿败血症的主要病原菌。成人 B 群链球菌感染亦可导致菌血症、心内膜炎及骨髓炎等。

（5）肺炎链球菌　该菌存在于正常人群的口腔、鼻咽部，属正常菌群。带有荚膜的肺炎链球菌菌株在细菌的侵袭力上起重要作用，当机体抵抗力下降时，该菌可引起大叶性肺炎、支气管肺炎，如处理不当可造成血流播散，而造成败血症。

（6）草绿色链球菌　此类链球菌常定居在扁桃体、鼻咽部或牙龈中。可发生局部感染，若处理不当，细菌可侵入血流而继发败血症。该菌也是亚急性心内膜炎的主要病原菌。

（7）肠球菌　引起人类感染的主要病原菌是粪肠球菌，其次为屎肠球菌。近年来该菌是引起急性心内膜炎的病原菌之一。肠球菌的耐药性较高，特别是庆大霉素高度耐药菌株，用青霉素类抗菌药物治疗时，不能和氨基糖苷类药物联合用药。

（8）产单核李斯特菌　该菌广泛分布于环境中，有较高的致病性。它是新生儿败血症的主要病原菌之一，常从产道感染，死亡率很高。在成人可引起原发性脑膜炎、心内膜炎和败血症，但较少见。

（9）脑膜炎奈瑟菌　是引起脑膜炎的病原菌，一般先侵入鼻咽部，引起上呼吸道感染，进而侵入血流，造成菌血症或心内膜炎。随血流或淋巴到达脑脊膜而患脑膜炎。

（10）革兰阴性杆菌　常规血培养中革兰阴性杆菌引起的菌血症所占比例最多，主要有如下几种。①沙门菌、大肠埃希菌、沙雷菌和克雷伯菌等肠杆菌科细菌引起的感染而导致的菌血症。其中沙门菌所致疾病主要有伤寒和副伤寒。大肠埃希菌和克雷伯菌是质粒介导的产超广谱 β－内酰胺酶（ESBLs）的代表菌种，该菌株导致的菌血症应引起临床的足够重视，该菌株能分解 β－内酰胺环而导致 β－内酰胺类药物失效，但 ESBLs 能被 β－内酰胺酶抑制剂抑制。沙雷菌中最常见为黏质沙雷菌，其他可导致菌血症的有普城沙雷菌、红色沙雷菌和芳香沙雷菌等。②非发酵革兰阴性杆菌常见有铜绿假单胞菌、不动杆菌、嗜麦芽窄食单胞菌、洋葱伯克霍尔德菌等。铜绿假单胞菌是发生烧伤后败血症的最常见病原菌，也是医院内感染的主要病原菌，铜绿假单胞菌常引起术后感染、脓肿、烧伤后感染、化脓性中耳炎等，处理不当常由感染病灶导致血流播散而发生菌血症。不动杆菌是机会致病菌，常存在于人体皮肤、呼吸道、消化道，当人体抵抗力下降时可因局部感染而导致血流感染引起败血症，近年来由不动杆菌引起的败血症有不断上升的趋势，最多见的是鲍曼不动杆菌，并且该菌的耐药情况也不容乐观，常见到全部耐药菌株，即泛耐药鲍曼不动杆菌（PDR－AB）给临床治疗带来困难。嗜麦芽窄食单胞菌也是机会致病菌，广泛存在于河水、污水、自来水、牛奶中，可引起心内膜炎和败血症，该菌常表现为多重耐药，产生金属 β－内酰胺酶是主要耐药机制，使用复方磺胺和替卡西林/棒酸治疗有较好效果。洋葱伯克霍尔德菌是医院环境中的常见菌，可因患者免疫力低下而引起心内膜炎和败血症。

（11）真菌　真菌菌血症常发生于重症疾病的晚期，特别是应用广谱抗生素和皮质激素后，由于机体免疫功能低下，在原发病灶加重的同时，常发生继发感染及二重感染，任何部位，尤其是正中静脉插管或留置导管均可引起真菌感染，分离到的真菌以念珠菌为主，特别是白色念珠菌。当血培养中分离到曲霉菌，不能轻易判断为污染菌，曲霉菌菌血症近年来有增加的趋势，常由于败血症而引起系统性感染，死亡率可达95%以上。

（12）厌氧菌　研究资料表明，厌氧菌引起的血液感染占菌血症的20%。厌氧菌引起的口腔感染、牙周感染、咽颊炎等是导致心内膜炎的原发病灶，最常见的有消化链球菌、拟杆菌、梭杆菌、丙酸杆菌等。

二、尿液标本的细菌培养

尿液的细菌培养一般为中段尿培养加菌落计数（表5－2）。它对于泌尿道感染的诊断有重要价值。正常的尿液是无菌的，从膀胱穿刺取出的尿也应无菌的，而外尿道有正常菌群寄生，标本的采集必须无菌操作。中段尿的采集应先清洁外阴及尿道口周围，自然排尿，让尿流不间断，截留中段尿，置于无菌大口容器或尿运送杯中，不少于1ml。此法必须告诉患者。

表 5－2　尿液细菌培养检验报告单

医院检验报告单　【微生物】

姓名	性别	年龄	样本号
住院号	科室	床号	
标签联号	样本类型　尿液	标本编号	临床诊断

检验项目	结果	参考值	单位
中段尿培养		培养两天无菌生长	
阳性菌落计数		革兰阴性杆菌 $<10^5$	cfu/ml
		革兰阳性球菌 $<10^4$	cfu/ml

送检医生	检验者	审核者
接收时间	检验时间	报告时间

※本报告单仅对本标本负责※

1. 结果报告

常规尿培养 48h 后未生长可报告“培养两天无菌生长”。如有细菌生长报告鉴定结果和药敏试验，并报告菌落计数。

2. 临床意义

尿液从尿道排出时可能受到外尿道细菌的污染，但中段尿污染细菌不会太多。大约 10% 的尿路感染患者，可能会在同份尿标本中分离到 2 种细菌，并都是病原菌。如果同份标本中检出 3 种以上不同微生物，应认为被污染。一般认为尿标本中革兰阴性杆菌菌落计数大于 10^5cfu/ml、革兰阳性球菌菌落计数大于 10^4cfu/ml 才有意义。但菌落计数低于这个标准，并不能排除尿路感染，主要见于以下几种情况：①应用抗菌药物，尿中细菌繁殖受到抑制。②病原菌发育要求条件高，尿中细菌受营养条件限制而繁殖受抑制。③尿频时，膀胱内细菌停留时间短而细菌数量少。④大量输液或使用利尿剂后，使尿液稀释。⑤尿液 pH <5.0 或 >8.5，细菌发育受阻。⑥采尿时外阴部的消毒剂混入尿中。

最常见的泌尿道感染部位是膀胱和尿道。无论男性或女性患者，泌尿道感染可能是无症状的、急性或慢性的。在各种泌尿道感染中，常见的病原菌如下。

（1）金黄色葡萄球菌　是尿路感染的常见病原菌，其致病力强是人们早有的共识，由于抗生素的大量使用，导致耐甲氧西林或耐苯唑西林的金黄色葡萄球菌比例显著增多，MRSA 常呈多重耐药，给临床治疗带来困难。

（2）凝固酶阴性葡萄球菌　长期以来认为 CNS 致病力较弱，未引起临床的重视，但随着介入性治疗手段的广泛应用、免疫抑制剂的使用、肿瘤、糖尿病等复杂的基础疾病导致的患者免疫力降低，使凝固酶阴性葡萄球菌成为泌尿系统感染的重要条件致病菌。腐生葡萄球菌为凝固酶阴性葡萄球菌，是尿路感染中最常见葡萄球菌，尤其是年轻妇女的尿路感染。表皮葡萄球菌也是常见的引起尿路感染的凝固酶阴性葡萄球菌。

（3）肠球菌　肠球菌引起的感染最常见的为尿路感染，常引起尿道炎、膀胱炎、肾盂肾炎等。绝大多数为粪肠球菌，其次为屎肠球菌和鸟肠球菌。肠球菌引起的泌尿系统感染女性多见，糖尿病、恶性肿瘤容易并发肠球菌感染，介入性治疗会增加肠球菌感染机会。近年来，由于抗生素的大量使用，导致肠球菌耐药菌株不断增加，对多种抗生素存在不同程度的耐药，尤其是氨苄青霉素耐药株和庆大霉素高耐药株的增多，已使肠球菌所致重症感染的治疗成为临床棘手的问题之一。

（4）革兰阴性杆菌　包括大肠埃希菌、克雷伯菌、变形杆菌、肠杆菌、普罗威登菌、沙雷菌、不动杆菌、假单胞菌等。其中大肠埃希菌是尿路感染中最常见的病原菌。革兰阴性杆菌的感染大多是由于泌尿系统解剖结构和生理功能改变而引起的上行感染，多见于留置导尿管、肾盂造瘘术、尿路结石、尿路重建、前列腺肥大、膀胱排空能力受损的患者，容易发生多种微生物的混合感染，易被误认为标本污染。大肠埃希菌和克雷伯菌是质粒介导的产超广谱β-内酰胺酶的代表菌种，该菌株导致的菌血症应引起临床的足够重视，该菌株能分解β-内酰胺环而导致β-内酰胺类药物失效，给临床治疗带来困难。

（5）结核杆菌　尿培养分离到结核杆菌是诊断肾结核的依据之一，肾结核是结核杆菌自肺部等结核病灶经血流播散至肾脏所引起的继发感染，本病多见于20～40岁，男性多于女性。

（6）淋病奈瑟菌　淋病奈瑟菌是淋病的病原菌，是性传播疾病发病率最高的，约占性病的70%。可引起男性和女性的尿道炎。

（7）真菌　尿培养分离到的真菌主要是各种假丝酵母菌，大多数念珠菌尿的患者为无症状的，究竟念珠菌能否导致症状性尿道炎（轻度尿道瘙痒、尿痛、水样分泌物）还有争议，男性中仅在所有其他非淋球菌尿道炎的病因都被排除后才考虑真菌引发这些症状，念珠菌性尿道炎在女性中少见。

（8）阴道加德纳菌　近年来发现阴道加德纳菌可以引起尿道感染、肾周围脓肿和膀胱炎。该菌主要通过性传播而引起。

三、粪便标本的细菌培养

粪便标本的细菌培养检验见表5-3。

正常人的肠道内栖居大量的不同种类的微生物，包括大量的厌氧菌和大肠埃希菌、肠杆菌、变形杆菌、粪产碱杆菌等，组成了人类健康的体内微生物的生态环境。这些细菌一般不致病，一旦肠道发生病理改变或抗生素的大量使用，就有可能导致菌群失调，引发疾病。

1. 结果报告

由于粪便中存在大量细菌，有多种细菌可以引起腹泻，而且不少菌种要求特殊的培养，在分离粪便中的致病菌时，如未提供必要的生长条件，培养阴性结果，不应报告“无致病菌”或“未检出致病菌”。目前常规以SS培养基（平板）和中国蓝平板分离粪便中的致病菌，所以阴性报告为“无沙门菌生长和志贺菌生长”。如有致病菌生长报告鉴定结果和药敏试验。

表 5－3　粪便细菌培养检验报告单

医院检验报告单　【微生物】

姓名	性别	年龄	样本号
住院号	科室	床号	
标签联号	样本类型　粪便	标本编号	临床诊断

检验项目	结果	参考值	单位
粪便培养		无沙门菌生长 无志贺菌生长	

送检医生	检验者	审核者
接收时间	检验时间	报告时间

※本报告单仅对本标本负责※

2. 临床意义

粪便培养中常见病原菌有：志贺菌属、沙门菌属、致病性大肠埃希菌、霍乱弧菌、副溶血性弧菌、类志贺邻单胞菌、小肠结肠炎耶尔森菌、金黄色葡萄球菌、结核分枝杆菌、弯曲菌属、假单胞菌属。

（1）志贺菌属　包括 A 群（痢疾志贺菌）、B 群（福氏志贺菌）、C 群（鲍氏志贺菌）、D 群（宋氏志贺菌）。该菌属引起的临床疾病谱广泛，从无症状感染到无发热腹泻，直到细菌性痢疾。症状包括腹部痉挛、腹痛、腹泻、里急后重等。其中福氏志贺菌和宋氏志贺菌引起感染的比例最高。

（2）沙门菌属　沙门菌属有 2 000 个以上血清型，大多既可感染人又可感染家畜。人感染沙门菌后，临床上表现为 3 种类型：①肠热症。②败血症。③食物中毒。肠热症由伤寒和副伤寒沙门菌进入机体后在免疫功能低下的情况下导致的全身感染，又称为伤寒或副伤寒。败血症多发生于儿童和免疫力低下的成人。食物中毒型又称急性胃肠炎，是在进食沙门菌污染的食物 8～48h 后出现，常以恶心、呕吐、腹痛、腹泻为首发症状，未治疗者常持续 3～5 天后缓解，抗菌药物治疗不能促进临床症状的恢复，反而可能延长恢复期，出现无症状带菌状态，因此对无并发症病例，不主张抗菌药物治疗，仅对有菌血症的患者使用抗生素，主要针对肠炎沙门菌和鼠伤寒沙门菌等引起的食物中毒。

（3）致病性大肠埃希菌　大肠埃希菌是肠道内的正常菌群之一，在机体抵抗力降低时可发生感染，引起肠道感染的大肠埃希菌主要有 4 种类型，即产肠毒素大肠埃希菌（ETEC）、致病性大肠埃希菌（EPEC）、侵袭性大肠埃希菌（EIEC）和出血性大肠埃希菌（EHEC）。ETEC 是发展中国家儿童急性腹泻和旅行性腹泻的常见致病菌，临床表现为恶心、呕吐、水样便和低热。EPEC 是流行性婴幼儿腹泻的病原菌，具有高度传染性，多发生于夏秋季，临床表现为发热、呕吐、腹泻、便中多黏液无血，病程较长。EIEC 具有侵袭性，与志贺菌相似，又称志贺菌样大肠埃希菌，临床表现为高热、痉挛性腹痛、水泻和中毒症状，继而出现脓血便，可暴发和散发，也可引起食物中毒。EHEC 又称致病性大肠杆菌 O157，该细菌的培养可使用山梨醇麦康凯平板，鉴定主要依靠因子血清的凝集试验，该菌可引起严重的出血性肠炎，除暴发外还可散发，可发生在任何年龄，少数患者并发溶血性尿毒综合征（HUS），临床表现为低热、痉挛性腹痛、开始水样便，继而可在便中含大量血液，无白细胞和粪便渣子，少数患者除有恶心、呕吐，并发 HUS 等症状外，还有高热及呼吸道症状，继而出现贫血，血栓形成性血小板减少和急性肾衰竭。

（4）霍乱弧菌　根据菌体 O 抗原的不同可分为 O1 群和非 O1 群霍乱弧菌。O1 群霍乱弧菌包括古典生物型和埃尔托生物型，两者均在小肠内繁殖产生大量肠毒素，作用于小肠黏膜，分泌大量肠液，表现为腹泻、脱水、酸中毒等，如不及时抢救，患者可在数小时内死亡。该群能引起霍乱流行或大流行，患者及带菌者为传染源，必须采取一系列措施进行控制。非 O1 群霍乱弧菌可引起感染性腹泻，近年来也不断被人们所重视，如 O139 血清型可引起类似霍乱的急性脱水性腹泻。

（5）副溶血性弧菌　该菌是海洋微生物，可污染食品而引起食物中毒，主要引起人类急性胃肠炎，表现为腹部绞痛、腹泻、粪便呈水样，类似霍乱，或粪便中带血及黏冻，常误诊为痢疾。50% 患者有呕吐，严重病例有失水症状，甚至大量失水而致循环衰竭。

（6）类志贺邻单胞菌　该菌引起肠道内感染，一般表现为腹泻，与进食生水和海产品有关，好发于温暖的季节。

（7）气单胞菌属　气单胞菌为水中常居菌，可引起人类的肠道感染，表现为腹泻。

（8）小肠结肠炎耶尔森菌　该菌在 4℃条件可生长并产生毒素，因此易引起食物中毒，多见于小儿，引起腹泻、腹痛、发热等症状。

（9）金黄色葡萄球菌　该菌易引起食物中毒，主要是由于摄入含有葡萄球菌肠毒素的食物所致。金黄色葡萄球菌还可引起伪膜性肠炎。

（10）艰难芽孢梭菌　该菌是抗菌药物相关性腹泻的主要病原菌，感染后的临床症状可从轻度腹泻到致命性伪膜性肠炎。许多接受广谱抗生素治疗的患者，粪便中存在艰难芽孢梭菌，但没有腹泻症状。

（11）结核分枝杆菌　该菌主要引起肠结核，多数患者的病变部位发生在回盲部且常为溃疡性的。不过需要注意的是开放性肺结核患者的粪便中有时能查到结核分枝杆菌，可能是吞食了含有结核分枝杆菌的痰所致。

（12）弯曲菌属　主要包括空肠弯曲菌和结肠弯曲菌。肠道病变程度不一，轻的表现为短暂、自限性肠炎。重的可表现为伴有严重腹泻、腹痛、发热和肌痛的暴发性小肠结肠炎。粪便开始为黏液便、稀水便，可进展为大量水样便，有脓血。感染通常为自限性，症状常在 1 周内消失。

（13）假单胞菌属　主要为铜绿假单胞菌，是医院内感染的主要病原菌之一，还可引起婴儿严重的流行性腹泻。

四、痰液及支气管分泌物标本的细菌培养

正常人的下呼吸道是无菌的，分泌物经上呼吸道排出时常受该处的正常菌群的污染，如草绿色链球菌、奈瑟菌等。标本来源有多种：痰、支气管肺泡灌洗液、支气管冲洗液或刷子、肺穿刺或活组织等。尤其痰标本应在医护人员指导下留取标本，告诉患者先用冷开水漱口清洗咽喉，咳出痰液，置于广口容器中，常规培养≤2h 送到实验室立即接种。痰液及支气管分泌物标本的细菌培养见表 5－4。

表 5－4　痰液及支气管分泌物细菌培养检验报告单

医院检验报告单　【微生物】

姓名	性别	年龄	样本号
住院号	科室	床号	
标签联号	样本类型　痰液	标本编号	临床诊断

检验项目	结果	参考值	单位
痰培养		正常菌群生长	
支气管分泌物培养		正常菌群生长	

送检医生	检验者	审核者
接收时间	检验时间	报告时间

※本报告单仅对本标本负责※

1. 结果报告

痰及支气管分泌物的培养未检出致病菌的报告“正常菌群生长”。如有致病菌生长报告鉴定结果和药敏试验，并且报告的细菌菌种应注明各自数量或比例情况。

2. 临床意义

痰及支气管分泌物的培养对于呼吸系统感染的诊断有重要意义，由于上呼吸道存在正常菌群，因此必须要区分是致病菌还是污染菌。常见病原菌主要有如下几种。

（1）肺炎链球菌　肺炎链球菌为口腔和鼻咽部正常菌群，一般不致病，当机体抵抗力下降时，如在寒冷刺激、感冒和麻疹后，可引起大叶性肺炎或支气管肺炎。近年来耐青霉素的肺炎链球菌（PRP）及多重耐药株的增加，给临床治疗带来困难。

（2）流感嗜血杆菌　该菌常居于正常人呼吸道，当机体抵抗力下降时，可引起人类呼吸道感染，也可随血液入侵组织内部，导致脑膜炎、关节脓肿或其他部位脓肿。也常继发于流感、麻疹、百日咳、肺结核等呼吸道感染，儿童原发性呼吸道病毒感染后可继发流感嗜血杆菌引起的中耳炎、鼻窦炎。

（3）百日咳鲍特菌　是小儿百日咳的病原菌，患者是唯一传染源，可通过飞沫传染，致病物质为不耐热的外毒素和耐热的内毒素，可引起痉挛性咳嗽，少数患者可继

发肺炎或不明原因的脑炎。

（4）A 群链球菌　该菌有较强的侵袭力，能产生多种胞外酶和外毒素。是引起化脓性感染的主要菌种，致病力强。

（5）结核分枝杆菌　是引起肺结核的病原菌，人类对其具有较高的易感性，最易受损的部位是肺部，主要由呼吸道入侵导致感染和发病。该菌抵抗力强，肺结核患者是主要传染源。

（6）白喉棒状杆菌　是急性呼吸道传染病白喉的病原菌，该菌常见从呼吸道入侵，最初侵犯扁桃体、咽部、咽喉部，形成灰白色伪膜。一般不进入血流，产生的外毒素可损害心肌和神经系统，出现白喉的各种临床表现，死亡率高。此外，本菌可侵犯眼结膜、外耳道、阴道和皮肤伤口等，亦能形成伪膜。

（7）卡他莫拉菌　是上呼吸道的正常菌群，近年来证实本菌可引起中耳炎、肺炎、心内膜炎、脑膜炎等。

（8）嗜肺军团菌　是军团菌病的病原菌，军团菌病是一种具有高度暴发流行的呼吸道疾病。通过空气传播进入肺部，可表现为肺部感染、发热、头痛、肌肉痛等。

（9）脑膜炎奈瑟菌　主要引起人类流行性脑膜炎，一般先侵入鼻咽部，引起上呼吸道感染，进而侵入血流，造成单纯菌血症，如侵入血流或淋巴到达脑脊髓膜，则引起脑膜炎。

（10）肺炎克雷伯菌　广泛分布于自然界水和土壤中，是人类呼吸道的常居菌，是较为常见的条件致病菌，可引起肺炎等。肺炎克雷伯菌是产质粒介导的超广谱 β－内酰胺酶的代表菌种之一，该菌株能分解 β－内酰胺环而导致 β－内酰胺类药物失效，应引起临床的重视。

（11）假单胞菌属　是医院内感染的主要病原菌之一，当机体抵抗力下降时，如代谢性疾病、血液病和恶性肿瘤，以及手术后患者等可引起呼吸道感染。

（12）诺卡菌　对人有致病性，主要有星形诺卡菌和巴西诺卡菌。星形诺卡菌主要通过呼吸道引起人的原发性、化脓性肺部感染，可出现肺结核样症状。

（13）酵母样真菌　最常见为白色念珠菌，它广泛存在于自然界，也寄生于咽部、皮肤、肠道等，因此 10%～20% 的健康人痰中也能查到，但当机体抵抗力下降时，可成为致病菌侵入呼吸道引起感染，为常见的肺真菌病。

（14）丝状真菌　常见的有曲霉菌和毛霉菌，曲霉菌为条件致病菌，其所致疾病称为曲霉病。人主要通过吸入空气中曲霉菌孢子而感染，故以肺部曲霉病多见。轻者仅引起支气管哮喘；重者引起肺组织坏死，形成脓肿和空洞，也可侵入血流播散至全身各脏器。最常见的毛霉病是鼻脑毛霉病，感染起始于副鼻窦，然后累及眼眶和腭部，再扩展至脑部。有的患者可发生肺和播散性毛霉感染。此病一旦发生，病情急，进展快，死亡率很高。

五、脓液标本的细菌培养

脓液标本的细菌培养见表 5－5。

表 5-5　脓液细菌培养检验报告单

医院检验报告单　【微生物】

姓名	性别	年龄	样本号
住院号	科室	床号	
标签联号	样本类型　脓液或分泌物	标本编号	临床诊断

检验项目	结果	参考值	单位
脓液培养		无菌生长	
创面分泌物培养		无菌生长	

送检医生	检验者	审核者
接收时间	检验时间	报告时间

※本报告单仅对本标本负责※

组织或器官的化脓性感染，其病原菌的来源可以分为两类：一是内源性。感染源是炎症局部器官中的正常菌群（常栖居菌群），由于损伤等因素造成正常栖居菌群进入无菌状态的组织中，发生感染。二是外源性。感染源是存在于人体外部自然界的微生物，由于外伤和直接接触，外界微生物通过人体表面进入人体，造成感染。

1. 结果报告

如培养 48～72h 后对无菌部位的感染，从脓液或分泌物中分离到细菌一般均有临床意义，按分离鉴定的菌种报告细菌名称和药敏试验结果。

2. 临床意义

所有的创伤均可有细菌污染，是否发生感染，取决于创伤大小、组织破坏情况、染菌数量与种类、处理过程、机体免疫力和抗生素应用等多种因素。

（1）金黄色葡萄球菌　最常见人类化脓性感染病原菌，可引起局部化脓性感染如疖、痈、皮下软组织脓肿、外科切口感染，也可引起肺炎、伪膜性肠炎等多系统的化脓性感染。

（2）化脓性链球菌　也是引起化脓性感染的常见病原菌，可引起浅部软组织脓肿、急慢性化脓性骨关节炎、骨髓炎、淋巴管炎、蜂窝织炎等。

（3）厌氧菌　最常见的是厌氧消化链球菌，可引起人体各部位组织器官的感染，又以混合感染为多见，如腹腔感染、肝脓肿、外阴和阴道及盆腔感染、肺部感染、胸腔感染、口腔感染等，可与金黄色葡萄球菌和化脓性链球菌引起严重创伤感染，还可引起细菌性心内膜炎等。另外破伤风杆菌可引起破伤风，产气荚膜梭菌引起气性坏疽等。

（4）铜绿假单胞菌　属条件致病菌，是医院内感染的主要病原菌之一，常引起手术后感染、褥疮、脓肿、烧伤后感染、化脓性中耳炎等。

（5）诺卡菌　对人有致病性，主要有星形诺卡菌和巴西诺卡菌。星形诺卡菌主要通过呼吸道引起人的原发性、化脓性肺部感染。肺部感染可转移到皮下组织，形成脓疡和多发性瘘管，也可扩散到其他器官引起脑脓肿、腹腔炎等，在感染组织内有“硫磺样颗粒”。巴西诺卡菌可因外伤侵入皮下组织，形成慢性化脓性肉芽，表现为肿胀、脓肿及多发性瘘管，好发于足部，该病也可有星形诺卡菌和马杜拉放线菌及某些真菌引起。

（6）肠杆菌科细菌　包括大肠埃希菌、克雷伯菌、变形杆菌、肠杆菌、普罗威登菌、沙雷菌等也可引起人体各部位组织器官的感染，慢性化脓性骨关节炎、骨髓炎、腹腔感染、肝脓肿等。

（7）凝固酶阴性葡萄球菌　常见的为表皮葡萄球菌，是条件致病菌，也可引起人体各部位组织器官的感染。

（8）气单胞菌属　可引起肠外感染，主要为伤口感染、心内膜炎、脑膜炎等。

六、脑脊液标本的细菌培养

正常人体脑脊液是无菌的。当人体患有脑脊髓膜炎症时，在脑脊液中可以出现病原菌。常见的病原菌有细菌、真菌和结核分枝杆菌等。脑脊液标本的细菌培养见表5－6。

表5－6　脑脊液细菌培养检验报告单

医院检验报告单　【微生物】

姓名	性别	年龄	样本号
住院号	科室	床号	
标签联号	样本类型　脑脊液	标本编号	临床诊断

检验项目	结果	参考值	单位
脑脊液培养		无菌生长	

送检医生	检验者	审核者
接收时间	检验时间	报告时间

※本报告单仅对本标本负责※

1. 结果报告

阴性报告应报“无菌生长”。如有细菌生长报告鉴定结果和药敏试验。

2. 临床意义

正常人脑脊液是无菌的，脑脊液的细菌学检查对于细菌性脑膜炎的诊断有重要的临床价值，检出细菌提示有细菌性（急性化脓性、结核性等）脑膜炎。常见的病原菌主要有：脑膜炎奈瑟菌、流感嗜血杆菌、卡他莫拉菌、肠杆菌科菌种、脑膜败血黄杆菌、假单胞菌属菌种、葡萄球菌属菌种、A群链球菌、B群链球菌、肺炎链球菌、产单核李斯特菌、不动杆菌、新型隐球菌、白色念珠菌、结核分枝杆菌等。

七、穿刺液标本的细菌培养

穿刺液标本的细菌培养见表5－7。

1. 结果报告

阴性报告应报“无菌生长”，如有细菌生长报告鉴定结果和药敏试验。

表 5－7　穿刺液细菌培养检验报告单

医院检验报告单　【微生物】

姓名	性别	年龄	样本号
住院号	科室	床号	
标签联号	样本类型　穿刺液	标本编号	临床诊断

检验项目	结果	参考值	单位
腹水培养（普通或厌氧）		无菌生长	
胸水培养（普通或厌氧）		无菌生长	
胸腔积液引流液培养（厌氧）		无菌生长	
滑膜液培养（普通或厌氧）		无菌生长	
羊水培养（厌氧）		无菌生长	
后穹窿穿刺液培养（厌氧）		无菌生长	
透析液普通培养		无菌生长	
心包液培养（普通＋厌氧）		无菌生长	

送检医生	检验者	审核者
接收时间	检验时间	报告时间

※本报告单仅对本标本负责※

2. 临床意义

无菌穿刺液是指除血液、骨髓和脑脊液外的羊膜液、后穹窿穿刺液、透析液、心包液、腹膜穿刺液、胸腔穿刺液和滑膜液等。在感染的情况下，只要检出细菌，通常认为是病原菌。胸腔感染的病原菌以结核分枝杆菌多见，其次是金黄色葡萄球菌、A群链球菌、大肠埃希菌、肺炎克雷伯菌、铜绿假单胞菌和真菌等。腹腔感染的病原菌以肠道细菌如大肠埃希菌、粪肠球菌，以及结核分枝杆菌多见。心包液和关节液以金黄色葡萄球菌、A 群链球菌、大肠埃希菌、肺炎克雷伯菌、铜绿假单胞菌和真菌等多见。

八、眼、耳、鼻、咽喉拭子标本的细菌培养

眼、耳、鼻、咽喉拭子标本的细菌培养见表 5－8。

1. 结果报告

对正常无菌的器官如眼、内耳标本，阴性报告应报“无菌生长”。如有细菌生长报告鉴定结果和药敏试验。鼻、咽喉拭子正常报告“无致病菌生长”，如有细菌生长报告鉴定结果和药敏试验，并且报告的细菌菌种应注明各自的数量或比例情况。

表5-8 眼、耳、鼻、咽喉拭子细菌培养检验报告单

医院检验报告单 【微生物】

姓名	性别	年龄	样本号
住院号	科室	床号	
标签联号	样本类型 某拭子	标本编号	临床诊断

检验项目	结果	参考值	单位
眼分泌物培养		无菌生长	
内、外耳拭子培养		无菌生长	
鼻拭子培养		无致病菌生长	
咽喉拭子培养		无致病菌生长	

送检医生	检验者	审核者
接收时间	检验时间	报告时间

※本报告单仅对本标本负责※

2. 临床意义

眼分泌物培养常见病原菌有金黄色葡萄球菌、A群链球菌、大肠埃希菌、肺炎克雷伯菌、淋病奈瑟菌、铜绿假单胞菌和真菌等。若有此类细菌生长，提示有眼部感染。耳拭子培养常见病原菌有金黄色葡萄球菌、A群链球菌、卡他莫拉菌、大肠埃希菌、肺炎克雷伯菌、铜绿假单胞菌和真菌等，这些细菌可引起耳部感染如中耳炎、外耳道感染等。鼻咽喉拭子培养几乎没有无菌的，分离出的细菌不一定就是与疾病有关的细菌，因此要重视报告中的细菌数量。常见病原菌有金黄色葡萄球菌、A群链球菌、肺炎链球菌、表皮葡萄球菌、白喉棒状杆菌、结核分枝杆菌、脑膜炎奈瑟氏菌、大肠埃希菌、肺炎克雷伯菌、流感嗜血杆菌、铜绿假单胞菌和真菌等，可引起肺部感染、细菌性鼻炎、鼻腔脓肿等。

九、生殖器官分泌物标本的细菌培养

生殖器官分泌物标本的细菌培养见表5-9。

1. 结果报告

生殖道分泌物培养应重视特殊细菌的分离，通过CO_2培养、厌氧培养等未生长报告“无致病菌生长”；念珠菌培养未生长报告“无念珠菌生长”；结核培养需放1个月，未生长报告“培养1个月无结核菌生长”。如有致病菌生长报告鉴定结果和药敏试验。

2. 临床意义

生殖道分泌物的细菌学检查对于诊断性病和其他生殖系统感染具有重要价值。正常内生殖道是无菌的，而外生殖道有多种细菌寄生，如尿道口有表皮葡萄球菌、类白喉棒状杆菌、耻垢分枝杆菌等；女性阴道内有乳酸杆菌、大肠埃希菌、酵母菌等正常菌群的存在。因此生殖系统感染的诊断应密切结合临床表现和其他检验结果综合考虑。

表5-9 生殖器官分泌物细菌培养检验报告单

医院检验报告单 【微生物】

姓名	性别	年龄	样本号
住院号	科室	床号	
标签联号	样本类型 生殖道分泌物	标本编号	临床诊断

检验项目	结果	参考值	单位
生殖器官分泌物培养			
CO_2培养		无致病菌生长	
厌氧培养		无致病菌生长	
结核培养		培养一个月无结核杆菌生长	
念珠菌培养		无念珠菌生长	

送检医生	检验者	审核者
接收时间	检验时间	报告时间

※本报告单仅对本标本负责※

生殖道分泌物培养的常见病原菌如下。

（1）淋病奈瑟菌　是严格的人体寄生菌，是淋病的病原菌，淋病是性传播疾病发病率最高的一种性病。该菌可引起男性的尿道炎、前列腺炎、附睾炎、关节炎等；可引起女性的尿道炎、阴道炎和子宫颈炎；新生儿经产道时可被感染而患淋菌性眼结膜炎。

（2）杜克嗜血杆菌　是引起软下疳的病原菌，病变主要发生于性接触中组织损伤的部位，表现为外阴脓疱、溃疡，附近淋巴结肿大。

（3）产单核李斯特菌　可引起生殖器李斯特菌病，包括先天性和新生儿产单核李斯特菌感染，主要引起婴儿及新生儿化脓性脑膜炎或脑膜脑炎，死亡率达70%。经产道感染的新生儿可导致败血症性肉芽肿。

（4）结核分枝杆菌　引起女性生殖器结核，好发于20~40岁妇女，常继发于肺结核、肠结核或腹膜结核。可表现为月经失调、下腹坠痛、不孕、早期子宫内膜充血、溃疡等。

（5）其他　葡萄球菌属菌种、肠球菌属菌种、链球菌属菌种、肠杆菌科菌种等细菌均可引起生殖系统感染。

十、胆汁标本的细菌培养

胆汁标本的细菌培养见表5-10。

1. 结果报告

普通细菌培养或厌氧培养48h无细菌生长报告“无菌生长”。如有细菌生长报告鉴定结果和药敏试验。

表 5－10　胆汁细菌培养检验报告单

医院检验报告单　【微生物】

姓名	性别	年龄	样本号
住院号	科室	床号	
标签联号	样本类型　胆汁	标本编号	临床诊断

检验项目	结果	参考值	单位
胆汁培养：			
普通培养		无菌生长	
厌氧培养		无菌生长	

送检医生	检验者	审核者
接收时间	检验时间	报告时间

※本报告单仅对本标本负责※

2. 临床意义

正常人的胆汁是无菌的，凡通过胆囊穿刺和手术取得的胆汁，经培养如有细菌，大多为胆道感染的病原菌。由十二指肠引流的胆汁常混有十二指肠液、胃液和唾液，对培养出的细菌是否为病原菌判断较为困难，可根据三管胆汁中分离的细菌种类和各管细菌数量等进行判断。常见的细菌有：大肠埃希菌、肺炎克雷伯菌、铜绿假单胞菌、产气肠杆菌、变形杆菌、沙门菌、葡萄球菌、粪肠球菌、厌氧链球菌等，这些细菌可引起急性胆囊炎、急性重症胆管炎等胆道感染性疾病。

十一、厌氧菌培养

厌氧菌感染是一种内源性感染，病种遍及临床各科，人体的各个部位。各种器官和组织都可以发生厌氧菌感染，大部分是与需氧菌混合感染。有些部位的感染，如脑脓肿、牙周脓肿、盆腔脓肿等，80%以上是厌氧菌引起。厌氧培养的环境是在一种特殊设备中形成的。如厌氧培养箱中由 N_2 70%、H_2 20%、CO_2 10%组成。标本接种在厌氧平板上立即送检。临床常见厌氧菌如下。

（1）脆弱类杆菌　主要分布在大肠、阴道、口腔等，可引起厌氧菌菌血症、阑尾炎、肺和胸膜感染等化脓性感染。

（2）产黑素类杆菌　主要分布在口腔、大肠、阴道等，常与其他厌氧菌和需氧菌混合感染，是感染性牙周炎的诱发因素，是口腔、上呼吸道、头面部软组织厌氧菌感染的常见菌。

（3）核梭杆菌　主要分布在口腔，多见于头部、上呼吸道感染，少见于肠道感染。

（4）坏死梭杆菌　主要分布在肠道、上呼吸道，可引起溃疡性结肠炎、心内膜炎、肝脓肿、鼻旁窦炎、厌氧菌菌血症等。

（5）死亡梭杆菌　主要分布在肠道、尿道、生殖道，引起肠道、尿道、生殖道的感染。

（6）消化球菌属　主要分布在口腔、肠道、女性生殖道、皮肤等，常与其他菌混合感染，也可单独感染。

（7）厌氧消化链球菌　主要分布在口腔，引起上呼吸道、肺和胸膜感染。

（8）中间型消化链球菌　主要分布在口咽、肠道，引起软组织、肺部感染。

（9）微小消化链球菌　主要分布在口腔牙缝，常引起心内膜炎。

（10）韦荣球菌　主要分布在口咽部、尿道、肠胃道、女性生殖道，引起各种软组织脓肿、盆腔炎及厌氧菌菌血症。

（11）痤疮丙酸杆菌　主要分布在毛囊、汗腺，引起菌血症、脓肿、伤口感染、痤疮等。

（12）贪婪丙酸杆菌　主要分布在毛囊、汗腺，引起菌血症、脑脓肿、伤口感染、上颌窦炎等。

（13）破伤风杆菌　是破伤风的病原菌，其致病因素主要是痉挛毒素。该菌芽孢通过破损皮肤进入人体进行繁殖，分泌毒素而致病。

（14）产气荚膜梭菌　是气性坏疽的主要病原菌，多与其他病原梭菌混合感染导致气性坏疽，也可污染肉类，引起食物中毒。

（15）肉毒梭菌　能产生毒性极强的肉毒毒素，引起食物中毒，表现为神经麻痹症状。

（16）艰难芽孢梭菌　主要分布在肠道，可引起伪膜性肠炎、气性坏疽、胸膜炎、腹腔感染及菌血症。

第二节　临床真菌检验

各类标本真菌检验见表 5－11。

表 5－11　各类标本真菌检验报告单

医院检验报告单　【微生物】

姓名	性别	年龄	样本号
住院号	科室	床号	
标签联号	样本类型　某标本	标本编号	临床诊断

检验项目	结果	参考值	单位
各种标本直接涂片镜检（包括墨汁直接涂片镜检）		阴性	
各种标本真菌培养		无真菌生长	

送检医生	检验者	审核者
接收时间	检验时间	报告时间

※本报告单仅对本标本负责※

真菌种类繁多，但对人类致病的有400种左右，按其侵犯人体组织和器官的不同，临床上将真菌分为浅部真菌和深部真菌两大类。

1. 结果报告

真菌直接涂片检查较为重要。正常报告阴性：如镜检找到真菌，报告“找到××样真菌”。真菌培养未生长报告“无真菌生长”。如有真菌生长，报告鉴定结果。

2. 临床意义

（1）皮肤丝状菌可引起头癣、手癣、体癣、股癣和甲癣等；白色念珠菌是重要的致病菌，其感染随着广谱抗生素、免疫抑制剂和抗肿瘤药物的应用而逐渐增多，可侵犯皮肤、黏膜及内脏，引起指间糜烂、皱襞擦烂红斑、甲床炎、甲沟炎、鹅口疮、阴道炎、支气管炎、肺炎、肠炎、膀胱炎、心内膜炎、脑膜炎及慢性黏膜皮肤念珠菌病。药物成瘾者易引起念珠菌感染等。

（2）申克孢子丝菌主要侵犯皮肤，沿淋巴管出现由非特异性肉芽肿形成的结节，是皮下组织感染的常见菌，感染主要与接触带菌的烂木、玫瑰花刺、干草或病猫等有关，偶可侵犯肺、胃肠道、骨及中枢神经系统。

（3）荚膜组织胞浆菌引起组织胞浆菌病，是一种传染性很强的深部真菌病，主要感染肺部并波及网状内皮系统如肝、脾、淋巴结等，常由呼吸道传染。病原菌可侵入全身各脏器，因此临床表现较复杂。

（4）马尔尼菲青霉菌是新出现的深部感染条件致病菌，主要在东南亚一带流行，在艾滋病患者中的感染有上升趋势，临床表现与艾滋病患者感染肺结核、组织胞浆菌、隐球菌相似。

（5）镰孢菌属也是新出现的深部感染条件致病菌。在美国很多地区，镰孢菌属已成为最常见的真菌性角膜炎病因，皮肤损伤常常是全身感染的征兆。全身感染多见于严重中性粒细胞减少的癌症患者。镰孢菌属主要引起的深部感染有角膜炎、骨关节感染、脑脓肿、肺炎、皮肤感染等。

（6）新型隐球菌主要侵犯中枢神经系统和肺，人体抵抗力降低是发病的主要因素，临床上最常见的是亚急性或慢性脑膜炎、肺部感染、皮肤和黏膜损害。用墨汁直接涂片法检测是该菌的首选方法。

第三节　其他致病微生物检验

一、螺旋体检测

螺旋体是一类细长、柔软、弯曲呈螺旋状，运动活泼的原核细胞型微生物。能引起人类疾病的主要有3类：疏螺旋体属、密螺旋体属、钩端螺旋体属。螺旋体的微生物学检测见表5－12。

1. 结果报告

螺旋体的检查通常采用暗视野直接涂片或镀银染色检查，未见到螺旋体报告阴性；

见到报告为阳性。

表 5－12 螺旋体的微生物学检验报告单

医院检验报告单 【微生物】

姓名	性别	年龄	样本号
住院号	科室	床号	
标签联号	样本类型 某标本	标本编号	临床诊断

检验项目	结果	参考值	单位
梅毒螺旋体直接涂片镜检		阴性	
钩端螺旋体直接涂片镜检		阴性	

送检医生	检验者	审核者
接收时间	检验时间	报告时间

※本报告单仅对本标本负责※

2. 临床意义

（1）梅毒螺旋体的暗视野直接涂片或镀银染色检查，对于 1 期或 2 期梅毒的皮肤黏膜损害和淋巴结病变具有快速、简便和可靠的诊断价值，但并非所有梅毒的病期中都能找到。梅毒螺旋体只感染人类，人是梅毒的唯一宿主。梅毒可分为先天性和获得性梅毒两种，前者通过母体胎盘传染给胎儿，后者主要经性接触传播。

（2）钩端螺旋体病是一种自然疫源性疾病，在自然界中可感染野生动物和家畜，钩端螺旋体感染动物后大多呈隐性感染，不发病。但在肾脏中长期存在，持续随尿不断排菌污染水源和土壤，人类与污染的水或土壤接触而感染。病原体进入人体后，即在局部迅速繁殖，并经淋巴系统或直接进入血循环引起菌血症。在血涂片中可以找到它。临床表现轻重不一。特点是起病急、高热、乏力、全身酸痛、眼结膜充血、腓肠肌压痛、浅表淋巴结肿大等。

二、支原体检测

支原体是一类无细胞壁，呈多形态，可通过滤菌器，能在无生命培养基中生长繁殖的最小原核细胞型微生物。支原体检测见表 5－13。

1. 结果报告

肺炎支原体培养、解脲脲原体培养、人型支原体培养未生长报告阴性，如生长则报告阳性。

2. 临床意义

（1）肺炎支原体通过呼吸道传播，可引起人类原发性非典型性肺炎，病理变化以间质性肺炎为主，多发于儿童、青年和中年人，以 5～20 岁感染率最高，潜伏期 2～3 周，以秋冬季发病多见，临床表现以发热、咳嗽、头痛、咽喉痛和肌肉痛为主。

（2）解脲脲原体是人类非淋菌性尿道炎的主要病原体，主要通过性接触传播，潜伏期1～3周，其典型症状为尿道内痒、伴有尿急和排尿不畅、轻微尿痛，少数患者有脓性分泌物，可引起男性不育症、慢性前列腺炎；女性可引起泌尿生殖道炎症、不孕症、流产等。此外还可引起新生儿低体重等。

（3）人型支原体也可引起人类非淋菌性尿道炎，还可引起慢性前列腺炎、宫颈炎和盆腔炎。

表5－13 支原体和解脲脲原体的微生物学检验报告单

医院检验报告单 【微生物】

姓名	性别	年龄	样本号
住院号	科室	床号	
标签联号	样本类型 分泌物	标本编号	临床诊断

检验项目	结果	参考值	单位
肺炎支原体培养		阴性	
解脲脲原体培养		阴性	
人型支原体培养		阴性	

送检医生	检验者	审核者
接收时间	检验时间	报告时间

※本报告单仅对本标本负责※

三、衣原体检测

衣原体是一类有独特发育周期、专性在活细胞内寄生、在宿主细胞浆内增殖、形成光镜可见的包涵体、且能通过滤菌器的原核细胞型微生物。能引起人类疾病的衣原体主要有沙眼衣原体、肺炎衣原体和鹦鹉热衣原体3个种。衣原体检测见表5－14。

表5－14 衣原体的微生物学检验报告单

医院检验报告单 【微生物】

姓名	性别	年龄	样本号
住院号	科室	床号	
标签联号	样本类型 分泌物	标本编号	临床诊断

检验项目	结果	参考值	单位
衣原体检测		阴性	

送检医生	检验者	审核者
接收时间	检验时间	报告时间

※本报告单仅对本标本负责※

1. 结果报告

衣原体的检测有活细胞培养和抗原、抗体检测及直接细胞染色检查。正常报告为阴性；异常报告为阳性。

2. 临床意义

（1）沙眼衣原体可引起多种疾病，能引起眼部感染性疾病，是目前世界上致盲的首位病因。可引起泌尿生殖道感染，是人类非淋菌性尿道炎的主要病原体，主要通过性接触传播。还可引起性病淋巴肉芽肿，主要通过性接触传播。

（2）肺炎衣原体寄生于人类，是人类重要的呼吸道病原体，其感染是人与人之间经飞沫或呼吸道分泌物传播，引起急性呼吸道疾病，特别是肺炎，也可导致支气管炎、咽炎等，还存在免疫力低下者的继发感染。临床表现有咽痛、声音嘶哑等症状，还可引起心内膜炎、心肌炎和心包炎等。

（3）鹦鹉热衣原体一般存在于自然宿主的肠道，由粪便排泄污染环境，以气溶胶方式传播，主要经呼吸道传染给人，引起非典型性肺炎、关节炎、尿道炎、结膜炎综合征，有时也侵犯心肌、心包、脑膜及肝脏等部位引起感染。

第四节 抗菌药物敏感性试验

所谓抗菌药物敏感性试验，是测定抗生素或其他抗微生物制剂在体外抑制细菌生长的能力。这种能力通过稀释或扩散方法来测定。就是把抗菌药物最高稀释度仍能抑制细菌生长者，该含药浓度（纸片或试管）即为被测菌株的敏感度。

常用的细菌敏感度测定方法有纸片扩散法（Kirby－Bauer test，KB）、定量测定的稀释法（dilution test）和E试验法（E－test）3种。

（1）KB法将含有定量抗菌药物的纸片贴在已接种待检菌的琼脂平板上，纸片中所含的药物吸取琼脂中的水分溶解后会不断地向纸片周围区域扩散，形成递减的梯度浓度，在纸片周围抑菌浓度范围内待检菌的生长被抑制，从而产生透明的抑菌圈，抑菌圈的直径大小反映检测菌对测定药物的敏感程度，并与该药对待检菌的最低抑菌浓度（MIC）呈负相关，即抑菌圈越大，MIC越小。

（2）定量测定的稀释法（dilution test）即最低（或最小）抑菌浓度（MIC）的测定，是在肉汤或琼脂中将抗菌药物进行一系列（如倍比）稀释后，定量接种待检菌，35℃孵育24h后观察，抑制待检菌肉眼可见生长的最低药物浓度，即为该药物对待检菌的MIC。

（3）E试验法（E－test）结合扩散法和稀释法的原理和特点，操作简便如扩散法，但可以同稀释法一样定量测出药物对待检菌的MIC。其试条为商品化塑料试条，长50mm，宽5mm，内含干化、稳定、浓度由高至低呈指数梯度分布的某种抗菌药物，可用于各种常见菌、苛养菌、分枝杆菌、厌氧菌和真菌的药敏试验。

近年来由于各种抗菌药物的大量应用，尤其是广谱及超广谱抗菌药物的滥用，造成了耐药突变菌株的大量出现，往往引起菌群失调症，以致经验用药失败率增高，所以，测定细菌对药物的敏感程度，这对临床医师选用抗菌药物，及时有效地控制感染，避免滥用抗生素，预防耐药菌株的出现，具有重要意义。

临床微生物室按照临床需要，根据被测菌株的属种，选择各类抗菌药物敏感性试验。一般非苛养菌常规药敏试验报告单见表5－15、表5－16、表5－17。

表5－15 肠杆菌科抗菌药物敏感试验报告单

医院检验报告单 【药敏试验】

姓名　性别　年龄　样本号

住院号　科室　床号

标签联号　样本类型　中段尿　标本编号　临床诊断

鉴定结果：大肠埃希菌

抗生素	MIC①	敏感度②	参考剂量	血药峰值(μg/ml)
Piperacillin(哌拉西林)			IV:2.0～3.0g　Q4～6h	PO:3～5
Pip/Pazo(哌拉西林/他唑巴坦)			IV:3/0.375g　Q6h	IV:24/242
Ampicillin(氨苄青霉素)			PO:250～500mg　Q6h IV:1.0～2.0g　Q4h	PO:2.5～5 IV:40
Amp/Sulbactam(氨苄青霉素/舒巴坦)			IV:1/0.5～2/1g　Q6h	IV:60/120
Aztreonam(氨曲南)			IV:1.0～2.0g　Q8h	IM:45　IV:90～160
Amox/Clav(阿莫西林/棒酸)			PO:1～2tablets　Q8h	PO:3.3/1.5
Ciprofloxacin(环丙沙星)			PO:250～750mg　Q12h	PO:2.5　IV:4.5
Ticarcillin /Clav(替卡西林/棒酸)			IV:2.0～3.0g　Q4～6h	IV:8/330
Gatifloxacin(加替沙星)			IM:0.5～1.0g　Q8h	IM:65　IV:185
Cefazolin(头孢唑啉)			IV:1.0～2.0g　Q8h	
Cefepime(头孢吡肟)			IV:0.5～2.0g　Q12h	IM:30　IV:82
ESBAL－aScm[头孢泊肟(ESBL筛选)]				
Ceftazidime(头孢他啶)			IM/IV:1.0～2.0g　Q8h	IM:40　IV:70
ESBL－bScm[头孢他啶(ESBL筛选)]				
Cefoxitin(头孢西丁)			IM:0.5～1.0g　Q6h IV:1.0～2.0g　Q4～6h	IM:20～25　IV:55～10
Ceftriaxome(头孢曲松)			IM/IV:1.0～2.0g　Q24h	IM:40～45
Cefotaxime(头孢噻肟)			IV:1.0～2.0g　Q8～12h	IM:20　IV:40～45
Tobramycin(妥布霉素)			IM/IV:1.0～1.7mg/kg　Q8h	IM:4～6　IV:4～8
Amikacin(丁胺卡那霉素)			IM/IV:7.5mg/kg　Q12h	IM:15～20　IV:20～40
Gentamicin(庆大霉素)			IM/IV:1.0～1.7mg/kg　Q8h	PO:4～6　IV:8
Imipenem(亚胺硫霉素(泰能))			A:请务必遵医嘱用药 B:IV:0.5～1.0g　Q6～8h	IV:25～35
Levofloxacin(左旋氧氟沙星)			PO:1～2tablets　Q12h	PO:3～46　IV:9～106
Trimeth/Sulfa(复方新诺明)			IV:3.3～6.6mg/kg Temp　Q8h	

注：

①MIC：最低抑菌浓度，表示能抑制细菌生长的最低抗生素浓度(μg/ml或mg/l)，按实测结果报告

②抗生素敏感度＝N/R：结果判断报告，按敏感度(S)、中介(I)、耐药(R)

③Blac＝β－内酰胺酶阳性；IB＝诱导型β－内酰胺酶；ESBL＝超广谱β－内酰胺酶

④MRE/VRE＝耐多种抗生素/万古霉素肠球菌

送检医生　检验者　审核者

接收时间　检验时间　报告时间

※本报告单仅对本标本负责※

表 5-16　铜绿假单胞菌药物敏感试验报告单

医院检验报告单　【药敏试验】

姓名	性别	年龄	样本号
住院号	科室	床号	
标签联号	样本类型　中段尿	标本编号	临床诊断

鉴定结果:铜绿假单胞菌

抗生素	MIC(μg/ml)	敏感度	参考剂量	血药峰值(μg/ml)
Piperacillin(哌拉西林)			IV:2.0~3.0g　Q4~6h	PO:3~5
Pip/Tazo(哌拉西林/他唑巴坦)			IV:3/0.375g　Q6h	IV:24/242
Ampicillin(氨苄青霉素)			PO:250~500mg　Q6h IV:1.0~2.0g　Q4h	PO:2.5~5 IV:40
Amp/Sulbactam(氨苄青霉素/舒巴坦)			IV:1/0.5~2/1g　Q6h	IV:60/120
Aztreonam(氨曲南)			IV:1.0~2.0g　Q8h	IM:45　IV:90~160
Amox/Clav(阿莫西林/棒酸)			PO:1~2tablets　Q8h	PO:1.5/3.3
Ciprofloxacin(环丙沙星)			PO:250~750mg　Q12h	PO:2.5　IV:4.5
Ticarcillin /Clav(替卡西林/棒酸)			IV:2.0~3.0g　Q4~6h	IV:330/8
Gatifloxacin(加替沙星)			IM:0.5~1.0g　Q8h	IM:65　IV:185
Cefazolin(头孢唑啉)			IV:1.0~2.0g　Q8h	
Cefepime(头孢吡肟)			IV:0.5~2.0g　Q12h	IM:30　IV:82
ESBAL-aScm[头孢泊肟(ESBL筛选)]				
Ceftazidime(头孢他啶)			IM/IV:1.0~2.0g　Q8h	IM:40　IV:70
ESBL-bScm[头孢他啶(ESBL筛选)]				
Cefoxitin(头孢西丁)			IM:0.5~1.0g　Q6h IV:1.0~2.0g　Q4~6h	IM:20~25　IV:55~110
Ceftriaxome(头孢曲松)			IM/IV:1.0~2.0g　Q24h	IM:40~45
Cefotaxime(头孢噻肟)			IV:1.0~2.0g　Q8~12h	IM:20　IV:40~45
Tobramycin(妥布霉素)			IM/IV:1.0~1.7mg/kg　Q8h	IM:4~6　IV:4~8
Amikacin(丁胺卡那霉素)			IM/IV:7.5mg/kg　Q12h	IM:15~20　IV:20~40
Gentamicin(庆大霉素)			IM/IV:1.0~1.7mg/kg　Q8h	PO:4~6　IV8
Imipenem(亚胺硫霉素(泰能))			A. 请务必遵医嘱用药 B. IV:0.5~1.0g　Q6~8h	IV:25~35
Levofl oxacin(左旋氧氟沙星)			PO:1~2tablets　Q12h	PO:3~46　IV:9~106
Trimeth/Sulfa(复方新诺明)			IV:3.3~6.6mg/kg　Temp　Q8h	

注:

①MIC:最低抑菌浓度，表示能抑制细菌生长的最低抗生素浓度(μg/ml 或 mg/l)

②抗生素敏感度=N/R:结果判断报告,按敏感度(S)、中介(I)、耐药(R)

③Blac=β-内酰胺酶阳性;IB=诱导型β-内酰胺酶;ESBL=超广谱β-内酰胺酶

④MRE/VRE=耐多种抗生素/万古霉素肠球菌

送检医生	检验者	审核者
接收时间	检验时间	报告时间

※本报告单仅对本标本负责※

表 5－17　金黄色葡萄球菌抗菌药物敏感试验报告单

医院检验报告单　【药敏试验】

姓名	性别	年龄	样本号
住院号	科室	床号	
标签联号	样本类型　中段尿	标本编号	临床诊断

鉴定结果：金黄色葡萄球菌

抗生素	MIC（μg/ml）敏感度	参考剂量	血药峰值（μg/ml）
Nitrofurantoin（呋喃妥因）		PO：50～100mg　Q6h	PO：12　IV：20～25
Ampicillin（氨苄青霉素）		PO：250～500mg　Q6h IV：1. 0－2. 0g　Q4h	PO：2. 5～5　IV：40
Amox/Clav（阿莫西林/棒酸）		PO：1～2tablets　Q8h	PO：1. 5/3. 3
Oxacillin（苯唑青霉素）		IV：2. 0～3. 0g　Q4～6h	IV：40　IM：14～16
Clarithromycin（克拉霉素）		PO：25～5000mg　Q12h	PO：0. 5～1
Clindamycin（克林霉素）		PO：150～300mg　Q6h IV：600/900mg　Q8h	PO：3　IV：10～12 IV：60～120
Rifampin（利福平）		PO：300mg　Q12h	PO：7～9　IV：10
Sts. Screen（链霉素增效筛选）			
Tetracycline（四环素）		PO：250～500mg　Q6h	PO：4　IV：8
Ciprofloxacin（环丙沙星）		PO：250～750mg　Q12h	PO：2. 5　IV：4. 5
Erythromycin（红霉素）		PO：250～500mg　Q6h	PO：2～3　IV：10
Vancomycin（万古霉素）		IV：1. 0g　Q12h	IV：20～40
Cefazolin（头孢唑啉）		IM：0. 5～1. 0g　Q8h IV：1. 0～2. 0g　Q8h	IM：65　IV：185
Cephalothin（头孢噻吩）		PO：250～500mg　Q6h IV：0. 5～2. 0g　Q4～6h	IV：30～60
Cefotaxime（头孢噻肟）		IV：1. 0～2. 0g　Q8～12h	IM：20　IV：40～45
Norfloxacin（氟哌酸）		PO：400mg　Q12h	PO：1. 5
Penicillin（青霉素）		PO：250～500mg　Q6h IM0. 9～1. 2MIL U Q12h	PO：1. 5～2. 5　IM：8～1
Gentamicin（庆大霉素）		IM/IV：1. 0～1. 7mg/kg　Q8h	PO：4～6　IV：8
Gms. Screen（庆大霉素增效筛选）			
Imipenem（亚胺硫霉素（泰能））		A. 请务必遵医嘱用药 B. IV：0. 5～1. 0g　Q6～8h	IV：25～35
Levofloxacin（左旋氧氟沙星）		PO：1～2tablets　Q12h	PO：3～46　IV：9～106
Trimeth/Sulfa（复方新诺明）		IV：3. 3～6. 6mg/kg Temp　Q8h	

注：
①MIC：最低抑菌浓度，表示能抑制细菌生长的最低抗生素浓度（μg/ml 或 mg/l），按实测结果报告
②抗生素敏感度＝N/R：结果判断报告，按敏感度（S）、中介（I）、耐药（R）
③Blac＝β－内酰胺酶阳性；IB＝诱导型 β－内酰胺酶；ESBL＝超广谱 β－内酰胺酶
④MRE/VRE＝耐多种抗生素/万古霉素肠球菌

送检医生	检验者	审核者
接收时间	检验时间	报告时间

※本报告单仅对本标本负责※

1. 结果判断

细菌对抗菌药物的敏感性可分为 3 种类型。

（1）敏感（S）　由被测菌株所引起的感染，除禁忌证外，可以用该抗菌药物的

常规剂量治疗而达到治愈目的。

（2）中介（I）　被测菌株对该药物的最小抑菌浓度（MIC）接近于血液、组织中通常可达到的浓度，而治疗反应率可能低于敏感菌株。中介意味着药物可通过提高剂量或在药物被生理性浓集的部位发挥临床效力。所以中介只能表示抑菌环直径介于敏感和耐药之间的“缓冲域”，它可以避免由于微小的技术因素失控，对结果造成错误解释。如果没有其他可以替代的药物，应重复试验或再以稀释法测定 MIC。

（3）耐药（R）　被测菌不能被该抗生素的常规剂量在组织内或血液中达到的浓度所抑制和（或）被测菌的 MIC 落在某些范围内，提示该菌可能存在特定耐药机制（如产 β－内酰胺酶），而治疗研究表明其临床疗效不可靠。

2. 临床意义

（1）药敏试验最主要的临床意义，就是对所要使用的抗生素的临床效果进行预测，根据药敏试验的结果，对患者进行选择性的个体化治疗。

（2）进行细菌耐药性检测及流行病学检查，为医院内的控制感染以及经验用药提供依据。

（3）进行新的抗生素抗菌效果价值评估。

（4）对重大类型的耐药菌株传播，进行流行病学的早期预警。

第六章　临床分子生物学检验

聚合酶链反应（polymerase chain reaction，PCR）技术由美国 Cetus 公司人类遗传室的科学家 Kary Mullis 在 1985 年建立，是一种在体外模拟自然 DNA 复制过程的核酸扩增技术。PCR 技术自问世以来，在国际医学界反响极大，并在近十年来以惊人的速度广泛应用于生物科学的各个领域。目前，在医学诊断上应用最为广泛，尤其对传统的细菌或病毒培养、血清学等耗时太长、不够精确或不够灵敏的诊断方法而言，PCR 技术的应用价值显得更大，被称为诊断学上的又一次革命，使医学诊断从个体水平（培养、显微镜观察）、蛋白水平（免疫学）进步到生物分子水平，使临床诊断更为准确和快捷，目前越来越多的临床医生逐步接受了这一崭新的技术。

PCR 的基本过程类似于 DNA 的天然复制，特异性依赖于与靶序列两端互补的寡核苷酸引物。整个过程由变性 - 退火 - 延伸三个基本反应步骤构成。

（1）模板 DNA 变性　模板或经 PCR 扩增形成的 DNA 经加热至 94℃左右一定时间后，双链之间氢键断裂，双股螺旋解链，变成两条单链，以便它与引物结合，为下轮反应做准备。

（2）模板 DNA 与引物的退火（复性）　DNA 加热变形成单链后，当温度降至一定程度（55℃左右）时，引物即与模板 DNA 单链的互补序列配对结合。

（3）引物的延伸　在 Taq DNA 聚合酶（1969 年从美国黄石国家森林公园火山温泉之中，分离出一种嗜水耐热菌体，从中提取出一种耐热的酶，名为 Taq DNA 聚合酶）的作用下，DNA 模板上的引物以 dNTP 为原料，按 A - T、C - G 碱基配对与半保留复制的原则，合成一条新的与模板 DNA 链互补的链。重复上述变性 - 退火 - 延伸的循环过程，每一循环获得的“半保留复制链”都可成为下次循环的模板。通常，每 2 ~ 4min 完成一次循环，2 ~ 3h 就能将靶核酸扩增放大几百万倍。收集扩增后的靶核酸信号，就可作定性或定量的分析。

第一节　肝炎病毒的 PCR 检验

一、乙型肝炎病毒核酸的 PCR 测定

乙型肝炎病毒核酸的 PCR 测定见表 6 - 1。

（1）乙型肝炎病毒（HBV）是嗜肝脱氧核糖核酸（DNA）病毒之一，可引起急、慢性肝炎。全世界仅 HBV 携带者就达 3 亿人。我国是乙型肝炎高发区，HBV 感染率高达 50% ~70%，临床上通过 RIA（放射免疫分析）或 ELISA（酶联免疫吸附法）检测

血清中的两对半即乙肝表面抗原（HBsAg）、乙肝表面抗体（HBsAb）、乙肝 e 抗原（HBeAg）、乙肝 e 抗体（HBeAb）和乙肝核心抗体（HBcAb）等指标判断 HBV 的传染性。现已发现检测慢性乙型肝炎血清内源性 DNA 聚合酶和 HBV－DNA，可以直接反应病毒在体内的活动和复制，当患者血清中 HBV－DNA 含量低时，常规方法无法检出。PCR 技术直接用患者血清病毒 DNA 作模板，将 HBV－DNA 扩增100 万倍，灵敏度达毫微微克（fg，10^{-15} g）水平。

表 6－1 乙型肝炎病毒核酸的 PCR 检验报告单

医院检验报告单 【PCR】

姓名	性别	年龄	样本号
住院号	科室	床号	
标签联号	样本类型 血液	标本编号	临床诊断

检验项目	结果	参考值	单位
乙型肝炎病毒核酸 PCR （HBV－DNA PCR）测定		定性：阴性 定量：$<10^3$	 拷贝/ml

送检医生	检验者	审核者
接收时间	检验时间	报告时间

※本报告单仅对本标本负责※

（2）对两对半均阴性者，多认为可排除乙型肝炎诊断。但刘金兰等对 333 例两对半均阴性者，而 PCR 检测 HBV－DNA 为阳性者仍达 15.92%，这一结果提示我们应重新认识HBV 感染及血清标志物的意义。其原因可能有：一是 HBV 基因突变，用一般常规方法不能检出；二是肝内存在持续性炎症活动，清除了大量病毒抗原，还残留少量病毒，只有用高敏感度的方法才能检出；三是患者免疫功能低下，既不表达抗原，也无宿主抗体的应答，以致血清标志物均为阴性。

（3）文献报道用血清标志物筛选献血员后，输血后仍有 10% 左右的乙型肝炎发病率。所以，PCR 检测 HBV－DNA 是一种可靠的判断 HBV 传染性的指标。这对乙型肝炎的早期诊断或排除 HBV 感染均具有重要意义。

二、丙型肝炎病毒核酸的 PCR 测定

丙型肝炎病毒核酸的 PCR 测定见表 6－2。

（1）丙型肝炎是非甲非乙型肝炎的一种，由丙型肝炎病毒（HCV）感染所致，为血源性传播的病毒性肝炎，全世界约有 1% 的普通人群感染此病，中国人群中则比例更高；约 50% 以上的慢性肝炎是由 HCV 感染引起的，其中 20% ~30% 的患者可发展为肝硬化。丙型肝炎多因输血或血液制品而引起，临床预后较差。因此，加强丙型肝炎病毒的检测，是当前亟待解决的问题。

表6-2　丙型肝炎病毒核酸的PCR检验报告单

医院检验报告单　　【PCR】

姓名	性别	年龄	样本号
住院号	科室	床号	
标签联号	样本类型　血液	标本编号	临床诊断

检验项目	结果	参考值	单位
丙型肝炎病毒核酸逆转录PCR（HCV-RNA RT-PCR）测定		定性：阴性 定量：<10^3	拷贝/ml

送检医生	检验者	审核者
接收时间	检验时间	报告时间

※本报告单仅对本标本负责※

（2）目前HCV的检测，主要采用ELISA法检查血清中HCV的抗体，但是在HCV感染早期，患者血清中还没有可检出的抗病毒抗体，一般要在感染病毒15~22周时才能出现，而HCV的复制在感染数天后即可出现；另外，有些患者抗体滴度在其病程中始终不升高，而且抗HCV阳性只表明有过HCV感染，不能表明血中有否病毒颗粒以及是否有传染性。由于血清中HCV滴度低，直接检测血中抗原的阳性率不高。因此，检测血清中丙型肝炎病毒的核糖核酸（HCV-RNA），是确诊丙型肝炎的一种主要手段。

（3）丙型肝炎患者在患病早期使用α-干扰素（IFN-α）具有一定的疗效，极需早期作出诊断。血清中的HCV RNA是病毒复制和肝炎进程的确切标志，因此采用RT-PCR（逆转录PCR）检测HCV RNA，对该病的早期诊断及抗病毒治疗的疗效评价具有重要意义。

（4）关于逆转录（reverse transeription）是指以RNA为模板合成DNA的过程。而催化此过程的酶称为逆转录酶（reverse transeriptase），又称为依赖于RNA的DNA聚合酶或者RNA指导的DNA聚合酶。目前，已经从许多种RNA肿瘤病毒中分离出逆转录酶，而普遍应用于病毒的PCR检测。

第二节　其他病毒的PCR检验

一、人免疫缺陷病毒1型核酸的PCR测定

人免疫缺陷病毒1型核酸的PCR测定见表6-3。

（1）PCR可用来追踪人免疫缺陷病毒（HIV）的自然感染史。可在其他血清学和病毒学标志出现前检测病毒序列，这样可判定无症状而且血清学标志物阴性患者潜在的HIV传播性；可用来监测长潜伏期（4~7年）患者，以及在抗病毒治疗期间病毒的

水平；也可用于出生后最初的6~9个月期间，他们的血液中是否存在母体的抗体，因此用PCR可确定婴儿是否真正被HIV感染。

表6-3 人免疫缺陷病毒1型核酸的PCR检验报告单

医院检验报告单 【PCR】

姓名	性别	年龄	样本号
住院号	科室	床号	
标签联号	样本类型 血液	标本编号	临床诊断

检验项目	结果	参考值	单位
人免疫缺陷病毒1型核酸逆转录PCR（HIV-1-RNA RT-PCR）测定		定性：阴性 定量：$<10^3$	拷贝/ml

送检医生	检验者	审核者
接收时间	检验时间	报告时间

※本报告单仅对本标本负责※

（2）血液中HIV-1 RNA的定量检测已被公认为可以预估患者病程，并可用于鸡尾酒抗病毒治疗效果的评估。利用病毒载量可在患者急性感染期间，处于“窗口期”时即可检测出高水平的病毒RNA含量。医师可利用结果判定患者疾病的进程和进展，以及可在接受抗病毒治疗过程中起监测与指导作用。可以在开始治疗前对患者进行HIV-1 RNA水平检测，治疗过程中通过对HIV-1 RNA的一系列测定来指导治疗。例如，如果RNA水平没有降低，那么就应该调整治疗或改变治疗方案；如果RNA复制受到抑制，那么就应持续治疗。

（3）HIV-1 RNA的定性测定用于献血员血液和血液制品检测，可大大缩短检测的“窗口期”，对于提高血液及血液制品的安全性具有重要意义。

二、人乳头瘤病毒核酸的PCR测定

人乳头瘤病毒核酸的PCR测定见表6-4。

（1）人乳头瘤病毒（human papilloma-virus，HPV）属乳多空病毒科A组，是一种嗜上皮组织的小双链DNA病毒。广泛存在于自然界，人类是HPV唯一的宿主，对人的皮肤和黏膜具有特殊的嗜性，但不产生系统性感染，仅引起皮肤黏膜异常增生，使宿主组织发生疣状或乳头状病变。迄今发现HPV型别已超过100型，已鉴定70多个型别，其中35种型别与生殖道感染有关，约20种与癌相关，根据HPV感染致瘤的危险性，将HPV分为低危型和高危型两种，低危型HPV有HPV6、HPV11、HPV40、HPV42、HPV43、HPV44、HPV53、HPV54、HPV57、HPV61、HPV62、HPV72、HPV81、HPV83、CP6108等，与生殖道和肛周部的外生型湿疣有关。高危型HPV有HPV16、HPV18、HPV26、HPV31、HPV33、HPV35、HPV39、HPV45、HPV51、

HPV52、HPV55、HPV56、HPV58、HPV59、HPV66、HPV67、HPV68、HPV73、HPV82 与宫颈癌和高度子宫颈上皮内瘤变（CIN）关系密切。这里介绍检测两个低危型 HPV 和两个高危型 HPV。

表 6－4　人乳头瘤病毒核酸的 PCR 检验报告单

医院检验报告单　【PCR】

姓名	性别	年龄	样本号
住院号	科室	床号	
标签联号	样本类型　分泌物及脱落细胞	标本编号	临床诊断

检验项目	结果	参考值	单位
人乳头瘤病毒 6/11 型 PCR（HPV－6/11DNA PCR）测定		定性：阴性 定量：＜10^3	拷贝/ml
人乳头瘤病毒 16/18 型 PCR（HPV－16/18DNA PCR）测定		定性：阴性 定量：＜10^3	拷贝/ml

送检医生	检验者	审核者
接收时间	检验时间	报告时间

※本报告单仅对本标本负责※

（2）大量的流行病学资料表明，高危型 HPV 是 CIN 和宫颈癌病变的必要条件，CIN 和宫颈癌好发于宫颈上皮移行区，此区上皮较薄或上皮贮备细胞易感染 HPV。世界范围内宫颈癌中以 16 型、18 型、31 型为主，占 81%，其中宫颈鳞癌以 16 型、31 型为主，但腺癌以 18 型为主，可高达 43%～50%。研究表明：中国北方以 16 型为主，南方长江下游 58 型明显增多；随着目前由于对 HPV 检索范围的扩大和方法学的先进，宫颈癌病例中检出高危型的型别越来越多。如实时荧光定量 PCR 试剂盒可测 13～16 个高危型；还可测 5～6 个低危型，并同时做定量分析，便于观察疗效和预后。

（3）低危型 HPV 主要与生殖道和肛周部位外生型湿疣有关，尤其是 HPV6 型、11 型常在良性低度 CIN 病变中检出。HPV 感染不仅限于女性，男性亦可感染。主要引起生殖器乳头状瘤和尖锐湿疣。此外，亦可引起阴茎、阴茎体、包皮、尿道口、肛周、喉头的尖锐湿疣；女性大小阴唇、阴道下段的外生性疣类病变和低度 CIN。

三、人巨细胞病毒核酸的 PCR 测定

人巨细胞病毒核酸的 PCR 测定见表 6－5。

（1）巨细胞病毒属疱疹病毒科　人巨细胞病毒（HCMV）在人群中的分布很广，是一种在全世界广泛流行的病毒。在台湾成年人中，85%～90% 均被此病毒感染过。美国育龄妇女，50% 血清呈阳性反应，新生儿呈血清阳性者占 0.4%～2.5%；1 岁前 10%～20% 的婴儿可被感染。所以，人类感染巨细胞病毒的现象很普遍，但多为亚临

床不显性感染或潜伏感染。多数人因在少儿期受 HCMV 感染而获得免疫。成人感染 HCMV 则多发生于免疫缺陷或免疫抑制状态下，器官移植患者接受免疫抑制剂治疗以及恶性肿瘤患者接受化疗后，极易受 HCMV 感染，有时这种感染是致死性的。HCMV 亦是引起人类先天性畸形的重要原因之一。尽管人类体内存在高水平抗体，但仍可存在潜伏感染，而且这种感染的复活可形成长期或间歇排毒。因此大大增加了病毒的扩散和传播。另外，HCMV 可使细胞转化，这可能与人类恶性肿瘤的发生有关。

表 6－5　人巨细胞病毒核酸的 PCR 检验报告单

医院检验报告单　【PCR】

姓名	性别	年龄	样本号
住院号	科室	床号	
标签联号	样本类型　尿、血、分泌物等	标本编号	临床诊断

检验项目	结果	参考值	单位
人巨细胞病毒核酸 PCR（HCMV－DNA PCR）测定		定性：阴性 定量：$<10^3$	拷贝/ml

送检医生	检验者	审核者
接收时间	检验时间	报告时间

※本报告单仅对本标本负责※

（2）鉴于 HCMV 感染的普遍性及其造成的严重后果，建立快速敏感的诊断方法日益重要。随着对 HCMV 基因组序列的阐明，PCR 方法已得到普及应用。

（3）HCMV 感染人体后，可从唾液、泪液、尿液、乳汁、血液、精液及宫颈分泌物等处排放病毒。一般检测常以尿液为标本。因为体液中病毒 DNA 的出现较病毒感染的临床症状或血清学证据为早。因此 PCR 方法可作为 HCMV 感染的早期指标。由于 HCMV 可通过胎盘内感染、产道感染等途径使新生儿受到感染，且受感染的新生儿致畸率较高，所以 PCR 检测 HCMV 更多地应用于优生优育。该方法尚可用于鉴定器官或组织移植的供体是否为 HCMV 携带者，以及受体有无 HCMV 感染，以避免产生严重后果。

第三节　细菌及其他非病毒病原体的 PCR 检验

一、结核杆菌的 PCR 检测

结核杆菌的 PCR 检测见表 6－6。

近年来，结核病的发病率在世界范围内都有回升，尤其是在发展中国家呈现出流行的趋势。我国在中青年及老年两个年龄组中出现发病高峰，许多病例症状表现不典型，给临床诊断带来困难。结核杆菌的感染方式可为原发感染或复发感染。机体形成的免疫力以细胞免疫为主，而且呈现带菌免疫的特点。

表 6-6　结核杆菌的 PCR 检验报告单

医院检验报告单　　【PCR】

姓名	性别	年龄	样本号
住院号	科室	床号	
标签联号	样本类型　痰或其他组织提取物	标本编号	临床诊断

检验项目	结果	参考值	单位
结核杆菌核酸 PCR（TB-DNA PCR）测定		定性：阴性 定量：$<10^3$	拷贝/ml

送检医生	检验者	审核者
接收时间	检验时间	报告时间

※本报告单仅对本标本负责※

PCR 以检测结核杆菌的遗传物质为基础，具有灵敏度高、特异性好和简便快速的优点，对传统的结核杆菌的诊断方法是非常有益的补充，具有一定的临床意义。

（1）提高检测结核杆菌的阳性率和准确性　基因扩增的敏感性可达到 10^{-15}g 级别，理论上可查出一个结核杆菌，且特异性强，检测时间也比培养法大大缩短。例如结核性脑膜炎是临床上小儿多发病，病情凶险。早期诊断对于该病的治疗及预后具有重要意义。资料表明，以 PCR 技术检测 35 份脑脊液标本，并与培养结果比较，结果显示，25 例临床确诊有结核性脑膜炎的标本，PCR 阳性者 13 例，而培养阳性者仅 5 例；10 份正常脑脊液标本，PCR 与培养结果全部阴性。

（2）结核的早期诊断　采用 PCR 技术可检测到血中单核细胞内的结核杆菌，在结核杆菌感染早期，特别是结核病灶通过血源传播时，在外周血中存在极少量的结核杆菌，PCR 能给予确诊，从而使早期菌血症得到控制，以防继发性结核病灶的形成。

（3）鉴别诊断　如肺结核与肺癌的鉴别，成人原发性肺结核或结核球等经常易与肺癌混淆，此时采用 PCR 检测就特别有效。因为 PCR 既可查出能着色的活菌，还可查出不能着色的死菌。只要该菌 DNA 未被破坏就能检出，从而确诊病灶是良性还是恶性。对于脑膜炎、胸膜炎、腹膜炎等形成的渗出液标本，用 PCR 检测有无结核杆菌存在，可帮助寻找和确定病因，有效区分是结核性感染还是其他细菌性感染，为治疗提供有力的依据。PCR 检测尿液、精液标本中的结核杆菌可为肾结核、泌尿生殖系统结核的诊断提供检验依据。

（4）抗结核治疗的疗效评价　PCR 检测结核杆菌，以特异性核酸为靶标志，这一标志不受抗结核药物的影响，而培养法对正在进行抗结核治疗的患者的标本无能为力，无法为治疗提供参考，因此，PCR 可以准确地观察和评价疗效。

二、淋病奈瑟菌的 PCR 检测

淋病奈瑟菌的 PCR 检测见表6－7。

表6－7　淋病奈瑟菌的 PCR 检验报告单

医院检验报告单　　【PCR】

姓名	性别	年龄	样本号
住院号	科室	床号	
标签联号	样本类型　分泌物	标本编号	临床诊断

检验项目	结果	参考值	单位
淋病奈瑟菌 PCR（NG－DNA PCR）测定		定性：阴性 定量：$<10^3$	拷贝/ml

送检医生	检验者	审核者
接收时间	检验时间	报告时间

※本报告单仅对本标本负责※

（1）性传播疾病是当今世界上广泛流行的传染病，其中淋病的发病率最高，约占性病的10%以上。近年来我国淋病的发病率呈急剧上升的趋势，发病者每年以2～3倍速度增加，而且逐渐由沿海地区向内地蔓延，由城市向农村扩散。人类是淋病奈瑟菌（NGH，淋球菌）的唯一自然宿主。淋球菌侵入泌尿生殖系统繁殖，男性发生尿道炎，女性可以引起尿道炎及子宫颈炎。如未经治疗或治疗不彻底，可扩散至生殖系统，形成慢性感染。在分娩过程中，胎儿经产道时可被感染而罹患淋病性急性结膜炎。

（2）PCR 检测淋球菌是建立在扩增淋球菌特异性 DNA 基础上的一种基因诊断方法，对分离培养困难的临床标本尤为适用。可作为涂片染色方法和分离培养法的一种补充。临床上高度怀疑淋球菌感染，但培养结果阴性，这可能标本中细菌已经死亡的陈旧标本（淋球菌极易自发溶菌）或是经抗生素治疗后采集的标本，故分离培养淋球菌难以成功。此时，PCR 检查非常有用。另外，对于淋球菌性关节炎的滑膜液标本，由于一些不明原因，至今分离培养阳性率均很低，临床上常根据患者对抗生素的反应来进行诊断性治疗，PCR 为这类标本中淋球菌的检测提供了重要手段。Liebling（1994年）用 PCR 检查14例培养阴性的标本，其中11例为淋球菌 DNA 阳性，对淋球菌性关节炎滑膜液标本的检查表明，PCR 的特异性为96.4%，敏感性为78.6%，假阳性率为3.6%。使用 GENE－PROBE 公司的探针试剂都能测出上述任何标本中的淋球菌 rRNA。对30例高危人群（大部分为女性）的尿道或宫颈分泌物直接进行 PCR 检测，同时做分离培养对照，获得阳性15例，其中8例与常规分离培养法一致，另外7例 PCR 阳性而分离培养为阴性，此7例临床上仍诊断为淋病，并曾给过青霉素等药物治疗。在检测中未见培养阳性而 PCR 检测阴性者。由此可见，PCR 法较常规分离培养法灵敏。

（3）PCR 检测淋球菌比传统的检测方法有许多明显优势，是一种有发展和应用前途的方法。淋病是一个社会问题，采用 PCR 早期诊断，对患者早期用药，彻底治疗，并加强密切接触人群的防治措施，对控制该病的蔓延具有积极作用。

三、沙眼衣原体的 PCR 检测

沙眼衣原体的 PCR 检测见表 6－8。

表 6－8　沙眼衣原体的 PCR 检验报告单

医院检验报告单　【PCR】

姓名	性别	年龄	样本号
住院号	科室	床号	
标签联号	样本类型　分泌物或尿液	标本编号	临床诊断

检验项目	结果	参考值	单位
沙眼衣原体核酸 PCR（CT－DNA PCR）测定		定性：阴性 定量：$<10^3$	拷贝/ml

送检医生	检验者	审核者
接收时间	检验时间	报告时间

※本报告单仅对本标本负责※

（1）衣原体属包括 3 种，即沙眼衣原体、鹦鹉热衣原体和肺炎衣原体，广泛寄生于人、哺乳动物及鸟类。沙眼衣原体（CT）不仅可导致眼部感染，还可引起性传播疾病，如宫颈炎、非淋球菌性尿道炎及盆腔炎等。由于衣原体感染常缺乏特异症状，且易形成隐匿感染，使临床诊断和监控颇为困难，所以近年来在欧美等国，沙眼衣原体的感染率和危害性已超过淋球菌而居性传播疾病之首。除了引起上述疾病外，还可引起子宫内膜炎、急性输卵管炎。国外认为，不育症有可能是宫颈或子宫内膜、输卵管反复被衣原体感染，也可能是衣原体引起精子免疫反应所致。沙眼衣原体还可导致成人和新生儿包涵体结膜炎、婴儿沙眼衣原体肺炎等。此外，沙眼衣原体性病淋巴肉芽肿变种在男性侵犯腹股沟淋巴结，引起化脓性淋巴结炎和慢性淋巴肉芽肿；在女性可侵犯会阴、肛门、直肠，引起会阴－肛门－直肠组织狭窄。

（2）经典的沙眼衣原体检测方法有细胞培养、免疫荧光法、酶联免疫法以及近年来发展的核酸杂交法和 PCR 法。细胞培养法费时、繁琐，且培养条件不适、标本运送不当、标本不足等因素均可影响检测的敏感性。免疫荧光和酶联免疫直接检测快速简便，但灵敏度和特异性均低于培养法。核酸杂交敏感性较高，但需放射性标志，不利于推广。PCR 法检测沙眼衣原体灵敏度及特异性可达 94%～100%，故 PCR 法可作为临床上检测各种衣原体感染标本的实用方法，尤其适用于衣原体感染的早期诊断及无症状携带者的检查。

（3）沙眼衣原体所致的输卵管炎也是引起异位妊娠的主要病因。资料表明（CT－

DNA）PCR 检测异位妊娠有一定临床价值。

四、肺炎支原体的 PCR 检测

肺炎支原体的 PCR 检测见表 6-9。

表 6-9　肺炎支原体的 PCR 检验报告单

医院检验报告单　【PCR】

姓名	性别		年龄		样本号	
住院号	科室		床号			
标签联号	样本类型	咽拭子或肺灌洗液	标本编号		临床诊断	

检验项目	结果	参考值	单位
肺炎支原体核酸的 PCR（MP-DNA PCR）测定		定性：阴性 定量：<10^3	 拷贝/ml

送检医生	检验者	审核者
接收时间	检验时间	报告时间

※本报告单仅对本标本负责※

（1）肺炎支原体（MP）是急性呼吸道感染和原发性非典型肺炎的病原体，尤其在儿童和青少年中常见，本病发生广泛，常在军营和中小学中流行，每隔 3~5 年流行 1 次，许多患者症状较轻，大多数不表现任何症状，若有症状也只是头痛、发热、咳嗽与呼吸道症状，但也有引起死亡的个案报道。除引起人类呼吸道感染外，时有呼吸道外的并发症或症状发生，如中耳炎、心血管症状、神经症状和皮疹，可能与免疫复合物的形成及自身抗体的出现有关。肺炎支原体感染在治疗上与其他微生物感染不尽相同，为避免滥用抗生素，早期快速、准确地检测肺炎支原体，就具有实际的临床意义和流行病学意义。

（2）多年来，临床诊断一直依赖于支原体培养和血清抗体检测，肺炎支原体体外培养生长缓慢，需 2~4 周后才能得到结果，且临床标本中肺炎支原体含量低，易污染，因此，分离培养法费时，阳性率较低。血清学方法如补体结合试验或直接血凝试验中，因肺炎支原体与其他支原体存在共同抗原，有交叉反应，灵敏度及特异性较低，且诊断多是回顾性的。如补体结合试验要在临床症状出现 7~10 天后抗体才上升。ELISA 法检测肺炎支原体抗原或抗体，其灵敏度及特异性较高，但也因交叉反应可能出现假阳性或假阴性结果。核酸探针杂交技术具有较高的特异性和敏感性，但需放射性核素标记。PCR 法具有特异、敏感、简便的优点。敏感性为 73%~80%，特异性为 94%~97%。

五、解脲支原体的 PCR 检测

解脲支原体的 PCR 检测见表 6-10。

表 6-10 解脲支原体的 PCR 检验报告单

医院检验报告单 【PCR】

姓名	性别	年龄	样本号
住院号	科室	床号	
标签联号	样本类型 拭子及生殖道分泌物	标本编号	临床诊断

检验项目	结果	参考值	单位
解脲支原体核酸的 PCR（UU-DNA PCR）测定		定性：阴性 定量：$<10^3$	拷贝/ml

送检医生	检验者	审核者
接收时间	检验时间	报告时间

※本报告单仅对本标本负责※

（1）解脲支原体（UU）属于支原体科脲原体属（又称解脲脲原体）。据报道，在非淋球菌性尿道炎中，除由衣原体引起的占 50% 外，解脲支原体是一个重要的病原体。

（2）目前检测解脲支原体的主要方法是培养法和血清学检测。由于该病原体的分离困难，需特殊培养基、培养周期亦较长，故使培养法的使用受到限制。由于只有 10% 解脲支原体尿道炎患者在病程中特异性抗体滴度可升高 4 倍，故血清学方法的使用亦受限。PCR 鉴定解脲支原体具有较高应用价值，其灵敏度高于培养法，或与培养法一致，甚至可达到检测一个解脲支原体存在与否的水平。UU 可引起男性非淋球菌性尿道炎、前列腺炎、副睾炎；还可引起女性阴道炎、宫颈炎、盆腔炎、产后及流产后发热、不育症、羊膜炎和低体重婴儿；在某些丙种球蛋白过少的患者能引起脓毒性关节炎，孕妇生殖道携带解脲支原体者 80% 可通过胎盘感染胎儿，在妊娠早期引起受精卵脱落和妊娠终止，在妊娠晚期引起妊娠高血压综合征、羊水过多、早产、胎膜早破、死胎等，在分娩时可引起新生儿呼吸道感染。另外解脲支原体还可导致不孕，这可能是由于解脲支原体吸附于精子而阻碍其运动，或产生神经氨酸酶样物质干扰精子和卵子的结合，因此解脲支原体感染的及时诊断和治疗在临床上具有相当价值。

六、幽门螺杆菌的 PCR 检测

幽门螺杆菌的 PCR 检测见表 6-11。

（1）1982 年，Wassen 和 Marshall 首次从胃炎和消化性溃疡患者胃窦部分离出一种革兰染色阴性、尿素酶阳性、轻度螺旋状的细菌，此菌的细胞壁化学组成、RNA 序列、DNA 分子中 G+C 的百分比均与弯曲菌不同，系一个新属——螺杆菌属（*helimbacter*），称为幽门螺杆菌（HP）。

（2）现已公认，HP 为慢性胃炎的病因。胃溃疡的发生是由于 HP 感染胃黏膜而发生慢性炎症，削弱了对消化液（酸、蛋白酶）的抵抗力所致。十二指肠黏膜的胃上皮化生而成为 HP 的定居部位，HP 首先引起十二指肠炎，致使局部抵抗力低下，从而在酸、蛋白酶的作用下形成溃疡。伴有重度萎缩性慢性胃窦炎的患者，发生胃癌的危险性比普通人高 18 倍；而伴有萎缩性全胃炎的患者发生胃癌的危险性比普通人高达 30 倍，有人认为胃癌是 HP 感染的一种晚期并发症。

表 6-11　幽门螺杆菌的 PCR 检验报告单

医院检验报告单　【PCR】

姓名	性别	年龄	样本号
住院号	科室	床号	
标签联号	样本类型　胃黏膜、胃液或唾液等	标本编号	临床诊断

检验项目	结果	参考值	单位
幽门螺杆菌 PCR（HP-DNA PCR）测定		定性：阴性 定量：$<10^3$	拷贝/ml

送检医生	检验者	审核者
接收时间	检验时间	报告时间

※本报告单仅对本标本负责※

（3）组织切片染色，取材不当，可致漏诊；尿素酶试验，有一定的假阳性；细菌培养，需一定的设备和有经验的技术人员；血清学诊断，以 ELISA 法较为敏感，但操作复杂；放射性核素标记技术设备要求高，虽快速安全、无痛苦，但要引入标记放射性核素到体内；PCR 检测 HP 是建立在扩增 HP 特异性 DNA 基础上的一种基因诊断新方法，对分离培养困难的标本尤为适用。某些培养阴性的标本，可能是 HP 已死亡或是经抗生素治疗后采集的标本，此时 PCR 检查非常有用，可作为组织切片染色和分离培养法的一种补充。并且可以作为监测治疗效果的一种手段。

（4）其实 HP 的 PCR 检测采取实时荧光 PCR 法是其常用方法。前面所叙述的方法都是实时 PCR（real-time PCR）法，随着荧光化学和探针杂交技术在 real-time PCR 中的应用，使荧光定量 PCR 的信号标记和采集更敏感、特异性更好。鉴于 HP 的生物学特性，采用此法较为合适。

七、弓形虫的 PCR 检测

弓形虫的 PCR 检测见表 6-12。

（1）引起弓形虫（TOX）病的病原体为鼠弓形虫。此病呈世界性分布，并且有广泛的自然疫源性。人体多为隐性感染；但抵抗力低时可出现显性感染，临床症状较复杂，对免疫缺陷、免疫抑制患者和新生儿危害巨大。

（2）本病诊断较难，活体组织检查或动物接种阳性虽可确诊，但成功率低。血清学方法在临床应用较多，但是弓形虫可在人或动物细胞内持久地寄生，因此某些免疫学方法难以区分近期或远期感染。PCR 方法在弓形虫病的诊断中比探针杂交检测具有灵敏度更高的优势而被广泛应用。

（3）弓形虫可以经过羊水、胎盘绒毛传给胎儿而致畸致残，引起新生儿肝炎等症，有些患者可经过很长时间才逐渐出现症状，如先天性眼疾等，故对孕妇应早期诊断和早期防治。随着生活的逐渐改善，很多家庭饲养宠物，因弓形虫是人猫共患的传染病，所以饲养猫的家庭尤应注意。当然对器官或组织移植的供体和受体均应检测，以避免产生严重后果。

表 6-12　弓形虫的 PCR 检验报告单

医院检验报告单　　【PCR】

姓名	性别	年龄	样本号
住院号	科室	床号	
标签联号	样本类型　血或组织、羊水等	标本编号	临床诊断

检验项目	结果	参考值	单位
弓形虫核酸 PCR（Tox-DNA PCR）测定		定性：阴性 定量：$<10^3$	 拷贝/ml

送检医生	检验者	审核者
接收时间	检验时间	报告时间

※本报告单仅对本标本负责※

第七章　细胞遗传学检验

遗传病是指由于遗传物质改变所致的疾病，具有先天性、终生性和家族性的特点。病种繁多，发病率高，目前已发现的遗传病超过3000种，估计每100个新生儿中约有3～10个患有各种程度不同的遗传病。遗传病大致可分为三大类。

（1）单基因遗传病　其特点是一种病由一对基因决定，约有3 360多种，如家族性多发性结肠息肉症、成骨不全症、牛皮癣、高胆固醇血症、多囊肾、神经纤维瘤、视网膜母细胞瘤、腓肠肌萎缩症、软骨发育不全、多指、并指、上睑下垂、先天性聋哑、全身白化、血友病、着色性干皮病、苯丙酮尿症、鱼鳞病、眼球震颤、视网膜色素变性、抗维生素D佝偻病等，人群中受累人数约占10%左右。

（2）多基因遗传病　其特点是每种疾病由多对基因和环境因素共同作用所致，病种虽不多，但发病率高，常见的有原发性高血压、支气管哮喘、冠心病、糖尿病、类风湿性关节炎、精神分裂症、癫痫、先天性心脏病、消化性溃疡、下肢静脉曲张、青光眼、肾结石、无脑儿、唇裂等，人群中受累人数约占20%左右。

（3）染色体病　是由染色体异常所致的疾病，约有500种，如先天愚型、先天性睾丸发育不全症、先天性卵巢发育不全症、两性畸形等，人群中受累人数约占1%左右。

迄今为止，遗传病仍为不治之症，通过治疗，虽能改善其症状，但无法改变其生殖细胞中的致病基因。患者结婚生育，致病基因就会传给子孙后代。因此，预防遗传病的关键措施是开展婚前检查，禁止近亲结婚，及时终止妊娠。对于已出生的遗传病患者可采用对症治疗，如蚕豆病者不吃蚕豆，结肠息肉和赘指者可予手术切除，血友病患者可补充抗血友病球蛋白等。

细胞是生物体形态结构和生命活动的基本单位。细胞核内的染色体是遗传信息的载体，它在生物进化、发育、遗传和变异中起着重要作用。目前的细胞遗传学检查（本质上就是染色体检查）为研究某些遗传性疾病的病因、病理、诊断、预防和预后等提供了科学依据，并形成了近代医学中一个新的领域——临床细胞遗传学。

第一节　人类染色体的形态特征与数目

一、细胞周期与染色体

细胞是靠分裂而增殖的，在分裂型细胞中，细胞从前一次分裂结束开始到下一次分裂结束为止的增殖周期可分为间期和分裂期（M期），间期又包括G_1期、S期和G_2

期。从 S 期（DNA 合成期）向 M 期延续的过程中，脱氧核糖核酸（DNA）有规律地进行多级螺旋化，从而形成在 M 期能通过光学显微镜（LM）清楚地辨认的染色体。

二、染色体的概念

每一物种均有特定的染色体数目和形态结构，并保持相对稳定。每一生物个体的染色体是成对的，称为二倍体（diploid）。

人类体细胞（somatic cell）染色体是二倍体，共 23 对 46 条，以 2n 表示，即 2n = 46。

同对的两条染色体中，一条来源于父亲一方，一条来源于母亲一方，其大小、形态、功能等均相同，故称为同源染色体。

在精子和卵子的发生过程中，由于减数分裂，精、卵细胞都只能得到同源染色体中一条染色体，染色体的数目就减少一半，成为单倍体（haploid），n = 23。受精后，精、卵细胞形成合子，这样又恢复了原来的二倍体。使一个物种的染色体数目和形态始终保持相对稳定。

三、染色体的形态

在细胞增殖周期的间期，染色体结构疏松而分散，在 LM 下呈颗粒状，不均匀地分布于细胞核中，比较集中于核膜的表面，称为染色质。

只有在 M 期才能在 LM 下观察到染色体。染色质与染色体主要成分均为 DNA 和蛋白质，两者之间的不同，只是同一物质在间期和分裂期不同的表现形态而已。染色体出现在 M 期中，呈较粗的柱状、杆状等形态，并有基本恒定的数目（因生物的种属而异）。染色体是由染色质浓集而成的，内部为紧密的并呈高度螺旋卷曲的丝状结构。

每个中期染色体均由两个染色单体（chromatid）组成。两个染色单体并列，并在一缩窄处相互连接，这一连接点称为着丝粒（centromere）或初缢痕（primary constriction）。着丝粒在染色体上的位置是固定的，由着丝粒向两端伸展的是染色体臂（arm），较长的称为长臂（q），较短的称为短臂（p）。短臂末端往往连着一个小球，叫随体（satellite）。有些染色体的臂上可出现缢痕区，称为次缢痕（secondary constriction），其位置与范围比较恒定，可用于识别某些染色体。

四、人类染色体的数目

人类每个体细胞的 23 对染色体中有 22 对男女相同，其编号为 1～22，称为常染色体；而另一对男女有别，称为性染色体。女性为一对 X 染色体（XX）；男性的一对性染色体，大小形态不同，其中一个是 X 染色体，另一个是 Y 染色体（XY）。卵子只含一种性染色体（X 染色体）；精子的性染色体可以是 X，亦可以是 Y。把一个体细胞中的全部染色体（23 对）按国际会议规定的方式系统地排列起来进行分析，即核型分析。正常男性核型记作 46，XY；正常女性核型记作 46，XX。

第二节　临床细胞遗传学研究技术

现今临床细胞遗传学检查中应用最广泛的是染色体检查和性染色质检查。

一、染色体检查

1. 研究材料

任何组织，只要其细胞处于增殖状态或经过各种处理后能进行分裂的，就可用于染色体检查。在人类，常采用外周血淋巴细胞做染色体检查，亦可采用骨髓、皮肤、性腺细胞。产前诊断则采用羊水细胞或绒毛细胞做检查。

2. 常规技术

标本直接用 Giemse 染色，通过显微镜摄影或在 LM 下直接识别各号染色体。但 LM 对各号染色体的细微变化不能识别，定位描述亦不准确，对染色体病的确诊有一定困难。

3. 显带技术

20 世纪 70 年代后建立起来的染色体显带技术，是对染色体进行一定处理后再进行染色，它能准确地鉴别人的每一号染色体，还能识别同一染色体上的不同片段。染色体带（chromosome band）是指染色体经过处理染色后，使染色体呈现明暗相间的带型。每对染色体各具特有的恒定带型，可作为各号染色体以及染色体片段识别和定位的标志。常用的显带技术有两类：第一类染色带分布在整个染色体的长度上，如 G 带、Q 带和 R 带。另一类只能使少数特定的带或结构染色，如 C 带、T 带。最常用的显带方法，如 Q 显带法、G 显带法、R 显带法、T 显带法、N 显带法等。

4. 高分辨技术

一般的显带技术，在单组染色体上可以观察到 320 条带。1975 年 Yunis 创立的高分辨技术，使人类单组染色体长度增加一倍以上，染色体的带纹增加到 850 条。采用甲氨蝶呤、放线菌素 D 等综合处理体外培养的细胞，使单组染色体上的带纹达到 2 000 条左右。这样，应用普通光镜可观察染色体细微的缺陷，可对结构重排的断裂点进行准确定位。高分辨技术对临床诊断、病因探讨等均有重要意义。

二、性染色质检查

性染色质是指女性性染色质（X 染色质、X 小体、Barr 小体）和男性性染色质（Y 染色质、Y 小体）。检查方法较简单，对诊断两性畸形和鉴定男女性别有一定意义。

1. X 染色质检查

女性的两条染色体中有一条在细胞分裂间期不参与或很少参与代谢活动，在间期核中呈异固缩状态，形成一个浓染小体，称为 X 染色质（X chromatin），即 X 小体。如口腔黏膜细胞经特殊处理和染色后，在部分细胞核膜的内缘，可看到一个染色较深、大小约 1μm 的半月形小体，即为 X 染色质。正常女性细胞中，X 染色质的阳性率约为 12% ~51%，平均为 26%；而正常男性细胞中则 <1% ~2%；当一个细胞内的 X 染色体数目增加到 3、4、5 条时，只有一条 X 染色体保持代谢活性，而其他 X 染色体仍呈异固缩状态，分别形成 2、3、4 个 X 染色质。这种染色质在阴道黏膜、尿道黏膜、羊水细胞和绒毛细胞中均可检出。

2. Y 染色质检查

男性细胞中的 Y 染色体经荧光染料染色后，可见到直径约为 0.3μm 的强荧光小体，这就是 Y 染色质，即 Y 小体。Y 染色质是 Y 染色体长臂的一部分。在口腔黏膜细胞中 Y 染色质的阳性率约为 70%。通过检查 Y 染色质，即可判断出某个体中是否有 Y 染色体和有几条 Y 染色体。可供检查的材料尚有外周血白细胞、羊水细胞、绒毛细胞等。白细胞不适合于 X 染色质的检查。

第三节　细胞遗传学检查的临床应用

一、外周血淋巴细胞的染色体检查

1. 实验方法

在细胞处于分裂中期时，染色体的大小、长短适中，才可供 LM 分析。

首先应用植物血细胞凝集素（phytohemagglutinin，PHA）刺激细胞增殖，细胞经培养、增殖 2 个周期后，加入秋水仙碱，以破坏纺锤丝，阻抑中期分裂，再行低渗处理，使细胞体积膨胀，染色体分散，最后固定细胞，去除胞浆，滴冷载片使染色体平铺分散，并显带染色，以便镜检。

2. 适应证

（1）具有两种或两种以上的先天畸形，伴随或不伴随智力低下者。

（2）经染色体检查证实为染色体结构畸变患者的血缘亲属。

（3）染色体畸变者的所有子女。

（4）有原因不明的习惯性流产史、死产或新生儿死亡史的夫妇。

（5）所有病因未定的流产儿、畸形死胎和表现型正常的死胎。

（6）病因不明的不孕症患者。

（7）原发性闭经及原因不明的继发性闭经患者。

（8）性腺发育异常的两性畸形患者。

（9）青春期延迟。

（10）先天性智力低下、生长发育迟缓者。

二、人羊水细胞的染色体检查

细胞遗传学技术对于提高人类的遗传素质具有重要意义，可使有染色体异常的胎儿在出生前就得到诊断而施行人工流产。

1. 实验方法

（1）羊水细胞的核型分析对几乎所有的染色体异常均可作出诊断，因而这一方法是安全可靠的。

（2）尚可采用绒毛细胞培养和染色体标本制备法进行产前诊断。在妊娠 6 ~ 10 周采集绒毛，然后做细胞培养或用直接法进行染色体标本制备。由于采集绒毛的时间比采集羊水的时间要早 10 周，因而能更早地对胎儿染色体异常作出诊断。

2. 适应证

（1）35 岁以上高龄孕妇。

（2）已出生一个染色体异常子女，再次怀孕时其发生的机会亦较高，大约是 1% ~2% 。

（3）双亲之一若为平衡易位携带者，尽管他们自身表现型正常（即不发病），但分娩染色体异常胎儿的机会比正常人要大得多，如母亲是 14/21 易位携带者，则所生子女中，14/21 易位先天愚型患儿的概率高达 1/3。

（4）妊娠 1 ~3 个月内有致畸因素接触史的孕妇，如辐射或某些影响染色体畸变的药物、毒物和病毒感染等。

（5）母亲疑有严重 X 连锁遗传病携带者，如血友病、进行性肌营养不良（假肥大型）等女性携带者和正常男性婚配后，所生子女中女性表现型均正常，但男性约有 1/2 发病。因此，对这类孕妇的胎儿核型应作出性别诊断，如为男胎则中止妊娠，以达优生目的（表 7 -1）。

表 7 -1　染色体检验报告单

医院检验报告单　【血液、羊水】

姓名	性别	年龄	样本号
住院号	病区	床号	
标签联号	样本类型　外周血淋巴细胞、羊水	标本状态	临床诊断

检验项目	结果	参考值	单位
常染色体数目及结构检查		正常	
性染色体		女：X 染色质阳性率 12% ~51% 男：X 染色质阳性率 <1% ~2%， Y 染色质阳性率 70%	

送检医生	检验者	审核者
接收时间	检验时间	报告时间

※本报告单仅对本标本负责※

三、染色体异常的临床意义

染色体的完整对于繁殖后代和维持人体正常代谢活动均非常重要。由染色体数目异常和结构畸变所引起的机体结构和功能异常称为染色体病。

1959 年 Lejeune 首先报道先天愚型患者有多条 G 组染色体。同年 Ford 证明 Tumer 综合征的核型为45，X，Jacobs 等确定 Klienefelter 综合征的核型为47，XXY，从而形成了染色体病的概念。自应用染色体显带技术以来，迄今已发现新的染色体异常达 300 余种。据调查，在新生活婴中染色体异常占 0.5% ~1%，在自然流产婴儿中占 20%，在一般人群中占 0.5%。

1. 染色体畸变

染色体畸变（chromosone aberration）是指染色体发生数目和结构上的改变。

（1）染色体数目异常

①人类的正常体细胞中有二倍数的染色体（2n =46）。如果一个体细胞的染色体数目不同于 46，即属于染色体数目异常。

②如果染色体数目整组地发生变化，则将形成三倍体或四倍体等，即每对染色体均增加 1 个或 2 个染色体。染色体总数即为 69（3n）或 92（4n）。在自然流产儿中就有一部分是三倍体。在一些恶性肿瘤细胞中，可看到四倍体。

③如果染色体的数目只有少数几条增减，则形成非整倍体，包括超二倍体和亚二倍体。在超二倍体中，多出一条染色体就构成某一号染色体的三体型（Trisomy）。三体型染色体又可分为常染色体三体型和性染色体三体型。常染色体以 13、18 和 21 号的三体型多见，除 17 和 19 号染色体的三体型尚未见报道外，其余各对均有报道。

④性染色体三体型有 XXX、XXY 和 XYY 三种。如果某号染色体只增加了一部分，则称为部分三体型。在亚二倍体中，失去的一条染色体就构成某一号染色体的单体型（monosomy），主要见于性染色体，多由于丢失 X 染色体所造成。

⑤以上各种染色体的数目异常还可能以嵌合形式存在，即在一个个体内同时存在两种以上不同核型的细胞系，这种个体称为嵌合体（mosaic）。

（2）染色体结构畸变　染色体断裂和变位、重接，可引起染色体的各种结构畸变。

①缺失（deletion，del）：因染色体发生断裂后，断片未能重接所致。可分为末端缺失（terminal deletion）和中间缺失（interstitial deletion）。

②倒位（inversion，inv）：在一条染色体上同时发生两处断裂，中间断片做 180°倒转后又重接，结果形成倒位。如果两个断裂点都在一条臂内，叫臂内倒位（paracentric inversion）；如果两个断裂点分别位于长臂和短臂中，叫臂间倒位（pericentric inversion）。

③易位（translocation，t）：两条或两条以上染色体同时发生断裂，并相互交换断片后重接，结果就形成易位，包括相互易位、整臂易位、罗伯逊易位和复杂易位等。

④重复（duplication，dup）：一条染色体内的某一段有两份以上，称为重复。

染色体结构畸变，除上述四种常见类型外，还有环状染色体、等臂染色体、双着丝粒染色体等。

2. 染色体畸变综合征

每个染色体均可能产生畸变，其表型既有相似之处，又有不同的特点，一般可分为两类。

（1）独特表型　某些先天畸形与某个或某几个染色体异常有关。单一染色体异常如第五号染色体短臂缺失（$5p^-$）所造成的猫叫综合征与咽喉软化有关；多个染色体异常则与某种发育障碍有关。

（2）共有表型　由1～22号染色体数目异常或结构畸变引起的疾病，称为常染色体病。由X或Y染色体数目异常或结构畸变引起的疾病称为性染色体病。常染色体病的共同临床特征如下：

①智力低下：有些染色体病，如13、18和20三体型可见大脑体积小、脑组织内细胞数目比正常人少。有些可出现脑水肿及大脑组织结构异常；还有些可发生脑组织退行性变及皮质萎缩，并伴有胶质增生。

②生长迟缓：除三体8型与$20p^-$外，所有常染色体病均有生长迟缓，原因不明。

③多发畸形：几乎所有染色体病均有多种先天畸形，常见者有小头、眼距增宽或变窄、鼻梁低平、唇裂、腭裂、巨舌、小颌、耳郭异常、耳低位以及四肢骨骼的各种畸形。

④皮纹改变：指、趾、手掌和脚掌上皮纹的类型、数目受许多基因影响，各人的皮纹各具特色。许多染色体畸变综合征患者均有皮纹的改变。

性染色体异常的临床特征为性发育不全或两性畸形。有的患者只表现为生殖力下降，原发或继发性闭经，不同程度的智力低下。

3．常见的染色体病综合征

（1）三体型综合征

13－三体型综合征（Patau综合征）

①新生儿中的发生率为1/6000，出生后1个月内死亡者占45%，6个月内死亡者占70%，只有5%可存活3年以上，最长1例亦未超过10年。

②特征：出生时体重轻，只有单一的脐动脉，常有小头、前额倾斜、矢状缝及囟门加宽、无嗅脑、小眼、虹膜裂隙、眼距宽、畸形耳、手的尺骨侧和足的腓骨侧多指（趾），手指重叠屈曲、指甲过度外凸并狭窄、先天性心脏病、隐睾、双角子宫、癫痫发作、严重智力低下等。

18－三体型综合征（Edward综合征）

①新生儿中的发生率为1/（3500～7000）。患儿出生1个月内死亡30%，2个月内死亡50%，超过10岁者＜10%，少数患者可活到10岁以上。

②特征：生长发育迟缓、肌张力增高、手紧握拳、足呈摇椅样、拇趾大而圆、胸骨短、先天性心脏病、耳位低、枕骨宽大突出、小颌等。

14－三体型综合征

①14号染色体完全三体型仅见于流产儿，若为嵌合体则可以活产，但存活期不长。

②特征：生长发育迟缓，常有小头、宽鼻、大嘴、小颌、先天性心脏病、智力障碍等。

21－三体型综合征（先天愚型，Down综合征）

①在新生儿中发生率为1/（500～1000）。因染色体不分离所致者占95%，因易位所致者占5%。两者的临床表现不能区分。由原发性染色体不分离所引起的21－三体型综合征与孕妇年龄有关。母龄越大，所生婴儿该病发生率越高。45岁以上高龄产妇有1/50的机会产下21三体型综合征患婴。

②特征：患儿如没有严重的心脏畸形，生存期亦可正常，但常有智力低下、特殊面容、颌骨外凸、眼距增宽、睑裂外斜、内眦赘皮、斜视、眼球震颤、鼻骨发育不良、鼻扁平、张口吐舌、流涎、耳畸形、耳郭大、手短掌宽、第五指弯曲等。常见的指纹改变有尺箕多、第四和第五指的挠箕增多、通贯掌、atd角大、第五指单条指褶纹。40%的患者有先天性心脏病、腹直肌分离、脐疝、肌张力低等。

（2）染色体臂缺失综合征

$4P^-$综合征（Wolf综合征）

①本病系由4号染色体短臂部分缺失（$4p^-$）所致，患儿多在2岁内死亡，偶有活至中年者。

②特征：生长发育严重障碍、智力明显低下，出生时体重低，小头畸形、颅骨发育不对称、眼距增宽、内眦赘皮、眼睑下垂、斜视、耳位低、外耳道狭窄、鼻梁宽扁、唇裂或腭裂、隐睾和尿道下裂（男）、子宫发育不良（女），有先天性心脏病者占1/3。

$5P^-$综合征（Cri－du－Chat综合征）

①本病系由5号染色体短臂部分缺失（$5P^-$）所致。断裂点多在5p15带。

②在活产婴儿中发生率约为1/5000。患者大多死于童年，仅有少数活到成年。

③特征：病婴哭声似猫叫，故又称猫叫综合征，这是因咽喉部发育不良、音质单调所致，可随年龄增长而逐渐好转。常伴有多种畸形，如小头、满月脸、睑裂下陷、斜视、下颌小、下颌骨角消失、牙齿错合、肌张力低、脊柱侧弯、多指、先天性心脏病、智力严重低下等。

$13q^-$综合征

①本病系由13号染色体长臂部分缺失（$13q^-$）所致。断裂点可在q14，q22等带。

②患儿多在半岁内死亡。

③特征：智力障碍、视网膜母细胞瘤，小头畸形、眼距宽、耳大、先天性心脏病、第四和第五掌骨骨性融合、拇指发育不良等。

（3）性染色体综合征　新生儿的性染色体异常总发生率为25/1000。最常见的类型为47，XYY、47，XXY和47，XXX，其次为45，X。性染色体异常约占活婴染色体异常的半数。

45，X综合征（Turner综合征）

①本病发生率在活产女婴中为1/2500。患者有正常的寿命。

②特征：智力常显正常，身材矮小、颈短、颈蹼、肘外翻、内眦赘皮、上睑下垂、大耳、小颌、后发际低、多种骨骼畸形。部分患者有先天性心脏病。大多数患者有原

发性闭经、不育、乳房和生殖器官发育不良、条索状性腺。

XXX，XXXX，XXXXX 综合征

①X 三体（47，XXX）发生率约为 1/1600。

②特征：智力大多正常，无畸形。部分患者有生育能力，但可有多次自然流产。少数有先天畸形、发育迟缓、智力稍低等。

③X 四体型（48，XXXX）和 X 五体型（49，XXXXX）患者智力低下，可有四肢骨骼畸形。

Klinefelter 综合征

①Klinefelter 综合征（47，XXY）又称先天性睾丸发育不全，发生率约为活产男婴的 1‰~2‰。

②特征：患者一般在青春期后才出现症状。睾丸小而硬，男性第二性征发育差、不长胡须、乳房发育、躯体正常发育、身材较高、智力大多正常。

③本综合征除常见的 47，XXY 核型外，尚有 46，XY/47，XXY 嵌合型和 48，XXXY 等。

XYY 综合征

①本病发生率约为活产男婴的 1/1500。

②特征：一般表型正常，身材高大，肌肉发育不良，特别是胸大肌发育更差，故常有轻度突胸与翼状肩胛。患者性格粗暴，易冲动，常有攻击行为。

（4）脆性 X 染色体综合征

①这是近年发现的一类染色体综合征。据国外资料，男性中发病率为 9.2/10 000，在所有智力低下的男性中本综合征约占 10%~20%，发生率仅次于 21 三体综合征。本病呈 X 连锁，患者均为男性。

②特征：智力低下，青春期后大睾丸。尚有下颌突出、大耳等表现，常有癫痫发作史。少数女性携带者可有轻度临床表现。

③试验方法：取患者外周血淋巴细胞或皮肤成纤维细胞，采用特殊方法进行培养和染色体标本制备。可发现 X 染色体长臂有一脆性位点，在长臂的 2 区 7 带或 8 带（q27 或 q28）处出现一个缩窄，使长臂末端呈椭体样。

第八章 分子诊断学

分子生物学是从分子水平研究生命现象、生命的本质、生命活动及其规律的科学。医学分子生物学是分子生物学的一个重要分支，它是一门新兴交叉学科，是从分子水平研究人体和疾病相关生物在正常和疾病状态下生命活动及其规律，从分子水平开展人类疾病的预防、诊断和治疗研究的科学。时至今日，分子生物学已经成为实验诊断密不可分的一个重要组成部分。

第一节 分子生物学与临床医学结合的发展简史

分子生物学与临床医学的广泛交叉和渗透，产生了一个崭新的方向——分子医学。20 世纪 70 年代末，美国科学院院士美籍华裔科学家 Kan 等应用液相 DNA 分子杂交成功地进行了镰状细胞贫血的基因诊断，标志着检验诊断进入基因诊断时代，由于基因诊断是从疾病基因或与致病相关的基因及其表达产物的水平上进行检测，因此实现了疾病的早期诊断，但由于基因诊断方法以现代分子生物学技术为基础并有机整合了细胞学、遗传学等技术，使基因诊断更具有先进性、精确性并且快速，因此大大提高了诊断的特异性和灵敏度。

随着基因诊断技术的不断改进和日臻成熟，其涉及领域和应用范围不断扩大，特别是 20 世纪 80 年代中期聚合酶链反应（PCR）技术的问世以及 20 世纪 90 年代初人类基因组计划的启动，进一步推动了基因诊断技术的发展。1999 年 11 月，美国病理学会和分子病理学协会创刊出版了《The Journal of Molecular Diagnostics》杂志，标志着基因诊断技术已经发展成为一门成熟的学科——分子诊断学（分子诊断学是以分子生物学理论为基础，利用分子生物学的技术和方法研究人体内源性或外源性生物大分子和大分子体系的存在、结构或表达调控的变化，为疾病的预防、预测、诊断、治疗和转归提供信息和决策依据）。回顾分子诊断学 20 余年的发展历史，大致经历了 3 个阶段：①利用 DNA 分子杂交技术进行遗传病的基因诊断。②以 PCR 技术为基础的 DNA 诊断，特别是定量 PCR 和实时 PCR 的应用，不仅可以检测存在于宿主的多种 DNA 和 RNA 病原体载量，还可检测多基因遗传病细胞中信使核糖核酸（mRNA）的表达量。③以生物芯片（biochip）技术为代表的高通量密集型检测技术（生物芯片技术包括基因芯片、蛋白质芯片、组织芯片等）由于其工作原理和结果处理过程突破了传统的检测方法，不仅具有样品处理能力强、用途广泛、自动化程度高等特点，而且具有广阔的应用前景和商业价值，因此成为分子诊断技术领域的一大热点。

随着基因诊断技术的进展，人们预言后基因时代个体化医学检验诊断不久即将到来，后基因时代个体化医学检验诊断是一个新生词，是基因工作者们了解人的全部基因密码以后推理出来的，是在医学检验诊断领域里的研究和开发的一门新学科。

第二节 简述分子生物技术及特点

一、核酸分子杂交技术

由于核酸分子杂交的高度特异性及检测方法的灵敏性，它已成为分子生物学中最常用的基本技术，被广泛应用于基因克隆的筛选、酶切图谱的制作、基因序列的定量和定性分析及基因突变的检测等。其基本原理是具有一定同源性的两条核酸单链在一定的条件下（适宜的温湿度及离子强度等）可按碱基互补形成双链。杂交的双方是待测核酸序列及探针（probe），待测核酸序列可以是克隆的基因片段，也可以是未克隆化的基因组 DNA 和细胞总 RNA。核酸探针是指用放射性核素、生物素或其他活性物质标记的，能与特定的核酸序列发生特异性互补的已知 DNA 或 RNA 片段。根据其来源和性质可分为 cDNA 探针、基因组探针、寡核苷酸探针、RNA 探针等。

1. 固相分子杂交

固相杂交（solid - phase hybridization）是将变性的 DNA 固定于固体基质（硝酸纤维素膜或尼龙滤膜）上，再与探针进行杂交，故也称为膜上印迹杂交。如 Souther 印迹杂交（Southernblotting hybridization）、Northern 印迹杂交（Northern blottinghybridization）、斑点杂交（dot hybridization）、原位杂交（in situ hybridization）等。利用这些方法的各自特点，可进行克隆基因酶切图谱分析、基因组基因的定性及定量分析、基因突变分析及限制性长度多态性分析（RELP）等。

2. 液相分子杂交

液相分子杂交由美国的 Abbott 实验室和芬兰的 Orion 公司建立。将放射性核素掺入或生物素标记探针，与待检基因在液相中杂交，然后经过吸附洗脱或过柱洗脱，分离游离和结合探针，测定结合探针部分的放射活性或杂交反应后加酶底物显色，测定吸光度大小。如 HAP（羟基磷石灰）吸附杂交、亲和吸附杂交、磁珠吸附杂交、发光液相杂交、液相夹心杂交、复性速率液相分子杂交等。

二、体外基因扩增技术

1. 聚合酶链反应（PCR）

聚合酶链反应是 1985 年美国 PE - Cetus 公司的人类遗传研究室 Mullis 等人发明的。它是利用 DNA 聚合酶等在体外条件下，催化一对引物间的特异 DNA 片断合成的基因体外扩增技术。由于 PCR 具有敏感性高、特异性强、快速、简便等优点，已在病原微生物领域中显示出巨大的应用价值和广阔的发展前景。

PCR 最大特点就是其并没有一个固定的模式，只要遵循变性→复性→延伸这样一个过程并循环往复从而导致靶核酸扩增这一原则，因此，具体到不同目的可以派生出多种应用模式，目前在实验诊断中常用 PCR 反应相关检测技术的有以下几种（表 8 - 1）。

表 8 - 1　聚合酶链反应的相关技术

名称	主要用途
简并引物扩增法	扩增未知基因片段
巢居 PCR	提高 PCR 敏感性、特异性，分析突变
复合 PCR	同时检测多个突变或病原
反向 PCR	扩增已知序列两侧的未知序列，致产物突变
单一特异引物 PCR	扩增未知基因组 DNA
单侧引物 PCR	通过已知序列扩增未知 cDNA
锚定 PCR	分析具备不同末端的序列
增效 PCR	减少引物二聚体，提高 PCR 特异性
固着 PCR	有利于产物的分离
膜结合 PCR	去除污染的杂质或 PCR 产物残留
表达盒 PCR	产生合成或突变蛋白质的 DNA 片段
连接介导 PCR	DNA 甲基化分析、突变和克隆等
RACE - PCR	扩增 cDNA 末端
定量 PCR	定量 mRNA 或染色体基因
原位 PCR	研究表达基因的细胞比例等
臆断 PCR	鉴定细菌或遗传作用
通用引物 PCR	扩增相关基因或检测相关病原
信使扩增表型分型（mapping）	同时分析少量细胞的 mRNA

2. 连接酶链反应（LCR）

逆转录 PCR（reverse transcription - PCR，RT - PCR），RNA 经逆转录后可作为 PCR 的模板。逆转录 PCR（RT - PCR）常用于基因表达研究（定量 PCR）和逆病毒检测，设计 RT - PCR 引物时，应使引物分别位于不同的外显子中，以便区别 cDNA 和 gDNA 扩增产物。临床上常见的 RNA 病毒如丙型肝炎病毒就用此方法进行扩增；现在，有人将 RT - PCR 技术应用到浆膜腔积液中的病原体如结核分枝杆菌、巨细胞病毒、肿瘤标志物等的特异性 DNA 或 mRNA 的检测。

三、生物芯片技术

生物芯片技术是一种崭新的生物学研究手段，是物理学、化学、计算机科学、微机械自动化技术和信息科学等多学科的技术与生物学研究目的相结合的产物。它采用光导原位合成或微量点样等方法，将大量生物大分子如核酸片段、多肽分子甚至组织切片、细胞等生物样品有序地固化于支持物（如玻片、硅片、聚丙烯酰胺凝胶、尼龙膜等载体）的表面，组成密集二维分子排列，然后与已标记的待测生物样品中靶分子杂交，通过特定的仪器如激光共聚焦扫描或电荷偶联摄影相机（CCD）对杂交信号的强度进行快速、并行、高效的检测分析，从而判断样品与已标记的待测生物样品中靶分子的数量。由于常用玻片/硅片作为固相支持物，且在制备过程模拟计算机芯片的制备技术，所以称之为生物芯片技术。根据芯片上的固定的探针不同，生物芯片包括基因芯片、蛋白质芯片、细胞芯片、组织芯片，另外根据原理还有元件型微阵列芯片、通道型微阵列芯片、生物传感芯片等新型生物芯片。基因芯片是生物芯片家族的第一个成员，诞生于20世纪90年代初，由美国Affymetrix公司的Fodor博士带领的研究小组率先发明。由于基因芯片（genechip）这一专有名词已经被业界的领头羊Affymetrix公司注册专利，因而其他厂家的同类产品通常称为DNA微矩阵（DNA microarray）。

1. 基因芯片

基因芯片（gene chip/DNA chip）又称为DNA微矩阵（DNA microarray），是包被在固相载体上的高密度DNA的微阵列。

基因芯片的类型：①寡核苷酸芯片；②DNA微矩阵（DNA microarray）。

基因芯片技术的应用：①疾病诊断（遗传病、肿瘤和病原体诊断）。②新药筛选和毒理学研究。③突变/多态性检测单核苷酸的多态性（single nucleotide polymorphism，SNP）。④基因表达分析。⑤发现新基因。

利用基因芯片可进行高通量基因表达平行分析，是基因功能研究的重要手段。对来源于不同个体（正常人与患者）、不同组织、不同细胞周期、不同发育和分化阶段、不同病变、不同刺激（包括不同诱导、不同治疗阶段）下的细胞内的mRNA或逆转录后产生的cDNA与表达谱基因芯片进行杂交，可以对这些基因表达的个体特异性、组织特异性、发育阶段特异性、分化阶段特异性、病变特异性、刺激特异性进行综合的分析和判断，迅速将某个或几个基因与疾病联系起来，极大地加快这些基因功能的确立，同时进一步研究基因与基因间相互作用的关系。

2. 蛋白质芯片

蛋白质芯片与基因芯片的原理相同。蛋白质芯片包括肽芯片、抗体芯片以及蛋白质芯片技术与其他技术相结合的生物芯片等。它是以蛋白质作为芯片探针的一类生物芯片，在一块微小的固相载体表面上结合抗体或抗原、DNA、酶或受体等蛋白质，以摄取抗原或抗体、DNA结合蛋白、底物、配体等特异检测目的物质，再加上经化学修饰的二抗作为检测信号或直接检出，信号监测器为激光共聚集扫描仪、荧光透射扫描仪、质谱仪等。Science杂志报道的酵母蛋白质芯片是第一个包含一种生物全部蛋白质分子的蛋白芯片。相信不久将会有包含更高等生物甚至人类蛋白质组的芯片研究成功，并最终将应用到生物医学基础研究及临床诊断中。

中国科学院力学所国家微重力实验室靳刚课题组成功研制出“蛋白质芯片生物传感器系统”及其实用化样机，日前通过成果鉴定。该装置可应用于蛋白质和蛋白质谱的检测、疾病标志物的识别和药物筛选等领域。目前，已成功实现了乙肝五项指标同时检测只需40min、肿瘤标志物检测、微量抗原抗体检测、SARS抗体、药物鉴定等多项应用实验，显示出它在生物学领域的广泛应用前景。

蛋白质芯片的特点：①高通量，蛋白质芯片能在一次实验中提供相当大的信息量。

②灵敏度高，它可以检测出蛋白样品中微量蛋白的存在，检测水平已达 ng 级。③高度的准确性。

蛋白质芯片的类型：①抗体芯片；②SELDI 蛋白芯片。以下重点介绍 SELDI 蛋白芯片。

SELDI 蛋白芯片是表面增强激光解析及电离飞行时间质谱与蛋白芯片相结合的产物。SELDI 技术是美国 NIH、NCI、FDA 和中国教育部高等学院蛋白质组学研究院的核心技术，也是 2002 年诺贝尔化学奖的应用技术。利用激光脉冲辐射使芯池中的待测分析物解析形成电荷，根据不同质荷比，这些解析的离子在仪器测试场中飞行时间长短不一，分子量大的时间长，分子量小的时间较短，由此绘制出被测物质的质谱图，该图经计算机特殊软件处理还可绘制成模拟图谱，同时显示各种蛋白质的分子量、含量等多种信息。将一个人蛋白质的测定图谱与正常人或某种疾病（如老年性痴呆、肿瘤等）的图谱或基因库中的图谱相对照，就能知道该人的图谱是正常或是患有某种疾病，或是存有某种尚未明了的新的特异蛋白质生物标志物。

蛋白质组学（proteomics）是近年来生物学领域中发展起来的一门新兴学科，它是研究蛋白质的起源、特征、表达功能以及它与生命发生、发展关系等的一门学科。在医学领域中，通过对蛋白质组学的研究，对了解人类生命的起源、疾病的发生发展规律、疾病的诊断与治疗以及疾病的预防有着重要的意义。

1994 年，澳大利亚 Macquarie 大学的 Wilkins 和 Williams 首先提出了蛋白质组（proteome）的概念，它源于蛋白质（protein）与基因组（genome）两个词的杂合，意指“一种基因组所表达的全套蛋白质”，即一种细胞内存在的全部蛋白质。因此，我们可以得知蛋白质有三种含义：一个基因组、一种生物、一种细胞或组织所表达的全部蛋白质成分。

蛋白质组学可以分为三个领域：①蛋白质的大规模的分离与鉴定，以及它们的表达后修饰。②蛋白质水平的差异显示在疾病中的运用。③运用当前的一切手段研究蛋白质与蛋白质之间的相互关系。

蛋白芯片技术的出现给蛋白质组学研究带来新思路。蛋白质组学研究中一个主要的内容就是要研究在不同生理状态或病理状态下蛋白质水平的量变、微型化、集成化。高通量化的抗体芯片就是一个非常好的研究工具，比如肿瘤标志物抗体芯片等。而 SELDI 蛋白指纹质谱技术，在吸收传统质谱技术优点的基础上，克服了 MALDI（基质辅助激光解吸附）传统技术中的某些缺点，创造性地增加了特异蛋白芯片阅读系统，可称作蛋白质检测技术最新一代或第四代产品。

3. 芯片实验室

芯片实验室（lab on a chip）为高度集成化的集样品制备、基因扩增、核酸标记及检测为一体的便携式生物分析系统，它最终的目的是实现生化分析全过程全部集成在一片芯片上完成，从而使现有的许多烦琐、费时、不连续、不精确和难以重复的生物分析过程自动化、连续化和微缩化，属未来生物芯片的发展方向。芯片实验室是未来生物芯片技术发展的最终目标。但现有的芯片实验室的研究水平比理论上所要达到的水平还相差很多。研究工作的难点有几方面，一是微量样品与检测准确度的矛盾，芯片体积小，样品微量，分析速度快，这给检测的准确度带来难度；二是芯片的小尺寸与检测器等相对较大体积的外部世界的连接有难度；三是如何拓宽应用，要寻找最需要的、有应用前景的课题开展深入的研究工作。目前国内用于临床的芯片实验室仅仅是凤毛麟角，在此不作更多的解读。

第三节　基因诊断技术在临床中的应用

基因诊断技术是近年来分子生物学技术和分子遗传学取得巨大进展的结晶，基本原理是运用现代分子生物学和分子遗传学方法检查基因的结构和表达功能是否正常。基因诊断是直接探查基因的存在状态及功能，即基因型的改变，可对疾病做出可靠的诊断，又称 DNA 诊断。基因诊断技术主要包括核酸分子杂交、聚合酶链反应（PCR）、限制酶酶谱分析、单链构象多态性分析以及 DNA 序列测定、差异显示等技术。诊断方法与传统的诊断方法相比，它以基因的结构异常或表达异常为切入点，而不是从疾病的表型开始，因此往往在疾病出现之前就可做出诊断，为疾病的预防和早期及时治疗赢得了时间。另外，遗传病基因变异在全身各处细胞中均能一致体现，诊断取材极为方便，血液细胞及羊水脱落细胞等均可作为诊断材料，而不需要对某一特殊的组织或器官进行检测。

一、基因诊断在感染性疾病中的应用

基因诊断具有高度的敏感性和特异性，且简便、快捷，因此在病毒、细菌、支原体、衣原体、立次克体及寄生虫感染诊断中得到了广泛应用。

这里仅举几例加以说明。如人乳头瘤病毒（human papilloma virus，HPV）的检测，应用荧光定量 PCR 测定；核酸杂交（详见本书第六章），结果：正常健康人为阴性。其临床意义为：乳头瘤病毒属于乳多空病毒科的乳头瘤病毒属，它包括多种动物的乳头瘤病毒和人乳头瘤病毒（HPV）。HPV 主要通过直接或间接接触污染物品或性传播感染人类，引起人类皮肤和黏膜的多种良性乳头状瘤或疣。HPV16、18 型称为“高危”HPV，常可引起子宫发育异常和子宫癌；HPV6、11 型可引起良性湿疣称为“低危”HPV。肝炎病毒的检测：详见本书第六章。结核杆菌的检测：详见本书第六章。幽门螺杆菌的检测：详见本书第六章。其他：基因诊断技术在 HIV、人类巨细胞病毒（HC-MV）、EB 病毒、淋病奈瑟菌、脑膜炎奈瑟菌、螺旋体及疟原虫、弓形虫等的检测方面，无不具有灵敏、特异、能反应近期是否感染等优点。

二、基因诊断在遗传病中的应用

基因诊断本身是在分子遗传学的基础上发展起来的，对许多已明确致病基因及突

变类型的遗传病诊断效果良好。即使不明确致病基因，也可利用遗传标志进行连锁分析来诊断某些遗传病。基因诊断可分为两类：一类是直接检查致病基因本身的异常。它通常使用基因本身或近邻的DNA序列作为探针，或通过PCR扩增产物，以探查基因有无突变、缺失等异常及其性质，称为直接基因诊断，它适用已知基因异常的疾病；另一类是基因间接诊断。当致病基因虽然已知，但其异常尚属未知时，或致病基因本身尚属未知时，也可以通过对受检者及其家系进行连锁分析，以推断前者是否获得了带有致病基因的染色体。连锁分析是基于紧密连锁的基因或遗传标记通常一起传给子代，因而考察相邻DNA是否传递给了子代，可以间接地判断致病基因是否传递给子代。连锁分析多使用基因组中广泛存在的各种DNA多态性位点，特别是基因突变部位或近邻的多态性位点作为标记。限制性片段长度多态性（RFLP）分析、同向重复序列可变数（VNTR）分析、单链构象多态性（SSCP）分析、基因片段长度多态性（AMP－FLP）扩增技术等技术均可用于连锁分析。现在实现基因诊断的遗传病已不下百种。

1. 血红蛋白病的基因诊断

（1）检测方法　DNA限制性内切酶酶谱分析法；PCR；斑点杂交；限制性片段长度多态性分析（RFLP）。

（2）参考值　健康人阴性。

（3）临床意义　此类基因诊断方法可对α－珠蛋白基因有无缺失及其mRNA的水平高低做出诊断，以确诊α－地中海贫血或Bavts水肿胎，但不能诊断其他类型的地中海贫血；还可对编码β－珠蛋白链的第6位密码子的突变基因，由GAG变为GTG，使缬氨酸取代了甘氨酸，以确诊镰状细胞性贫血。

2. 苯丙酮尿症的诊断

（1）检测方法　PCR与RFLP（限制片段长度的多态性分析）联合检测法。

（2）参考值　健康婴儿为阴性。

（3）临床意义　苯丙酮尿症是一种常见的常染色体隐性遗传病，患者在肝中因缺失苯丙氨酸羟化酶，苯丙氨酸不能转变成酪氨酸而从另一条代谢途径脱去氨基生成苯丙氨酸。苯丙氨酸的堆积对神经具有毒性作用，所以患儿的智力发展出现障碍。其病因的分子基础是苯丙氨酸羟化酶基因点突变。利用此基因诊断法，可对患儿进行苯丙氨酸尿症家系分析及根据家族史对孕妇进行产前诊断。

3. 杜氏肌营养不良症的诊断

（1）检测方法　多种DNA探针；内切酶酶谱分析；多重PCR。

（2）参考值　正常健康人为阴性。

（3）临床意义　约65%的杜氏肌营养不良症患者有X染色体Xp21.22～21.3区抗肌萎缩蛋白基因内部DNA片段的缺失和重复，由此导致密码突变。以上方法均可诊断出抗肌萎缩蛋白基因的异常。

4. 成年型多囊肾病（adult polycystic kidney disease，APKD）的诊断

（1）检测方法　RELP连锁分析。

（2）参考值　阴性。

（3）临床意义　APKD 是一种常染色体显性遗传病，发病率高，约 1 000 人中有 1 名致病基因的携带者，起病较晚，多在 30 岁以后，主要为肾和肝中出现多发性囊肿，临床表现为腰痛、蛋白尿、血尿、高血压、肾盂肾炎、肾结石等，最终可导致肾功能衰竭和尿毒症。本病基因定位在 16p13，与 α－珠蛋白基因 3′端相邻，但致病基因尚未克隆，基因产物的生化性质和疾病发病机制也尚未阐明。用连锁分析来进行基因的发病前诊断和产前诊断。由于通过家系分析，已证实 APKD 的致病基因与 α－珠蛋白基因 3′端附近的一段小卫星 DNA 序列即 3′HVR（3′hyper variable region）紧密连锁，而后者在人群中具有高度多态性。

三、基因诊断在肿瘤学中的应用

肿瘤是一类多基因病，其发展过程复杂，临床表现多样，涉及到多个基因的变化并与多种因素有关。目前，癌基因、抗癌基因及其产物已经成为肿瘤的基因标志物，因此，基因诊断在肿瘤疾病中已经有了比较广泛的应用。其重要表现有以下几方面。

1. 肿瘤的早期诊断及鉴别诊断

基因诊断技术为肿瘤的早期诊断提供了一种新的方法。以常见的胰腺癌为例：20% ～30% 胰腺癌患者的胰液中含有突变的 K－ras 基因，因此通过测定经逆行胰胆管造影获得的胰液中的 K－ras 基因有助于胰腺癌的诊断。只是此方法的缺点是假阳性率较高，如果辅以测定 p16、p53 或端粒酶活性则可显著提高诊断的敏感性和特异性。

又如：经研究发现，B 细胞中轻链和重链在成熟过程中出现基因重排，在胚胎期的 B 细胞重链中的可变区与恒定区，在轻链 λ 或 κ 中的可变区与恒定区相距较远，只有在成熟过程中经过基因重排彼此靠近，这种基因重排所表现的可变区基因与恒定区基因在长度上的差别，就可以用来鉴别 B 细胞是否正常。由此人们可以应用基因分子杂交的方法诊断 B 细胞瘤。

T 细胞受体分子结构与免疫球蛋白结构相似，由 α 链和 β 链组成，两条链中都具有可变区和恒定区，在 T 细胞分化过程中同样出现基因重排现象。故用类似检测 B 细胞恶性肿瘤的基因分子杂交方法，以 β 链或 α 链基因为探针，不仅可以确定 T 细胞受体（TCR）基因有无重排，而且可以对是 B 细胞还是 T 细胞的恶性肿瘤进行鉴别诊断。

2. 对肿瘤进行更准确的分级、分期及预后的判断

1999 年 Gulop 等人用设计出的 DNA 芯片成功地自动分析出 AML 和 ALL 两种急性白血病，为人类的肿瘤疾病分型及早期诊断奠定了基础。他们研制出一个系统的可自动分类的监测技术——DNA 矩阵。应用 Gulop 等人建立的 neighborhood analysis 分析方法分析，发现 6 817 个人类基因中有大约 1 100 个基因与 AML 及 ALL 相关，测定后得到大量相关检测数据，包括形态学、免疫学、细胞学等各种指标，从而可建立一个 AML 和 ALL 的数据库，通过对数据的分析，可在临床诊断上预先排除相关组织基因表达的干扰。在 1 100 个核 AML 和 ALL 相关的基因中，选择 50 个核 AML 及 ALL 相关程度更高的基因，和来源于急性白血病患者的38个样本进行杂交反应。在准确率测试中，临床诊断符合率达到98%，38个样本中有36例被准确归类到AML或ALL，只有两个是不明确的。同时用其中50个基因又对34例白血病样本进行分型，样本有24个来自骨髓，10个来自血标本，检测结果成功率达到100%。

3. 微小病灶、转移灶及血中残留癌细胞的识别检测

研究发现，CD_{44}不仅在肿瘤细胞中表达，而且在转移癌细胞中显著增强，故可作为肿瘤转移的良好指标，对于早期诊断癌的扩散有重要意义。如食管癌中常有hst－1和int－2扩增；胃癌中常有C－met和bcl－2过度表达；大肠癌中常有erbB－1过度表达，这些都可以帮助对转移灶的检测。

4. 肿瘤治疗效果的评价

通过对突变基因的检测，基因诊断在肿瘤治疗效果的评价方面同样起着重要作用。

第四节　生物芯片在临床中的应用

生物芯片不仅是生物学研究的高效率工具，同时也为临床检验提供了一种高通量的技术，可以在重症传染病、恶性肿瘤、自身免疫性疾病、神经性疾病等方面有广阔的应用和研究价值。目前，肝炎病毒检测芯片、多种恶性肿瘤相关病毒基因芯片等多种芯片已面市，为肿瘤和感染性疾病的诊断提供了新的思路和方法。

一、生物芯片在肿瘤疾病方面的应用

众所周知，肿瘤和遗传疾病发生的根本原因是由于遗传物质发生了改变，检测基因突变对于阐明肿瘤及遗传病的分子机制、疾病的早期诊断具有重要意义。目前，Affymetrix公司已开发出p53基因芯片，是将已知p53基因全长序列和已知突变的探针固定在芯片上，这将有助于恶性肿瘤的早期诊断。华盛顿大学的分子生物学系与病理系联合研究了卵巢癌中基因表达谱的变化，他们将5 766个基因探针固定于芯片上，其中5 376个分别选自卵巢癌、卵巢表面上皮细胞及正常卵巢的cDNA文库，另外还有342个来自EST克隆，包括一些已知确定的管家基因、细胞因子和因子受体基因、生长因子和受体基因、与细胞分裂相关的基因以及新近确定的肿瘤相关基因，找出在卵巢癌组织中过度表达的30个有Gen Bank收录的基因，如高表达的有CD_9（Gen Bank录入号：M38 690）、epithelial glycoprotein（Gen Bank录入号：M32 306）、p27（Gen Bank录入号：X67 325）等，这证明了利用基因芯片分析复杂生物体系中分子变化的可行性。又如，Hacia等在1.28cm×1.28cm的芯片上固定了9.66×104个长度为20nt的寡核苷酸探针，用于检测乳腺癌基因BRCA1的exon11（3.45kb）中所有可能的碱基置换、插入和缺失（1～5bp）突变。据悉，中国科学院生化细胞所研究员胡赓熙利用多方投资合作完成了多种肿瘤标志物蛋白质生物芯片检测系统，这一癌症检测生物芯片可同时对十二种临床常用的肿瘤标志物进行前期辅助检测，准确率达约80%。

二、生物芯片在遗传病方面的应用

随着人类基因组计划的逐步完成，许多遗传性疾病的相关基因被相继定位，如血友病、苯丙酮尿症、地中海贫血、老年痴呆症、亨廷顿舞蹈症等致病基因已定位。因此，用一张小小的芯片同时筛查多种突变可能性变成了现实。在遗传病的基因检测中，张阮章等用基因芯片对 24 例 β－珠蛋白生成障碍性贫血的标本进行检测的结果表明，基因芯片能同时筛查多种 β－珠蛋白生成障碍性贫血。

三、生物芯片在感染性疾病方面的应用

用于病毒性疾病的诊断是将病毒的特异性序列制成探针，有序地点阵到芯片上再与处理后的样本进行杂交，一次就可检测出多种病毒并能鉴定出亚型。现在，国外已经有了用于 HIV－1 的测序分型及多态性分析的试剂盒问世，我国也已研制出了检测丙型肝炎病毒的基因芯片。另外，还有人利用基因芯片成功实现了对结核杆菌的耐药性检测。

附录1　卫生部首批淘汰的临床检验项目与方法

中华人民共和国卫生部令

（第18号）

自1992年7月1日起至1993年1月1日，分步淘汰硫酸锌浊度试验等35项临床检验项目与方法，现予公布。

部长：陈敏章

1991年12月16日

卫生部首批淘汰的临床检验项目与方法

1. 硫酸锌浊度试验
2. 麝香草酚絮状试验
3. 血清β-脂蛋白测定
4. 马尿酸试验
5. 高田氏试验
6. 尿蓝母试验
7. 血清肌酸测定
8. 酚四溴酞磺酸钠潴留试验
9. 脑脊液胶体金试验
10. 血清蛋白结合碘测定
11. 黄疸指数测定
12. 凡登白试验
13. 血清非蛋白氮测定
14. 血红蛋白血液硫酸铜比重试验
15. 尿胆红素碘环试验
16. 血清（浆）葡萄糖铜还原测定法
17. 脑磷脂胆固醇絮状试验
18. 血清丙氨酸氨基转移酶（ALT/GPT）金氏测定法
19. 血清门冬氨酸氨基转移酶（AST/GOT）金氏测定法
20. 血清丙氨酸氨基转移酶（ALT/GPT）酮体粉快速测定法
21. 血清白蛋白盐析测定法

22. 血、尿淀粉酶温氏测定法
23. 血清梅毒康氏试验
24. 血清梅毒克氏试验
25. 血清梅毒瓦氏补体结合试验
26. 尿妊娠蟾蜍试验
27. 血清钾四苯硼钠比浊测定法
28. 血清钠比浊、比色测定法
29. 血清甲胎蛋白单扩散法
30. 血清甲胎蛋白对流免疫电泳法
31. 乙型肝炎表面抗原单扩散法
32. 乙型肝炎表面抗原对流免疫电泳法
33. 国际上已废除的细菌名称
34. 药敏试验中“轻度敏感”和“极度敏感”的报告方式
35. 血红蛋白沙利氏目测法（县及县级以上医院）

附录2 常用法定计量单位换算法

1. 压力、压强、应力的法定计量单位为帕斯卡（Pa）

1kPa（千帕斯卡）=7.5mmHg（毫米汞柱）

1Pa（帕斯卡）=0.102mmH_2O（毫米水柱）

1mmHg（毫米汞柱）=0.133322kPa（千帕斯卡）

1mmH_2O（毫米水柱）=9.806375Pa（帕斯卡）

1atm（标准大气压）=101 325Pa（帕斯卡）

2. 长度的法定计量单位为米（m）

1m（米）=10^2cm（厘米）=10^3mm（毫米）=10^6μm（微米）=10^9nm（纳米）=10^{10}Å（埃）=10^{12}pm（皮米）

1ft（英尺）=0.3048m

1yd（码）=0.9144m

1mile（英里）=1609.3m

1 nmile（海里）=1852m（米）

1Å=10^{-10}m

1 市寸=0.0333m

1 市尺=0.333m

1 市里=500m

3. 面积的法定计量单位为平方米（m^2）

1km^2（平方千米、平方公里）=10^6m^2

1m^2=10^2dm^2（平方分米）=10^4cm^2（平方厘米）=10^6mm^2（平方毫米）=10^{12}μm^2（平方微米）

1 公亩=100m^2

1acre（英亩）=4 048.583m^2

1 市亩=666.67m^2

4. 质量的法定计量单位为千克（kg）

1t（吨）=1 000kg

1Ukton（英吨）=1016.0470kg

1Uston（美吨）=907.1858kg

1cwt（英担）=50.8024kg

1Ib（磅）=0.4536kg

1oz（盎司）=28.3495g

1gr（格令）=64.798mg

1 克拉（只用于钻石、贵金属）$=2\times10^{-4}kg=200mg$

十进位市制与公制的关系：1 两 = 50g；1 钱 = 5g；1 分 = 0.5g = 500mg；1 厘 = 0.05g = 50mg

十六进位市制与公制的关系：1 两 = 31.25g；1 钱 = 3.125g；1 分 = 0.3125g = 312.5mg；1 厘 = 31.25mg

5. 体积容积的法定计量单位为立方米（m^3）

$1m^3=1\times10^3dm$（立方分米；L，立升）

$1L=10dl$（分升）$=10^3ml$（毫升）

1Ukgal（英加仑）$=4.54609\times10^{-3}m^3$

1Usgal（美加仑）$=3.78541\times10^{-3}m^3$

6. 物质的量的法定计量单位为摩尔（mol）

旧制单位克分子浓度（M）或当量浓度（N）与摩尔每升的换算式如下：

1M = 1 mol/L

1N = 离子价数 × mol/L

或 mol/L = 1N ÷ 离子价数

或 mEq（毫克当量）/L ÷ 离子价数 = mmol/L

$$mmol/L = mg\% \times \frac{10\text{（转换因数）}}{\text{分子量}}$$

由 mg% 化为 mEq/L

$$mEq/L = mg\% \times \frac{10}{\text{当量}}\text{（注：当量}=\frac{\text{分子量}}{\text{离子价数}}\text{）}$$

7. 能量、功、热的法定计量单位为焦（耳）（J）

leV（电子伏［特］）$\approx1.602\,1892\times10^{-19}/J$

1cal（卡［路里］）= 4.186 8J（卡指国际蒸汽表卡）

8. 功率的法定计量单位是瓦［特］（W）

1 马力［米制］ = 735.498 75 W

9. 放射性活度的法定计量单位为贝可［勒尔］（Bq）

1 ci（居里）$=3.7\times10^{10}Bq$

10. 吸收剂量的法定计量单位为戈［瑞］（Gy）

1 rad（拉德）$=10^{-2}Gy$

11. 剂量当量的法定计量单位为希［沃特］（Sv）

Lrem（雷姆）$=10^{-2}Sv$

12. 照射量的法定计量单位为库［仑］每千克（c/kg）

1R（伦琴）$=2.58\times10^{-4}c/kg$

注：①以上是常用的旧制与法定计量单位的换算方法，供参考。

② WHO（世界卫生组织）建议统一用（L）作为单位的分母，以避免过去用 μl，ml，dl，l 以及 mm^3 作分母的混乱，更不宜使用非计量单位的“%”来表示每百毫升（/dl）。

③数字的写法：WHO 建议用 0.00 表示，如淋巴细胞 25%，应改写成 0.25。数值的写法，按 GB（国家标准）1.1 ~81 规定：小数必须写出小数点前定位的“0"；数值的有效位数应全部写出；小数点前或后若超过四位数字时，从小数点起，向左或向右，每三位数字应空半个阿拉伯数字的位置，而不按过去的习惯用逗号分开。此外，若在表中同时列有超过四位数者，则四位数也跟着留空，以免不相对应。

附录3　国际单位制词头

国际单位制词头

因数	词头名称		符号
	原文（法）	中文	
10^{18}	exa	（艾可萨）	E
10^{15}	pera	（拍它）	P
10^{12}	téra	（太拉）	T
10^{9}	giga	（吉咖）	G
10^{6}	mēga	兆	M
10^{3}	kilo	千	k
10^{2}	hecto	百	h
10	déca	十	da
10^{-1}	dèci	分	d
10^{-2}	centi	厘	c
10^{-3}	milli	毫	m
10^{-6}	micro	微	μ
10^{-9}	nano	（纳诺）	n
10^{-12}	pico	（皮可）	p
10^{-15}	femto	（飞姆托）	f
10^{-18}	atto	（阿托）	a

①国际单位制（SI）词头用于构成SI单位的倍数单位与分数单位。

②使用中不得用几个词头组成复合词头。

③表中8个加括号的词头的中文名称系我国暂未定名的〔见1981年8月发布的，《中华人民共和国计量单位名称与符号方案（试行）》。

附录4 氢离子浓度与酶活性单位

1. 氢离子浓度

长期以来以 pH 表示，实际表示的是氢离子浓度的负对数。自推行国际单位制后，有的文献以 nmol/L 取代 pH，而目前国际计量委员会尚未作出明确建议。为便于读者阅读用 nmol/ L 表示氢离子浓度的文献，现将“pH 5.0 ~ 8.9 的 nmol/L 对照表”列出，以供参考。

pH 5.0 ~ 8.9 的 nmol/L 对照表

pH	nmol/L	pH	nmol/L	pH	nmol/L	pH	nmol/L
5.0	10 000.0	6.0	1000.0	7.0	100.00	8.0	10.00
5.1	7942.0	6.1	794.3	7.1	79.42	8.1	7.94
5.2	6309.0	6.2	630.9	7.2	63.09	8.2	6.31
5.3	5012.0	6.3	501.2	7.3	50.12	8.3	5.01
5.4	3981.0	6.4	398.1	7.4	39.81	8.4	3.98
5.5	3163.0	6.5	316.3	7.5	31.63	8.5	3.16
5.6	2512.0	6.6	251.2	7.6	25.12	8.6	2.51
5.7	1995.0	6.7	199.5	7.7	19.95	8.7	1.99
5.8	1585.0	6.8	158.5	7.8	15.85	8.8	1.59
5.9	1259.0	6.9	125.9	7.9	12.59	8.9	1.26

此表中查不到者，可按 $pH = -\log[H^+]$ 计算。

例如：$pH = 7.35$，则 $\log[H^+] = -7.35 \rightarrow [H^+] = 10^{-7.35} mol/L = 10^{-8} \times 10^{+0.65} = 4.47 \times 10^{-8} = 44.7 \times 10^{-9} = 44.7 nmol/L$

2. 酶活性单位

根据国际单位制导出的酶活性单位应是 mol/s，即每秒由酶促反应转化的底物量。

酶活性单位原用国际单位（IU 或 U）者，可按 1IU = 16.67nmol/s（由 1IU = 1μmol/min 换算而来）换算，不能确知是否为国际单位者，可暂用原来的单位，但分母应改为 L。

化学和生化的国际学术组织建议用 katal（符号为 kat，kat = 1mol/s）作为酶活性单位，有的文献已用 kat 表示酶活性单位，但国际计量委员会迄今尚未同意。

近年有人建议把，“IU”，的“I”省掉，本书仍用“IU”，以便与非国际单位相区别。

附录5 特殊试剂保管方法

项目	保管要求	试剂
需要密塞	防止潮解、吸湿	氧化铝、氢氧化钠（钾）、碘化钾、三氧化铁、三氯醋酸、浓硫酸
	防止失水风化	结晶硫酸钠、硫酸低铁、含水磷酸氢二钠、硫代硫酸钠
	防止挥发	氨水、三氯甲烷、醚、碘、麝香草酚、甲醛、乙醇、丙酮、乙醚
	防止吸收二氧化碳	氢氧化钠（钾）
	防止氧化	硫酸低铁、醚、酚、抗坏血酸和一切还原剂
	防止变质	四苯硼钠，丙酮酸钠
需要避光	防止见光变色	硝酸银（还原析出银变黑）、酚（变淡红）、邻甲苯胺
	防止光风分解	过氧化氢、三氯甲烷、漂白粉
	防止见光氧化	乙醚、醛类、低铁盐和一切还原剂
特殊方法保存	防震、防爆	苦味酸、硝酸盐类、过氯酸、叠氮化钠
	防剧毒	氰化钾（钠）、汞、砷化物、溴
	防火	乙醚、甲醇、乙醇、丙酮、石油醚、汽油、二甲苯
	防腐蚀	强酸、强碱
	防止高温失效及反复冻融	一切生物制品，如免疫血清、菌液、标准参考血清、酶和辅酶等

附录6 常用医学公式

1. 药物用量体表面积（m^2）简易换算法（mg/ kg 与 mg/m^2 的换算）

$mg/kg = mg/m^2/30$；$mg/m^2 = 30 \times mg/kg$

2. 体表面积（m^2）= 0.0061 × 身高（cm） + 0.0128 × 体重（kg） − 0.1529

3. 小儿体重（kg） = 年龄（岁） ×2 + 7

4. 小儿身高（cm） = 年龄（岁） ×5 + 75

检验项目中文（拼音）索引

A

B

C

D

E

F

G

L

X

Y

Z

检验项目中文（笔画）索引

一画

二画

三画

四画

五画

六画

七画

八画

九画

十画

十一画

十二画

十三画

十四画

十五画以上

英 文 索 引

L

M

N

O

P

R

S

T

U

V

X

参 考 文 献

[1] 王学峰，王鸿利．血栓与止血的检测及应用．上海：上海世界图书出版公司，2002.

[2] 托马斯（德）．临床实验诊断学：实验结果的应用和评估．朱汉民，等泽．上海：上海科学技术出版社，2004.

[3] 叶应妩，王毓三，申子瑜．全国临床检验操作规程．3 版．南京：东南大学出版社，2006.

[4] 周庭银．临床微生物学诊断与图解．2 版．上海：上海科学技术出版社，2007.

[5] 吴蠡荪．新编临床辅助检查指南（修订版）．北京：中国医药科技出版社，2009.